개정판

노인간호학

Geriatric Nursing

윤혜상 지음

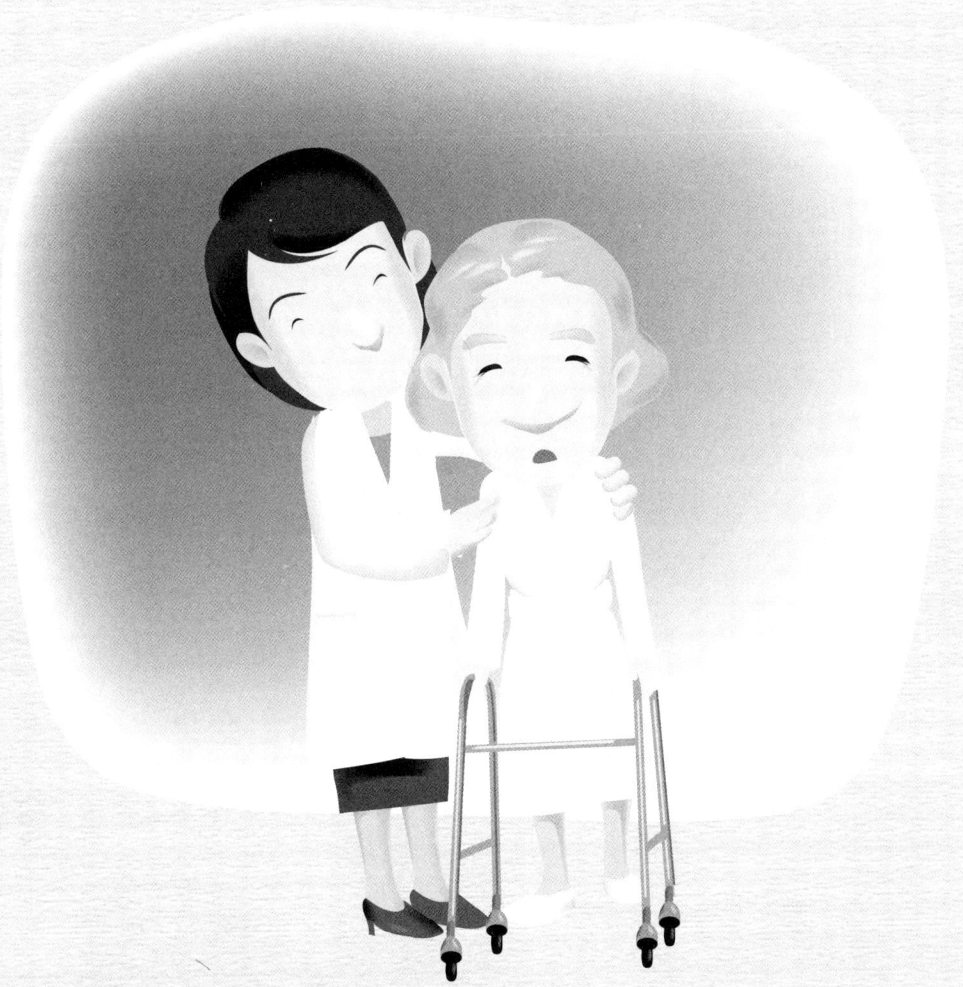

청구문화사

개정판을 내면서

1999년도에 노인간호학 초판을 선보인지 7년 만에 늦은 감이 있지만 개정판을 발간할 수 있게 되어 매우 기쁘게 생각합니다. 노인간호학 초판원고를 정리할 때에는 노화에 의한 부정적 영향 및 결과로 마음이 어두웠었습니다. 그러나 개정판 원고를 정리하면서는 노화에 대해 보다 적극적으로 맞서서 부정적 영향을 최소화하고 건강한 노화를 이루어갈 수 있다는 새로운 시각으로 노화를 바라보게 되었습니다.

평균수명의 연장으로 노인간호에 대한 과제는 개인이나 가정에 국한되기 보다는 국가적인 공공기관이나 단체에서 해결 방안을 찾아야 할 정도로 확대되고 있습니다. 이에 따라 본서의 개정에서는 노인에 대한 건강사정을 추가하였고 진단이나 증상은 물론 구체적인 간호실무에서는 생리적 자료 제시에 초점을 두었습니다. 또한 새로운 이론과 연구결과가 실제적인 치료에 어떻게 적용되는가에 대해 다양한 예를 제시하였습니다. 본서는 노화 또는 노년에 대한 이론보다는 가정, 장기 요양시설 기관, 의료기관에서 필요한 노인간호실무를 다루려고 노력하였습니다.

아이들은 자라고 어른들은 늙어갑니다. 노인간호학을 처음 출간했을 당시에 79세이셨던 친정어머니는 이미 팔십대 중반을 넘기셨고, 69세이셨던 시어머님은 70대 중반에 접어드셨으며, 40대이었던 저자도 어느새 50대에 접어들었습니다. 연로해 가시는 두 분을 생각하면 마음이 저려옵니다. 두 분의 끝이 없는 자녀 사랑과 오랜 연륜에서 묻어나는 노년의 현명함을 다시 한 번 마음 깊이 간직하며, 사랑하는 두 분 어머님께 이 책을 바칩니다.

겨울 내내 흰 눈으로 뒤덮여있는 조용하고 캐나다의 아름다운 도시 오타와에서 개정판 원고 작업을 마무리 했습니다. 오랫동안 구상해오던 개정을 마치고 나니 숙제를 끝낸 듯이 홀가분합니다. 어느새 성인으로 성장한 아이들과 저의 영원한 지지자인 남편에게 감사를 드리며, 늘 힘이 되어주는 친구들과 학문의 세계에서 만난 본 대학 간호학과의 아름다운 분들, 오타와에서 조우했던 따뜻한 지인들과 함께 개정판 출간의 기쁨을 나누어 봅니다.

끝으로 이번 개정판을 출간할 수 있도록 끝없이 격려해 주시고 도와주신 도서출판 청구문화사 이상태 사장님과 편집부 직원들에게도 깊은 감사를 드립니다.

2006년 새봄

윤혜상 드림

목 차

제1장 노화의 이해 및 노화이론 / 9

1. 노인 및 노화 관련 용어 / 9
2. 노인에 대한 태도 / 12
3. 노화의 이해 / 16
4. 생물학적 노화의 특성과 노화이론 / 21

제2장 노인간호 대상자의 건강사정 / 33

제3장 노인간호 대상자와 간호사의 역할 / 59

1. 장기 요양시설과 간호사의 역할 / 59
2. 장기 요양 및 급성 의료 기관에서의 간호제공 / 65
3. 노인의 스트레스 유발 상황 / 68
4. 은퇴 후의 바람직한 행위 / 74
5. 노인간호 대상자에 대한 간호사의 역할 / 76

제4장 성공적 노화와 건강증진 / 85

1. 성공적 노화 및 건강한 노화 / 85
2. 건강교육과 간호이행 / 91
3. 노인간호 대상자의 건강 교육 / 93
4. 노인 간호 대상자와 다발성 약물 투약 / 100
5. 정규적 건강검진 및 예방접종 / 106
6. 노인의 정신건강 유지 / 108

제5장 감각기계의 노화 / 113

1. 시력 / 113
2. 청력 / 120
3. 신체적 접촉 / 124
4. 미각 / 127

제6장 외피계의 노화 / 131

제7장 근골격계의 노화 / 145

1. 정상적 노화과정 / 145
2. 근골격계 건강 문제 / 146
3. 근골격계 건강문제 예방 / 155

제8장 심혈관계의 노화 / 169

1. 정상적 노화과정 / 169
2. 심혈관계 질환 / 172
4. 심혈관계 질환에 대한 간호중재 / 180

제9장 호흡기계의 노화 / 195

1. 호흡기계의 정상적 노화 / 195
2. 호흡기계 문제 / 197
3. 예방 / 205

제10장 신경계의 노화 / 213

1. 신경계의 노화 / 213
2. 신경계 결손의 병생리 / 214
3. 신경계 병변 질환 / 218
4. 건강 예방 / 225

제11장 신장계의 노화 / 235

1. 신장계의 노화 / 235
2. 신장기계의 건강문제 예방 / 238

제12장 내분비계의 노화 / 255

1. 당뇨병 / 255
2. 갑상선 질환 / 274

제13장 여성 생식기계의 노화 / 287

1. 정상적 노화과정 / 287
2. 여성 생식기계 질환 / 288
3. 여성생식기계 질환에 관련된 간호 중재 / 291

제14장 소화기계의 노화 / 301

1. 소화기계의 정상적 노화과정 / 301
2. 정상적 영양상태 / 302
3. 노화와 관련된 소화기계 질환 / 305

제15장 치매 노인의 간호 / 319

1. 노화와 치매 및 인지장애와의 관계 / 320
2. 알츠하이머 치매 / 321
3. 알츠하이머 치매의 치료 및 간호 / 325

제16장 수면장애 / 343

1. 수면의 생리 / 343
2. 노화에 따른 수면 변화 / 346
3. 수면장애의 간호 중재 / 350
4. 알츠하이머 질환에서의 수면장애와 일몰 증후군 / 355

제17장 노화와 신체적 활동, 영양 및 성생활 / 359

1. 노화와 신체적 활동 / 359
2. 유산소성 운동 / 366
2. 노화와 영양 / 372
3. 노화와 건강한 성생활 / 378

제18장 노인의 부동과 활동 비내성 / 385

1. 기동성과 부동 / 385
2. 부동의 원인 및 치료 / 386
3. 부동이 건강에 미치는 영향 / 389
4. 간호중재 / 390

제19장 노화와 낙상 / 403

1. 낙상의 정의 및 이환율 / 403
2. 임상적 증상 / 404
3. 낙상의 예방 / 405

제20장 급성 혼동 / 429

1. 급성 혼동 / 429
2. 섬망과 일몰 증후군 / 441

제21장 노화와 요실금 / 445

1. 요실금의 특성 / 445
2. 요실금의 종류 / 450
3. 요실금 간호중재 / 454

제22장 노인의 통증 문제 / 469

1. 통증의 특성 / 469
2. 통증에 대한 간호중재 / 473

제23장 노인과의 의사소통 / 487

1. 불평이 많은 건강 소비자 / 487
2. 노인 건강 소비자와의 의사소통 / 495

제24장 임종 간호 / 505

1. 임종 및 죽음에 대한 정서적 반응 / 505
2. 임종 간호대상자에 대한 간호중재 / 512
3. 상실 및 사별간호 / 518

제1장
노화의 이해 및 노화이론

한국은 세계에서 급속도로 늙어가는 나라 중의 하나이다. 1960년 당시 55.3세에 불과했던 평균수명이 1990년에는 71.3세로 되었고 2000년에는 74.3세, 2020년에는 85.6세로 증가할 전망이다. 1990년 당시에는 전체 인구의 5%에 불과했던 65세 이상의 노인인구 비율이 2000년 65세 이상 노인 인구가 전체의 7.2%(339만명)로 '고령화 사회'로 접어들었고, 2019년이면 노인 인구가 14%를 넘어 '고령화 사회'가 되는데 노인 인구의 증가 현상은 세계적인 추세이다.

건강소비자의 평균수명은 길어지고 있는 반면 대부분의 노인들은 고령화에 따른 노화과정으로 인한 신체적, 심리적, 사회적 기능저하와 기능부전으로 불편감을 겪고 있으며 일상생활 활동의 타인 의존도 시간이 길어지면서 삶의 질이 떨어지고 있다. 최근의 평균 연령 증가 추세는 노인에게 관절염, 고혈압, 백내장, 심장질환, 정맥류, 당뇨병, 암, 골절(골다공증), 뇌졸중, 치매와 폐기종 등과 같은 만성 질환을 증가시켜 노인들에게 고통을 주고 있다. 노인 인구의 증가와 노인의 간호요구를 감안할 때 만성질환으로부터 노인들을 보호하고 고통을 최소화하기 위해 노인간호 영역의 역할이 보다 중요해질 전망이다.

1. 노인 및 노화 관련 용어

노년학(gerontology)이란 노화 및 노화관련 질환이 인간의 생리, 심리, 사회, 인구와 경제 전반에 미치는 영향 및 문제를 포괄적으로 다루는 학문이다. 노년학에서는 노화 현상의 기전만을 다루는 것이 아니라 노화와 함께 나타나는 생물학적, 심리학적 및 사회적 변화로 초래되는 문제점에 관심을 갖고, 해결책을 추구하고 있다. 한편 **노인병학**(geriatrics)은 노화 및 노화관련에 관련된 인간의 정신적 및 신체적 질병에 대한 치료와 간호를 다룬 학문을 뜻한다.

노화(aging)란 시간의 경과에 따른 유기체의 정상적인 변화로서 생명력이 있는 모든 유기체에 공통적으로 나타나며 궁극적으로는 사망을 초래한다. 즉 노화란 어떤 연대기적 이정표에 다다랐을 때 모든 인간에게 나타나며 예측이 가능한 신체적 그리고 심리적 행동이다. **노년**(old)은 오랫동안 살아왔다는 의미를 가지고 있으며 부정적 의미를 지니고 있는 'ancient' 'antiquated' 'timeworn' 등의 용어와 동의어로 사용된다. **노쇠**(senescence)는 노화의 마지막 단계로 노화에 의한 비가역성 병리 과정이지만 질병(disease)은 이론상 적어도 향상되고 좋아질 가능성이 있는 가역성 병리과정이라는 점에서 노쇠와 질병의 의미에는 차이가 있다.

노화(aging)는 이론상 측정할 수 있는 역동적인 현상으로 과정과 변화를 뜻하나 장수(longevity)와 수명(life span)은 정적인 현상을 뜻한다. 장수와 수명은 가끔 상호 교환하여 사용되기는 하나 개념은 서로 다른데, **장수**는 하나 또는 소수의 유기체 무리가 삶의 긴 시간을 갖는 것을 의미하며, **수명**은 흔히 최대 수명기간, 또는 최대로 살 수 있는 나이라는 단어의 뜻으로 사용된다. 따라서 최대수명은 사망 시에 기록되는 최고령을 뜻하며, 실험실이나 갇혀 있는 동물의 수명에 해당된다.

노화율(rate of aging)이란 단위 시간당 인체내 체계 및 기관의 변화로써 정상적 노화과정에서 인체에 해로운 변화는 노쇠를 나타나게 된다. 인간의 노화율은 40세 이후에 가속화되지만 성별 간 노화율에는 차이가 있다.

"40세 이후의 사망률은 40세 이전에 비해 두 배로 된다. 남성은 전 생애를 통해 일정한 속도로 노화가 진행되나 45~60세의 여성이 70~80세의 여성에 비해 노화율이 다소 낮다."

평균 수명(average life span)이란 극소수를 제외한 대부분의 사람이 사망하는 평균 나이를 의미한다. 100년 이상 장수하는 사람들이 있지만 인간의 생물학적 나이는 대략 85세 정도로 보고 있다. **기대 수명**(life expectancy)이란 어떤 집단의 구성원들에게 남아 있는 삶의 생존 기간으로 동일한 연령의 사람들, 예를 들면 2006년에 태어난 신생아들이 추후에 생존할 수 있는 기간으로 남녀 간에 차이가 있다. 1946년 미국에서 태어난 남성의 기대 수명은 71.8세였으나 여성은 78.6세였다. 기대 수명은 나이, 성 및 인종에 따라 다양하며 또한 지리학적 위치에 의해서도 영향을 받는다.

대부분의 사람들이 나이가 많아지는 것과 죽음을 두려워하는데, 나이에 관계없이 노인이 되는 것을 두려워하는 것을 **노인공포증**(gerontophobia)이라고 한다. **노인편견**(ageism)은 노화와 노인을 싫어하고 거부하며, 노화는 오로지 인간을 비매력적, 비인지적 그리고 비생산적으로 변화시키는 것으로 간주하는 정서적 편견을 뜻한다. **노인 차별**(age discrimination)은 노인에 대한 정서적 편견을 넘어서 노인을 젊은 사람과 다르게 차별하는 것으로써 노인의 고용을 기피하거나 은행에서 대출을 해주지 않는 것 등이 그 예가 된다.

"**old**"는 '늙은, 나이를 먹은'의 보편적인 용어이며, "**aged**"는 "old" 보다 '품위가 있고 나이가 강조된 노쇠'의 의미를 가지며, "**elderly**"는 '연배의, 나이가 지긋한'의 뜻을 가지며 '성숙과 안정'의 의미를 가지고 있다.

노인의 공통적인 특성은 신체적 및 정신적 건강이 좋지 못하며, 사회 경제적 지위가 낮고, 여성 인구가 남성 인구 보다 많으며, 사회적으로 고립되어 있으며, 병원에 입원하거나 또는 건강관리 및 약물 사용 등에 많은 비용이 필요하다는 점이다. 한국에서는 흔히 60세인 회갑을 기준으로 노인으로 정의해 왔지만 인구학이나 사회학 분야에서는 65세 이상을 노인으로 정의한다.

노인 대신 "어르신"으로 불러주세요

이제 노인 대신 어르신으로 불러주세요. 한국 사회복지협의회는 노인을 대체할 호칭을 현상공모한 결과 "어르신"을 당선작으로 선정했다. 사회복지협의회는 "노인은 단순히 늙은 사람을 뜻해 이들의 사회적 기여도를 제대로 반영하지 못하고 있다"며 나이 많은 사람을 높여 부르는 "어르신"이 노인의 경륜과 연륜에 대한 존경과 감사의 뜻을 내포하고 있어 훨씬 좋은 호칭이라고 설명했다. 사회복지 협의회는 유엔이 정한 "1999년-세계 노인의 해"를 앞두고 노령인구의 지위 향상과 권익 증진을 위해 노인을 위한 적절한 호칭이 필요하다는 인식에서 노인을 대체할 호칭을 공모했었다.

1998년 9월 29일자 조선일보에서 김창기 기자

노인병학의 역사는 19세기 중반 Europe의 여러 나라 중 가장 큰 빈민원을 가지고 있었던 France에서 찾을 수 있는데 이 빈민원 수용환자 8,000 여명 중 노인이 30% 이상을 차지하고 있었기 때문이다. 그러나 현대적 의미의 노인병학자는 1912년 뉴욕에서 노인병학회를 창설한 Nascher이다.

Nascher는 의과대학 학생시절 양로원을 방문했을 때 어떤 노인이 학생을 인솔했던 교수에게 여러 가지 고통을 호소했지만 교수는 노환이기 때문에 아무런 도움을 줄 수 없다고 답하는 것에 매우 놀랐다. 또 다른 양로원에서는 의사들이 장수하고 있는 노인들을 어린아이 다루듯 하는 것을 보았다. 이러한 경험들이 Nascher로 하여금 노인병학이라는 새로운 분야에 관심을 갖도록 유도했다.

미국에서는 노인인구가 1900년에서 1930년 사이에 두 배로 증가했고 1930년에서 1950년 사이에 또다시 두 배로 증가하는 등 기하급수적으로 노령인구가 증가했다. 또한 산업화는 노인인구의 도시 집중을 초래하여 노인과 관련된 문제점이 발생하자 문제 해결을 위해 노인에 관심을 갖게 되었다. 미국은 1930년대부터 생물학, 심리학 및 사회학 영역에서 노인에 관한 연구를 전개하였고, 1939년 영국에 노년에 대한 국제 연구 클럽이 창설되었다. 1945년에 이르러 노인학회가 창설된 후 1946년부터 노년에 관련된 연구 결과들이 발표되었다.

2. 노인에 대한 태도

노인은 오랫동안 일해 왔던 일터로부터 은퇴하면서 업무 부담으로부터 해방감을 맛보지만 은퇴는 고정된 수입이 없어져 경제적 여유가 없는 생활을 의미하기도 한다. 평생 뒷바라지 해왔던 자녀들도 중년이 되고 중년이 된 자녀들은 자신의 문제로 부모에게 소홀해지며, 친지와 친구들은 세상을 떠나기 시작한다. 노인에 대한 태도와 시각이 인종 또는 사회에 따라 긍정적이거나 또는 부정적인 다양한 면을 볼 수 있다.

"알류우산 열도에 살고 있는 Aleoute인들은 노인들의 많은 경험을 소중하고 가치있는 것으로 생각한다. 이들은 자식들에 대한 깊은 사랑을 가지고 있으며 자녀들은 부모를 사랑하고 부모들의 노년을 위로해 주려고 노력한다. 부모를 돌보지 않거나 버리는 것은 수치이며 노인을 도와야하며 노인을 위해 희생도 한다. 특히 부모가 노쇠한 경우 헌신적으로 돌보며 부모들을 잘 모시며 부모들의 충고를 귀담아 듣는다."

일본인 Fukazawa가 실존했던 사실을 근거로 발표한 "나라야마"라는 소설이 있다. 타페이는 오링이라는 70세의 노모를 극진히 사랑하는 효자이지만 양식이 부족한 마을에서는 날씨가 추운 겨울에 노인을 산에 버리는 관습이 있었다. 노모는 쓸모없이 양식을 축내며 살아있는 자신의 존재에 부담을 느끼며 아들에게 산으로 가겠다는 결심을 알리자 아들과 며느리는 슬픔으로 눈물을 흘린다. 새벽녘 아들은 자신의 지게에 노모를 앉히고 산꼭대기에 오른 후 돗자리를 깔고 어머니를 앉게 한다. 주먹밥 한 덩어리를 놓고 차마 떠나지 못하는 아들을 향해 노모는 내려가라는 손짓을 한다. 아들은 울면서 그곳을 떠나는데 흰 눈이 내리기 시작한다. 노모는 하얀 눈송이에 뒤덮인 채 기도를 하고 있다. 타페이는 노모를 극진히 사랑하지만 효심은 사회의 관습이라는 틀 속에서만 용납된다. 식량이 부족한 궁핍이 이러한 전통을 만들었다.

Simone de Beauvoir의 La Vieillesse에서

1976년 Burnside는 간호사가 가장 근무하기를 원하지 않는 곳이 노인 병동이었고, 노인 병동의 근무를 일종의 징계로 간주하는 경향이 있는 것으로 보고했다. 모든 간호사가 지식이나 정서적으로 노인 간호를 할 수 있도록 준비되는 것은 아니다. 노인에 대한 부정적 태도를 지닌 간호사가 노인을 간호한다는 것은 비생산적이다.

노인 간호 영역에서 일할 수 있는 간호사를 육성하기 위해 첫째, 간호 교육 과정에서 노인 간호에 대한 지식은 물론 긍정적 자세와 태도를 강조하여야 하며 둘째, 노인 간호 실습을 통해 노인과 접촉하고 노인을 이해할 수 있는 다양한 기회를 주어야 한다.

다음은 아일랜드의 한 양로원에서 죽음을 맞이한 어느 할머니의 유품에서 발견된 시의 전문이다.

Look closer

Phyllis M. McCormick

간호사 당신은 무엇을 보십니까?
나를 볼 때 무엇을 생각하십니까?
영리하지 못한 움츠러든 늙은이
눈은 먼 곳을 향하고 무엇을 원하는지도 모르고
음식을 흘리고 대답도 제대로 못하고
"직접 한번 해 보세요" 하고 당신이 크게 소리칠 때에도
무슨 소리인지 알지도 못하는 듯 보이고,
신발과 양말은 자꾸 잃어버리고
반항할 줄도 모르고 하지도 못하여 당신이 하는 대로 내 맡기고
목욕과 음식 먹기로 긴긴 날을 다 채우는
이것이 당신이 보고 생각하는 나이지요?

자 그러면 눈을 떠요. 그것은 내가 아니라오.
지금은 당신이 시키는 대로 움직이고 먹이는 대로 먹지만
내가 누구인지 여기 앉은 채로 이야기해 주리다.

열살 아이 때는 아버지와 어머니 오빠 동생들과 함께 서로 사랑하였고
열 여섯 소녀 때는 발에 나래를 달고 곧 사랑하는 사람을 만나리라 꿈을 꾸었지요
곧 스므살 신부가 되어 뛰는 가슴으로 내가 지키겠다고 서약한 것을 기억한다오.

스물 다섯에는 아이들이 있어 안정되고 기쁜 가정을 꾸몄다오.
서른에 아이들은 더 빨리 자라고 영원히 지속될 인연으로 서로 묶였소.

마흔에 아이들은 다 자라 떠나갔으나
남편이 옆에 있어 감싸 주었다오

쉰 살에 다시 내 곁에는 아이들이 놀게 되었다오
다시 우리는 사랑으로 묶여진 아이들과 나를 알게 되었다오
어두운 날이 찾아와 남편은 저 세상으로 갔소

나는 앞날을 내다보며 공포로 움츠렸다오
아이들이 자기 아이들을 기르느라 정신이 없을 때
나는 지난날들과 내가 사랑하였던 것들을 생각하고 있었다오
나는 지금 늙은 여인
자연은 잔인하여 세월은 나를 바보 멍청이로 만들었소
몸은 무너지고 활력과 건강은 떠나갔소
한때 뜨거웠던 심장에는 바위가 자리 잡았소
그러나 이 늙은 짐승 속에는 아직도 소녀가 살아있어
이 심장을 또다시 부풀고 뛰게도 한다오

나는 기억하오 즐거웠던 것들을, 쓰라렸던 것들을
그리고 삶을 사랑하고 다시 살고 있다오
나는 너무나 짧고 너무나 빨리 흘러간 과거의 지난날들을 생각하오
그리고 아무 것도 영원하지 못하다는 진실을 받아들이고 있소.

자, 간호사 눈을 뜨시오 눈을 뜨고 나를 자세히 보시오
쭈그러진 늙은 노인으로 보지 말고 나를 보시오.

1983년 1월 13일 간협신보에서

노인이 된다는 것이 우리 자신과 거리가 먼 현실은 아니다. 노인의 모습이 현재 가까이에 있는 할머니, 할아버지와 부모님의 모습이기도 하지만 사실은 미래 우리 자신들의 모습이다. 여기 양로원 실습을 다녀왔던 가천길 대학 간호과 학생들의 실습 소감을 소개하고자 한다.

"매일 실습을 끝내고 집에 갈 시간이 되면 내일도 올거냐고 물어보시는 할머니의 말씀에 마음이 참 아팠다. 이제 실습이 다 끝나 다음 주부터 못 오게 된다는 우리들의 작별 인사에 점심식사 도중 수저를 놓으시고 고개를 돌리시며 엉엉 소리내어 우시던 할머니는 눈물을 참으려고 애쓰던 우리 간호 학생들로 하여금 눈물을 펑펑 쏟게 했다. 할머니와 우리는 모두 울고 말았다. 나의 미래는 어떤 모습일까? 나도 노인이 될 텐데… 문득 두려움이 느껴진다.

황정희"

"실습이 끝나는 날 인사를 드렸는데 많은 노인들이 눈시울을 적셨다. 마음이 너무 아파 발걸음이 떨어지지 않았다. 이번 노인간호 실습처럼 즐거웠었던 적도 가슴 아팠었던 적도 없었다. 약간 흙냄새 같기도 하고 젖비린내 같기도 한 할머니의 냄새를 느꼈다. 노인간호 실습을 통해 노인에 대한 부정적인 사고가 긍정적인 사고로 바뀌었다.

이영매"

"예전에는 버스나 전철에서 노인들이 내 앞에 서면 자리를 양보하겠다는 생각보다는 '노인인 것 티내려고 학생 앞에 서있는다'라는 생각이 들었고, 가끔 전화하시는 외할머니에게도 대충 대충 답하고 얼른 전화를 끊어버리곤 하였다. 그러나 영락원에서 노인간호 실습을 한 후에는 마음에서 우러나와 자리를 양보하게 되었고 외할머니와도 이런저런 이야기를 나누고 건강도 여쭙게 되었다. 양노원 실습을 통해 노인에 대한 태도가 긍정적으로 변화된 것은 물론이고 부모님에 대한 태도까지 변하게 되었으니, 노인간호 실습은 인성적인 면에서 여러 가지를 배우고 깨닫게 된 의미있는 실습이었다.

한송이"

"노인간호 실습 후 부모님께 잘 해드려야 되겠다는 생각, 그동안 부모님께 잘못했다는 생각이 들어 마음이 아팠다. 말도 예쁘게 하고 설거지를 한번이라도 더 해드리고 노력하게 되었고 앞으로 무슨 일이 있어도 부모님은 내가 꼭 간호를 하리라고 마음먹었다. 노인간호 실습이 인생에 있어서 커다란 공부가 되었고 앞으로 내가 살아가면서 잊혀질 수 없는 기억이 될 것이다. 양로원 실습의 기회를 갖게 된 것을 감사하게 생각한다.

주성희"

"노인들과 대화를 하면서 학교에서 책과 강의를 통해 경험할 수 없고 터득할 수 없는 많은 것을 배우고 느낄 수 있었다. 하루는 실습을 마치고 버스를 탔는데 할아버지에게 자리를 양보하지 않는 어떤 여자 중학생에게 정말로 화가 났고 참다못해 할아버지에게 자리를 양보하라고 서슴없이 이야기했다. 그 여학생은 언잖아 하면서 자리를 양보하였지만 할아버지가 앉아서 편안히 가시는 모습을 보니 기분이 좋았고 변화된 나의 아름다운 마음에 만족스러웠다. 예전에는 지하철의 노약자석을 차지하곤 하였지만 이제는 노약자 보호석 근처에는 가지도 않으며 노인에게 즐거운 마음으로 자리를 양보하게 되었다.

김정옥"

3. 노화의 이해

인간과 노화

인간의 출생과 사망은 물론 노화는 모든 인간이 공유하는 경험으로 아직 노화의 기전이 완전히 밝혀진 것은 아니지만 인체 여러 기관에서 노화가 진행된다. 노화가 모든 인간에게 공통적이지만 노화의 속도와 방향은 다양함은 물론 생존 수명도 매우 다양하다. 생존기간을 토대로 개발된 통계적 생존 곡선을 통해 지구상에 존재하는 다양한 생명체의 수명은 물론 인간의 생존 기간 및 노화율에 대한 예측을 할 수 있다.

노화의 기본 원리에 대한 이해는 노화의 원인을 파악하고 노화 과정을 지연시키거나 방해할 수 있는 해결책의 개발에 필수적이다. 의학 및 간호학 등의 건강 관련 학문의 궁극적 목적은 인간의 생존 곡선 형태를 변화시켜 보다 많은 인간들이 장수하며 노화를 지연시키거나 방해 할 수 있는 식이 제한, 영양 증진 및 신체적 활동 등의 노화조절 요인들을 찾아내는 데에 있다.

신체적 기동력 및 건강이 따르지 않는 장수가 바람직하지 않다는 것에 대해 전적으로 동의하지만 사실상 많은 노인들이 세상을 떠나기 전 오랜 기간 동안 타인에게 신체적 의존을 하거나 병석에 누워있는 경우를 종종 볼 수 있다. 인간의 수명 연장에서 삶의 질이 향상된다는 전제가 따르지 않는 단순한 수명 연장은 인간의 삶을 고통스럽게 할 뿐이다.

노화와 성장 및 발달

인간에게는 생물학적, 심리학적 그리고 사회적 의미가 함축되어 있으므로 노화와 시간적 추이를 따로 분리하여 생각하는 것은 불가능하다. 그러나 청소년기에 일어나는 생물학적 과정은 발달 과정으로 간주하지만 장애 및 기능 부전을 초래하는 시간에 관련된 변화는 노화 또는 노쇠로 간주한다. 노화란 생명력이 있는 유기체에서 시간적 변화가 적응력 상실, 기능장애 및 사망을 초래하는 과정을 의미한다. 따라서 노화 과정은 하루 또는 계절적인 생물학적 리듬의 변화 또는 환경적 변화에 의해 단기적으로 서서히 일어나는 변화와는 구별된다. 노화란 성장(growth)과 발달(development)의 생리적 과정을 확장시킨 개념으로 출생과 더불어 시작되고 사망과 더불어 종료된다. 노화가 시간의 경과와 함께 일어나며 노령으로 사망하는 경우도 있지만 대부분 인체가 신체적 또는 환경적 스트레스에의 대처 능력을 상실하면 사망하게 된다.

청소년기 동안에는 인체 각 체계의 생리적 기능 및 예비 능력으로 바이러스와 같은 미생물, 더위 및 혹한과 같은 신체적 위기 상황에도 도전할 수 있다. 그러나 노화가 진행되면서 인체 각 체계의 생리적 기능이 저하되고 예비 능력을 상실하게 되면 신체적 위기 상황에 대해 신속하게 효율적으로 대처하지 못하게 된다.

"20세 청년과 70세 노인이 의자에 앉아 휴식을 취하고 있는 경우 노화에 대한 생리적 영향이 거의 나타나지 않는다. 그러나 화재경보기가 울려 신속하게 화재 발생 장소를 떠나야 하는 경우 20세 청년과 70세 노인의 대처 기전이나 반응 속도에는 커다란 차이가 있게 된다. 이러한 대처 기전이나 반응 속도의 차이는 특히 노인이 사고를 당하거나 1~2개의 만성질환을 가지고 있는 경우 보다 분명해진다."

일차적 노화란 시력, 청력 및 힘의 상실을 뜻하며 이차적 노화란 질병이나 환경적 변화의 결과로 나타나는 가속화된 노화를 뜻하며, 노화 과정이란 질병이나 환경적 영향과는 무관하게 어떤 종이나 집단 내에서 나이가 많아지면서 나타나는 보편적인 변화를 뜻한다. 예를 들면 사춘기와 폐경기는 질병과는 관계없는 나이와 관련된 변화이다.

일차적 노화와 이차적 노화의 원인이 명백히 다르지만 일차적 노화와 이차적 노화는 상호작용을 하고 있다. 질병과 환경적 스트레스는 기본적인 노화 과정을 가속화시키며 노화 과정은 질병과 환경적 스트레스에 대해 인체를 더욱 취약하게 한다.

기대 수명의 성별 차이

장수에 관한 수수께끼 중 하나는 전 세계적으로 여성이 남성에 비해 4~10년 정도 오래 생존한다는 점이다. 생명 현상이 처음으로 시작되는 수태기에는 남성이 여성보다 수적으로 많지만 여성은 생존 여건상 유리하며, 수태기 이후 여성의 유리한 생존 여건은 생애 전체를 거쳐 증가한다. 자발적 유산이나 사산도 여성에 비해 남성에게 보다 많이 발생되며 생애 전체를 걸쳐 남성 대 여성 비가 점차로 감소해간다. 이러한 현상은 생애의 각 단계에서 여성에 비해 남성들의 생물학적 적합도가 저하되기 때문에 나타나는 현상으로 설명하기도 한다.

기대 여명에 대한 성별의 차이가 20세기 이후 보다 명확해져 1970년 때까지 차이가 점차로 증가했으나 1970년 이후 차이의 변화가 거의 없다. 여성이 남성에 비해 장수하는 이유를 현재로서는 유전, 호르몬 또는 사회적 요인으로 설명되고 있다.

유전적 요인

여성의 장수 비결을 성염색체인 X 염색체에서 설명하고 있다.

"예를 들면 근이영양증과 같은 열성 유전 질환에 대해 X 염색체 관련 유전자를 가지고 있는 남성은 근이영양증으로 발전하게 되나 열성 유전 질환에 대한 X 염색체 관련 유전자를 가지고 있는 여성은 다른 건강한 X 염색체의 정상적 기능으로 근이영양증으로 발전되지 않는다."

이러한 이유로 남성은 여성에 비해 성염색체와 관련된 열성 유전 질환에 노출될 가능성이 많아진다. X 염색체 중의 하나가 정상적 활동을 하지 못하여도 여성은 사실상 남성이 단일 X 염색체로 정상적 기능을 하는 것과 유사한 기능을 할 수 있다는 점이다.

물론 장수에 대한 남성과 여성간의 차이를 남성 성염색체인 Y 염색체에서 설명하는 경우도 있다.

"예를 들면 기독교의 한 종파로써 현대 문명을 거부하는 생활을 하고 있던 Amish* 교도들 중 염색체의 한 쪽 측이 없는 u 염색체 유전 질환을 가지고 있는 남성은 Amish 여성 교도나 비 Amish 남성에 비해 오래 살았다. Y 염색체 유전 질환이 있는 Amish 남성 교도의 평균 수명이 82.3세인 반면 Amish 여성의 평균 수명은 77.4세로 u 유전질환을 가지고 있는 아미쉬 남성교도는 유사한 환경 속에서 Amish 여성에 비해 5년이나 오래 생존하였다."

* 아미쉬 교도(Amish) : 원래 아미쉬인들은 독일, 스위스, 알사스에서 살던 사람들로, 심한 박해를 피해 종교의 자유를 찾아 1737년 미국에 도착하여 펜실베이니아 주 랭카스터시에 정착했다. 1815년에서 1860년 사이에 또다시 이주의 물결이 이어졌고, 아미쉬인들은 아이오와 주를 포함해 20개 주로 퍼져나갔다. 밤에는 등불을 켜고 여전히 말과 쟁기로 밭을 갈고 마차를 타고 다니며 대부분 농사를 생업으로 삼고 비료나 농약을 쓰지 않으며 3대가 한집에 사는 대가족 제도를 유지하고 있다. 전기 자동차는 물론 텔레비전, 라디오와 전화도 없다. 미국 땅에서 살지만 연방정부의 의무교육을 마다하고 스스로 학교를 세워 산술과 성경 등 기초과목만을 8학년까지 가르치고 대통령 선거에 투표를 하지 않는다.

그들은 최첨단의 21세기에 살면서도 18세기식 삶을 고집하며, 현대 문명은 인간성을 파괴하고 하느님의 사랑을 실천하는 데에 방해가 될 뿐이며, 빠르고 편리한 것이 반드시 좋은 것만은 아니라고 생각하며 느리고 단순하게 사는 삶을 추구하고 있다. 그들은 18세기 수준의 문명으로도 행복하게 살 수 있으며 현대 문명은 불행을 가져다주는 것으로 간주하고 있다. 그런데도 북미 전역에 흩어져 공동체를 이루며 사는 아미쉬인들은 계속 번창하고 있어 지난 25년 동안 인구가 두 배로 늘었는데 아미쉬인은 2000년에 144,000명으로 집계되었다.

호르몬의 차이

남성과 여성의 호르몬 차이가 면역체계에 영향을 미친다. 여성들의 경우 청소년기에 혈중 이물질에 대한 면역반응이 신속하고 강력하여 질병을 유도하는 항원의 공격에 신속하게 대처한다. 전반적으로 나이가 들어감에 따라 여성은 남성에 비해 생명에 치명적인 손상을 일으키기 보다는 만성적이며 신체 기능이 쇠약하는 경우가 많다. 남성들이 50대와 60대에 심장질환으로 사망하나 여성들은 50대와 60대에 이러한 심장질환으로 사망하지 않는다.

"여성호르몬인 estrogen은 low-density lipoproteins (LDLs)을 저하시키고 high-density lipoprotein(HDLs)의 수준을 증가시켜 심장질환을 예방하는 것으로 알려져 있다. 반면 남성 호르몬인 androgen은 HDLs을 저하시키고 죽상 경화증을 유도하는 LDLs을 증가시키는 것으로 알려져 있다."

그러나 여성 면역 체계의 항원에 대한 대처의 신속성은 자가 면역성 질환의 발생 측면에서는 해로운데 류마티스성 관절염, 전신적 홍반성 낭창과 근무력증과 같은 자가면역성 질환이 남성보다 여성에게 빈번하게 나타나는 것에서 확인할 수 있다. 여성은 면역계가 노화되면서 이종 물질과 자가 항원의 구별 능력이 저하되고 부정확하여 자기 자신을 이종 단백으로 간주하고 공격하여 자가 면역성 질환에 노출될 가능성이 높다.

사회적 역할 및 행위

사회에서의 남성과 여성의 사회적 역할 및 행위의 차이가 남성과 여성간의 기대 수명에 대한 차이를 설명하는 데에 이용되기도 한다. 즉 남성과 여성간의 사회적 업무 역할 및 책임은 물론 건강 자원의 이용 및 흡연과 같은 건강행위 습관이 다르기 때문에 남성과 여성의 기대 수명이 다르다는 점이다.

"1970년대 중반까지 여성은 남성에 비해 위험도가 낮고 스트레스가 적은 환경에 처한 경우가 많았고, 청소년기의 남학생들은 여학생에 비해 심각하고 치명적인 사고를 당하는 경우가 많았다. 최근 여성들의 업무 관련 책임감이 증가하고는 있지만 업무 관련 스트레스가 높은 지위에 오르는 사람이 여성보다는 남성이 보다 높은 비율을 차지하고 있다. 역사적으로 볼 때 여성들은 남성에 비해 전쟁, 살인, 자살 또는 사고 등과 관련된 폭력적 사망에 노출될 기회가 적었다. 물론 21세기에 들어 여성들도 전쟁에 참여하는 경우가 증가하고는 있으나 직접적인 전투에 참여하기보다는 전투를 지원하는 업무로 제한되는 경우가 대부분이다. 또한 남성들이 과속 운전에 의한 자동차 사고를 많이 내나 여성들은 과속 운전에 의한 사고 발생도 낮은 편이다."

흡연은 남성과 여성 간 기대 수명 차이의 50~75%를 설명하고 있다고 한다. 최근 여성의 흡연율이 증가하고는 있지만 아직도 남성에 비해 여성의 흡연율이 낮은 편이다.

"남성과 여성 간에 흡연율에 대한 차이가 없어져가고 여성들이 남성들과 같이 동일한 흡연율을 보이면 여성들과 남성들의 사망률이 유사해 질 것이라는 견해를 펴는 학자도 있다."

여성은 남성에 비해 건강관리 체계에의 접근 가능성이 높다는 점도 여성이 남성에 비해 장수하는 요인으로 설명되고 있다.

"여성들은 남성에 비해 정규 건강검진을 철저히 하는 편이며 비정상적 증상이 나타났을 때 보다 신속하게 병원을 방문한다. 또한 여성은 남성에 비해 사교적이며 건강관리에 도움이 되는 친구나 동료를 갖는 경우가 많다."

여성은 남성에 비해 장수하지만 급성 질병이나 치명적인 질병은 아니지만 만성질환에 노출될 가능성은 남성에 비해 더욱 높다. 그러나 노인 여성은 노인 남성에 비해 정서적 스트레스를 많이 받고, 운동을 적게 하며 기능 장애로 타인의 도움을 받아야 할 경우가 더 많다.

"노인 여성들은 관절염, 부비동염, 결장염, 연조직 질환, 만성 변비에 노출될 가능성이 많은 반면 노인 남성들은 폐기종, 심장질환, 뇌혈관 관련 질환에 노출되는 경우가 많다."

4. 생물학적 노화의 특성과 노화이론

인류 역사가 시작된 이래 인간은 노화 과정이나 노화의 원인을 이해하려는 노력을 해왔는데 인간 개개인은 가계적 체질, 환경적 스트레스와 그 외 다양한 요인에 의해 다양하게 노화가 일어난다. 어느 하나의 이론만으로 신체적, 심리적 그리고 사회적인 노화현상을 설명할 수는 없다. 다양한 노화 이론을 이해함으로써 노인들이 건강한 신체와 정신을 유지할 수 있도록 도와 줄 수 있다. 생물학자는 생물학적 측면에서, 사회학자는 사회학적 측면에서 그리고 심리학자는 심리학적 측면에서 노화를 설명하는데 학문적 시각에 따른 각각의 노화 이론을 간략히 살펴보고자 한다.

1) 생물학적 노화의 특성

생물학적 노화를 설명하는 이론들이 대개 노화의 특성과 생물학적 노화 현상의 두 가지를 다루고 있다. 노화 과정은 복합적인 것으로 분자와 세포에서 동물 전체에 이르기까지 유기체의 다양한 수준에서 일어난다.

노화란 비가역적, 점증적, 계속적으로 진행되는 생물학적 과정으로 유기체 내에서 공통적으로 일어나며, 개체에 따라 노화 속도가 다르므로 노화의 결과는 다양해진다.

공통성

노화가 모든 생물체에게 공통적인 현상이라는 것은 인류(homo sapiens)를 포함한 모든 종의 다세포 동물과 식물에게서 노화가 나타나는 것을 의미한다. 동물에 따라 다양한 최대 수명을 갖고 있다는 사실로부터 각각의 동물이 다양한 속도로 노화하고 있음을 추론 할 수 있다. 모든 종의 동물은 지리학적 경계에 의해 생태적 적소를 가지게 되며, 지리학적 경계는 자연 세계에서 동물의 분포를 제한한다. 생태적 적소에 대한 적응은 생식, 배우자 선택, 이유 시기와 같은 일시적 순응은 물론 기후, 음식물 및 고도 등에 대한 내적, 생리적 적응도 포함하고 있다.

북극곰은 불모의 땅 북극에서 생존하며 종족 번식을 한다. 북극곰이 훌륭한 사냥꾼이 되기 위해 몸집도 크고 동작이 빨라야 함은 물론 일단 발견한 "손 안에 넣을 수 있는 먹이"를 어떻게 추적하고 접근하여 소유할 수 있는가를 배워야하는데 이런 학습은 실무와 경험을 필요로 한다. 새끼 곰은 생후 4개월 정도에 젖을 떼게 되고 생후 2~4년이 되면 성적 성숙기에 도달하며, 이후 약 35년간의 최대 수명은 필요한 시기에 성공적인 사냥 기술을 얼마나 잘 습득했는가에 달려있다.

Hamster의 최대 수명은 약 4년으로 생존하고 번식하기 위해 약탈자의 먹이가 될 수 있는 기회를 피하는 방법을 배워야 한다. Hamster는 좁은 공간에서 지천으로 깔려있는 잔디, 새싹, 견과류, 열매와 곡식 낱알 등의 먹이를 비교적 쉽게 입에 넣게 된다. Hamster는 약탈자가 될 가능성이 있는 동물로부터 도망치기 위해 동작이 빨라야 하나 성공 여부는 학습보다는 타고난 빠른 속도와 신속한 반사에 달려 있다. Hamster는 생후 약 2달 정도에 젖을 떼게 되며 성적으로 성숙하는데 그 후 30년 이후에 노화가 나타나는 북극곰보다 훨씬 빠른 약 4년 이내에 노화가 나타난다. 북극곰은 노화가 매우 느린 속도로 진행되기 때문에 Hamster보다 거의 10배나 오래 살게 된다. 최대 수명과 노화속도와 같은 특성은 적어도 이론상 종의 적응과 관련이 있을 수 있다.

Hamster와 북극곰의 노화 속도와 최대 수명은 Hamster와 북극곰의 특성일 뿐이며, 특별한 생태 적소에 대한 적응 관점에서 보았을 때 노화 속도와 최대 수명은 다양하지만 노화란 한 종의 모든 구성원에게 공통적으로 나타난다.

비가역성

생물학적 노화는 노화를 질병, 즉 노화와 관련된 질병과 구별하도록 도와준다. 한 종의 구성원이 일정 나이에 이르렀을 때 일정한 자극을 주면 반응시간이 현저히 감소되는 현상은 생물학적 노화현상으로 간주 할 수 있다. 그러나 어떤 종에서 일부 집단은 반응 감소를 보이나 다른 집단에서는 반응 저하라는 변화가 없을 때 이와 같은 반응 저하는 노화에 의한 현상이라기보다는 영양 결핍, 환경적 독소, 또는 특이한 질병에 의해 발생될 가능성이 높다.

가역성 또는 비가역성이 질병과 노화를 구분해 주는데 노화에 의한 변화는 비가역성인 반면 질병의 병리과정은 이론상 향상되고 좋아질 수도 있는 가역성이다. 노화 과정의 속도는 방사선 조사로 가속화 될 수도 있고 식이 제한으로 감속화 될 수도 있다. 폐경 후 여성에게 나타나는 골다공증은 치료가 필요한 노화의 좋은 예가 되며, 보통 노화와 함께 수반되는 면역체계의 기능 감소는 노화의 결과라기보다는 노화에 동반되는 영양결핍 또는 다른 간접적 요인 때문에 일어난다.

점증성과 연속성

생물학적 측면에서의 노화는 연속성, 점증성 및 진행성의 특성을 가지고 있다. 말기의 결과는 초기의 변화에 달려 있으며 시간이 지남에 따라 축적되고, 개체는 규칙적이고 예측이 가능한 순서대로 변화가 진행된다. 노화는 노쇠로 변화해 가는데 노쇠는 유기체에게 나타나는 해로운 노화과정의 일부를 뜻하며 노화를 사망과 연결시키는 과정과 변화를 포함한다. 일부 생물학적 노화는 나이가 증가함에 따라 사망에 가까워질 가능성이 더 많다.

진화 이론은 나이에 따른 출생과 사망률의 특이한 변이성을 보여주며, 자연 도태하기 쉬운 집단에게 노쇠가 불가피한 현상이라는 것을 보여주고 있다. 사실상 나이의 증가와 관련된 변화와 과정이 모두 유해한 것만은 아니지만 노쇠는 안정 수준을 유지하고자 하는 생물학적 과정을 방해하고 있다. 노년학에서 발달론적 과정 또는 생활환(life cycle) 접근은 결국 노화가 수태와 함께 시작된다는 것을 암시하고 있다. 그러나 인간을 제외한 동물 중 노쇠를 경험하지 않고 노화되는 경우도 있다.

인간의 운동신경 반응은 25세에 가장 신속하고 정확하나 35세 이후 감소하여 45세 이후에 현저히 감소한다. 그러나 저주파수에 대한 청력상실이 70대, 80대 또는 90대에 이르러서야 나타나나 고주파수에 대한 청력상실은 30대나 40대부터 급격히 감소하기 시작한다.

노쇠의 발병 시기는 같은 종의 구성원들 간에는 물론 한 개체의 생리적 체계 간에도 변이가 심하다. 노쇠 속도는 동일한 종의 구성원들 간에도 다양한데 특히 노화에 의한 생리적 체계의 변화는 환경적 그리고 행위적 요인의 영향을 받는다.

1968년 1월 Canada에서는 조로증(progeria)에 걸린 10세의 여자 어린이가 사망하였는데 그 어린이의 외모는 90세의 노파 모습을 하고 있었다. 이 시기에 France에서는 108세의 노인이 건강하게 살고 있음이 보고되었다. 또한 63세의 노인 여성은 퇴행성 관절염으로 통증은 심했지만 비교적 건강을 잘 유지해 왔는데 한 간호사가 결코 건강을 회복할 수 없을 것이라는 말을 한 후 단번에 20년이나 늙어버렸다고 한다.

Simone de Beauvoir의 La Vieillesse에서

2) 생물학적 노화 이론

인간은 수세기 동안 노화과정에 대해 깊은 관심을 가지고 있었지만 경험적 증거를 토대로 한 생물학적 노화 이론과 심리학적 노화 이론이 1940년대 이후에야 나타났다. 특히 1940년과 1950년대에 걸쳐 세포 기능에 대해 많은 것이 밝혀졌지만 노화과정에 대해 알려진 것이 많지 않았다. 1990년대 이후 분자 생물학, 세포학적 해부학 및 영양 관련 분야로부터 많은 노화 이론들이 쏟아져 나오기 시작했으며 특히 생명 연장에 있어서 영양의 역할은 추후에 많은 관심을 받게 될 분야 중의 하나이다.

유전자적 수준 이론

유전자적 수준의 이론이란 출생에서 사망에 이르기까지 노화의 전체적 과정이 유전자에 의해 계획되어 있는 것으로 설명하고 있다. 나이와 관련되어 있는 사춘기와 폐경 등도 각각의 세포 내에 프로그램 되어있는 생물학적 계기판과 같은 지표에 의해 발생된다. 유전자 이론에 따르면 노화 관련 상황은 물론 인간의 수명은 장수에 관련된 다른 유전자와 공조하거나 또는 독립적으로 기능하는 유전자에 의해 조절되는 것으로 생각된다. 성장 과정 중 사춘기가 나타나고 중년기에 노쇠 과정이 시작되는 것과 같이 세포의 생리적 나이는 세포내의 유전적 물질에 의해 결정되는 것으로 설명하고 있다.

"일란성 쌍생아에 대한 연구는 인간의 수명이 유전된다는 것을 확인시켜주며 '조부모를 현명하게 선택하는 것이 장수로 가는 좋은 출발이다.' 라는 충고도 받아들여지고 있다. 인간에게 있어서 사망시 나이의 10% 정도는 유전적으로 결정된다는 보고도 있다. 아직 유전적 기전의 설명이 명백하지는 않지만 DNA의 변화가 다양한 노화 속도의 변화를 초래하는 것으로 설명하는 이론이 많다."

프로그램 이론(program theory)

프로그램 이론은 가장 단순한 유전자적 노화 이론으로 태생기적 발생, 성장과 발육의 방향을 결정하는 프로그램이 유전자 정보로부터 나오며, 이러한 유전자 정보에 의해 유기체는 노화되어 사망에 이르는 것으로 노화를 설명하고 있다. 노화란 태생기 발생, 성장과 발육에 대한 유전자적 과정의 연속으로 인생의 종말이 인생의 출발 속에 있는 것으로 설명하고 있다. 즉 유전자 내부에 인간의 노화 과정과 수명이 프로그램 되어 있어 개인의 노화 속도와 수명이 조절된다.

신체적 돌연변이 이론과 방사선 조사 이론(hit theory)

신체적 돌연변이 이론은 비생식 세포의 유전자적 정보의 변화가 조직과 기관의 기능부전을 초래하여 세포가 죽어 가는 것으로 노화를 설명하고 있다. 치사량 이하의 방사선 조사는 실험동물의 수명을 단축시키지만 방사선 조사가 없었던 경우에도 나이가 증가함에 따라 세포의 기능부전 또는 사망에 이르게 하는 염색체의 기형이 축적된다. 돌연변이에는 염색체 삭제, 삽입, 전위, 중복 및 상실과 같은 염색체 이상이 모두 포함된다.

세포가 방사선에 조사되면 유전 정보를 상실하고 세포의 기능은 비효율적으로 되는데 이때 한 유전자의 대립 유전자도 손상 또는 충격을 받는다는 방사선 조사 이론(hit* theory)은 신체적 돌연변이 이론과 관계가 깊다. 방사선 조사에 의해 세포의 생명유지에 관련된 부분에 기능부전이 나타나면 사망하기도 한다. 신체적 돌연변이 이론과 마찬가지로 방사선 조사 이론도 유전자적 정보를 무작위로 상실한 유기체의 세포가 다른 지침에 의해 만들어진 모자이크식 세포를 갖게 되는 것으로 설명하고 있다.

* hit : 방사선에 조사된 경험을 뜻한다.

DNA 손상 및 회복 이론

세포가 화학적 손상과 방사선 조사에 의해 DNA에 나타난 손상을 회복시킬 수 있는 현상은 노화에 대한 신체적 돌연변이 이론과 방사선 조사 이론을 반증하기보다는 세포가 DNA의 손상을 효율적으로 처리해 가고 있음을 설명하고 있다.

신체적 돌연변이 이론과 방사선 조사 이론이 유전자적 정보의 손상으로 세포의 기능부전 또는 사망을 초래하는 것으로 설명하고 있지만 DNA 손상 및 회복 이론에서는 유전자적 정보의 손상이 원래부터 존재했던 손상이라기보다는 손상 후 복구가 잘못되었기 때문에 나타난 현상으로 설명하고 있다.

포유동물의 DNA 복구 체계는 DNA의 손상 시기, 손상 위치, 손상 범위를 조정하며 다양한 형태의 세포내에서 다양한 활동을 한다. 분열 세포와 비분열 세포로 알려진 생식 세포와 체세포는 DNA 복구작업을 할 수 있으며 DNA의 화학적 또는 물리적 손상은 유기체의 나이에 따라 완전하게 또는 불완전하게 복구되는 것으로 알려져 있다. DNA의 복구 정도에 따라 세포의 기능부전 및 유기체의 사망률이 다르며, 개인 및 종에 따라 수명이 달라지며, 노화 속도는 부분적으로 DNA 복구 효소의 수준, 활동과 충실도에 달려있다. DNA 복구 체계는 손상 인식, 완전한 유전 정보의 이동과 삽입, 재구성된 DNA 분자 가닥 봉합 등의 4가지 생화학적 과정으로 구성되어 있다.

장수 결정 유전자 이론(theory of longevity determinant genes)

아직까지 장수 유전자에 대해 규명된 것이 없지만 세포의 노화를 지시하거나 또는 유기체의 정상적 발달 과정 동안에 노화를 가속화시키거나 억제하는 유전자가 존재하는 것으로 생각하고 있다. 장수 결정 유전자 이론에서는 종이 특징적 수명을 갖는다는 사실을 근거로 장수에 대한 생물학적 잠재성을 결정하는 소수의 유전자 조합이 존재하는 것으로 주장하고 있다. 포유류의 장수 결정 유전자는 노화 기전에 관여하는 효소의 유전자 암호를 지정하여 노화와 장수에 영향을 미치는 것으로 설명하고 있다. 장수 결정 유전자는 세포 대사에 관여하는 효소에 유전자 암호를 지정하므로 구조 유전자(structural genes)라고 부르기도 한다. 노화와 장수에 영향을 미치는 기전과 효소는 다음과 같다.

· DNA 복구체계 : 손상된 DNA를 복구하는 것
· superoxide* dismutase : 과산화물(superoxide)의 부동 변화(dismutation) 촉매 효소로 superoxide가 변화되는 것을 방지해주므로 과산화물 분자 변위 보효소라고도 한다.
· 해독작용 : 발암 전구물질을 포함한 치사 가능성 독소를 해가 없도록 하는 것
· 요산과 ascorbic acid : 지방이 손상 받거나 부패하는 것을 막아 주는 항산화제
· 중금속 킬레이트 시약 : 유해 가능성이 있는 금속을 인체로부터 안전하게 제거

* superoxide : superoxide는 세포의 호흡 과정중 O_2가 환원되면서 생산되는 O_2^-(superoxide anion)와 화합물로 불안정하여 분해되기 쉬운데 분해되면서 자유기(free radical)를 방출한다.

세포 수준 이론(cellular level theories)

DNA 분자에 암호화된 유전자는 세포의 동질성을 결정하고(세포 분화), 세포의 기능적 활동 방향을 제시하고(세포 대사), 스스로 세포를 생산해 낸다(세포 증식). DNA는 RNA로 복제되고 RNA는 유전 정보를 효소와 다른 단백질로 옮기고 분자들은 차례로 세포의 생화학 반응을 안내하거나 생산한다. 궁극적으로 DNA는 모든 세포의 생명과 관계가 깊은데 이러한 사실은 노화의 유전적 특질이 노화의 상태를 결정하고 있다는 것을 의미한다.

그러나 DNA는 복잡한 세포 환경 속에 존재하며, 세포는 다세포 유기체에 존재하면서 조직과 기관에서 활동하고 유기체를 구성하고 있는 요소들의 기능을 조절하기 때문에 가계라는 요인이 그렇게 운명적인 것은 아니다. 노화에는 생물학적 이론과 관련된 세포의 생화학적 과정을 고려해야 한다.

소모 이론(wear and tear theory)

소모 이론은 노화의 원인이 인간 생명의 기계적 과정에 있는 것으로 간주하며, 대체가 불가능한 부분의 마모와 소모가 기능의 상실과 사망의 원인이 되는 것으로 간주한다. 세포

는 복잡하지만 질서가 있고, 정돈이 잘 된 기계와 같으며 잘 조정된 자동차와 흡사하지만 영구히 생존할 수 있도록 완벽하지 않으며 그렇게 만들어지지도 못했다. 일부 유기체는 마치 같은 회사의 같은 모델, 같은 해에 생산된 자동차의 수명이 모두 다르듯이 어떤 구성원은 다른 구성원들에 비해 더 오래 생존할 수 도 있다.

오차 단폭 이론(error cascade theory)

조직을 구성하는 세포에는 결함이 있으며 이러한 결함에 의해 오차가 발생하게 된다. 위에서 설명한 정교한 DNA 복구 체계에도 불구하고 결함에 의한 오차가 발견되지 못하거나 또는 수정되지 못한 채로 남아있게 될 수도 있다. DNA 수준에서의 오차는 돌연 변이를 유발하며, RNA 수준에서의 오차는 유전자적 암호 해독의 오류로 인해 단백질 합성 수준에서의 오차를 초래하고 불완전한 효소를 생성하게 된다.

물론 하나의 오류 효소가 포함된 반응이 세포의 지속적인 기능에 큰 영향을 미치지 않을 수 있으며, RNA 분자와 효소를 포함한 단백질은 지속적으로 퇴화되고 재합성되므로 DNA와는 달리 오차의 영향이 일시적일 수도 있다. 그러나 오차의 발생이 일시적인 것이 아니라 지속적인 것이라면 오차가 세포의 노화와 사망의 원인이 될 수 있다.

손상 이론

손상 이론이란 인체에서 자연적으로 발생되는 화학 반응이 분자내의 비가역성 결합을 가져와 노화를 초래하는 것으로 설명하는 이론이다. 출생과 더불어 인체는 열·자외선·이온화 및 방사선 조사 등의 물리적 요인, 독소·유리기 및 화학적 축적물 등의 화학적 요인, 돌연변이성 바이러스와 같은 감염성 요인, 혈관 및 관절에 대한 손상과 같은 기계적 요인 등 사실상 인간이 피할 수 없는 범세계적이고 공통적인 손상 요인에 노출되고 있다. 소량이지만 매일 매일 생산되는 인체 내 대사산물, 담배 연기, 음식물 및 공기를 통해 인체는 화학적 손상을 받게 된다. 따라서 화학적 손상을 최소화시킬 수 있다면 노화 과정을 지연시키고 장수할 수 있게 된다.

유리기설 이론

유리기(free radical)는 과활성화 상태에 있는 산소를 포함한 화학 물질의 일종으로 반응성이 커서 근처에 위치하는 어떠한 분자와도 쉽게 반응하여 분자의 구조와 기능을 변화시켜 노화를 초래하는 것으로 설명하고 있다. 유리기는 호흡대사 과정에서 생산되는 불안정한 과산화물(superperoxide)이 분해될 때 발생되는 부산물이지만 인체 세포는 에너지를 생성하기 위해 유리기라는 부산물을 이용하기도 한다. 따라서 생명 현상이 있는 한 생체 세포는 지속적으로 유리기를 생산하게 되며, 유리기는 주변에 있는 세포의 분자와 쉽게 반응하여 세포의 손상을 가져올 가능성이 크다.

그러나 인체내 세포는 유리기에 의한 손상의 가능성을 최소화하기 위해 특수한 보호성 분자들을 만드는데 이와 같은 보호성 분자들을 유리기 담체(free radical scavenger)라고 한다. 유리기 담체에는 superoxide dismutase*, catalase*, reoxidase* 등이 있다. 포유류의 담체 수준은 포유류의 최대 수명과 밀접한 상관관계가 있다.

* superoxide dismutase : superoxide의 부동변화 촉매 효소
* catalase : 과산화수소(H_2O_2)를 물과 산소로 분해하는 효소로 과산화수소로 상처 소독을 할 때 거품이 생기는 현상은 바로 catalase 효소가 있다는 증거이다.
* reoxidase : 재산화(reoxidation)하여 화합물이나 분자를 안정시키는 효소로써 산소저하 상태의 조직이 산소에 노출되어 산화되는 것을 재산화라고 한다.

교배 접합설(cross-linking theory)

이중 나선을 구성하는 두 가닥 섬유의 동일 분자 또는 단백질의 일종인 elastin과 같은 분자들은 자발적, 반응성 또는 화학적 중간 매개물 반응으로 교배 접합을 초래할 수 있다. 교배 접합은 안정된 생화학적 방법으로 거대 분자의 구조와 기능을 변경시킬 수 있으므로 노화와 관련된 인체 조직의 황폐화와 기능 부전을 초래할 수 있다. 포유류의 배양 세포에서 DNA-DNA 또는 DNA-Protein과 같은 결합물질이 나타나는 것은 교배 접합과 노화의 예측된 관계에 대한 증거가 되고 있다. 나이가 증가함에 따라 조직의 탄력성이 소실되고 뻣뻣해지는 것은 collagen*의 교배 접합 때문이다.

* collagen : 피부와 혈관세포를 지지해주는 긴 사슬을 가진 단백질의 혼합성 구성물로 collagen은 인체의 전체 체중 중 25%를 차지하고 있다.

노폐물 축적(accumulation of wastes theory)

세포는 세포의 대사과정에서 생산되는 노폐물을 안전하고 효과적으로 처리할 수 있지만 그렇지 못한 경우도 있다. 세포학적 수준에서의 노폐물 축적 이론은 손상 및 소모 이론과 마찬가지로 세포는 세포 자신의 상태를 조절하고, 자가 복구 및 기능유지를 할 능력이 거의 없는 정적이고 수동적인 기계임을 의미하고 있다. 예를 들면 노폐물의 일종인 lipofuscin이 시간이 지남에 따라 생체 내(in vivo)는 물론 시험관내(in vitro)에서도 축적된다는 점이다. 황갈색의 과립성 물질인 lipofuscin은 나이가 들어감에 따라 유사분열 후 세포(예를 들면 신경과 심장근육)와 분열세포(예를 들면 전립선과 비장)와 같은 포유류 조직에서 증가된다. Lipofuscin은 20세기 초 이래 문헌상에 보고되어 오지만 lipofuscin의 기원과 세포성 기능에 대한 효과가 아직도 밝혀지지 않았다.

환경이론

환경이론이란 햇볕, 산업성 및 암성 요인, 손상 및 감염과 같은 환경 내 요인들이 노화과정에서 변화를 초래하는 것으로 설명하는 이론이다. 환경적 요인이 노화를 가속화시키지만 노화의 일차적 원인이라기보다는 이차적 원인이며, 현재로서는 노화에 영향을 미치는 환경적 요인을 밝혀내는 초기 단계에 있다.

면역이론

면역이론은 노화와 관련한 면역계의 기능 저하를 설명하는 이론으로 인간은 노화가 진행되면서 이종 유기체에 대한 방어 기능이 저하되어 암이나 감염증과 같은 질병에 걸리기 쉽다. 인간은 생애 전체를 통해 질병의 조기 발견과 조기 치료를 위해 정규적 건강검진이 필요하지만 건강검진을 통한 면역계의 노화를 조기에 발견하지 못할 경우 예측하지 못한 사망에 직면하게 된다. 노화와 함께 면역 기능이 저하되면 음식 및 환경적 요인에 대한 알러지 반응과 류마티스성 관절염과 같은 자가 면역성 질환에 쉽게 이환되는 것으로 주장하는 면역 이론은 면역계 중 특히 흉선(thymus gland)의 기능 변화를 토대로 하고 있다.

> "노화와 함께 흉선의 크기와 무게가 감소되면서 임파구 전구물질에서 T-임파구로의 분화능력도 저하된다. T임파구로의 분화과정이 상실되면 인체는 노화가 되거나 불규칙적인 인체 내 자신의 세포를 이물질로 잘못 인식하여 공격하거나 또는 인체에 유해한, 예를 들면 감염증을 초래하는 이종 물질에 대한 반응력을 상실하게 된다."

신경 내분비 이론

신경 내분비 이론은 신경계에 의해 조절되는 뇌하수체, 갑상선, 부신과 성선 호르몬의 분비 저하로 노화가 발생되는 것으로 설명하고 있다. 예를 들면 인간의 생식 능력 및 체계적 노화 과정이 생물학적 시계에 의해 조절되거나 조정되는 것으로 설명하고 있으나 신경 내분비계와 노화와의 관계에 대해서는 추후 연구를 통해 밝혀져야 할 내용이 매우 많다.

노화가 진행되면서 인간에게 나타나는 공통적 현상은 명령을 받아들이고, 분석하고 반응을 하는 데에 필요한 시간이 지연된다는 점이다. 이러한 반응 지연 현상은 신경 내분비계의 기능 저하와 관련이 깊은데 행동 지연 또는 반응 지연은 난청 또는 지식 결핍으로 간주될 수도 있다. 따라서 간호사는 행동 지연이라는 노화 현상을 노인을 대상으로 한 교육이나 노인으로부터 얻어야 할 반응의 예측 등에 적용해야 한다.

2) 사회 심리학적 노화 이론

성격 이론

성격 이론에서는 노인의 특정한 과업이나 평균 여명에 대한 설명 없이 단순하게 인간의 심리적 성장을 강조하고 있다. Jung은 성격을 외향적 성격과 내향적 성격으로 구분하는 성인 성격 발달이론에서 외향적 특성과 내향적 특성 간에 균형을 이루는 것이 건강유지에 필수적이라고 주장했다. 대개 노년기에는 가족과 사회적 관계의 요구 및 책임이 저하되면서 대부분의 사람들은 내향적으로 되며 특히 인생의 후반기에는 회고적 활동을 통해 자아인식을 발전시키고 있다.

특히 Jung은 인생의 마지막 단계인 노년기를 자기 자신의 삶에 대한 총결산 보고서를 갖게 되며 미래를 계획하고 생각하기 보다는 과거를 회고하는 시기로 정의하고 있다. 노년기의 회고 과정 동안 노인은 자신의 실제적 삶과 타협을 해야 한다. 노인들은 종종 인생이 다양한 선택을 제공하며 일단 선택이 결정되면 인간은 돌이키거나 변화시킬 수 없는 방향으로 이끌리며 살아왔다는 것을 발견하게 된다. 삶의 어떤 상황에 대해 후회를 하기도 하지만 대부분의 노인들은 자신들이 성취해온 것에 대해 만족감을 표현하게 된다.

건강한 노화는 인간의 사회적 활동량에 달려 있기 보다는 사회적 활동에 얼마나 만족하고 있는가에 달려있다. 노인들은 자신에게 의미있는 사회적 활동을 통해 성공적 노화를 이룰 수 있다.

발달과업이론

발달과업이론이란 성공적 노화를 성취하기 위해 각각의 특정 단계에서 성취해야 할 활동과 도전이 있는 것으로 설명하고 있다. Erickson은 노년기의 중요한 과업으로 자신의 삶을 성실하고 보람 있게 성취해 온 것으로 간주하는 것(integrity)으로 주장했다. 노년기가 되어 자신의 삶에 대한 만족스런 성취감을 얻지 못한 것으로 생각할 때 회한이나 절망감에 사로잡혀 있을 가능성이 높아진다.

활동이론(activity theory)

사회 활동의 참여도와 노인의 생활 만족도가 깊은 관련을 맺고 있어 노인의 사회 활동 참여도가 높을수록 노인의 심리적 만족감 또는 생활 만족도가 높아진다. 노인은 불가피하게 생물학적 노화와 건강 문제를 갖게 되지만 심리적, 사회적 요구는 중년기와 거의 유사하다. 노인이 타인과 사회적 교류를 하며, 집단 활동과 지역사회 활동에 참여하는 것은 자아

정체감을 향상시킬 수 있는 기회가 된다. 그러나 퇴직이나 건강 문제로 사회적 교류를 방해받으면 자아 정체감에 문제가 발생하여 부정적인 자아상을 형성하기 때문에 노인의 심리적 만족감과 사회적 만족감이 저하된다.

사회적 분리 이론(disengagement theory)

노인은 젊은이에 비해 건강이 약화되고 사망할 가능성이 높으므로 노인 개개인은 자신의 만족을 위해 사회로부터 분리되기를 원하고 사회는 계속적인 발전을 위해 노인이 사회로부터 분리되기를 원한다. 즉 노인 자신은 약화된 건강과 사망 가능성 때문에 자신의 에너지를 보존하고 내면을 돌볼 수 있는 시간을 갖기 위해 스스로 사회로부터 분리되기를 원하며 사회로부터 분리된 개인은 심리적인 만족감을 얻게 된다.

반면 사회는 노인의 사회적 공헌성이 저하되기 때문에, 예를 들면 노인의 지식과 기술이 퇴화하므로 노인을 새로이 훈련시키기보다는 젊은이로 교체하는 것이 유리하다고 판단하여 노인을 사회로부터 분리시키게 되는데 대표적인 예가 퇴직이다. 퇴직은 노인의 갑작스런 사망이 사회에 주는 충격을 줄이기 위한 자연스런 사회 안전장치로 볼 수 있다.

연령 계층화 이론(age stratification theory)

사회는 기본적으로 연령 등급에 의해 구분되는 연령층으로 구성되어 있고 서열화 되어 있다. 동일한 연령 계층의 사람들은 유사한 역사적 경험을 하면서 성장해 왔기 때문에 태도, 가치와 전망이 유사하나 다른 연령 계층과는 구별된다.

연령 계층에 따라 사회적 역할의 수행 능력이나 의지도 다르고, 사회에서 요구하는 사회적 역할은 물론 사회에서 부여하는 권리와 특권도 다르다. 따라서 노인 집단은 젊은 연령층과의 관계에서 활용이 가능한 지위, 역할과 기회를 찾게 된다.

References

간협신보(1983. 1. 13). 간호사 당신은 무엇을 보십니까?

조선일보(1998. 9. 29). 노인 대신 어르신으로

Cahill, M(1996). Mastreing Geriatric Care. Springhouse Corporation, Springhouse, Pennsylvania.1-16.

Chenity, Stone, Salisbury (1991). Clinical Gerontological Nursing : A Guide to Advanced Practice, W.B. Saunders . 547-556.

Hazzard WR, Blass JP, Halter JB, Ouslander JG & Tinetti M(2003). Principles of Geriatric Medicine and Gerontology. McGraw-Hill Professional. 5th edition.

Johnston T(1990). Retirement : What happens to the marriage? Ment Heal Nursing ;11:347.

Kane RL. Ouslander JG. Abrass IB. ,Kane R, Ouslander J, Abrass I (2003). Essentials of Clinical Geriatrics. McGraw-Hill Professional. 5th edition.

Mayer, PJ(1987).Biological theories of aging. In P. Silverman (Ed.). The elderly as mordern Pioneers, Indianapolis: : Indiana University Press. 17-52.

Miller, AC(1990). The Phenomenon of aging. In Nursing care of older adults. Glenview, ILL.: Scott, Foresman/little , brown higher education, 28-66.

Reuben DB, Herr K, Pacala JT, Potter JF, Semla TP & Small GW(2001). Geriatrics at your fingertips. Reed Elsevier Company.

Simone de Beauvoir(1970). La Vieillesse : 홍상희 박혜영 역(1994), 책세상

Stanley M, Beare PG(1995). Theories of aging. In Stanlely M. and Beare PG : Gerontological Nursing, F..A. Davis Co, Philadelphia, 13.

Stanley M, Beare PG(1999). Gerontological Nursing, F.A. Davis Co, Philadelphia.

Talbott MM(1990).The negtive side of the relationship between older widows and their adult children. Gerontologist; 30(5) :595.

제2장
노인간호 대상자의 건강사정

건강소비자에 대한 철저한 간호사정과 간호진단은 간호중재의 기초가 되고 있다. 노인들의 경우 신체적 기능의 편차가 크고 요구가 복잡하고 다양하기 때문에 간호사정은 매우 중요하다. 노인들은 삶의 과정 중 다양한 상실을 경험하고, 노화와 관련된 각종 생리적 변화가 나타나며 스트레스에 대한 대처 능력이 저하된다. 따라서 노인 간호 대상자에 대한 간호사정에는 노화 관련 신체적 변화, 역할 전이 및 심리적 문제 등이 포함되어야 한다. 노화가 질병이나 신체적 기능 장애와 동의어는 아니지만 노화가 만성 질환의 이환율 증가와 관계가 깊은 것은 분명하다. 노화과정을 질병과정과 구별하는 것이 어렵고 노인의 경우 질병의 전형적 증상이 분명하지 않은 경우도 있어 간호 사정이 용이하지는 않다.

건강사정과 면담

건강사정시 일반적 고려사항

건강사정은 급성의료기관, 가정, 노인복지기관 또는 장기요양시설 등의 다양한 곳에서 이루어진다. 노인과의 의사소통은 노인간호 제공자들의 노화 및 노인에 대한 개인적 태도에 의해 많은 영향을 받으므로 간호제공자들 스스로가 노인에 대한 부정적 태도 또는 선입관 등이 있는가를 자가 점검해 본다.

건강사정에서 중요한 것은 건강 소비자가 자신의 신체 및 건강에 대해 가지고 있는 태도를 파악하는 것이다. 노인은 건강문제를 노화에 의한 정상적 증상으로 왜곡하는 경향이 있다. 또한 건강문제에서 초래하는 공포감이 현실적 문제로 확인되는 것을 원치 않기 때문에 심각한 건강 문제를 일부러 무시하고자 하는 태도를 보이기도 한다. 노인의 건강사정을 하면서 죽음에 대한 태도 등을 평가할 수도 있고 사망선택유언*에 대한 도움이 필요한가를 파악한다. 많은 노인들이 종교적 신앙에서 위안을 찾기도 한다.

* 사망선택유언(living will) : 불치병이나 치료과정 중 식물인간이 되었을 때 스스로가 죽음을 선택하는 유언

건강 사정을 하는 동안 간호제공자가 사용하는 언어는 철저히 노인의 개인적 수준 즉 교육, 문화 및 사회적 배경을 고려하여야 한다. 노인들은 대개 청력 및 시력 장애가 있는 경우가 있으며 많아 정확한 자료 수집이 어려운 경우도 있고 특히 감각장애 및 신경장애는 질문을 잘못 오해하거나 또는 듣지 못해 이해하지 못할 수도 있다. 특히 근골격계 장애로 인한 불편감이나 통증은 간호 제공자의 질문이나 설명에의 집중을 어렵게 하여 부정확하거나 또는 부적절한 반응을 보일 수도 있다.

노인은 간호제공자가 건강 사정을 하는 이유, 건강 사정에 포함되는 과정, 간호제공자가 어떠한 종류의 정보를 필요로 하는가에 대해 알 권리가 있다. 노인은 젊은 성인과 비교했을 때 건강 사정에 보다 많은 시간이 소요되므로 건강 사정에 충분한 시간을 할애해야 하며 피로감 또는 불편감을 고려해야 한다.

간호정보의 구성 요소

노인간호 대상자에 관련된 여러 가지 정보를 얻기 위해 의사 또는 간호사가 노인이나 가족에게 여러번 반복하여 질문을 하다보면 스트레스를 받고 귀찮아할 수 있다. 따라서 과거 입원시의 기록, 다른 병동에서 수집된 정보 등을 충분히 활용하여 동일한 질문이 반복되지 않도록 한다.

노인 환자를 병원으로 이송시킨 응급 구조사와 노인의 증상을 잠시라도 지켜본 사람들의 정보가 중요한 단서가 될 수 있으므로 소홀히 하지 않는다. 추후 제공된 정보를 검토하고 검증하기 위해 노인이나 가족에게 입원 이후의 정보도 새로이 수집한다. 일부의 간호정보 예를 들면 주요 불편감과 주요 증상에 대한 자료가 의학 정보와 중복될 수도 있다. 포괄적인 간호 중재를 계획하기 위해 예방 차원의 간호 정보를 많이 확보해야 한다(표 2-1).

<표 2-1> 간호 정보의 종류

분 류	내 용
독립성 유지 수준	· 기능적 ADLs* : 먹기, 목욕하기, 옷입기, 배뇨, 화장실 출입, 걷기 · IADLs* : 교통수단, 장보기, 식사준비, 전화사용, 집안관리, 세탁 * ADL : Activities of Daily Living * IADL : Instrumental Activities of Daily Living
영양상태 및 수분섭취	· 최근의 체중 증감 · 연하곤란, 구강 건강상태 · 식이 습관 (음식 섭취, 누구와 함께, 어디에서, 얼마나 많이)
약물사용 습관	· 처방 약물과 비처방 약물

	· 처방 약물의 투약이 잘 안 되고 있는 이유 · 약물 부작용 또는 독작용
인지 및 정서 상태	· 현재와 과거의 인지상태 · 정서적 편안감과 최근의 상실 경험
건강상태	· 최근에 새로이 나타나거나 미세한 증상의 출현 · 만성적 질병의 해결에 사용하는 방법 · 건강관련 체계에 대한 기대감

간호사는 의사, 사회사업가와 영양사의 협조아래 노인에 대한 포괄적인 건강 사정을 한다. 사정 내용에는 인지능력, 의사소통, 시력, 청력, ADLs, 신체적 기능, ROM(range of motion), 재활 가능성, 배뇨와 배변기능, 심리 사회적 안녕, 기분과 행동, 선호 활동, 최종 예후, 질병 문제 목록, 알러지, 신체적 불편감 - 예를 들면 변비, 호흡곤란, 부종, 대변 매복(fecal impaction), 관절통과 반복성 통증, 치아상태, 영양상태, 피부사정, 투약목록, 특별한 치료나 절차의 필요성 여부, 혈액검사 및 소변 검사결과(표2-2, 표2-3 참조), 억제대 사용과 억제대 사용의 필요성 등이다.

면담시 고려해야 할 사항

면담 시기

노인은 오후에 비해 오전에 정신적으로 명료하므로 면담은 가능한 오전 중에 한다. 노인들 중에는 오후에 정신 기능이 저하되는 **일몰 증후군**(sundown syndrome)을 경험하거나 지남력 장애가 있거나 혼동이 나타나는 경우가 있기 때문이다.

건강 사정을 하는 동안 피로의 기색이 있는가를 관찰하며 피로한 기색이 있으면 즉시 중단하고 피로하지 않은 시기에 다시 시도한다. 피로한 기색에는 하품을 하거나, 상을 찡그리거나 고개를 숙이거나 어깨가 쳐지고, 기댈 곳을 찾는 것 등이 있다. 건강 사정에 지나치게 긴 시간이 소요되면 지치게 되므로 목욕이나 식사 시간을 이용하여 건강 사정을 할 수도 있다. 노인과의 면담에서 노인의 말과 행동에 일관성이 없고 정확하지 않은 것으로 판단되면 하루 중 여러 시점에 걸쳐서 건강 사정을 해보기도 한다.

면담환경

면담 장소는 편안하고 조용하고 실내 온도는 24℃ 정도의 따뜻한 장소가 적당하며 외풍이 없는 곳이어야 한다. 또한 신체적 보조기구 등을 사용하고 있는 노인의 경우 면담 장소가 넓어야 하며 조명이 지나치게 밝거나 햇볕에 의한 직사광선도 피할 수 있는 장소가 적절하다. 화장실 가까이 접한 장소가 적절하며 물이나 음료를 준비하고 편안한 의자를 준비한다. 관절염 등의 근골격계 장애가 있는 경우 한 자세로 오랫동안 앉아 있는 것이 불편할 수 있으므로 자세를 변경하거나 장소를 이동하도록 격려한다.

면담시 감각결손 고려

평소 안경을 쓰고 있었다면 면담이 시작되기 전에 안경을 쓰고 시작하며, 햇볕이 밝아 시각을 방해하면 커튼으로 햇볕을 차단해 준다. 시력이 저하되어 있거나 햇볕이 밝아 눈이 부시면 눈을 뜨기가 어려워 간호사와 노인 간에 눈 맞춤이 어렵다. 면담을 하는 동안 간호사는 노인과 눈높이를 같이 한 후 마주보도록 한다.

청력장애가 있는 노인과 면담을 하는 동안 복도 밖에서 들려오는 통행이나 호출 소음을 최소화하기 위해 문을 닫으며 TV 및 라디오 등은 끄도록 한다. 노인이 산만한지 또는 대화 내용을 이해하는지 간호사의 질문에 당황스러워 하는지를 주의 깊게 관찰한다.

청력장애가 있는 경우 면담이 이루어지는 방의 조명이 적절하여 노인이 간호사의 입술 모양을 읽어 대화 내용을 이해하도록 돕는다. 특별히 한쪽 귀가 더 잘 들린다면 잘 들리는 귀 쪽으로 이야기를 하며 보청기를 사용하고 있다면 보청기의 위치가 적절하고 정상적으로 기능하고 있는가를 확인한다. 명확하고 분명하게 보통의 어조로 이야기하되 소리를 지르지 않는다. 소리를 지르면 고음을 내게 되는데 청력장애가 있는 경우 고음을 듣기가 더욱 어려워진다.

면담시 의사소통 방법

노인 간호 대상자를 부를 때 "아저씨, 아줌마, 할머니, 할아버지...." 라고 부르기 보다는 "~선생님, ~님" 등의 호칭을 이용한다. 가능하면 가벼운 접촉을 이용하는데 예를 들면 "안녕하세요?" 라는 인사를 할 때에도 손을 잡거나 손을 가볍게 흔들면 노인은 자신에 대해 관심을 보이는 것으로 간주한다. 신체적 언어, 접촉 및 눈 맞춤 등을 사용하여 노인이 면담에 적극적으로 응하도록 격려한다. 면담 중 바쁘다는 느낌을 주지 않도록 하며, 편안하고 여유 있는 태도를 보여준다.

면담에 소요되는 시간을 미리 이야기 해주고 언어 문제로 의사소통이 어려운 경우 노인의 언어를 이해할 수 있는 가족의 도움을 받도록 한다.

면담이 시작되는 초기에 노인 간호 대상자의 의사소통 능력과 의사소통 내용에 대한 신뢰도를 평가한다. 환자의 의사소통 능력과 의사소통 내용에 대한 신뢰도에 문제가 있다는 판단이 들면 가족이나 친구가 면담에 함께 참석해 줄 수 있도록 부탁한다. 노인과의 면담에 가족이나 친구가 함께 할 경우 노인과 가족이나 친구와의 상호관계를 관찰 할 수 있는 기회를 갖게 되고 보다 많은 자료를 얻을 수 있다. 그러나 이러한 상황은 노인이 자유롭게 이야기하는 것을 방해할 수 있으므로 노인 혼자만을 대상으로 면담을 하는 시간도 계획한다.

면담시 고지 사항

노인간호 대상자와의 첫 번째 만남은 간호사정의 목적을 알리고, 건강력 청취를 하는 동안 노인이 간호사를 어떻게 도와줄 수 있는가를 알리고, 노인과의 신뢰 관계를 형성할 수 있는 중요한 시기이다.

간호사가 필요로 하는 정보와 사정 내용을 알리고 이러한 정보가 어떻게 이용될 것이며 누구와 함께 공유될 것인가를 알려준다. 노인이 특정 질문에 대해 답하기를 거부하면 거부한 내용도 분석한다. 노인 스스로가 자신의 언어로 표현할 수 있도록 격려하며 이때 현재의 신체적, 정신적 건강에 대한 소중한 자료를 얻을 수 있다. 노인이 이야기를 간략하게 하지 못하고 길게 이야기 할 수 있으므로 할애된 시간을 알려주어 이야기가 길게 부연되지 않고 간략해지도록 조정한다. 면담을 하는 동안 문화적 또는 지역적 배경을 고려하며 문화적 차이와 비정상적 행동을 혼동하지 않는다.

노인 간호 대상자의 건강사정 전략

노인 간호 대상자의 사정은 면담을 통해 현재의 건강 상태, 병력 및 환경 내에서의 기능에 초점을 두고 정보를 얻어 낸다. 건강 사정에 대한 정보는 노인의 건강 상태에 대한 기준 자료가 되어 시간 경과에 따른 건강 상태의 향상 또는 악화를 평가하고 간호서비스 수준을 결정하는 데에도 도움이 된다.

건강력 청취

건강력 청취는 건강 사정의 첫 단계로서 과거는 물론 현재에 대한 간호 정보를 얻을 수 있음은 물론 노인과의 신뢰관계 형성에 도움이 된다. 건강력에 대한 정보는 간호사로 하여금 신체 사정 중 어느 부분에 초점을 둘 것인가를 명확하게 제시해 줄 수 있다. 건강 관심사에 대해 노인과 이야기를 나누는 것은 노인의 건강 의식을 고취시키고, 건강관련 지식 결핍을 파악하여 노인에 대한 건강교육을 계획하기 위한 기초 자료로 이용할 수 있다.

현재의 건강 상태 파악

면담의 첫 부분은 노인의 주요 불편감과 현재의 건강 상태에 대한 탐색이다.

· 환자의 이름, 주소, 나이, 출생연월, 출생지, 응급시 연락해야 될 사람 등에 대한 질문으로 첫 면담을 시작한다. 간호력 기록지에 정보 내용을 기록한다.
· 신체 검진이 끝나갈 무렵 정신 건강상태를 사정하지만 신체적 건강상태를 사정하면서 일상적 대화를 하며 정신 건강상태를 사정한다.
· 노인이 위협을 느끼지 않고 편안한 상태에서 정신건강상태를 사정하며 노인의 교육정도를 고려한다.
  "예를 들면 나이와 출생연월을 질문한 후 나이 계산을 하게 하여 노인의 기억력과 계산력을 평가해 볼 수 있다. 물론 이러한 계산능력은 교육정도를 고려해야 한다."
· 입원 사유 또는 주요 불편함을 노인 자신의 언어로 표현하도록 격려한다. 주요 불편함 각각에 대해 발병 시기, 부위, 기간, 강도 완화 또는 악화 요인, 치료 방법과 불편함이 일상생활에 미치는 영향 등을 기록한다.
· 처방 및 비처방 약물에 대한 현재의 투약에 대해 약물 이름, 용량, 투여 빈도와 투약 이유 등에 대해 질문한다. 노인들은 다발성 약물 투약을 하는 경우가 많아 약물 부작용의 발생 위험이 높다.
· 현재 받고 있는 특정 치료, 예를 들면 호흡관련 치료, 상처치료 및 통증조절 등에 대해 질문한다.
· 현재 사용하고 있는 보행 보조기구는 물론 감각 보조기구에 대해 질문한다. 예를 들면 지팡이, 보행기, 콘택트렌즈, 보청기 등이 해당된다.

병력 청취

병력(medical history)에는 전반적 건강 상태, 질병력, 과거의 입원 경험 및 입원 목적, 의사 진찰 빈도, 과거의 약물 투약 및 투약 목적 등이 모두 포함된다.

· 병력에 대한 구체적 질문을 하기 전에 "전반적 건강상태가 어떻습니까?"와 같은 개방적 질문을 던진다. 이러한 질문은 건강력에 대한 구체적 정보를 제공받을 수 있고 노인 자신의 건강상태에 대한 인지 정도를 파악할 수 있도록 도와준다.
· 과거 병원 입원에 대한 반응을 파악한다. 과거 입원에 대한 좋지 못한 경험은 재입원에 대한 두려움을 초래하여 중요한 정보를 누락시킬 수 있기 때문이다.
· 심장, 호흡, 또는 신경장애, 암, 수술, 상해, 낙상 또는 골절 경험이 있는가를 질문한다. 특히 중요 질병, 수술 또는 상해 경험은 병력에 있어서 대단히 중요하다.
"과거에 골절 경험이 있었다면 현재 골다공증의 가능성이 높을 것으로 예측해 볼 수 있다."

· 건강문제를 연대기적으로 회상하지 못하면 건강문제가 발생했던 시기의 나이를 적어둔다.
· 투약력에 대해 관심을 두고 과거에 투약했던 약물의 이름과 용량을 함께 기록해 둔다.
· 건강 문제의 발생 시기, 치료방법, 의사의 도움 여부 등을 포함한 정보를 연대기적으로 정리하여 보고서를 작성한다.

신체 검진

노인으로부터 오랜 세월에 걸쳐 형성된 병력을 완벽하고 정확히 알아내는 것과 정확한 신체 검진을 한다는 것이 용이하지는 않다. 입원해 있는 동안 노인 환자는 많은 건강관리 제공자들에게 동일한 정보를 수차에 걸쳐 제공하였을 수도 있다. 정보의 필요성에 대한 설명을 해주지 않으면 노인은 자신이 인지하고 있는 불편감과 간호사가 얻고자 하는 정보간의 관련성을 알지 못하여 노인에게는 사소하지만, 간호사에게는 중요한 건강 문제 발견의 단서가 될 수 있는 정보를 누락시킬 수 도 있다.

입원시 건강 사정에 많은 시간이 소요될 경우 급성 질환이 있는 노인은 피로감을 많이 느끼고, 숨이 차거나 호흡이 짧아지고 통증과 같은 증상이 심해질 수 있으므로 주의한다. 이런 경우 너무 서두르지 말고 입원 후 첫 24시간에 걸쳐 여러 부분에서 다양한 자료를 수집하여 간호사정을 한다.

노인과 면담시 가능하면 노인의 반응과 답변을 간호사의 언어로 표현하도록 유도하기보다는 노인 자신의 언어로 표현하고 반응하도록 격려해 준다. 신체검진 시 노화에 의한 신체적 변화는 물론 질환에 대해 비전형적 증상을 보이는 경우를 염두에 두어야 한다.

신체 검진(physical examination)시의 고려 사항은 다음과 같다.

· 노인은 신체검진 동안에도 쉽게 피로해 질수 있다.
· 노인의 요구를 존중해 준다.
· 신체검진 시 프라이버시를 지켜주고 가운 착용법 등도 설명한다.
· 체위유지를 위해 베개, 보온을 위해 담요를 사용하고 신체검진 동안 편안하게 해준다.
· 전반적 외모와 함께 머리부터 발끝까지 전반적인 신체 검진을 한다.
· 전반적 외모에는 피부상태, 위생, 차림새, 체격 등이 포함된다.
· 전반적 기동상태를 사정한다.
· 의식수준, 정서상태(affect) 및 기분(mood)상태를 관찰한다.
· 우울 증상이 있는가를 관찰한다.

체온 측정

- 구강이나 고막체온을 측정한다.
- 노인이 구강호흡을 하거나 호흡곤란이 있다면 구강체온 대신에 고막, 직장, 또는 액와부 체온을 측정한다. 노인의 정상체온은 35.6~37℃(96~98.6°F)이다. 노화에 의해 체온조절과정이 변화되므로 체온을 감염증의 기준 증상으로 간주하기에는 신뢰도가 떨어진다. 특히 면역 기능이 저하되어 감염증에 대한 위험성이 높아 병원에 입원하는 경우 병원성 감염증(nosocomial infections)의 가능성이 높다. 노인의 경우 임상적 증상으로는 감염증인 경우에도 불구하고 체온상승이 나타나지 않는 경우도 많다. 그러나 저체온은 응급상태로써 보온을 시키고 지체 없이 의료기관을 방문해야 한다.
- 신체적 운동 후 즉시 맥박이나 호흡수를 측정할 경우 오류로 측정될 가능성이 높다.

맥 박

- 맥박을 정확히 측정하기 위해서는 1분간 심첨 맥박(apical pulse)를 측정하여 맥박의 수, 리듬, 강도와 동등성을 측정한다. 노인들의 경우 휴식시 맥박은 매우 일정한데 1분당 60~100회가 된다.
- 운동 및 신체적 활동 후 후 노인의 맥박이 휴식시의 기준 맥박으로 회복되기까지에는 10분 정도 소요된다.
- 나이가 많아짐에 따라 부정맥의 빈도가 증가하므로 리듬이 불규칙한 경우 지체 없이 의사에게 보고한다.

호 흡

- 호흡수를 측정하고 호흡의 깊이 및 리듬을 사정한다.
- 노인의 경우 휴식 중에 호흡의 수, 리듬 및 질적 수준이 일정하지만 수면 중 깊은 호흡 후에 무호흡이 나타나기도 한다.
- 호흡을 측정하기 전 적어도 10분 정도는 휴식을 취한다. 노인은 운동 후 호흡수가 증가하며 성인에 비해 운동 전의 호흡상태 회복에 더 많은 시간이 소요된다. 특히 노인의 경우 휴식시 호흡수가 증가되는 경우 감염증과 울혈성 심부전을 의심해 볼 수 있다.

혈 압

- 노인의 혈압 측정은 양쪽 팔에서 모두 한다.

· 노화와 함께 동맥혈관이 경직되고 탄력성이 저하되면서 수축기압과 이완기압이 증가하며 맥압도 증가하며 체위성 저혈압이 나타나는 경향이 있다. 특히 고혈압과 같은 병리적인 변화가 일어난다.
· 혈압을 측정하기 전 적어도 10분 정도는 휴식을 취한다. 가벼운 걷기 후에도 휴식시의 혈압을 회복하는 데에 성인에 비해 보다 많은 시간이 소요되며 건강상태가 좋지 않을수록 보다 많은 시간이 필요하다.
· 커프 크기가 적절해야 정확한 혈압을 측정할 수 있고 마른 체격의 경우 아동형 커프가 필요한 경우도 있다.
· 좌측 팔에서 혈압을 측정해야 정확한 혈압을 얻을 수 있다. 좌측에 비해 우측에서의 혈압이 10mmHg 이상 높을 경우 우측 쇄골하 동맥에 동맥경화성 프라그(orteriosclerotic plaque)의 존재를 의심해 볼 수 있다.
· 항고혈압제를 투약하고 있는 경우 체위성 저혈압 여부를 파악하기 위해 앙와위, 좌위 및 기립자세에서 각각 혈압을 측정한다.

신장과 체중

· 노화와 함께 신장은 2~3inch 정도 감소하지만 체중의 급격한 변화가 정상적 노화과정은 아니다.
· 성인기에서와 같은 수준의 열량을 섭취할 경우 체중은 점차적으로 증가한다.
· 울혈성 심부전이나 우울과 같은 질환은 체중증가를 가져올 수 있으며 6개월 이내 체중이 10% 이상 감소되는 경우 우울 또는 식이섭취에 문제점 등이 원인이 될 수 있다.
· 정상 체중 계산법(Ideal Body Weight, IBW)은 다음과 같다.

남성 = 50 Kg + 2.3 Kg*(신장-150)/2.5

여성 = 45.5 Kg + 2.3 Kg*(신장-150)/2.5

피 부

· 두피, 머리, 목, 구간부와 사지의 피부를 사정한다.
· 피부의 색깔, 온도, 긴장도, 두께와 습도 등을 관찰한다. 무릎이나 팔꿈치는 햇볕 노출로 다른 부위에 비해 짙은 색을 보이며 피부 경련이 있는 부위는 약간 황색을 띄기도 한다.
· 만성적 정맥 순환 부전증의 경우 하지의 갈색 반점이 나타나며, 반상출혈 및 점상출혈은 Vitamin C 결핍으로 나타날 수 있다.

- 티눈이 새끼발가락에 흔히 발생하며 피부는 노화와 함께 약해지며 외상에 대해 보다 민감해진다.
- 체내 수분량과 피지의 점진적인 감소로 피부가 건조해지며 특히 하지에서 보다 뚜렷하다.
- 피하 조직의 저하로 피부 긴장도가 탈수의 지표로 적절하지는 못하지만 이마 또는 흉골 돌기의 피하 조직을 잡았다 놓은 후 원상태로의 회복 과정을 관찰한다.
- 피하조직 감소로 피부와 골조직 사이의 간격이 좁아지면서 지방 및 피하 조직의 보호적 기능이 감소되어 욕창이 발생할 가능성이 많아진다. 욕창의 발생이 용이한 부위에 부분적 발적과 같은 욕창의 초기 증상을 주의 깊게 관찰한다.
- 노인에게 흔히 발생하는 하지의 울혈성 궤양(stasis ulcer)은 정맥의 울혈이나 정맥의 순환 부전에 의해 발생한다.
- 회복되지 않은 피부 궤양, 사마귀 또는 불규칙적 모양을 한 병변이 있는가를 질문한다.
- 피부의 건조성, 지루성 또는 정상 상태인가에 대해 질문한다.
- 가려움증, 쉽게 멍이 들거나, 피부 발진은 약물의 부작용으로 나타날 수도 있다. 접촉성 피부염, 알러지, 피부경결 및 건막류는 보행 및 일상생활 동작을 방해할 수 있다.
- 정상적 노화과정으로 피부의 탄력성이 저하되고 얇아지며, 땀을 적게 흘리고 두피도 건조해지고 손톱도 두꺼워진다. 자신의 손발톱에 대한 자가 간호여부를 확인한다.

체모와 손톱

- 액와부와 치골 결합부 주변의 체모가 가늘어지고 거칠어지며 체모의 성장속도가 느리며 체모가 잘 빠지는 경향이 있다.
- 갑상선 기능 저하증에서 체모가 건조해지고 부스러지며 전체적인 수가 감소하나 갑상선 기능 항진증에서는 머리카락이 가늘어지고 탄력이 없어져 곱슬곱슬한 웨이브를 유지할 수 없게 된다.
- 손톱은 연한 핑크색이 정상이지만 피부색이 검은 경우 색소가 침착하거나 노란색을 보이는 경우도 정상이다.
- 빈혈이 심한 경우 손톱 밑이 창백해 보이며 모세혈관 재충전이 지연된다.
- 손톱의 진균증에서는 손톱이 두꺼워지며 쉽게 부서지며 약간 노란색을 띄게 된다.
- 호흡이나 심장 관련 질환이 있는 경우 손톱에 청색증이 나타나며 손가락이 굽어지는 곤봉상지가 나타나기도 한다.

머리와 안면

- 두개골 촉진에서 압통이나 덩어리가 만져지면 주의 깊게 사정을 한다.

- 얼굴이 가면 같거나 얼굴 표정이 없다면 파킨스씨 병이나 정신질환을 의심해 볼 수 있다.
- 두개골의 크기와 모양은 나이가 들어도 크게 변하지 않는데, 두개골의 연조직에 부종이 있거나 튀어 오르면 두부의 외상을 의미한다.

구 강

- 입술이 마르거나 건조하면 탈수를 의미하므로 구강내의 색깔, 대칭성, 궤양 유무 및 수분 함유 상태를 관찰한다.
- 의치는 적절히 들어맞는지? 또는 마찰로 인해 궤양이 있는가를 관찰한다. 의치가 적절히 들어맞지 않는 경우 구강 점막에 열상을 가져올 수 있으며 복합 비타민 B 결핍은 구각증(cheilosis)을 가져온다.
- 구강위생 상태가 좋지 않을 경우 구강 점막이나 혀에 백태가 낄 수 있다. 구강 점막과 잇몸은 핑크빛을 보이고, 부드럽고 습기가 충분해야 하지만 피부색이 검은 경우 약간 푸르스름한 색깔을 띠기도 한다.
- 혀의 불수의적 움직임은 비정상적이며, 일부 정신과 약물의 부작용으로 입술 핥기, 혀의 돌출, 혀 또는 입술 등이 느리게 리드미컬하게 움직이는 등의 추체외로 증상이 나타날 수 있다.
- 갑상선 기능 저하증에서는 혀의 크기가 커지기도 하며, 혀가 좌측 또는 우측으로 이탈되는 경우 신경계 장애를 의심해 볼 수 있다.
- 철분 결핍성 빈혈에서는 혀의 아래 부분이 종창되기도 한다.
- 인두의 염증, 삼출물, 색깔 변화 또는 병변이 있는가를 관찰한다.

목

- 목 부위의 흉터, 덩어리, 비대칭성 등에 대해 관찰한다.
- 덩어리가 분명하다면 덩어리의 크기, 운동성, 형태, 압통 및 경도 등을 확인한다.
- 기관이 흉골상 전흔의 중앙부에 위치해야 할 기관의 위치가 전위되었는가를 관찰한다.
- 약간의 물을 마시게 하면서 갑상선을 관찰한다. 정상적인 경우 외관상 갑상선은 보이지 않으며 촉진되지도 않는다.

눈 및 시력

- 누기의 분비물, 발적, 부종, 눈물 또는 압통 등이 있는가를 관찰한다. 특히 누소관이나 비루관이 막히거나 꼬이면 지속적으로 눈물이 나온다.

- 눈이 건조한 느낌이 있는가를 질문한다. 눈물의 배액로가 막히게 되면 눈물의 생산이 저하되어 안구가 건조하다. 눈물 생산의 저하는 건성 각막염(keratitissicca)을 초래하여 각막이 건조하고, 따끔거리고 자극이 되며 안구가 건조하면 결막염에 쉽게 이환된다.
- 공막은 거의 흰색을 띠고 있으나 공막과 결막에 있는 지방으로 인해 노란색을 띠기도 하며 노화로 인해 각막이 편평해지면서 난시가 초래되기도 한다.
- 각막의 가장자리에 지방이 축적되는 것을 노인환(arcus senilis)이라고 하는데 50세 이후의 노인환은 정상적인 것으로 간주한다.
- 동공의 크기, 형태 및 빛에 대한 반응 등을 관찰한다. 녹내장을 조절하기 위한 점안제(축동제)를 사용할 경우 동공이 비정상적으로 매우 작아질 수도 있다.
- 백내장 절제술 후 인공 수정체를 삽입하거나 녹내장의 치료로 홍채 절제술을 받은 경우 동공이 불규칙적인 모양을 보일 수도 있다.
- 눈물 분비량의 변화 또는 근거리에 대한 시력저하(presbyopia)가 있는가를 확인한다.
- 야간 시력저하, 복시 또는 시야가 흐려지는 등의 시력관련 변화가 있는가를 질문한다. 독서에 밝은 조명이 필요한가? 그리고 자동차 운전에 어려움이 있는가를 질문한다.
- 안경이나 콘택트렌즈의 최근 교정 시기, 최근의 안과 검진과 녹내장에 대해 질문한다.

귀 및 청력

- 이개로부터의 분비물, 이개의 발적 및 열감이 있는가를 관찰한다.
- 외이도와 고막을 관찰하여 병변, 고막이 튀어 오르거나 귀지가 쌓여있는가를 관찰한다.
- 노인들의 청력상실을 조기에 발견하기 위해 Weber* test와 Rinne* test를 이용한다.

  * Weber* test : 진동하는 음차를 이마, 비강 또는 치아에 댄 후 양측 귀의 청음정도를 평가
  * Rinne* test : 음차를 유양돌기부(골전도)와 귀에서 2인치 떨어진 곳(공기전도)에서의 청음정도 비교

- 청력은 물론 언어이해 능력을 사정한다.
- 보청기를 착용하고 있는 경우 보청기의 기능이 적절한가를 관찰한다. 잡음이 들리거나 찌직하는 소음을 호소하면 당연히 보청기의 기능에 문제가 있다는 것을 뜻한다.
- 귀의 질병이나 전신적 질병 없이 점차적인 청력 저하를 호소하면 노인성 난청(presbycusis)을 의심해본다.
- 현훈, 이통 및 오심의 호소는 난청과는 거의 관계가 없는 귀의 문제를 뜻하며 청력장애 또는 전정장애가 의심되는 경우 지체없이 청력검사를 의뢰한다.
- 귀의 통증이나 이명이 있는가를 질문하다. 흔히 이명은 청력장애 없이 노인에게 나타나며 별다른 증상 없이 나타나는 이명은 크게 문제가 되지는 않는다.

- 귀지, 귀 분비물 및 청력장애에 대한 질문을 한다. 노인은 화재경보기와 같은 고음을 듣는 데에 어려움이 있다.
- 전도성 난청은 귀지 때문에 나타날 수 있으며 일측성 청력 장애는 청신경 신경종(acoustic neuroma)의 가능성도 염두에 둔다.
- 양측 귀 중 청력이 좋은 쪽을 이용하여 의사소통을 하며 청력장애를 검토하여 보청기 사용에 대한 계획을 세운다.

흉곽

- 흉곽의 전방과 후방의 형태와 대칭성을 관찰한다. 노화와 관련하여 전후 직경이 넓어지고 측경이 좁아지는 경향은 정상이지만 흉곽의 비대칭은 비정상적인 현상이다.
- 천식, 기종, 만성 폐색성 폐질환이 있는 경우 늑간골 사이가 패이거나 튀어나오게 된다. 호기시 또는 흡기시에 천식음(wheezing)이 들리는가를 청진한다.
- 척추 후만증이 있는가를 관찰하고 늑연골 접합부에 국소화된 압통이 있는 경우 늑연골염을 의심해 볼 수 있다. 늑연골염은 흔히 노인들에게 통증의 원인이 되고 있다.
- 노인들의 경우 늘어진 피부가 흉부를 덮고 있어 호흡시의 횡격막 운동을 관찰하기가 어려우므로 흉곽위의 늘어진 피부를 위로 밀어올린 후 횡격막의 운동성을 관찰한다.

호흡기계

- 노인들의 경우 호흡기계 질환에 의한 저환기 또는 폐포내 관류 저하는 혼동 또는 정신기능 지연을 초래하므로 호흡기계 질환에 대한 질문을 한다.
- 누워있거나 신체적 동작 시에 호흡이 짧아지는 경험을 한 적이 있는가를 질문한다. 신체적으로 이동시에 호흡 곤란을 경험하면 기관지염이나 폐렴을 의심해 볼 수 있다.
- 매년 독감(annual influenza)의 접종 유무, 최근의 접종 시기에 대해 질문한다.
- 호흡문제가 있는 경우 호흡곤란을 초래하는 이동 거리 및 움직임, 호흡곤란을 촉발시키는 환경에 대해 질문한다.
- 기침을 하는 경우 객담의 동반 여부, 객담의 색깔을 질문한다.
- 은퇴를 한 경우라면 과거 작업 환경의 위해성에 대해 질문한다.

심혈관계

- 체중증가에 대해 질문 한다 - 허리띠나 반지의 조임, 발목의 부종 여부를 확인한다. 과거보다 쉽게 피로해지는지? 호흡곤란이 동반되는지? 누워있거나 앉아 있다가 일어설 때 어지럼증이 있는지? 이러한 증상은 울혈성 심부전의 증상으로 노인의 50% 정도에서 볼 수 있다.

- 혼동이나 정신기능 지연 여부를 질문한다. 혼동이나 정신기능 지연 현상은 심박출량이 적절하지 못함을 의미한다.
- 흉통에 대해 질문한다. 흉통은 협심증의 증상이지만 노인의 경우 협심증의 주요 증상으로 흉통보다는 호흡곤란이나 심계항진(palpitation)을 호소할 수도 있다.
- 관상동맥에 혈전이 발생할 경우 혈액공급이 차단되어 조직관류가 저하되면 측부 순환(collateral cuiculation)이 향상되면서 흉통이 완화될 수 있다.
- 노인의 경우 통증에 대한 민감도가 저하되므로 젊은 성인이 날카로운 통증(sharp pain)을 호소하는 반면 노인은 묵직하거나 둔한 통증(heavy or dull pain)을 호소한다. 또한 노인의 경우 심근 경색증이 있는 경우에도 흉통 보다는 단지 혼동, 구토, 어지럼증 및 실신(faintness) 등을 경험하기도 한다.
- 일상활동 동작과 관련한 불편한 징후나 증상이 있는가를 질문한다. 심장 기능의 예비력 저하는 감염, 혈액 상실, 부정맥으로 인한 저산소혈증과 전해질 불균형에 대한 대처 능력을 저하시킨다.
- 흡연력이 있는 경우 기침 여부, 천식음(wheezing) 또는 호흡 곤란과 같은 만성 폐질환의 증상이 있는가를 확인한다. 폐질환으로 초래되는 폐동맥 고혈압(pulmonary hypertension)은 좌심실 기능 부전의 주요 원인이 되고 있다.
- 처방 약물의 부작용에 대해 질문한다.
- 쇠약, 서맥, 저혈압 및 혼동은 전해질 K의 상승을 의미할 수도 있다. 또한 쇠약, 피로, 근경련 및 심계항진은 전해질 K의 저하를 의미한다.
- 식욕부진, 오심, 구토, 설사, 두통, 피부 발진, 시력장애와 혼동은 digitalis 또는 항부정맥제의 과량 투약을 암시하기도 한다.

위장계

- 입맛에 변화가 있는가를 질문한다.
  입맛이 없는 경우 타액의 분비 저하의 결과일 수도 있다.
- 의치가 편안하게 잇몸에 들어맞는가를 확인한다.
  의치가 편안하게 들어맞지 않을 경우 식욕저하를 호소할 수 있다.
- 음식물의 연화에 어려움이 있다면 고형식 또는 유동식 중 어느 것에 연하곤란이 있는가? 음식을 먹은 후 목구멍에 음식이 남아있는가를 질문한다.
- 체중감소, 직장출혈과 배변습관에 대해 질문한다. 노인의 50% 정도에서 게실증이 있는 경우가 많다. 좌측 하부에 경련성 복통이 있는가를 질문한다. 복부 전체의 광범위한 통증

은 대변 매복을 의미할 수도 있다. 특히 변실금은 나이에 관계없이 비정상적이며 노인의 경우 하제의 남용(laxative abuse), 중증 치매와 뇌혈관 질환에서 흔히 볼 수 있다.

변비

개인에 따라 배변 횟수는 1일에 3회에서 3~5일에 1회 정도로 다양할 수 있는데 이러한 다양성을 장근육의 긴장도, 장의 활동수준 그리고 음식섭취에 달려있다.

다음의 상황을 확인하는 것이 필요하다.

- 평소에 비해 대변보는 횟수가 적어졌는가?
- 대변이 단단하여 배변이 어려운가?
- 위의 두 가지 상황이 모두 나타나는가?

비뇨기계

- 요실금이 있는가를 질문하고, 복압성 요실금 또는 긴박성 요실금의 증상에 대해 질문한다.
- 야뇨가 있는 경우 긴박요의로 인해 잠을 깨는가를 질문한다.
- 노인들이 요실금을 노화의 과정으로 간주하는 경우가 많지만 대변매복, 전립선 비대, 위축성 질염, 요로계 감염 및 약물에 의해 요실금이 나타날 수 있다.
- 노인 남성의 경우 잦은 요로 감염, 요실금, 배뇨 후에도 소변이 방울방울 나오는 경우, 오줌 줄기에 힘이 없는 경우는 전립선에 의한 요도 폐쇄를 의심해 볼 수 있다.
- 질에 소양감, 분비물 또는 통증이 있는가를 질문한다.
- 폐경 후의 질출혈, 유방에 덩어리가 만져지면 신속하게 의사의 진료를 받아야 한다.

신경계

- 운동 조화(coordination), 힘(strength) 또는 감각 인지에 변화가 있는가를 질문한다.
- 배변 또는 배뇨조절에 어려움이 있는가를 질문한다.
- 두통이나 뇌경련이 있는가를 질문한다.
- 일시적 의식 상실을 경험한 적이 있는가를 질문한다.
  일시적 의식 상실은 심장, 신경계 또는 대사성 질환을 의심해 볼 수 있다.
  일시적 의식상실(syncope)의 가장 흔한 불평은 어떤 특정 시기에 대한 기억이 전혀 없거나 기억상실(blacking out)을 경험한다는 점이다.
- 어지럼증(dizziness)이나 현훈(vertigo)을 경험하는가? 현훈은 내이염과 같은 내이의 문제 또는 메니에르 질환(Meniere's disease) 또는 뇌혈관질환이 원인인 경우가 많다.
- 기억상실(menory loss)또는 건망증이 있는가를 질문한다.

근골격계

- 통증으로 낙상을 했다면 병리적 골절을 의미한다.
- 시력저하 또는 운동 부조화로 낙상을 경험했는가를 질문한다.
- 낙상에 대한 두려움이 있는가를 질문한다. 낙상에 대한 두려움은 걸음걸이가 불안정할 때 주로 나타나게 된다.
- 기형이 있거나 보조기구를 착용하고 있는가?
- 관절통, 요통 또는 말단부의 약화 또는 뻣뻣함이 있는가를 질문한다. 퇴행성 관절염은 체중부하 관절의 통증, 뻣뻣함과 관절 움직임의 제한 등이 나타난다.
- 류마티스성 관절염, 통풍성 관절염과 수근관 증후군(carpal tunnel syndrome)에서는 특정 병소의 통증을 호소한다.
- 천식이나 관절염의 병력이 있는 경우 스테로이드 치료에 의한 골다공증의 가능성이 높다. 관절염의 경우 관절의 불안정과 악성 빈혈을 초래할 수 있다.
- Vit B_{12} 결핍으로 나타나는 악성 빈혈은 진동 감각(vibratory sensation)과 고유 수용체 기능(proprioception)의 상실을 초래하여 낙상을 초래할 수 있다.
- 유방암, 전립선암, 갑상선암, 신장암 또는 방광암은 뼈조직으로 전이가 잘 되며 부갑상선 기능 항진증은 뼈로부터 칼슘을 이탈시켜 골다공증을 초래한다. 폐경과 함께 나타나는 estrogen 결핍은 폐경 후 골다공증을 초래한다.
- 관절통, 쇠약 또는 피로가 있는가를 질문한다. 걸을 수 있는 경우 이동 거리가 얼마나 되는가? 손의 사용에 어려움이 있는가? 무릎에 통증이 있는가?

영양 상태와 면역계

- 독거하고 있는가?
- 혼자서 스스로 식사준비를 하는가?
- 노인의 경우 제한된 수입, 제한된 자원과 기동력 저하로 식이에서 단백질, 칼슘과 철분이 부족하여 조혈기능이 저하될 수 있다.
- 식이에서의 영양이 적절한 경우에도 영양 대사에 필요한 효소가 부족하여 대사 장애가 있는 경우가 있으며 60세 이상의 노인 중 40%가 철분 결핍성 빈혈을 가지고 있다고 한다.
- 투약약물 중 혈액기능 및 면역기능 저하의 징후와 증상 등의 부작용이 있는가에 주목한다.
- 강심제(digitalis)는 식욕부진이나 오심 및 구토, 아스피린은 위점막 자극이나 위출혈을 초래하며, 하제(laxative, 순한 설사제)는 식이에서 영양분 흡수를 방해할 수 있다.

· 영양 결핍에 대한 지표

최근 6개월에 걸쳐 체중이 4-5Kg 이상 감소된 경우

BMI가 27이상이거나 또는 22이하일 때

저알부민증(혈중 알부민이 3.5g/dL 이하일 때)

저콜레스테롤혈증(혈중 콜레스테롤이 160mg/dL 이하일 때)

식사량이 제공된 식사의 75% 이하 또는 에너지 섭취량의 50% 이하일 때

혈액 및 소변 검사 결과 사정

현재 주로 사용하고 있는 병리 검사의 정상적 기준치는 20~40세의 성인을 대상으로 한 것으로 노인의 경우 노화에 의한 생리적 변화로 성인의 정상적 기준치와는 다소 다르다. 그러나 혈액검사 중 partial thromboplastin time(PTT), prothrombine time(PT), serum acid phosphatase, serum carbon dioxide, serum chloride, serum glutamic-oxaloacetic transaminenase(SGOT), total serum protein은 나이의 증가에 따른 변화가 거의 없다. 노인의 요검사 및 혈액검사 정상치는 아래의 표에 제시되이 있다. (표 2-2, 표 2-3)

<표 2-2> 소변검사 정상치

20-40세	65세 이후 나이에 따른 변화	고려해야 할 사항
포도당 0-15mg/100ml	· 약간 감소	· 요당 감소는 신질환 또는 요로계 감염증 의미 · 당뇨병 노인 : 혈당이 300mg/100ml 이상에서 당뇨가 나타나므로 부정확 함.
Protein 0-5mg/100ml	· 약간 증가	· 단백뇨 상승은 신질환이나 요로계 감염증 의미
비중 1.032	· 80세가 되면 1.024로 감소	· 요비중의 감소는 소변 농축기능을 하는 네프론의 수가 30-50% 감소함을 의미

<표 2-3> 혈액검사 정상치

20-40세	65세 이후의 변화	고려해야 할 사항
Thyroid-stimulating hormone(TSH) 0.3-5.0micro IU/L	· 약간 상승	· 약간 상승은 원발성 갑상선 기능저하, 현저한 상승은 내인성 갑상선종 의미
Thyroxine(T_4) 4.5-13.5mcg/100ml	· 25% 정도 감소	· T_4의 감소는 갑상선 기능 저하를 의미
Triglycerides 40-150mg/100ml	· 20-200mg/100ml	· 비정상 소견이 있을 경우 serum cholesterol 측정이 필요
Tri-iodothyronine(T3)	· 25% 정도 감소	· 갑상선 기능 저하를 의미

<표 2-3> 혈액검사 정상치

20-40세	65세 이후의 변화	고려해야 할 사항
Albumin 3.5-5.0 g/dl	· 65세 이하 : m이 약간 증가 · 65세 이상 : m, f 모두 감소	· 간기능이 정상이면 단백질 섭취 증가 · 부종은 albumin 수치의 감소를 의미
Alkaline phosphatase 13-39 IU/L	· 3-10 IU/L 정도 증가	· Alkaline phosphatase의 감소는 간기능 저하 Vit D 흡수장애, 뼈무기질 감소를 의미
β-globulin 2.3-3.5 g/dl	· 점차로 증가	· 정상인 경우 albumin 감소로 β-globulin 증가, albumin 증가를 위해 단백질 섭취를 증가
Blood urea nitrogen 남성:10-25mg/dl 여성: 8-29mg/dl	· 69mg/dl 까지 증가	· 감염이나 수술과 같은 스트레스원이 없는 경우 어느 정도의 증가는 정상으로 간주
Cholesterol 120-220mg/dl	· m : 50세까지 증가후 감소 · f : 50세까지 m보다 감소, 70세까지 증가, 70세이후 감소	· 폐경후 estrogen 감소로 cholesterol 증가
Creatinine kinase(CK) 17-148mg/dl	· 약간 증가	· CK의 증가는 근량의 감소와 간기능 저하를 의미
Creatinine 0.6-1.5mg/dl	· m : 1.9mg/dl까지 증가	· creatinine는 소변으로 배설되는 약물투약시 독성 예방 지표
Creatinine clearance 104-125ml/min	· m : 감소(140-나이)×wt kg /72 × serum creatinine · f : m의 85%	· Creatinine clearance 감소는 GFR저하 의미 · Creatinine clearances는 소변으로 배설되는 약물의 독성 예방 지표
Glucose tolerance 1시간:160-170mg/dl 2시간:115-125mg/dl 3시간: 70-110mg/dl	· 첫 2시간동안 신속히 증가 · 그후 감소되며 정상치로	· 노화에 따른 혈당 증가는 인슈린 공급 부족과 인체의 포도당 흡수력 저하의미 · 급격한 혈당 상승은 고삼투압성 · 고혈당성 · 비케톤성 증후군을 초래 · 급격한 혈당 저하는 알코올, β차단제와 MAO* 억제제 투약으로 초래
Hematocrit(HCT) m : 45-52% f : 37-48%	· 약간 감소	· HCT 감소는 골수 및 조혈기능 저하 의미
Hemoglobin(HGB) m : 13-18g/100ml f : 12-16g/100ml	· m : 1-2g/100ml 감소 · f : 아직 미상	· HGB 감소는 골수와 조혈기능 저하 의미 · m의 경우 androgen 수준 저하로 나타남
High-density lipoprotein 80-310mg/100ml	· m보다는 f에서 높다. · 나이가 많아지면서 m, f가 비슷해짐	· HDL증가는 지방 제한 식이가 필수
Lactate dehydrogenase 45-90 U/L	· 약간 증가	· LDH증가는 근량감소와 간기능 저하 의미
Leukocytes 4300-10,800㎣	· 3100-9000/㎣로 감소	· 백혈구는 림프구 감소에 비례하여 감소
Lymphocytes T cell : 500-2400/㎣ B cell : 50-200/㎣	· 감소	· 림프구는 백혈구감소에 비례하여 감소
Platelets 15만-35만/㎣	· 혈소판은 감소	· 혈소판 감소는 골수기능 저하와 fibrinogen 수준의 증가를 의미
Potassium 3.5-5.5mEq/L	· 약간 증가	· potassium 성분의 염분 대체제 피함 · 고포타슘혈증 징후와 증상에 대한 교육

* MAO(monoamine oxidase) : cuproprotein 효소로 serotonin, epinephrine, norepinephrine 및 dopamine과 같은 monoamines로부터 아미노기를 유리시킨나.
* MAO 억제제 : monoamine oxidase의 활동을 억제시켜 catecholamine 또는 serotonin의 수준을 증가시키는 물질로 항우울제와 항고혈압제로 이용된다.

정신상태 및 인지 기능 사정

알코올과 흡연

· 알코올에 대한 질문으로 알코올 섭취량 및 어떤 종류의 알코올을 섭취하는가를 파악한다. 특히 알코올의 섭취량이나 섭취기간에 대해 구체적으로 질문한다.
여성의 경우 1일에 2회 이상, 남성은 1일에 3회 이상 술을 마시면 대단히 위험하다.

· 흡연에 대한 질문으로 흡연 양과 흡연 기간에 대해 질문한다. 특히 흡연양은 흡연해 온 기간과 하루 흡연양을 갑 단위로 계산한다.

· 알코홀리즘의 가능성이 많은 경우
음주량을 줄여야 한다는 생각을 해 본적이 있을 때, 음주에 대해 죄의식을 느낄 때, 가족이나 주변 사람들이 음주에 대해 불평할 때, 해장술을 마셔 본적이 있을 때

우울 및 수면

· 불면증, 미해결 문제, 우울, 슬픔 또는 일상생활에의 관심 저하 등에 대해 질문한다.
· 우울이 심한 경우 불면증과 식욕부진이 동반되므로 평소의 수면 습관에 대해 질문한다.
· 몇 시에 잠자리에 들고 몇 시에 일어나는가?
· 수면을 위해 투약이나 알코올 등의 수면 보조제가 필요한가?
· 수면에 도움이 되는 것이 무엇이며 낮잠을 자는가? 에 대해 질문한다.

경제적 상태와 여가 활동

· 직업을 가지고 있는가? 가지고 있다면 직업과 관련된 건강문제가 없는가?
· 건강문제로 업무 수행에 어려움이 있는가?
직업상 은퇴 계획에 대해 이야기를 나눈다.
· 경제적 상태에 대해 질문한다. 경제적 수입이 생활비 조달을 할 수 있는지? 경제적 수입이 생활비 조달에 부족하다면 도움을 받을 수 있는 기관을 추천한다.
· 여가 시간을 어떻게 보내는가? 취미생활이 있는가?
사회적 모임을 얼마나 자주 갖는가? 최근 일상적 활동수준이 저하되었는가?

· 독거노인인가? 아니면 배우자, 가족 또는 친구와 함께 살고 있는가?
· 일상적 활동을 수행하기 위해 가족 또는 친구의 도움이 필요한가? 노인의 간호에 가장 우선적인 사람이 누구인가? 스트레스를 받고 소진되어 있는가?

인지기능 상태

특히 Short Portable Mental Status 도구(표2-4 참조)가 노인의 인지변화 평가에 도움이 된다. 노인에게 나타나는 정신적 상태의 미미한 변화가 건강문제를 규명해 낼 수 있는 최초의 단서가 될 수 있기 때문이다. 노인이 지각하고 있는 건강상태와 노인이 건강 또는 안녕에 대해 정의를 어떻게 내리고 있는가를 사정하는 것은 적절한 간호중재의 계획에 도움이 된다. 입원 이전의 건강증진 활동도 사정하며 또한 최근친의 선정, 환자의 자가 결정 행위, 법정 후견인 또는 보호자의 선정 등도 사정한다.

<표 2-4> Short Portable Mental Status(SPMSQ)

1. 오늘은 몇 일입니까?
2. 오늘은 무슨 요일입니까?
3. 여기는 어디입니까?
4. 집 주소는 어떻게 됩니까? 또는 집 전화번호는 어떻게 됩니까?
5. 몇 살입니까?
6. 언제 태어났습니까?
7. 현재 한국의 대통령은 누구입니까?
8. 전의 한국 대통령은 누구였습니까?
9. 어머니의 이름을 말씀해 보십시오.
10. 20에서 3씩을 계속 감해 내려가 보십시오.

* 달력, 신문이나 기타 참고 자료를 주지 않은 상태에서 평가하며 항목 별로 틀리면 0, 맞으면 1에 표시한다.
    0-2 오답 : 지적 기능에 전혀 문제가 없음.
    3-4 오답 : 경한 지적 기능 장애
    5-7 오답 : 중간 정도의 지적 기능 장애
    8-10오답 : 심한 지적 기능 장애

** 위의 인지기능 검사도구는 Kahn, Goldfarb, Pollack & Peck(1960)이 개발한 도구로서, 시력장애가 있는 노인에게 부적합한 문항(도안보고 그리기, 글씨 읽고 지시대로 하기 등)이 없는 노인용 인지기능 측정도구 이다. 이 도구가 높은 수준의 지능정도를 판단할 수는 없지만 최소한의 인지기능 장애를 찾아내는데 유용하며, 8개이상 맞춘 노인은 노인성 치매가 없는 것으로 간주할 수 있다.

신체적 기능 상태 사정

간호 정보에서 신체적 기능적 상태의 사정이 중요한 이유는 다음과 같다.

- 신제적 기능의 제한은 질병의 증상일 수도 있으므로
- 급성 질병 경험 전의 신체적 기능의 파악은 적절하고 현실적인 퇴원 목표 설정을 도와주므로
- 신체적 기능의 결손은 물리 치료와 같은 특이한 치료 계획의 필요성을 명확히 해 주므로
- 신체적 기능 상태는 생활환경 배치의 결정을 도와주므로
- 일상생활 활동의 수행에 대한 어려움 정도는 재입원 가능성의 예측인자가 되므로

노인의 신체적 기능 상태에 대한 정보 수집을 위해 다양한 도구들이 이용된다. 일상생활 활동(activities of daily living, ADLs)은 자기 관리에 필요한 신체적 기능으로서의 활동 즉 목욕하기, 화장실 출입하기, 옷입기와 바깥출입 또는 외출하기(transferring) 등의 활동이 포함된다. 일상생활 보조활동(Instrumental Activities of Daily Living, IADLs)은 일상생활 활동의 수행을 용이하게 하거나 강화시켜주는 활동으로 예를 들면 장보기, 교통수단 이용과 식사 준비가 포함된다.

ADLs 사정은 지역사회 내에서, 즉 자신의 집에서 독립적으로 살아가는 노인에게는 적절하지 못한데 이와 같은 노인에게 적절한 교통수단이 제공된다면 얼마든지 독립적으로 살아갈 수 있기 때문이다. 그러므로 지역사회에서 노인들이 독립적으로 살아갈 수 있도록 격려하기 위해서는 지역사회에서 제공하고 있는 서비스가 적절히 이용되고 있는가를 확인하기 위해 IADLs의 사정이 이루어져야 한다.

일상생활 활동 사정 전략

- 가정에서의 일상생활, 즉 일상적 활동, 식습관, 수면 패턴에 대해 질문한다. 노인의 일상생활은 건강에 영향을 미치고 건강 문제는 독립적 기능을 위협할 수도 있다.
- 비활동은 골다공증의 위험요인이 되므로 최근 신체적 활동 수준이 급격히 저하되었는가를 질문한다. 일상적 식이에 대해 질문하는데 노인들의 경우 칼슘이나 비타민 섭취가 부족하여 골다공증과 근약화 등이 초래되기 쉽다. 염분 섭취량 및 수분 섭취량을 계산해 본다.

- 가정에서의 기동이 안전하고 자유로운가? 기본적인 식사 및 옷 입기를 할 수 있는가? 아니면 쉼터가 필요한가? 스스로 자동차 운전이 가능하고 대중 교통수단을 이용할 수 있는가? 아니면 가족이나 친구의 도움으로 이동이 가능한가?
- 신체적 기능적 상태를 평가하여 퇴원 후 일상적 일과를 계속할 수 있는가를 검토한다.

신체적 기능 사정도구

신체적 기능에 대한 사정 도구를 이용하여 노인의 평안감(well-being)과 자가 간호능력을 평가하고 개인적 요구와 자가 간호 결핍 등을 파악할 수 있다. 신체적 기능에 대한 사정 도구는 동반된 만성질환을 가지고도 노인의 신체적 능력을 강화시킬 수 있는 간호중재의 기초 자료가 되며 또한 치료 및 재활에 대한 피드백도 제공하게 된다. 또한 신체적 사정 자료는 간호 서비스에 대한 필요성을 파악하고 연결시키고 노인의 독립성 유지에 필요한 기본 자료가 될 수도 있다. 노인의 일상생활능력(ADLs)의 사정에는 Karz Index(표 2-5)와 Bathel index(표 2-6)가 사용된다.

두 가지 도구는 모두 자가설명 도구로 관찰 또는 자가보고를 통해 사용될 수 있으며 지역사회에서 제공되는 서비스의 필요성을 사정하고 급성치료시설과 장기요양시설에서의 간호를 계획하고 간호의 결과를 평가하는 데에 중요하다. Karz Index의 점수가 낮으면 낮을수록 개인의 독립적인 기능은 많아지며 Bathel index의 점수가 높을수록 자가간호 능력이 높아진다.

Katz index (Katz Index of Activities of Daily Living)

Karz Index는 간호대상자가 얼마나 독립적으로 기능하고 있는가를 사정하기 위한 도구로써 개인의 일상적 간호 활동의 수행 능력 평가에 많이 이용되고 있다. Katz Index는 목욕하기, 옷 입기, 화장실 출입하기, 이동하기, 배뇨하기 및 음식 먹기 등의 6개 기능에 대한 개인적 수행 능력을 평가한다.

Katz Index는 특정 상황에서의 기능적 수준을 서술하고 3점 척도로 수행력을 평가하여 점수를 주게 된다.(표 2-5)

Lawton scale

Lawton scale은 Instrumental Activities of Daily Living(IADL)의 측정에 사용되는 척도로써 Katz Index에 비해 보다 복잡한 개인적 간호활동의 수행능력을 평가한다. Lawton scale은 전화를 사용하고, 요리하고, 시장보고, 세탁하고, 금전 관리를 하고, 투약하고, 식사를 준비하는 것과 같은 독립적 생활의 지지에 필요한 활동에 초점을 두고 있다. 완전 독립,

약간의 도움 필요 및 완전한 기능 불능의 범위에서 3점 척도로 평가된다. IADL 측정 도구를 이용하여 노인의 신체적 기능을 평가하는 경우 안전 유지 능력의 평가가 중요하다. 자신을 위한 식사 준비가 가능하여도 조리 후에 가스 불을 끄지 않는다면 대단히 위험하기 때문이다.(표 2-6)

<표 2-5> 일상생활 수행 사정도구(Karz Index)*

1. 목 욕 - 욕조내 목욕 또는 샤워하기
① 혼자서 할 수 있다( ) ② 약간의 도움이 필요하다( ) ③ 많은 도움이 필요하다( )

2. 옷입기 - 옷장이나 서랍장에서 옷을 꺼내서 입기
① 혼자서 할 수 있다( ) ② 약간의 도움이 필요하다( ) ③ 많은 도움이 필요하다( )

3. 용변보기 - 화장실에 가서 용변보고 뒤를 닦고 옷을 추스리기
① 혼자서 할 수 있다( ) ② 약간의 도움이 필요하다( ) ③ 많은 도움이 필요하다( )

4. 거 동 - 잠자리에 눕고 일어나고 의자에 앉고 일어나기
① 혼자서 할 수 있다( ) ② 약간의 도움이 필요하다( ) ③ 많은 도움이 필요하다( )

5. 대소변 가리기
① 혼자서 할 수 있다( ) ② 약간의 도움이 필요하다( ) ③ 많은 도움이 필요하다( )

6. 식사하기
① 혼자서 할 수 있다( ) ② 약간의 도움이 필요하다( ) ③ 많은 도움이 필요하다( )

* 이 일상생활 수행 정도 사정도구는 현재 인천 은혜 병원에서 사용되고 있는 도구로 Karz Index of Activities of Daily Living를 번역한 내용이다.

<표 2-6> Lawton scale for Instrumental Activities of Daily Living(IADL)

이름 : 평가자 : 평가일 :

1. 전화를 사용 할 수 있습니까?
(3) 도움이 필요없다( ) (2) 약간의 도움이 필요하다( ) (1) 거의 불가능하다( )
2. 평소 걸어서 갈 수 있는 거리를 벗어난 장소에 갈 수 있습니까?
(3) 도움이 필요없다( ) (2) 약간의 도움이 필요하다( ) (1) 거의 불가능하다( )
3. 장을 보러 갈 수 있습니까?
(3) 도움이 필요없다( ) (2) 약간의 도움이 필요하다( ) (1) 거의 불가능하다( )
4. 자신의 식사를 준비할 수 있습니까?
(3) 도움이 필요없다( ) (2) 약간의 도움이 필요하다( ) (1) 거의 불가능하다( )
5. 가사를 돌볼 수 있습니까?
(3) 도움이 필요없다( ) (2) 약간의 도움이 필요하다( ) (1) 거의 불가능하다( )

6. 사소한 집안 일을 할 수 있습니까?
   (3) 도움이 필요없다( ) (2) 약간의 도움이 필요하다( ) (1) 거의 불가능하다( )
7. 세탁을 할 수 있습니까?
   (3) 도움이 필요없다( ) (2) 약간의 도움이 필요하다( ) (1) 거의 불가능하다( )

8a. 투약을 혼자서 할 수 있습니까?
   (1) 예( ) : "예"에 답한 경우는 8b의 질문으로 간다.
   (2) 아니요( ) :"아니요"에 답한 경우는 8c의 질문으로 간다.

8b. 약을 먹고 있을 때
   (3) 정확한 용량을 정확한 시간에 약을 먹을 수 있다( )
   (2) 누군가가 준비해주고 약을 먹어야 한다고 알려주면 약을 먹을 수 있다( )
   (1) 거의 불가능 하다( )

8c. 약을 먹어야 한다면
   (3) 정확한 용량을 정확한 시간에 약을 먹을 수 있다( )
   (2) 누군가가 준비해주고 약을 먹어야 한다고 알려주면 약을 먹을 수 있다( )
   (1) 거의 불가능 하다( )

9. 금전 관리를 할 수 있습니까?
   (3) 도움이 필요없다( ) (2) 약간의 도움이 필요하다( ) (1) 거의 불가능하다( )

* 전체 29점 만점으로 되어 있으며 시간이 지남에 따라 점수가 낮아지면 신체적 기능이 황폐화 되어가는 것을 의미한다.

Bathel index and scale

Bathel index는 개인의 자가 간호 능력을 사정하기 위해 사용된다(표 2-7). 음식 먹기, 휠체어에서 침상으로 이동하기 또는 침상에서 휠체어로 이동하기, 용변 보기, 변기에 앉기 및 변기에서 일어서기, 목욕하기, 평지에서 걷기 또는 휠체어 움직이기, 계단 오르내리기, 옷 입고 벗기, 배변 관리하기 및 배뇨 조절하기 등의 10개 항목을 평가하고 있다. 도움이 필요한 정도에 따라 10개 항목의 수행 능력을 각각 평가하며 이러한 평가는 시간이 지남에 따라 자가 간호능력이 향상되는지 또는 쇠퇴되는지를 평가할 수 있다.

Bathel Index는 노인에게 필요한 도움의 종류를 결정하거나 재활센터 또는 장기요양시설 기관에서 신체적 기능의 향상 여부를 기록하는 도구로써 사용되고 있다. 미국의 경우 노인의 신체적 기능에 대한 사정은 요양기관 입소 후 24시간 이내, 정신기능 사정을 포함한 전체적인 사정은 입소 후 4일 이내에 간호사가 하도록 되어 있다. 또한 입소 노인의 신체적 또는 정신적 기능에 심각한 변화가 생길 경우 신체적 그리고 정신적 기능을 사정해야 한다.

<표 2-7> 일상생활 수행 능력 평가도구(Bathel index*)

1. 식사
10 - 대상자 스스로 tray를 가져다가 식사를 할 수 있다.
5 - 정해진 식사시간 내에 혼자서 식사를 할 수 없으며 도움이 필요하다.

2. 목욕
5 - 목욕이나 샤워를 혼자 할 수 있다.
0 - 다른 사람의 도움 없이 목욕하는 전 과정을 혼자 할 수 없다.

3. 세수, 머리빗 사용, 양치질, 면도
5 - 혼자서 손을 씻고, 머리를 빗고, 이를 닦고, 면도를 할 수 있다.
면도기에 도움 없이 면도칼을 집어넣을 수 있으며, 그것을 제자리에 놓을 수 있다.
여성인 경우는 화장을 할 수 있으며, 머리모양을 낼 수 있다.

4. 옷입기
10 - 모든 종류의 옷을 입고 벗을 수 있다.
보조기구 같은 것도 혼자 사용할 수 있으며, 장신구도 달았다 떼었다 할 수 있다.
5 - 옷은 입을 수 있지만 단추 잠그는 것은 도움이 필요하다.
옷 입기와 관련된 일련의 행위 중 절반 정도만 혼자서 할 수 있다.

5. 배변조절
10 - 독립적으로 배변을 조절할 수 있다.
5 - 가끔 실수할 때가 있어서 배변조절 관리에 도움이 필요하다.

6. 배뇨조절
10 - 낮이나 밤에 혼자서 배뇨를 조절할 수 있다.
urine bag같은 것을 달고 있을 경우에는 혼자서 bag 관리를 할 수 있다.
5 - 경우에 따라 실수를 한다. bed pan 대주는 시간을 기다릴 수 없다.

7. 화장실 사용
10 - 혼자서 옷을 내리고 화장실 변기에 앉았다가 다시 옷을 입고, 뒷처리를 할 수 있다. bed pan을 사용할 경우에는 bed pan을 제 위치에 놓고 옷을 혼자 입고 벗으며, 사용 후 bed pen을 버리고 깨끗이 할 수 있다.
5 - 옷을 입고 벗는데 약간의 도움이 필요하다.

8. 침대, 의자에서의 이동
15 - 혼자서 침대에서 내려와 의자에 앉을 수 있거나 의자에서 침대로 혼자 올라갈 수 있다.
휠체어를 타는 경우 혼자서 침대에서 내려와 움직이는데 필요한 모든 동작을 혼자 할 수 있다.
10 - 최소한의 도움이 필요하다. 직접 돕지는 않아도 동작하는 동안에 도움이 필요한 경우 도와주기 위해서 사람이 있어야 한다.
5 - 한 사람이 도와주기가 어렵다. 혼자서 도와줄 경우에는 보조기구가 필요하다.

9. 이동거리(50m 정도)
15 - 50m를 도움 없이 혼자 걸을 수 있다.
보조기구(브레이스, 지팡이, 목발)의 도움을 받아도 된다.
10 - 약간의 도움을 받아서 50m를 걸을 수 있다.
5 - 도움을 받아도 50m를 걸을 수 없다.

10. 계단오르기
10 - 도움 없이 계단을 오르내릴 수 있다.
계단난간을 붙잡거나 지팡이나 목발의 도움을 받아도 된다.
5 - 도움이 필요하다.

* Bathel index를 번역하여 우리 나라에서 사용되는 일상생활 수행능력 도구로 식사, 세수, 목욕, 옷입기, 배뇨조절, 배변조절, 화장실 사용, 침대와 의자에서의 이동, 50m 이동하기와 계단 오르기 등의 10개 항목에100점 만점입니다. 70점 이하의 점수를 받은 대상자는 간호사가 관심을 가지고 도움을 주어야 하며, Nursing home과 같은 기관에 들어갈 것을 고려해야 합니다.

References

Cahill, M (1996). Mastreing Geriatric Care. Springhouse Corporation, Springhouse,, Pennsylvania. 1-16.

Chenitz WC(1983). Entry into a nursing home as a status passage : A theory to guide nursing practice. Geriatr Nurs 4(2):92.

Ettinger WH et al(1987). Patterns of use of the emergency department by elderly patients. J Gerontol 42:638.

Foreman MD(1990). Complexities of acute confusion. Geriatr Nurs 00:136.

Fulmer T and Degutis LC(1992). Elders in the emergency department. Clinical Issues in Critical Care 3(1):89.

Fulmer T(1991). Grow your own experts in hospital elder care. Geriatr Nurs 12:64

Henry M(1990). Primary nursing in long-term care : Is it economically feasible? Journal of Gerontological Nursing 16:10.

Kositzke JA(1990). A question of balance; dehydration in the elderly. J Gerontol Nurs 16:4.

Lusk P(1990). Who's knocking now? New clientele for nursing homes. Journal of Gerontological Nursing 16:8.

Millsap P(1995). Nurse's role with the elderly in the long-term care setting. In Stanlely M. and Beare PG : Gerontological Nursing, F.A. Davis Co, Philadelphia, 98.

Narain P et al(1988). Predictors of immediate and 6 month outcomes in hospitalized elderly patients : The importance of functional status. J Am Geriatr Soc 36:775.

Palmberg S and Hirsjarow E(1979). Mortality in geriatric surgery. Gerontology 23:103.

Robertson JF(1991). Promoting health among the institutionalized elderly. Journal of Gerontological Nursing 17(6):15

Spector WD et al(1987). The hierarchical relationship between activities of daily living and instrumental activities of daily living. J Chron Dis 40:481.

Stanley M, Burggraf V (1995). Nurse's role with the elderly in the acute care setting. In Stanlely M. and Beare PG : Gerontological Nursing, F.A. Davis Co, Philadelphia, 79.

Whittenberg RW(1990). Playing by OBRA's new documentation rules. Geriatr Nurs 11(5):251.

Wilson E et al(1991). Take a fresh look at discharge planning. Geriatr Nurs 12:23.

제3장
노인간호 대상자와 간호사의 역할

1. 장기 요양시설과 간호사의 역할

장기 요양시설은 건강과 안녕(wellness)은 물론 만성질환을 가진 사람들의 신체적, 정신적, 사회적, 영적, 경제적 요구를 지지해주고 제공해주는 포괄적인 개념의 시설이다. 만성질환은 비가역적인 영구적 후유증을 남기므로 장기간의 지지적 관리를 요구하며, 재활을 위해 훈련과 교육이 필요한 건강문제이다. 장기 요양시설기관의 목표는 입원자가 최적의 안녕과 기능적 독립성을 성취하고 유지하도록 돕는 데에 있다.

장기 요양시설은 건강문제에 직접적인 치료를 제공하기보다는 장기간에 걸친 만성적 건강문제에 대한 적응과 지지를 제공한다. 장기요양시설은 노인 간호 대상자에게 비공식적인 지지에서부터 치료, 간호와 재활을 제공하고 있으며 노인 요양원, 치매 전문 요양원 또는 양로원이 포함된다.

장기 요양시설 기관의 변천사

현대 양로원의 전신은 도시 빈민원으로 돌보아줄 가족이 없거나 가난한 과부와 고아들에게 음식과 숙소를 제공해 주는 정도였다. 미국의 경우 1935년에 제정된 Social Security Act는 노인들에게 매달 연금 형태의 급부금을 제공하여 개인적 하숙집이나 기숙사에서 숙소 문제를 해결할 수 있도록 하였다. 그러나 개인 독지가가 운영하는 기숙시설은 계획적인 간호를 제공할 수 없었고, 특히 노인이 질병으로 신체적 기동에 제한을 받게 되면서 숙소와 식사 제공 이외의 실질적인 간호를 제공하게 될 방법을 찾게 되었다. 그 후 독지가가 운영하는 사설 기숙시설은 노인에게 필요한 신체적·사회적 요구를 제공하기 시작하면서 현대적 의미의 양로원 모습을 보여 주게 되었다.

미국의 경우 1940년과 1950년대에 걸쳐 양로원에서 노인에게 숙소를 제공하여 보호해 주었고 제한적이지만 간호를 제공하였다. 양로원에 대한 규제는 1950년대 중반부터 시작되었고 신체적 질병을 가진 노인은 양로원에 수용되었지만 정신질환이 있는 노인은 수용될 수 없었다. 특히 1965년 Medicare의 도입, 의료과학 기술의 발전과 신체적 기능장애를 가진 노인의 증가는 양로원 사업의 구조를 변화시켜 24시간 간호 제공을 하고 물리치료도 제공하게 되었다.

우리나라의 경우 1961년 65세 이상의 무의탁자를 수혜 대상에 포함시킨 생활보호법이 제정되었고, 1981년 노인 문제를 해결하기 위해 노인복지법이 제정되었다. 1982년에는 정부 주도하에 노인헌장이 제정되었고, 1988년에는 20년 후인 2008년부터 65세 이상의 노인이 노령 연금을 지급받을 수 있는 국민연금법이 시행되었다.

현재 대부분의 노인들이 사회보장 혜택을 받지 못하고 있지만 무의탁 생활보호 대상자에게만 주었던 양로원 입소자격을 완화하여 60세 이상의 노쇠현상이 심한 자활보호 대상자 중 부양 의무자가 없거나 부양 의무자가 있어도 부양을 받지 못하는 노인에게 무료 양로원 입소자격을 주고 있다. 요양시설 입소 노인들은 보건소나 공공 의료기관에서 정기적인 순회 진료를 받고 시설 노인에 대한 의료 서비스를 강화하고 있다. 아직 노인복지 정책의 실태가 미흡하지만 보건 복지부는 노인 요양시설을 확충하고 노인복지 상담과 지도 업무를 담당할 인력을 확보하는 등 노인복지사업에 관심을 기울이고 있다. 특히 2004년에 전문 간호사 제도가 만들어지면서 석사 과정에 노인 전문 간호사 교육 프로그램을 도입하게 되어 노인들이 수준 높은 간호 제공을 받을 수 있을 것으로 생각된다.

노인 요양시설의 환경

장기 요양시설의 환경은 입소자의 안녕과 삶의 질에 지대한 영향을 미친다. 장기 요양시설기관의 물리적, 심리적 그리고 사회적 환경은 신체적 편안감을 제공해주고, 입소자의 자존감을 증진시키고, 지속적인 타인과의 상호작용을 통해 사회적 정체감을 유지시켜 줄 수 있다.

심리 사회적 환경

개인적 생활공간 배려

노인 요양시설은 생명 유지에 필요한 기본 조건, 즉 환경적 안전, 영양, 건강 서비스와 개개인의 상태를 고려한 간호를 제공해 준다. 삶, 건강과 안녕의 사회적 요소는 복잡하게 얽혀있으며 의미있는 상호접촉, 인간관계, 자존감(self-esteem), 자율성, 자가결정, 개인적 공간과 사생활(privacy) 등의 사회적 요구는 개인의 기능적 독립성을 유지하고 성장의 지지에 필수적인 요소이다.

노인 요양시설은 입원자와 가족이 개인화 할 수 있는 생활공간(living space)과 개인적 소유물을 놓을 수 있는 공간을 제공해야 한다. 개인화 할 수 있는 생활공간 제공은 장기요양시설의 건강관리 제공자들이 입소자의 개인적 정체감을 인식하고, 입소자에게 쇠약하고 힘없는 병든 노인이라는 낙인을 찍어주지 않도록 도와줄 수 있다.

인지기능 장애가 있는 노인의 생활공간에서 볼 수 있는 가족사진, 삶의 관심사와 본인의 일대기 자료(biographical data)는 입소자와 건강관리 제공자 모두에게 인지장애가 있는 노인이지만 인간이라는 정체감을 심어주게 된다. 입소자가 선호도, 문화적 배경과 종교적 믿음이 유사한 동료를 갖는 것도 중요하지만 다양한 유형의 사람들과 만나서 상호교류하고 상호작용을 하는 것도 개인적 성장과 자각을 격려해 주고 사회적 인간관계 활동을 강화시켜 줄 수 있다.

사생활 유지

사생활(privacy)은 인간관계에서 확실한 정보와 환경적 경계, 사회적 거리를 공유할 수 있게 해준다. 입소자의 사생활 유지에 필요한 지지, 보호, 그리고 교정적 간호 제공은 중요한 돌봄의 요소로써 사생활의 제공은 장기요양시설에서의 사회적 환경 제공에 필수적이다.

사생활의 기능

- 사생활은 인간으로서 개인의 독특함, 개인의 자율성을 지지해준다.
- 사생활은 일상생활의 삶에서 오는 스트레스와 긴장으로부터 감정적 이완을 시켜준다.
- 사생활은 자기 평가에 있어서 자기 자신의 느낌과 경험을 평가하고 통합할 수 있도록 돕고 개인의 삶에 의미를 부여하는 창조적-명상적 혹은 영적 활동과 밀접하게 연관되어 있다.
- 사생활은 제한되고 보호받는 의사소통을 가능하게 한다.

사생활은 인간의 기본적 권리로서 간호사는 간호대상자 개개인과 특정 환자집단에 대한 전반적인 사생활의 기능을 고려해야 한다. 간호사는 환자의 생리적, 신체적 노출에서도 사생활을 고려해야 함은 물론 환자로 하여금 간호사와 나눈 의사소통의 내용이 공공연히 타인에게 알려지지 않는다는 확신을 가질 수 있도록 도와주어야 한다.

자율성과 자가결정 격려

입소자 자신이 개인적 공간의 경계를 결정하도록 허용하므로 써 자율성(autonomy)과 자가 결정을 증진시켜줄 수 있다. 간호사는 입소자의 방에 들어가기 전에 노크를 해서 타인이 들어간다는 것을 미리 알려야 하며, 입원자의 개인적 영역을 침범하기 전에는 허락을 받아야 한다. 노인의 허락 없이 개인 소지품을 정돈하거나 재배치해서는 안 되며, 잠금장치가 있는 벽장이나 트렁크도 이용하여 개인 소지품을 관리할 있도록 배려 해준다. 간호환경에서 의사결정에 대한 선택과 기회라는 두 가지 측면의 사회적 환경을 제공하는 것이 중요하지만 때때로 소홀해지기 쉽다.

장기요양시설 기관에서는 입소자들이 당연히 할 수 있는 기본적인 결정, 예를 들면 "언제 식사를 하고 목욕을 해야 하나?" 등에 대한 결정이 이미 입소자의 손에서 떠나있는 경우가 많다. 그러나 일정한 범위 내에서 일상생활에 선택의 기회를 제공하고 융통성을 주는 것은 최고 수준의 건강, 안녕과 삶의 질을 풍요롭게 해주는 요인이 될 수 있다.

사회적 관계 증진

간호사의 지지적 태도가 신체적 기능의 독립성을 격려하고, 무력감을 예방할 수 있지만 종종 간호제공자는 노인에게 독립성을 격려시키기 보다는 어린아이 취급을 하는 경우도 있다. 간호제공자는 노인을 어린아이로 취급하기보다는 환자 역할을 하는 노인이라는 개념을 키워야 한다.

가족과 지역사회도 노인이 건강과 기능유지를 극대화할 수 있는 사회적 환경을 수립하도록 도와야 한다. 특히 가족 및 친구들의 방문과 친분관계를 유지하고 사회적 역할 기능을 유지시켜 줌으로써 정서적인 안정감을 증진시켜 줄 수 있다. 지역사회 내의 학교, 교회 및 노인정과의 교류와 노인 활동 프로그램을 적극적으로 활용하여 장기 요양시설기관 외부의 사람들과 사회적 관계를 나눌 수 있는 기회를 제공하여 사회적 활동과 사회화를 증진시키고 사회적 역할을 유지시켜 준다.

물리적 환경

장기 요양시설기관에서는 밝고, 따뜻하고 감각기능을 촉진시켜줄 수 있는 물리적 환경이 중요하다. 입소자들이 접하는 물리적 공간은 침실, 화장실, 목욕실, 복도, 휴게실, 식당과 입소자들이 사용할 수 있는 외부시설 등이다. 간호사는 입소자들의 특수한 요구를 만족시켜주기 위해 물리적 환경에 대해 건축가와 실내 환경 디자이너의 도움도 필요하다. 간호사는 물리적 환경의 변경에 대한 필요성을 검토하고, 독창적인 중재를 통해 입원실을 가정과 같은 분위기로 만들고, 노인에게 필요한 개인적 물리적 공간을 제공해줄 수 있어야 한다.

침실

침실 배정에 있어서 1인실, 2인실, 다인실과 개방실이 있는데 1인실은 환경에 있어서 사생활 유지와 개인적 소유감을 증진시켜 준다. 다인실과 개방실은 감각적, 심리 사회적 상호작용, 소집단에 속해 있다는 소속감을 주며 특히 개방실은 노인들이 간호 제공자들을 볼 수 있어 편안감과 함께 안전감도 허용해 준다. 2인실은 서로 성미와 취향이 맞지 않는 방 짝과 한 방을 공유하게 될 가능성이 있지만 다인실에 비해 공간에 대한 개인적 소유감과 영역감을 증진시켜 줄 수 있다. 방 짝 간에 서로 취향과 성격이 맞지 않을 때 간호사는 창의력을 발휘하여 중재할 수 있어야 한다. 따라서 방 배정의 결정은 노인이 처음 입소했을 때 해야 할 초기 간호 사정의 중요한 부분이다.

복도, 식당 및 휴게실

복도와 입구는 불을 밝게 켜두고, 페인트의 대비색을 이용하여 벽과 바닥의 경계를 쉽게 구분할 수 있도록 해야 한다. 복도와 입구의 폭은 입소자에게 필요한 기능적 도움을 제공할 수 있을 정도로 넓어야 하며, 앉아서 쉴 수 있고 사회적 관계를 맺을 수 있는 공간의 확보가 중요하다. 가끔 넓은 휴게실이나 식당이 사회적 만남의 장소로 이용될 수도 있지만 소음이 많거나 아늑하지 못하여 휴식과 친밀감을 나눌 수 있는 사회적 공간으로 적절하지 못한 경우가 있다. 소규모의 방, TV 시청실, 또는 독서실이 사회화와 휴식을 증진시켜줌은 물론 소음과 혼란을 감소시켜 주는 데에 도움이 된다. 방이 너무 크면 칸막이, 화초 또는 가구 등을 이용하여 작은 방으로 분할시켜 주는 것도 바람직하다.

식당의 환경은 노인의 영양 문제에 직접적인 영향을 미친다. 소음이 많거나 소란스러운 식당 분위기는 식욕을 저하시킬 수 있으며, 소란과 북새통으로 제공된 음식을 충분히 먹지 못하게 되는 경우도 있다. 식사시간 동안 소란스럽고 옆 사람의 식사를 방해하는 사람과 함께 자리를 함께 한다는 것은 유쾌하지 못한 경험이 될 수 있다. 간호사는 노인에게 식당과 식사시간이 유쾌한 경험이 되도록 배려할 수 있어야 한다.

입소 노인들이 가능하면 사회적 선호도에 따라 자리를 잡을 수 있도록 배려한다. 음식의 외관과 서비스 형태에 대해서도 영양사와 급식 직원과 함께 의논할 수 있어야 한다. 행동장애 또는 인지장애 노인들은 인지 기능이 정상적인 다른 노인들의 식사를 방해할 수 있으므로 식사 시간이나 식사 장소를 달리 배정하는 것도 필요하다. 간호사는 식사시간을 통해 행동장애 또는 인지장애 노인들을 주의 깊게 관찰한다.

욕실은 손잡이가 넓고, 조명이 밝아 안전도와 독립성을 증진시킬 수 있어야 한다.

생활환경 이전

생활환경 이전과 스트레스

한 생활환경에서 다른 생활환경으로 이전해 간다는 것은 물리적 생활공간 변화 이상의 사회적, 정서적 변화의 의미를 포함하고 있다. 생활환경 이전에 처해있는 노인은 자신의 이웃, 지역사회, 습관이나 관습은 물론 가정, 가족과 소유물과의 격리를 경험하게 된다. 생활환경 이전 또는 주거 이전(relocation)을 결정한다는 것은 어려운 결정중의 하나로써 이러한 생활환경 이전 또는 주거 이전에 동반되는 스트레스를 "relocation stress"라고 한다.

자신의 가정으로부터 병원 또는 장기 요양시설기관으로 생활환경을 이전하는 것은 한 개인의 안녕에 중대한 영향을 미칠 수 있는데 "relocation stress"는 대개 부정적 영향을 미치게 된다. 장기 요양시설기관으로의 생활환경 이전은 우울, 불안, 좌절과 퇴행 등을 초래할 수 있으며 특히 생활환경 이전 초기에 급성적 혼란, 낙상, 우울과 식욕부진 등이 나타날 수 있다. 생활환경 이전으로 나타날 수 있는 부정적인 영향은 감각장애와 인지장애 노인에게 더욱 심각한데 감각장애와 인지장애가 있는 경우 환경과 적극적인 상호작용을 할 수 없어 생활환경 이전에 따른 스트레스에 신속하게 대처할 수 없기 때문이다.

간호사는 생활환경 이전으로 노인에게 나타나는 여러 가지 문제점을 사정하고 중재하여 생활환경 이전으로 나타날 수 있는 "relocation stress"를 예방하거나 완화시킬 수 있어야 한다. 노인들이 장기 요양시설기관으로 생활환경을 이전할 때 적응 정도를 결정해 주는 요인은 다음과 같다.

- 생활환경 이전 시기에 노인자신의 통제력에 대한 노인의 인지정도
- 생활환경 이전에 따른 변화의 양
- 생활환경 이전의 필요성과 요구에 대한 노인의 인지 정도

생활환경 이전의 결정

노인의 생활환경을 이전해야 하는 경우 주변의 사람들에 의해 강제로 이동시키기보다는 노인 스스로가 생활환경 이전을 선택하고 결정하도록 도와주는 것이 바람직하다. 노인은 자신의 생활환경 이전의 선택과 결정에 적극적으로 참여해야 한다.

장기 요양시설기관에 입원하기 전 오리엔테이션을 받는 것이 바람직하지만 현실이 항상 이상적으로 되는 것은 아니다. 생활환경 이전에 대한 준비가 없이 갑작스럽게 장기 요양시설기관으로 입소하는 노인에게는 처음 대하는 간호사의 신뢰감과 성실이 매우 중요하다.

간호사는 감정 이입적 태도로 노인의 말에 귀를 기울이고 노인에게 주변 환경, 일상생활 절차와 도움을 받을 수 있는 건강관리요원에 대해 상세한 설명을 해준다. 간호사의 이러한 태도는 노인의 신뢰감 형성에 도움이 되고 불안감과 공포감을 완화시킬 수 있다.

장기 요양시설기관의 환경이 가정과는 다르므로 생활환경 이전의 초기 단계에서는 특히 입소자들이 생활환경 이전이라는 경험을 수용할 수 있도록 각별한 관심이 필요하다. 간호사는 노인의 이야기를 경청하고 노인에 대한 정서적 지지를 위해 많은 시간을 할애해야 한다. 노인에게 유사한 흥미와 생활환경 배경을 가진 다른 동료를 소개시켜 주어 친밀감과 사회화 과정을 나눌 수 있는 경험을 격려해 준다. 이미 성공적으로 적응한 노인에게 새로이 입소한 노인을 소개시켜 주어 식사시간에 함께 동반함은 물론 다른 일상활동에서도 경험을 함께 나눌 수 있도록 격려한다.

2. 장기 요양 및 급성 의료 기관에서의 간호제공

대부분의 노인들이 지속적인 관리를 요구하는 1~2가지 이상의 만성질환을 가지고 있으나 만성질환은 장기 요양시설이나 급성 의료 기관의 건강 제공자들로부터 별다른 관심을 받지 못하는 경우가 많다. 만성질환에 대한 무관심은 노인이 만성질환을 치료할 수 있는 기회를 박탈하거나 지연시켜 만성 질환을 악화시키고 있다.

노인은 대개 1~2가지의 건강 문제를 해결하기 위해 급성 의료 기관을 찾는데 흉부 통증과 같은 급격한 불편감은 물론 당뇨병과 같은 만성질환의 합병증 악화로 입원하는 경우도 있다. 급성 의료 기관에서 제공되는 간호의 질적 수준은 노인이 발병 전의 독립성을 회복하거나 또는 발병 전에 유지하고 있던 독립성의 상실 여부를 결정하게 된다. 급성의료기관에 입원하는 노인에게는 의원성 건강문제와 병원성 감염을 예방해주고 안녕을 극대화 시켜줄 수 있는 간호가 제공되어야 한다.

장기 요양기관

노인 간호 대상자에 대해 직접적인 간호 서비스와 지도력을 제공할 수 있는 간호 전문인력이 확보되어야 노인의 다양한 요구를 만족시켜 줄 수 있다. 장기 요양시설기관에서의 간호 제공은 노인과 가족의 요구에 초점을 두고 간호과정에 입각하여 이루어져야 한다. 장기 요양시설기관에서의 간호 제공에서 중요한 사항은 자가간호(self-care)가 노인의 독립성과 신체적 기능을 유지시켜 주는 중요한 요인이라는 점이다.

장기 요양기관에서의 간호사 역할은 다음과 같다.

- 만성질환과 신체적 장애를 가진 노인에게 안전하고 지지적인 환경을 제공한다.
- 가능한 최고 수준의 신체적 기능과 독립성을 유지하고 증진시킨다.
- 만성 질환을 관리하고, 만성 질환으로의 진행을 지연시킨다.
- 의원성(iatrogenic) 합병증을 예방하고 발생할 경우 신속한 원인 규명을 한다.
- 임종 말기의 노인과 가족이 편안감, 평화스러움과 인간으로서의 존엄성을 느끼도록 도와준다.
- 개별적인 자율성을 유지하도록 도와준다.
- 삶의 질, 지각된 안녕과 삶의 만족도를 최대화시키고 강화시킨다.

응급 치료 시설

노인 집단은 다른 나이의 집단에 비해 내과적 문제로 응급실로 내원하는 경우가 많은데 응급실로 내원하는 중요한 건강문제는 심장과 폐의 건강문제, 기력 약화, 인지 변화와 복통의 순서이다. 특히 75세 이상의 노인이 응급실을 찾게 되는 중요한 이유는 낙상(fall)과 탈수(dehydration)이다.

노인에게 나타나는 질병의 징후와 증상은 대개 비전형적(atypical)이며 비특이적(nonspecific)이다. 예를 들면 갑상선 중독증으로 내원한 노인은 성인에서 전형적으로 볼 수 있는 과대사성(hypermetabolic) 양상보다는 무감동(apathy) 증상이 나타난다. 심근 경색증도 나이가 적은 연령층에서는 흉부 통증이 나타나지만, 노인에게는 흉부 통증없이 피로감과 호흡이 짧아지는 무증후성 심근 경색증(silent myocardial infarction)이 많은데 무증후성 심근 경색증은 나이가 증가함에 따라 발생 빈도도 증가한다.

급성 혼수(acute coma), 심한 탈수와 저체온 등도 정상적 노화과정에서 나타나는 현상으로 잘못 인식되어 응급실에서 관심을 받지 못하는 경우가 있다. 응급실 간호사는 미미하거나 비전형적인 증상에서도 질병의 단서를 찾을 수 있고, 질병에 대한 정확한 진단과 치료를 위해 노화와 질병의 차이도 명확히 인식해야 한다. 따라서 호흡이 짧아지거나 정신상태의 변화와 같은 애매하고 모호한 증상에도 관심과 의구심을 갖고 병력 청취를 통해 다양한 정보를 얻어내야 한다.

일반 병실

노인의 급성의료기관 입원은 노인과 가족 모두에게 어려움을 준다. 대부분의 노인들이 질병 초기에 징후와 증상을 건강관리 제공자에게 알리기보다는 질병이 진행된 후 증상을 알리는 경우가 많다. 이러한 현상은 대개 질병의 증상에 대한 이해 부족 (예를 들면 노인에게 나타나는 야간의 호흡 곤란이 울혈성 심부전의 증상임을 모르고 있는 경우가 많음), 또는 질병의 치료를 위한 입원과 수술이 자신의 독립성 상실을 초래하리라는 두려움, "나는 수술을 받기에는 너무 늙었다. 또는 그 노인 환자는 수술에 대한 위험 부담이 너무 크다."와 같은 노인 차별(ageism)에서 기인하며 결국은 질병의 치료 시기의 기회를 놓치게 된다.

대개의 노인들은 중환 상태로 급성의료기관에 입원하는 경우가 대부분이며, 치료의 순서를 기다리면서 신체적, 정신적으로 극도의 피로감을 경험하기도 한다. 일단 진단이 명확해지면 상황에 따라 중환자실 또는 수술실로 가게 된다.

중환자실

일부 노인은 중환자실에의 입원으로 많은 스트레스를 받지만 대부분의 노인은 오히려 중환자실에의 입원 후 "이제 전문가의 치료와 간호를 받게 되었다."와 같은 안도감을 느끼게 된다. 만성 폐질환으로 고통을 받고 있는 노인은 기계적인 환기(mechanical ventilation)를 통해 호흡곤란이 완화될 수 있기를 기대한다.

중환자실에 입원한 대부분의 사람들은 중환자실 내부에 있는 첨단적인 치료시설과 치료 보조 기구에 의해 압도당하는 경우가 많다. 가족들은 중환자실 대기실로 격리되어 노인은 가족을 만나기가 어렵고, 안경이나 보청기와 같은 감각 보조기구는 안전사고의 위험 가능성 때문에 착용이 허용되지 않는 경우가 많다. 중환자실에 입원한 환자의 경우 신체적 노출이 많지만 신체적 노출에 대해 환자를 배려하지 못하는 경우도 종종 볼 수 있다. 중환자실에 입원했던 환자들은 이러한 경험들을 "traumatic event"로 기억하고 있다. 중환자실 간호사는 중환자실 입원으로 경험할 수 있는 이러한 "traumatic event"의 경험을 최소화시킬 수 있도록 배려해야 한다.

유능하고 돌봄의 태도를 지닌 간호사는 눈맞춤, 치료적인 접촉과 "calm approach" 등을 최대로 활용한다. 환자는 위압감과 위협감을 안겨주는 중환자실 특유의 환경 속에서 자신의 신체적 노출을 최소화 시키고자 하는 품위 유지 요구를 지켜주고 인간적인 따뜻함을 충족시켜 줄 수 있고, 자신의 자존감을 유지시켜 줄 수 있는 간호사를 원한다.

수술실

선택적 수술 또는 응급 수술을 받기 위해 급성 치료 기관을 찾는 노인들이 증가 추세에 있다. 60세 이상의 노인 중 50% 정도는 남아있는 생애 동안 수술을 받게 될 가능성이 매우 높다. 70세 이상의 노인이 선택적 수술을 받을 경우 사망률은 7.8%이지만 응급 수술을 받을 경우 사망률은 36.8%로 매우 높다. 노인의 수술 후 상태는 물론 수술 전의 만성적 질병 상태가 수술결과의 성공여부를 결정해 주는 중요한 요인이다.

3. 노인의 스트레스 유발 상황

노인의 건강은 생활유형, 신체적 건강, 사회적 지지, 대처능력과 인지능력에 달려있다. 사람은 늙어감에 따라 전 생애에 걸쳐 극복하거나 무시하려고 노력했던 바람직하지 못한 상황들, 예를 들면 알코올 중독, 약물 남용, 사회의 통합화에 역행하는 이혼과 같은 가족 역기능 또는 스트레스원들이 건강에 미치는 영향력이 커지는 경우가 많다. 노인에게 흔히 자존감이 저하되고, 삶의 질이 낮아지고 사회적 기능이 저하되는 등의 정신적 건강 문제가 나타난다.

정신적으로 건강하다는 것은 삶에서 발생되는 다양한 스트레스에 대처해 가며 정서적으로 균형 잡힌 상황을 유지할 수 있는 것을 의미한다. 흔히 노인이 직면하는 삶의 위기 상황은 사회적 지위와 독립성을 상실하는 은퇴, 배우자 및 자녀 사별, 감각 상실, 질병, 통증, 수술, 의존성 증가와 시설기관에의 입원 등이다. 개개인의 대처 능력에 따라 위에서 제시된 위기 상황 중 어느 하나가 심리적 문제를 야기할 수도 있으며 때때로 정서적으로 강하고 건강한 사람에게도 위기 상황의 누적 효과가 강하게 나타나기도 한다. 노년기는 신체적 변화가 정서적 문제를 가져올 수 있으며 반대로 심리적 정서적 문제가 신체적 건강 문제를 야기할 수도 있다.

은퇴

몇 십 년 동안의 직업 생활을 마친 후 은퇴는 행복감과 성취감을 안겨줄 수도 있지만 신체적 또는 정신적 건강 문제를 야기할 수도 있다. 일부 노인은 은퇴 후 주체할 수 없이 많은 한가한 시간에 적응하지 못하고, 가족 외 타인과의 사회적 접촉을 거의 하지 않고, 자신의 외모 관리에 관심이 없으며, 은퇴 전에 직업적 업무상 술을 마셨던 사람들은 은퇴 후에 과도하게 술을 마시기 시작할 수도 있다. 평생 동안 직업에 모든 에너지와 시간을 열정적으로 쏟아 부은 사람들에게 은퇴라는 것은 견디기 어려운 고통이 될 수 있다.

40여 년간 지녀왔던 직업을 통해 경제적 부, 존경, 자존감 그리고 권력과 같은 개인적 보상을 받아온 사람들은 은퇴를 자산과 보상을 상실하는 사건으로 느끼게 된다. 자신들이 성취해온 것으로 삶에 대한 질적 수준과 만족도를 평가하기도 하는데 성취한 것이 없는 것으로 느끼면 자존감이 저하되고 우울해질 수 있다. 또한 평생 바쁜 직업 활동으로 특별한 취미 생활이나 여가 활동을 발전시킬 시간적 여유를 갖지 못하여 은퇴 후의 취미 생활이나 여가 생활이 여의치 못하여 더욱 우울해 질 수도 있다.

Havighurst는 중년기의 발달 과업 중 하나로 여가 활동을 발달시키는 것을 제시했는데 사회적 성공을 거두고, 바쁘고 활동적인 사람들이 종종 여가 활동을 즐길만한 시간적 여유가 없거나 동기 유발이 되어 있지 못한 경우가 있다. 일부 사람들은 직업적 업무 자체에서 즐거움을 찾고 있었으나 은퇴 후 사회적 활동이나 여가 활동에는 관심이 없는 경우도 많다.

50대에 조기 퇴직을 원하는 사람도 있지만 특히 자신의 직업에 대해 적극적이고 보람을 느끼며 일을 해온 사람에게는 조기 퇴직이 현명한 방법은 아니다. 조기 퇴직보다는 동일 분야 또는 타 분야에서의 시간제 직업을 통해 경제적 여유는 물론 성취적 경험을 맛보게 될 수 있기 때문이다. 시간제 직업은 일종의 시간제 은퇴로써 직업적 활동기에서 은퇴기로 접어드는 전환기 동안에 업무상의 동료 및 또래 집단과의 접촉을 유지하면서 은퇴를 준비하는 것이 바람직한 방법이다.

경제력 상실

노인에게 있어서 은퇴는 수입의 감소를 의미하는데 생애 전체를 통해 집을 마련하고 가족을 부양하기 위해 노력했지만 은퇴로 수입이 감소하면서 생활유지가 어려워질 수 있다. 수입의 감소는 개개인에 따라 다양하며, 은퇴로 인한 생활유형의 변화가 사회적 활동과 친구의 상실을 초래하면 노인에게 공포, 불안, 정체감의 혼란과 사회적 고립 등을 가져온다. 많은 노인들이 은퇴 후에 경제적 어려움에 처하게 되며 때때로 금전적으로 사기를 당하기도 한다. 따라서 노후의 경제적 안정을 위해서 성인기 첫 직업을 가질 때부터 노후의 경제적 상황을 준비해야 한다.

일부 노인에게 은퇴가 즐거운 상황이 될 수도 있지만 또 일부 노인에게는 행복하지 못한 상황이 될 수도 있다. 은퇴와 함께 삶의 일부를 구성하고 있었던 의미 있는 역할, 정체감, 동료 의식, 삶의 의미와 삶의 방향 등을 상실하게 된다. 흔히 노인들은 그들의 삶을 얼마나 잘 살아왔는가에 의해 그들 스스로를 정의해 가는 경향이 있다. 자아상(self image)에 영향을 미치는 요소에는 생활 유형, 친구, 사회적 지위와 경제적 상황 등이 있다.

"사업가였던 박씨는 5년 전 은퇴한 후 자식들 도움으로 그럭저럭 살아왔으나 2년 전 당뇨병 합병증으로 쓰러졌고, 병원에서 1년간 요양치료를 하다 치료비를 감당 못한 아들 권유로 인천 Y요양원에 살고 있다. 요양원에 아들이 내고 있는 월 납부금은 90만원 정도. 한창 때는 돈도 꽤 만져봤다는 박씨는 자신의 현 처지를 몹시 비관했다. "이런 사회가 올 줄 누가 알았겠어요? 늙으면 아무도 돌보지 않는 사회가 될 줄 알았더라면 미리 준비를 했을 텐데…." 박씨는 "노후를 생각하지 않고 아이들 뒷바라지하는 재미로 살았는데, 말년이 이리 비참할 줄 어떻게 알았겠느냐"고 했다. 지금 요양원과 쪽방, 양로원 등에서 쓸쓸히 여생을 보내는 박씨와 같은 처지의 노인들은 350만명. 사회 고령화 문제는 이제 폭발을 눈앞에 둔 시한폭탄처럼 다가오고 있다."

최원석 기자의 조선일보 2002년 12월 31일 기사에서

은퇴후 부부간 새로운 관계 형성

종종 은퇴는 배우자와의 관계와 레져시간 활용에 있어서 변화를 요구하기도 한다. 사회적인 직업 활동 때문에 서로 헤어져 생활해 오던 것을 즐겨왔던 부부들은 은퇴 후 배우자와 함께 하는 시간이 길어지는 것에 대해 서로 적응을 해야 한다. 따라서 부부간의 관계가 원만치 못한 경우 은퇴는 부부간의 관계를 더욱 어렵게 할 수 있다. 특히 특별한 관심이나 취미생활을 해오지 못하고 직장에만 최선을 다했던 노인에게 있어서 은퇴는 커다란 스트레스 유발 사건임이 분명하다.

Johnston(1990)은 "은퇴가 부부생활에 미치는 영향에 대한 연구"에서 은퇴시 여성에 비해 남성들이 더 행복해 하며, 은퇴 후 집에 머무르며 배우자와 함께 하는 시간들이 많아짐에 따라 배우자의 결점을 더 많이 알게 되는 것으로 보고했다. 배우자간의 대화에 있어 자녀가 중요한 화제의 출처가 되지만 은퇴한 부부는 자녀들과 많은 시간을 보내지 못한다. 미완성의 일들이 많은 사람들이 은퇴에 대해 만족감을 느끼지 못하며 은퇴를 받아들이지 못하고 있다. 이들은 은퇴라는 사실을 부정만 할뿐 은퇴에 순응하려는 계획도 없었다.

배우자 상실

인간이 경험하는 깊은 정서적 상처 중의 하나는 배우자 상실이며 특히 남편을 잃고 과부가 되어 살아가는 여성에게 있어서 배우자 상실은 경제적 문제, 사회적 지위, 신체적 그리고 정신적 건강에 커다란 영향을 미치게 된다. 말년에 배우자를 잃게 되면 젊었을 때 배우자를 잃는 것에 비해 원상 회복력이 저하되고, 만성 질환의 이환율이 높고, 사회적 지지망이 저해되기 때문에 우울, 불안과 약물 중독으로 발전될 가능성이 높다. 배우자를 사별한 경우 노인 남성이 노인 여성에 비해 신체적 또는 정신적 질환에 노출될 가능성이 더 많다.

배우자를 사별한 후 수년이 지나도 혼란스런 문제가 남아 있을 수 있다. 긴 결혼 생활이 꼭 행복한 결혼 생활을 의미하는 것은 아니다. 배우자를 잃은 후 세상을 떠난 배우자에 대

한 신체적 학대, 자신의 무신앙, 약물 중독 또는 경제적 문제와 관련된 죄의식을 느끼며 때때로 배우자가 죽은 후 수 년 동안 이와 같은 죄의식과 후회로 정신적 고통을 받기도 한다.

가끔 배우자를 사별한 노인들이 배우자의 가능성이 있는 교제를 시작할 경우 성인 자녀들은 종종 불편해 한다. "성인 자녀들에게는 부모님의 이러한 교제가 돌아가신 부모님을 대신하는 새로운 인간관계를 형성하여 현재의 가족 관계에 부담을 가져올 수 있기 때문이다."

성인 자녀 사망과 소원한 가족 관계

성인 자녀는 노인에게 있어서 중요한 사회적 지지 체계인데 특히 유태인, 아메리칸 인디언, 아시안계 부모는 자녀에게 가치를 두는 경향이 많다. 위와 같은 인종의 경우 부모들은 자녀들이 부모보다 오래 살면서 부모를 부양하기를 기대하기 때문에 자녀의 죽음이 배우자의 사망에 비해 노인을 더 황폐화시킬 수 있다. 자녀를 잃은 노인들의 대처 능력을 도와줄 수 있는 지지원에는 흔히 목사 및 신부와 같은 성직자 또는 심리치료사 등이 있다.

노인은 약물이나 알코올 중독, 종교, 배우자와의 문제, 유산 상속 또는 사업상의 문제로 가족과의 관계가 소원해 질 수 있다. 특히 손녀 또는 손자를 가까이 할 수 없을 때 고통스러울 수 있다. 세월이 흐름에 따라 노인은 과거에 오랫동안 꺼려왔던 가족간 관계를 새로이 연결하기를 원할 수 있다.

신체상 변화

노인은 손상, 중풍이나 관상동맥성 질환, 신체적 기능 저하로 신체상의 변화를 경험한 후 우울에 빠질 수 있다. 생활양식에 영향을 미치는 신체적 변화가 노인의 자존감과 성행위에 황폐화를 가져올 수 있다. 노인들과의 대화를 변화된 신체상에 대한 노인의 반응을 사정할 수 있다.

노인학대

노인학대에 대한 징후와 증상을 주의 깊게 관찰해야 한다. 조용하고 위축되어 있는 노인의 경우 노인 학대를 주변 사람들에게 알릴 경우 보복을 받거나, 거처할 곳을 잃게 되거나 수치심으로 주변 사람들에게 노인 학대 사실을 알리지 않는 경우도 있다. 노화에 대해 무지한 가족들은 노화 과정을 이해하지 못하는 경우도 있으며 노인이 비정상적 행위를 보일 경우 금전적, 신체적으로 그리고 정신적으로 노인을 학대하는 경우도 있다.

<표 3-1> 노인학대의 위험요인 및 의심요인

종류	노인 간호 대상자(피학대자)측 요소	학대자측 요소
위험 요인	· 인지장애가 있을 때 · 일상생활을 전적으로 의지하는 경우 · 건강상태가 좋지 않을 때 · 신체적 기능 장애가 있을 때 · 사회적으로 격리되어 있을 때	· 노인 학대력이 있는 경우 · 외적 스트레스 상황에 처했을 때 · 자신의 생활비로 노인을 부양하는 경우 · 약물중독이 있을 때 · 정신질환이 있을 때
의심 요인	· 상해 또는 질병 후 의료기관의 방문이 지연되는 경우 · 노인간호 대상자와 학대 의심자 양측의 상황 설명이 일치하지 않는 경우 · 노인간호 대상자와 학대 의심자 양측 모두의 상황 설명이 애매모호한 경우 · 노인간호 대상자와 학대 의심자 양측 모두의 상황 설명이 받아드리기 어려운 경우 · 만성질환의 적절한 치료에도 불구하고 만성질환 악화로 응급실 방문이 빈번할 때 · 신체적 기능 장애가 있는 노인이 간호제공자의 동반없이 병원을 방문하는 경우 · 병력청취 내용과 일치하지 않는 임상검사 결과가 나올 때	

주거 이전(relocation)

주거 이전은 생활의 변화를 동반하므로 스트레스를 초래할 수 있는데 나이가 많아짐에 따라 주거지의 이동을 할 가능성이 많아진다. 주거이전은 수입이 감소되거나, 넓은 집의 관리가 어려울 때 또는 자신의 필요와 선택에 의해 이루어지는데 주거이전의 원인에 관계없이 주거이전에는 순응 기간이 필요하다. 일부 노인은 아예 주거 이전을 계획하거나 생각조차 하지 않으려 한다.

주거 이전의 부적응은 가족의 사회화 과정에도 영향을 미치는데 주거이전이 의미 있고 중요한 타인들, 가족 또는 사회적 지지 체계 등의 상실을 의미할 수 있기 때문이다. 종종 노인이 한 환경에서 다른 환경으로, 예를 들면 지역사회 내에서 독립적 생활을 하다가 양로원과 같은 장기 요양시설기관으로 주거를 이전하는 경우도 있다. 물론 주거 이전에 따른 물리적, 심리 사회적 환경의 변화가 크지 않을 때에는 주거 이전이 스트레스를 주지 않거나 또는 오히려 만족을 주는 상황이 될 수도 있다. 물리적, 심리 사회적 변화는 서서히 그리고 점진적이어야 하며 주거 이전이라는 의사 결정의 주체는 노인이 되어야 한다.

주거 이전에서 나타나는 해로운 영향을 최소화하기 위해서 환경적, 절차상의 변화를 최소화하여야 하며 지역사회 또는 시설기관에서 일하고 있는 간호사는 주거 이전 스트레스(relocation stress)를 최소화시키는데 중요한 역할을 할 수 있다.

격리와 외로움

배우자와 사별을 한 노인은 자녀의 부양을 받게 되거나 자녀가 없는 경우 형제들 가까이에 가서 살기도 한다. 노인기에 있어서 가족 기능이 보다 중요한 역할을 하기 때문에 삶을 정리할 마지막 시기에는 가족과의 밀접한 관계를 필요로 하며 죽음이 가까워지면서 특히 가족을 필요로 한다.

격리가 환경적으로 만들어진 물리적인 외적 상황이고 외로움은 내적인 의미를 가지고 있지만 격리와 외로움은 서로 밀접한 관련을 맺고 있다. 격리라는 것은 주변에 아무도 없는 상황에서 발생되지만 배우자와 사별한 노인은 노인 요양 기관에 머물면서도 외로움을 느낄 수 있다. 노인이 가족과 헤어져 있거나 또는 자녀들이 이사를 가는 경우 격리될 수 있다. 현대 사회는 직장관계로 가족과 헤어져 있게 되는 경우가 종종 있고 핵가족화의 경향이 노인들의 격리를 초래하는 경우도 있다.

"100세의 노인이라도 누군가가 매일 전화로 안부를 묻고, 점심식사 시간에 짧게라도 방문을 해주고, 이웃에서 몇 시에 불이 켜지고 몇 시 정도에 불이 꺼지는지를 알고 있어 사고가 발생한 것으로 판단될 때 전화를 해주고 집을 방문해 줄 수 있다면 안전하고 평안하게 생활할 수 있다.", "노인은 자신의 소유물로 가득한 자신의 집에서 보다 행복하고 만족한 생활을 할 수 있으나 노인요양시설 기관에서는 자신의 가정에서 맛볼 수 있는 친숙한 생활 유형을 방해하여 신체적 그리고 정신적 기능이 황폐화 될 수 있다."

의존성

나이가 많아지고 의지가 나약해짐에 따라 의존성이 더욱 높아지고 이때 모녀간에 역할 교대가 일어나는데 모녀간의 관계가 만족스럽지 못했던 경우에는 역할 갈등이 초래된다. 역할 갈등은 역할 요구가 과도해지고 지각된 역할이 부적절할 때 나타나는데 특히 딸이 어머니에 대한 일차 간호제공자 일 때 역할 갈등이 심해진다.

Talbott(1990)는 "과부와 성인자녀간의 부정적 관계라는 연구"에서 일부 노인 여성들은 성인자녀에게 종속되어 있다는 느낌을 받으며 이러한 종속감이 자녀에게 의존하게 되는 것으로 설명했다. 그런데 많은 노인 여성들은 죽음에 대한 두려움 보다는 독립성을 잃고 의존적으로 되는 것을 더 두려워하고 있는 것으로 보고했다.

의지의 나약함과 의존성은 가족체계에 변화를 가져온다. 의지가 약해진 노인은 의사결정 능력을 상실하고 의존적으로 되는 역할변화가 일어난다. 의사소통에서도 지금까지 가족체계 내에서 이루어져왔던 일상적인 주고받는(give and take) 의사소통이 이루어져 왔으나 점차로 정보를 주거나 부탁을 한 후 결과를 받는 의사소통으로 변화하게 된다. 의지가 약해지는 것이 의존적인 상황을 초래할 수는 있지만 가족간에 적절한 의사소통과 바람직한 정서적 관계가 유지된다면 의지가 약해지는 것이 반드시 의존성을 초래하지는 않는다.

사회적 지지망 상실

나이가 들어감에 따라 오랫동안 우정을 나누었던 친구들이 사망하거나 이사를 감으로써 사회적 지지망이 붕괴되기도 한다. 개인적 상실에의 대처를 지지해 주었던 친구들의 힘과 위로는 친구들이 이사를 가거나 세상을 떠남으로써 더 이상 존재하지 않는다. 노인기에 있어서 상실은 신체적, 정신적 질병을 가져오는 촉매가 될 수 있으며 상실에 대한 반응은 개개인에 따라 다양하다. 배우자, 가족, 친지 또는 친구들의 죽음, 애완동물의 죽음, 오랫동안 살아왔던 집을 팔거나 또는 장기 요양시설기관에의 입원 등이 우울 반응을 초래할 수 있다. 의치가 잘 맞지 않거나 신체적 기능 저하로 운전을 포기해야 하는 상황도 노인에게는 우울 반응을 초래할 수 있다.

4. 은퇴 후의 바람직한 행위

은퇴 후 생활 정비

사회적 직업 이외의 사회적 지지망이 없었던 경우 은퇴로 인해 부정적인 결과를 초래할 수 있다. 따라서 은퇴를 일찍 준비하면 할수록 은퇴 후의 삶의 질이 높아진다. 은퇴를 준비하는 노인은 다음의 상황을 고려해야 한다. 레져시간의 활용, 제한된 경제적 예산으로 생활하기, 배우자 또는 자신의 은퇴를 인식하는 것, 동호인 모임, 자원봉사 모임 또는 종교적 모임과 같은 직장 외의 환경에서 새로운 친구를 만나는 것을 고려해야 한다. 은퇴 후 무료하고, 무감동적이며 삶의 의미를 찾지 못하는 경우 가족 기능에 부정적 영향을 미치게 되는데 은퇴 노인의 바람직한 기대 행위로 다음의 상황을 고려할 수 있다.

- 은퇴 후의 소득에 적절한 생활 계획을 세운다.
- 직업적 활동과 관련이 없는 친구들도 사귄다.
- 은퇴 전 휴가를 길게 갖거나, 일하는 시간을 단축시키거나 또는 시간제로 일하면서 업무에 매여있는 시간을 점차로 줄여나간다.

· 직업적 업무를 해왔던 시간을 대체할 수 있는 새로운 일과를 계획한다.
· 배우자 외의 다른 사람이나 다른 집단과 레져시간을 갖는다.
· 체력과 경제적 여유가 허락하는 범위 내에서 은퇴 전에 해오던 여가 활동을 지속한다.
· 새로운 사회지지 체계를 발전시키기 위해 은퇴 후 생활을 재정비하고, 거주지를 이전한다.

외모관리

외모는 자가 이미지와 자존감(self-esteem)에 종종 영향을 미치므로 외모가 깔끔하고 단정해 보이면 기분도 한결 더 좋아진다. 청결, 위생 그리고 단정한 차림새와 관련된 기본적 간호는 노인들의 자존감 유지를 도와주는 데에도 중요하다. 노인 남성들의 경우 매일 면도를 하도록 격려하며, 정규적으로 이발을 하도록 한다. 노인 여성들은 선호하는 머리 스타일을 유지하고 화장을 하면서 자기관리를 하도록 격려한다.

사회적 활동

대개 결혼 당시 남성이 여성에 비해 나이가 많고 남성이 여성에 비해 평균수명이 7년 정도가 적기 때문에 노인 여성들은 60대 말기부터 배우자와 사별하기 시작한다. 특히 주택을 유지하거나 가정 내 재정적 결정을 할 때 배우자에게 주로 의지해오거나, 사회적 지지집단이 주로 배우자 친구를 중심으로 이루어진 노인 여성에게 배우자 사별은 심한 우울의 원인이 되기도 한다. 따라서 배우자를 사별한 노인 여성에게는 배우자를 사별한 노인 여성과 사회적 관계를 이어주는 것이 외로움과 우울을 예방하는 데에 도움이 된다.

자원봉사 활동

은퇴기의 사람들이 주로 참여하고 즐거움을 느끼는 활동 중의 하나가 지역사회 입법 및 정당 그리고 정부 활동이다. 은퇴한 사람의 특정화된 지식과 직업적 경험은 대중 정책에 영향을 미치기에 충분하며 이러한 활동은 개인적 보상을 받을 수도 있고, 자존감을 강화시킬 수 있음은 물론 지역사회 및 국가에 소중한 자원이 될 수 있다.

또한 지역사회 내 자원봉사 활동은 노인들로 하여금 보다 가치 있는 활동에 참여할 수 있도록 도와준다. 자원 봉사자들은 병원, 양로원 및 교회에서 거동이 불편한 사람들을 도와줄 수 있고 학교에서는 읽고 쓰기가 부족한 어린이들을 도와줄 수 있다.

사회지지 시설 이용

사회지지 체계는 정신 건강 유지의 중요한 요소가 되고 있다. 사회지지 체계의 출처로써 중요한 것은 배우자, 자녀, 형제 및 손자와 같은 가족 구성원이지만 가족 구성원은 사망, 질병 및 거리가 먼 곳으로의 이사 및 이주 등으로 가족 구성원의 구조에 얼마든지 변화가 올 수 있다. 따라서 가족외의 다른 사회지지 체계로써 이웃, 친구, 업무 및 조직에서의 지인, 그리고 교우 등이 중요하다.

나이가 많아지면서 종교적 활동이 저하되는 경우도 있지만 종교 활동에 적극적이었던 노인들의 대다수가 지속적인 종교 활동을 원한다. 특히 가까이에 가족이 없는 노인들의 경우 교회는 훌륭한 사회적 지지망이 되기도 하며 신앙 및 종교적 활동은 정신적 건강유지에도 대단히 중요하다.

5. 노인간호 대상자에 대한 간호사의 역할

간호계획 및 간호중재

간호사정을 통해 간호문제를 규명한 후 퇴원 가능성과 퇴원 예정일 등을 고려하여 간호계획을 세운다. 간호제공 관리팀, 노인 간호 대상자와 가족은 함께 퇴원 계획을 충족시킬 수 있는 목표를 설정한다. 노인 요양시설기관에 입원한 노인은 만성 질환을 경험하면서도 최고 수준의 건강을 성취할 수 있어야 한다.

간호중재에서 중요한 것은 교육으로 노인이 지역사회로 돌아가기 전 노인간호 대상자와 가족에게 만성 질환의 관리와 장애로부터 회복할 수 있는 방법 등을 교육해야 한다. 또한 간호사는 노인간호 대상자와 가족이 이용할 수 있는 지역 사회내의 다른 노인 요양시설에 대한 정보와 노인의 자가 간호와 독립성을 증진시킬 수 있는 구체적인 정보를 제공한다.

요양시설기관에서의 건강증진을 위한 간호중재에는 운동 및 신체활동 프로그램, 개인적으로 의미 있는 활동, 스트레스 완화, 건강유지 요구, 영양 관리, 생활양식에 따른 건강 위험요인 규명, 또는 재활 간호 등이 포함된다. 또한 노인에게 흔히 나타날 수 있는 잠재적인 건강문제를 규명하고 예방하는 것도 중요한 간호중재이다. 노인 요양시설기관에서 간호중재를 통해 예방이 가능한 건강문제에는 상기도 감염증, 요로 감염증, 피부손상, 다약 요법(polypharmacy), 낙상(falls), 기형발생과 구축(contracture) 등이 있다.

질병 예방

급성의료기관의 간호사는 노인의 질병 예방에서 중요한 역할을 한다. 질병 예방이라는 목표 달성을 위해 간호사는 노인의 단편적이고 일시적인 질병 자체에 초점을 두기보다는 1차, 2차 그리고 3차 예방에 초점을 두어야 한다. 질병 예방에 초점을 둔 간호 실무는 환자의 입원과 함께 질병 예방을 개념화시키고 입원 전 기간을 통해 적용해 준다.

예를 들면 급성 심근경색증으로 입원한 노인에 대해 "심근경색증 발병(episodic illness)"에 초점을 두고 있는 간호사는 주로 심근의 손상 경도와 율동부정(dysrhythmias)에 관심을 둔다. 노인 환자가 울혈성 심부전이나 심각한 심박동 장애의 증상 없이 중환자실로부터 다른 간호 단위로 이송된다면 간호 실무의 제공이 대단히 성공적으로 이루어진 것으로 간주한다."

"대조적으로 질병예방에 초점을 두고 있는 간호사는 노인의 후원자 역할을 하며, 환자의 수면 방해요인을 시정하고, 항상성(hemodynamic stability)이 회복되는 대로 신속하게 환자에게 적용된 보조기구나 침해적인 각종 lines를 제거해 주며, 만성 질환 상태를 고려하여 적절한 간호 실무를 제공한다. 이 경우 간호 실무는 노인이 본래의 신체적 기능을 찾고 평상시의 환경으로 되돌아갈 수 있을 때 간호 실무의 제공이 성공적 인 것으로 간주한다."

일차적 질병 예방

급성의료시설에서의 일차적 질병 예방의 목적은 입원을 초래하는 질병이나 장애를 예방하는 데에 있다. 예를 들면 의원성(iatrogenic) 건강문제, 치료와 관련된 영양불량, 수면장애와 병원감염을 예방하는 것이 모두 일차적 질병 예방에 포함된다.

많은 노인들이 병원에 입원할 당시 미각 변화와 식습관 불량으로 단백질 섭취 부족과 열량 부족상태인 경우가 많다. 이와 같은 노인에게 수술 준비 과정으로 장청결 준비(extensive bowel preparation)를 하고 구강 섭취를 제한한다면 탈수와 영양불량을 초래할 수 있다. 질병예방이라는 간호 철학을 가지고 있는 간호사는 여러 진단적 과정 중에 있는 환자에게 적절한 수분섭취와 열량섭취를 할 수 있는 기회를 최대로 제공해 준다.

일부 간호 단위에서는 간호 실무가 환자 개개인의 간호요구에 초점을 맞추어 조정되기보다는 간호사의 업무에 초점을 두고 진행되는 경우도 있다. 빈번한 경우는 아니지만 잠자리에 들고 난 1~2시간 후에, 또는 한밤중에 활력 증후 측정이나 투약 등으로 환자를 깨우는 사례가 있기도 한다. 이러한 이유로 밤에 수면을 충분히 취하지 못한 환자가 다음날 아침에 목욕, 체중 측정과 검사일정 등으로 일찍 일어나야 하는 경우도 있다.

간호사가 충분히 예방할 수 있는 의원성 건강 문제에는 낙상, 환자 방문시간 제한에 따른 사회적 격리, 피로감, 간호 제공자의 관심 부족에 의한 자존감(self-esteem)의 저하 등이 있다. 급성 의료시설에 입원한 노인에게는 병원 감염이라는 심각한 위협 요소가 잠재해 있으며, 이물 흡인이나 폐의 위생 소홀로 인해 초래되는 폐렴은 노인 환자를 사망으로 이끌 수 있지만 예방이 가능하다. 유치 도뇨관 삽입으로 나타나는 비뇨기계 감염증도 예방이 가능한 건강문제이다. 질병 예방에 초점을 두고 있는 간호사가 노인환자를 위해 관심을 두어야 할 간호중재로써 방광 훈련(bladder training), 체위변경, 기침과 심호흡 등이 있다.

이차적 질병 예방

급성 치료기관에서의 이차적 질병 예방의 목적은 질병과 장애의 조기 검색과 조기 치료이다. 일차적인 건강문제의 해결을 위해 간호 제공을 하는 동안 간호사는 아직 진단이 이루어지지 못한 미미한 징후와 증상에 관심을 갖고 민감해야 한다. 노인 환자와 치료적 관계를 맺은 간호사는 노인이 악성암의 진단이나 배우자의 사망으로 자살 충동을 느끼거나 심한 우울증을 경험하고 있음을 발견할 수도 있다. 또한 간호사는 가족의 부적응 대처 행동을 관찰하거나 노인 학대의 증거를 관찰할 수도 있다.

노인인구 집단에서 관심을 받아야 할 사회적 문제는 약물 남용과 알코올 중독이다. 또한 많은 노인들이 시력과 청력의 변화를 정상적 노화과정으로 간주하여 치료 기회를 놓치는 경우도 있다. 유능하고 빈틈이 없는 간호사는 노인이 잘못 인식하고 있는 건강문제에 관심을 갖고 이러한 문제를 찾아내고 규명하여 적절한 해결책을 모색해야 한다.

삼차적 질병 예방

삼차적 질병 예방의 목적은 현재 가지고 있는 질병이 더욱 악화되거나 합병증으로 악화되는 것을 예방하는 데에 있으며 건강 문제를 초기에 관리하는 것을 뜻한다. 급성치료기관에서의 삼차적 질병 예방에 대한 훌륭한 예는 "욕창 예방을 위한 체위변경, 부동(immobility)으로 나타날 수 있는 합병증을 방지하기 위한 조기 이상과 보행 격려" 등이다.

약물 부작용과 약물간의 상호작용을 예방하기 위해 약물 투약을 신중히 하며 심장수술이나 급성 심근경색증의 치료 후 회복기에 있는 심장질환 노인에게는 독립성 상실이나 신체기능 상실을 예방하기 위한 심장재활 프로그램 제공 등도 삼차적 질병 예방에 포함된다.

퇴원계획

질병예방이라는 개념은 퇴원계획에도 영향을 미친다. 퇴원계획은 환자가 한 환경에서 다른 환경으로 이동하는 것을 보다 용이하게 해주기 위해 다양한 분야와 다양한 부서의 건강 전문인력들이 하나의 팀을 이루어 협력해 가는 일련의 활동과정이다. 퇴원계획은 예방해야 할 잠재적인 건강문제는 물론 급만성 문제를 검토하는 초기 건강사정은 물론 건강 및 체력을 극대화시키기 위한 현실적인 목표설정과 함께 시작된다.

퇴원계획은 의사와 간호사를 비롯한 영양사, 사회사업가와 물리치료사를 포함하는 다학문적팀의 공조를 통하여 이루어지는 것이 이상적이다. 그러나 이상적인 퇴원계획이라 하여도 퇴원 계획의 성공과 실패 여부는 당사자인 노인에게 달려있다. 건강관리 전문요원들은 일부 노인을 치료방법을 따르지 않는 비이행자(noncompliant)로 낙인을 찍어주는 경우가 많다. 노인이 치료방법을 따르지 않는 비이행자가 되는 이유는 주로 퇴원계획이 이루어질 당시에 건강관리에 대한 노인의 요구와 희망사항이 고려되지 않았기 때문이다.

노인에 대한 퇴원 계획을 세우기 전에 고려해야 할 5가지 영역은 다음과 같다.

- 현재와 미래에 건강관리 체계로부터 얻고자 하는 것은 무엇인가?
- 정상석 일상생활 활동은 무엇인가? 각각의 활동이 언제 이루어지고 있는가?
  한 가지 활동이 이루어지는데 시간이 얼마나 걸리며, 얼마나 자주 이루어지는가?
- 인간관계와 사회지지 체계는 어떠한가?
- 이용가능하고, 적절하고, 비용이 적당한 교통수단(transportation)을 사용하고 있는가?
- 레져시간 활동에는 무엇이 있는가?

개별화된 퇴원계획은 노인의 반복되는 입원을 막아주는 중요한 열쇠이다.
앞에서 진술한 5가지의 문제 외에도 아래 영역에 대한 검토가 필요하다.

- 손상 가능성
- 가정유지관리의 변화
- 대처 행동의 변화
- 지식 결손
- 사회적 격리
- 무기력함

효율적인 간호제공 요소

효율적인 간호제공을 통해 노인의 신체적 기능을 유지하고, 만성질환에서 발생되는 합병증을 예방하며 재활을 지지해 줄 수 있다. 효율적인 간호제공을 위해 간호제공자들의 노인에 대한 태도, 간호제공의 연속성과 개별성 강조, 신체적 활동 및 사회적 인간관계 강조, 다학문적 팀 접근 및 노인 전문 간호 인력 육성 등이 중요하다.

노인 간호 인력의 태도

급성 노인환자에게 평안감을 극대화시켜주고 부가적인 황폐화의 예방은 노인을 존중하는 간호 철학과 노인 개개인의 요구를 반영하는 간호활동에서부터 시작된다. 노인간호 활동에서 중요한 것은 노인 환자에 대한 간호사들의 태도이다. 노인에 대한 따뜻함이 없거나 노인 간호 대상자에 대한 간호를 비생산적인 소모라고 간주하는 간호사는 노인에게 효율적인 간호를 제공할 수 없다. 노인에 대해 긍정적인 돌봄의 태도를 지닌 유능한 간호사 모델이 노인에 대한 간호사의 태도 및 자세를 변화시키는 데에 도움이 된다. 노인 병동에서 근무하게 될 간호사의 채용 조건에 노인에 대한 간호사의 태도 및 자세와 노인 간호에 대한 선호도를 반영해야 하며 노인간호에 대한 지속적인 교육 프로그램을 통해 노인 간호 전략을 증진시키고 노인간호 능력은 물론 간호 활동 만족도를 증가시키고 자존감을 향상시킬 수 있다.

간호 제공의 연속성과 개별성

노인 간호 제공에서는 연속성과 개별성을 고려한 간호가 중요하다. 물리 치료사, 임상 운동사 또는 영양사의 자문을 얻어 개인별 재활 운동, 신체적 활동 또는 영양 및 수분 섭취 프로그램을 개발 할 수 있다. 신체적 건강 증진 프로그램은 개인적 조건을 고려하여 계획되어야 하고 지속적으로 연속성을 가지고 제공되고 평가되어야 한다. 영양상태를 고려한 수분과 간식의 공급은 물론 나이에 따른 음식의 요구와 선호도를 겨냥한 메뉴를 개발하여 제공한 후 제공된 음식의 종류와 노인의 음식에 대한 선호도를 연속적으로 평가하므로 써 노인에게 나타날 수 있는 탈수와 영양불량의 문제를 예방할 수 있다.

노인 환자의 침대 가까이 또는 냉장고에 손쉽게 접할 수 있는 음료나 간식을 갖다 놓는다고 해서 수액공급과 영양공급이라는 목표를 완수 할 수 있는 것은 아니다. 노인은 갈증 호소가 적어 탈수가 심한 노인조차 지속적으로 수분섭취를 격려하지 않는 한 적정량의 수분섭취가 되지 못하는 경우가 많다. 그러므로 노인 개개인이 필요한 수분과 열량을 섭취할 수 있도록 개개인을 고려한 영양섭취와 수분섭취 프로그램을 세워야 한다.

신체적 활동 강조

운동 프로그램은 급성질환을 가진 노인에게도 중요한데 운동은 가능하면 조기에 지속적으로 이루어 질 수 있도록 강조한다. 또한 개개인의 전신상태를 고려하여 능동적, 수동적 ROM(active and passive range of motion)을 하거나 보행(ambulation)을 격려한다. 운동 시에는 운동을 용이하게 도와줄 수 있는 적절한 장비를 이용한다.

정신적 활동 및 사회적 인간관계 강조

노인이 3~4일 이상 머무르게 되는 의료기관에서는 신체적 활동 프로그램에 추가하여 정신활동프로그램(mental activity program)도 고려해야 한다. 각각의 노인 환자 방에 제공된 TV가 노인 간의 인간관계를 저하시킬 경우 현실감 유지에 적절하지 못하다. 의미 있는 인간관계가 자존감과 정신건강 유지에 매우 중요한데, 인간관계를 격려할 수 있는 프로그램은 대기실을 휴게실로 활용하는 것과 같이 간단한 방법으로도 얻을 수 있다.

얼굴을 마주하는 상호작용(face-to-face interaction)을 격려해주고, 카드, 화투 또는 퍼즐을 할 수 있는 장소를 제공한다. 현재의 중요한 사건이나 뉴스를 토의할 수 있는 분위기를 이끌어 갈 수 있는 자원 봉사자의 활동이 노인의 정신적 기능을 자극하고, 정신적 명료함의 유지를 도와 줄 수 있다. 간호사는 건강 관련 정보를 제공하여 노인의 건강증진 기회를 제공해 주며 욕창, 요실금과 낙상을 방지하기 위한 예방적 프로그램도 제공한다.

다학문적 팀 접근(interdisciplinary team approach)

노인 요양시설기관의 핵심적인 건강관리팀에는 간호사, 의사, 사회사업가, 영양사와 물리치료사 혹은 약사가 포함되기도 한다. 건강관리팀은 노인 간호 대상자와 가족에 대한 간호계획을 함께 세우며 사정 결과와 전문 지식은 모든 건강관리팀이 함께 공유하며 각 분야에 따라 목표를 세운다. 간호사는 이러한 건강관리팀에서 지도력을 발휘하여 중요한 역할을 할 수 있다. 간호사는 각 분야에 대한 지식, 지역사회 자원에 대해 많이 알고 있음은 물론 노인간호 대상자와 가장 많은 시간을 보내고 있기 때문에 노인에 대해 가장 많은 정보를 가지고 있기 때문이다. 이러한 기초 지식은 간호사를 건강관리팀에 있어서 합리적인 지도자로 만들고, 노인 건강관리를 통합하고 팀 회의의 필요성을 평가하고 각 분야간의 연결고리 역할을 할 수 있도록 도와준다.

간호사는 장기 요양시설에 거주하는 만성 질환자 또는 장애자들에게 필요한 건강관리 제공에 있어서 중요한 역할을 한다. 장기 요양시설기관에서의 포괄적인 건강관리를 위해 지역사회, 가족과 다른 건강관리 제공자들이 소유하고 있는 중요한 자원들을 효율적으로 이용할 수 있어야 한다.

노인 전문 간호인력

사실 간호사가 모두 노인들의 간호를 즐겨하는 것은 아니다. 급성의료시설에서 근무하는 간호사 중에도 노화의 증상을 경험하면서 노년으로의 발걸음을 두려워할 수도 있다. 노인을 간호하는 간호사, 즉 곧 노인이 될 간호사가 노인을 귀찮아하고 꺼려한다. 그러나 일부 간호사는 노인환자라는 특수 인구 집단을 간호하면서 얻을 수 있는 만족을 체험하고 있다. 인구의 노령화 추세와 급성의료시설 기관에서의 노인환자 증가 현상을 무시하기보다는 이제 노인인구의 간호에 필요한 특수화된 지식과 기술로 준비해야 한다.

미국의 경우 노인전문간호사(GCNS, Gerontological Clinical Nurse Specialist) 육성을 위한 프로그램이 석사학위 과정으로 개설되어 있다. 또한 노인등록간호사(GRN, Geriatric Registered Nures)는 각각의 일반 병동에 입원하는 노인에게 고도로 숙련된 간호를 제공하기 위한 새로운 개념의 간호사이다. 우리나라도 전문 간호사 제도의 도입으로 2004년 석사 과정으로 노인 전문 간호사 과정이 개설되어 추후 노인 간호 관리에 있어서 주도적 역할을 할 것으로 전망된다.

References

Cahill, M (1996). Mastreing Geriatric Care. Springhouse Corporation, Springhouse,, Pennsylvania. 1-16.

Chenitz WC(1983). Entry into a nursing home as a status passage : A theory to guide nursing practice. Geriatr Nurs 4(2):92.

Ettinger WH et al(1987). Patterns of use of the emergency department by elderly patients. J Gerontol 42:638.

Foreman MD(1990). Complexities of acute confusion. Geriatr Nurs 00:136.

Fulmer T and Degutis LC(1992). Elders in the emergency department. Clinical lssues in Critical Care 3(1):89.

Fulmer T(1991). Grow your own experts in hospital elder care. Geriatr Nurs 12:64

Henry M(1990). Primary nursing in long-term care : Is it economically feasible? Journal of Gerontological Nursing 16:10.

Kositzke JA(1990). A question of balance; dehydration in the elderly. J Gerontol Nurs 16:4.

Lusk P(1990). Who's knocking now? New clientele for nursing homes. Journal of Gerontological Nursing 16:8.

Millsap P(1995). Nurse's role with the elderly in the long-term care setting. In Stanlely M. and Beare PG : Gerontological Nursing, F.A. Davis Co, Philadelphia, 98.

Narain P et al(1988). Predictors of immediate and 6 month outcomes in hospitalized elderly patients : The importance of functional status. J Am Geriatr Soc 36:775.

Palmberg S and Hirsjarow E(1979). Mortality in geriatric surgery. Gerontology 23:103.

Reuben DB, Herr K, Pacala JT, Potter JF, Semla TP & Small GW(2001). Geriatrics at your fingertips. Reed Elsevier Company.

Robertson JF(1991). Promoting health among the institutionalized elderly. Journal of Gerontological Nursing 17(6):15

Spector WD et al(1987). The hierarchical relationship between activities of daily living and instrumental activities of daily living. J Chron Dis 40:481.

Stanley M, Burggraf V (1995). Nurse's role with the elderly in the acute care setting. In Stanlely M. and Beare PG : Gerontological Nursing, F.A. Davis Co, Philadelphia, 79.

Stanley M, Burggraf V (1999). Gerontological Nursing, F.A. Davis Co, Philadelphia.

Whittenberg RW(1990). Playing by OBRA's new documentation rules. Geriatr Nurs 11(5):251.

Wilson E et al(1991). Take a fresh look at discharge planning. Geriatr Nurs 12:23.

제4장
성공적 노화와 건강증진

1. 성공적 노화 및 건강한 노화

성공적 노화

사회가 노령화되면서 노인들의 3대 사망 요인이 되고 있는 심장 질환, 암 질환과 중풍의 원인은 주로 건강하지 못한 생활양식이다. 최근 거동이 불편하여 앉아서 많은 시간을 보내는 만성 질환을 가진 노인에 대한 부정적이고 어두운 개념을 대신하여 성공적 노화라는 새롭고 긍정적인 개념이 등장했다. 성공적 노화(successful aging)란 신체적 또는 정신적 질병에 대한 이환을 최소화하고 만성 질환 및 쇠약성 질환의 발현을 최대한 지연시키면서 신체적, 정신적 및 사회적으로 건강하게 노화가 것을 의미한다. 만성 질환과 노화가 동의어는 아니지만 인체가 노화되면서 만성 질환의 발병율이 증가하고 있다.

"미국의 경우 65세에 이르면 남성의 70%와 여성의 77%가 1개 이상의 만성질환을 가지게 되고, 80세에 이르면 남성의 81%와 여성의 90%에서 만성질환의 수가 증가하는 것으로 알려져 있다. 남성보다 여성이 보다 오래 살기 때문에 노인 남성의 77%가 배우자와 살고 있는 반면 노인 여성의 40%만이 배우자와 함께 살고 있다. 특히 85세 이상 노인의 22%가 시설기관에 거주하고 있다."

건강에 대한 정의가 나이와 함께 달라지므로 나이 자체가 건강상태의 지표로서 적절하지는 않다. 질병이나 장애가 없는 상태를 건강으로 정의하는 전통적인 건강에 대한 정의를 만성 질환을 가지고 있는 노인에게 적용하는 것은 어려움이 있다. 신체적 상태가 매우 쇠약한 경우 정서적 상태가 건강의 지표가 된다. 노인의 건강이란 신체적, 기능적 그리고 심리적 요인들의 복합적인 상호작용에 의해 얻어지게 된다.

"노인들에게 건강이란 "사회 속에서 살아가고 기능하며 최대한으로 자기 독립성과 자율성을 구사하지만 질병으로부터 완전히 자유로운 것이 필수적인 것은 아니다."

노화에 대한 사회적 활동 이론에 따르면 인간의 활동은 성공적 노화에 가장 중요하다. 최적의 상태로 늙어가고 있는 노인들은 사회적 세계에서 적극적이며 위축되지 않으며 중년기의 활동을 가능한 한 오래도록 유지하며 노화로 포기해야 하는 활동에 대해서는 대체 활동을 찾아가고 있다. 성공적 노화란 정신 건강의 안녕감과 관계가 깊고 신체적 건강, 신체적 활동, 정신적 활동, 사회적 활동과 사회적 지지에 의해 성취가 가능하다.

최적의 상태로 늙어가는 성공적 노화를 성취하기 위한 전략은 다음과 같다.

- 건강한 생활유형으로 건강을 유지한다.
- 신체적, 정신적으로 적극성을 유지한다.
- 가족, 친구 및 이웃과 같은 강력한 지지 체계를 갖는다.
- 변화에 대해 적응하거나 조정할 수 있어야 한다.
- 새로운 관심 영역을 개발해간다.
- 취업 또는 자원봉사와 같은 활동에 적극적으로 참여한다.
- 기본적 생활요구를 만족시킬 수 있는 적절한 수입원이 있어야 한다.
- 가능한 한 스트레스 유발 상황을 피한다.
- 자율성을 가지며 독립적인 생활을 유지한다.
- 가족이나 친구와 같은 주변 사람들의 강요보다는 스스로 하고자 원하는 것을 한다.
- 하루 또는 주 단위로 할 일에 계획을 세운다.

"1971~1983년까지 65~84세의 노인 2,943명을 대상으로 한 연구에서 성공적인 노화를 이룬 노인들은 삶에 대한 보다 만족감을 표현하며 심리적으로 안정되어 있고 건강 지출 비용이 적은 것으로 나타났다. 반면 성공적인 노화를 성취하지 못한 노인들은 자가사정 건강수준이 낮았으며, 배우자와 사별을 하였거나 정신적 건강상태가 와해되었거나, 암이 발병하였고, 건강문제로 직장을 떠나거나 직장을 떠나도록 강요를 받은 사람들이었다."

성공적 노화를 위해 신체적 활동은 물론 정신적 활동도 중요하다. 다양한 활동들이 노인의 정신기능을 유지하고 지적 능력을 향상시킬 수 있도록 도와준다. 보다 많은 교육을 받고 정신 활동을 많이 했던 사람들에게 알츠하이머 질환이 발생할 가능성이 적거나 치매 발생

시기가 지연된다. 노인들이 새로운 분야의 서적을 읽거나, 새로운 학업을 시작하고, 외국어를 학습하거나 그림을 그리거나 노래를 부르거나 악기를 다루는 등의 학습을 시작하는 것도 정신적 활동에 도움이 된다. 새로운 분야의 기교 및 기술의 학습이 10세 때처럼 쉽지는 않겠지만 적극적이고 동기 유발된 노인들에게는 정신적 활동 유지에 도움이 된다.

건강한 노화

건강한 노화(healthy aging)란 신체적 건강을 유지하며 노화하는 것으로 성공적 노화와 비교했을 때 개념의 범위가 좁다. 정신적 건강에 영향을 미치는 주요 요인은 신체적 건강과 경제적 자원으로 최적의 신체적 건강은 종종 개인이 자신의 건강관리에 사용할 수 있는 금전적 여유와 깊은 관계가 있다.

"예를 들어 안경을 새로이 할 여유가 없거나, 보청기 및 의치를 할 여유가 없을 때 지역사회내의 심리적 및 사회적 활동에 참여하거나 균형 잡힌 식사를 하기가 어려워져 건강한 노화를 성취하기가 쉽지 않다."

건강한 노화 성취 전략은 다음과 같다.

- 균형 잡힌 식사를 한다.
- 운동을 규칙적으로 한다.
- 정규적인 건강검진을 받는다.
- 흡연을 하지 않는다. 늦었다고 생각될지라도 금연을 시작한다.
- 낙상 및 골절을 예방하기 위한 안전 수칙을 습관화한다.
- 가족 및 친구들과 인간관계를 맺고 지역사회에서 적극적 활동을 한다.
- 추위 및 햇볕에의 과도한 노출을 피한다.
- 알코올은 적절히 마시며 알코올을 마신 후 운전하지 않는다.
- 재정적 예산 및 투자를 단일화하기 위해 재정 상태 및 계획을 문서화하여 기록해둔다. 장기적 주택 및 재정계획을 세운다.
- 인생을 긍정적 시각으로 보고 인생에서 즐거움을 찾는다.

특정 질병 치료를 위해서만 투약을 하며 가능한 한 투약을 적게 한다. 정신성 약물은 낮 동안의 정온(sedation), 중독성(addiction), 혼동 및 기억상실, 자동차 사고의 가능성, 운동 부조화로 인한 낙상과 고관절 골절, 학습능력 저하, 언어활동 지연을 유발시키며 심하면 사망을 초래하는 원인이 될 수 있다. 약물 투약을 추가로 해야 하거나 투약을 중단해야 하는 경우 의사와 상의하도록 교육한다.

노인의 건강 증진 활동

노인들은 젊은 세대에 비해 건강증진에 대해 관심이 많고 실제적으로 운동, 영양, 휴식, 혈압측정 및 건강검진과 같은 건강증진 행위를 보다 적극적으로 이행한다. Pender는 "건강증진이란 건강 소비자 스스로가 다양한 형태로 주도해가는 행동과 인식으로 인간의 안녕(wellness), 자아실현(self-actualization) 및 성취감(fulfillment)으로 설명하고 있다. 신체적 그리고 정신적 활동에의 규칙적인 참여, 적절한 영양섭취, 휴식, 스트레스 완화, 사회적 지지망의 유지와 같은 행위들은 건강수준을 유지하거나 강화시키는 건강증진 행위가 된다.

노인들에 대한 건강증진은 단순히 질병이나 장애에 초점을 두기 보다는 가지고 있는 능력이나 힘에 초점을 두며 잠재력을 최대한으로 활용하며 노화의 영향을 최소화하기 위한 노력을 뜻한다. 노인들에게 적절한 건강증진 활동에는 신체적, 정신적 그리고 사회적인 규칙적인 활동, 적절한 영양 섭취, 체중 조절 그리고 스트레스 관리 등이다.

신체적 운동

운동은 정신건강 프로그램의 구성요소로써 중요한데 1주일에 3~4회 정도, 1회에 20~30분 정도가 소요되는 유산소성 운동, 운동 시작 전후의 준비운동과 정리운동을 통해 노령에도 불구하고 좋은 건강 상태를 유지할 수 있다. 특히 실외 운동에 약간의 시간만 투자를 하여도 스트레스 및 외로움을 완화시키고 수면이 증진되며 우울을 예방할 수 있다.

노인요양시설 기관은 입소 노인들이 안전하게 걸을 수 있는 실외 공간을 확보하고 노인들의 운동프로그램을 세워야 한다. 실외 운동을 통해 햇볕을 충분히 받는 것은 칼슘 흡수를 도와주고 우울을 예방하는 데에 도움이 된다. 보행이 가능한 경우 일정한 형태의 신체적 운동에 참여하도록 격려하며 하루 종일 실내에 앉아있는 것 보다는 하루에 2~3번 정도 실외로 나와 걷는 것이 좋다. 휠체어에 앉아서 또는 침상에 누워서라도 운동을 할 수 있도록 도와주며 치매 노인의 배회는 실내 또는 실외의 안전한 환경이 확보된다면 격려한다. 치매 노인들의 배회는 신체적 활동인 운동이 될 수 있으며, 무료함을 달래주고 초조 및 불안을 완화시키며 식욕을 증가시키고 정서적 긴장을 이완시키고 수면을 증진시킬 수 있기 때문이다.

적극적인 질병 예방 행위

간호사는 노인들의 신체적 또는 정신적 제한점과 문제점에 초점을 두기보다는 노인에게 남아있는 힘을 찾아내고 힘을 토대로 간호를 제공해야 한다. 질병예방 행위란 특정 질환의 예방에 초점을 두는 건강 행위로서 정규적 건강검진 및 적절한 약물사용 등이 해당된다. 건강증진 행위인 동시에 질병예방 행위가 될 수 있는 활동은 규칙적인 신체적 운동으로서 심혈관계 질환, 우울증, 비만에 의한 성인 당뇨병 및 골다공증에 대한 노출을 저하시킬 수 있다. 저콜레스테롤 식이 또는 고섬유질 식이 등은 심혈관계 질환 또는 암의 예방과 같은 건강예방 행위활동이 된다.

정규적 신체 검진

간호사는 노인이 의사 또는 노인전문 간호사에 의한 정규적 신체검진을 받도록 격려하며 의료보험 또는 건강관련 재정원이 제한되어 있다면 지역 사회 내 무료 건강검진을 받을 수 있는 곳을 안내한다. 특히 노인의 경우 백내장, 녹내장, 고혈압 및 당뇨병에 대한 검진을 받도록 격려한다. 또한 간호사는 노인 스스로가 자신의 건강관리에 보다 많은 관심을 가지고 노인들이 받는 치료 및 투약 등을 이해할 수 있도록 격려한다. 노인 스스로 자신의 건강관리에 대해 충분한 정보와 지식을 갖게 되면 불안 및 우울을 완화시키는 데에 도움이 된다.

정신적 건강 유지

정신적 그리고 정서적 문제가 정상적 노화 과정에 따르는 것은 아니다. 신체적 문제와 마찬가지로 노인들에게 정신적, 정서적 그리고 행동장애 문제가 나타난다면 당연히 적절한 치료를 받아야 한다. 의사 및 간호사, 가족 및 친지는 노인의 정신적 그리고 정서적 문제의 예방에 관심을 가져야 한다.

노화에 대한 지식 결핍, 노인에 대한 편견 및 노인에 대한 존중감 저하 등이 노인의 정서적 그리고 정신적 문제를 초래할 수도 있다. 때때로 노인들 스스로가 인간으로서의 자존감과 매력이 저하된다고 느끼며 가족이나 사회에 대한 부담이 되는 것을 두려워하는 경우도 있다. 자존감의 저하, 외로움과 우울 등이 다양한 신체적 증상으로 나타나며, 사소한 신체적 문제점으로 우울이 나타날 수 있다. 노인의 우울증은 정확한 진단은 물론 적극적인 치료가 필요한데 우울증의 경우 적어도 12개월 정도의 약물요법이 필요하다.

최근 2주 이내에 다음과 같은 우울증 증상중 5개 이상을 경험하면 우울증으로 간주하는데 5개의 증상 중 우울감 또는 일상생활이나 주변 상황에의 흥미나 관심 상실이 포함되어야 한다.(표 4-1)

<표 4-1> 노인의 우울증 기준

우울증	구체적 내용
증 상	· 심한 우울감 · 불면증 또는 과면증 · 심한 피로감 또는 에너지 상실 · 정신적 초조 및 분노 또는 정신 지연 · 사고력, 집중력 또는 의사결정 능력 저하 · 자존감 저하 또는 죄의식 · 일상생활이나 주변 상황에 흥미나 관심 상실 · 체중의 감소 또는 증가, 식욕의 저하 또는 왕성 · 죽음, 자살 사고, 자살 시도 또는 자살 계획 등에 대해 반복적 생각

노인의 정신건강 유지에서 중요한 것은 간호사-노인 간의 관계와 간호사의 치료적 의사소통 기술이다. 간호사는 자기 자신을 도구로 이용하여 돌봄, 따뜻함, 관심, 사랑, 지지 및 노인에 대한 존중 등을 표현할 수 있다. 특히 간호사는 의사소통 동안에 노인의 말을 경청하고 노인과 대화를 나누는 시간은 대단히 중요하다. 노인의 정신적 건강유지를 위한 간호중재 전략은 노인간호 대상자의 자존감을 증진시키고, 효과적인 의사소통 기술을 사용하고, 약물 남용을 예방하고, 사회화, 회상 요법 및 재동기화에 초점을 두어야 한다.(표 4-2)

<표 4-2> 정신 건강유지를 위한 노인 간호 중재 전략

분류	구체적 방안
자존감 증진	· 친근감을 주는 호칭보다는 개인을 인정하고 존중하는 이름을 불러준다. 할머니, 어르신... 보다는 박혜순 님, ...이라는 식으로 불러준다. · 나이, 건강상태 또는 사회적 신분에 관계없이 존중감을 나타내준다. · 독립성을 격려한다. · 노인에 대한 편견을 떠올리는 용어의 사용이나 행동을 하지 않는다. "노인은 대개 요실금으로 기저귀를 이용하고 있다." "노인에게는 대개 치매가 나타난다." · 노인 스스로 자기간호활동 및 주변 환경 조절의 참여를 허락한다. · 개인위생을 지키고 외모관리를 하도록 도와준다.
효과적인	· 주의 깊게 경청한다.

의사소통기술 구사	· 천천히, 명확하게 저음으로 이야기 한다. · 눈 맞춤을 한다. · 질문을 하도록 격려한다. · 질문에 대한 노인의 답변이 필요한 경우 성인에 비해 오래 기다린다. · 적절한 치료적 접촉을 이용한다.
약물 남용 예방	· 섬망과 저혈압으로 인한 낙상 등을 예방하기 위해 투약을 최소화한다. · 영양 식단을 격려한다. · 운동을 격려하고 변비에는 하제 대신에 섬유질 음식을 격려한다. · 정온제, 진정제 항우울제, 항불안제와 알코올 대신 운동 및 사회적 활동을 격려한다.
사회화, 회상요법 및 재동기화	· 신체적 그리고 심리적으로 편안한 환경을 제공한다. · 가능한 한 모두가 참여하도록 격려한다. · 노인의 과거 경험을 소중하게 여긴다. · 애완 동물요법 또는 음악요법을 제공한다.

2. 건강교육과 간호이행 (health teaching and compliance)

건강교육과 노인간호

건강교육은 노인간호의 중요한 부분으로 건강교육의 목적은 건강문제를 규명하고 대처행위를 제시하여 건강 소비자의 통제력을 용이하게 해주는 데에 있다. 건강교육을 통해 만성질환자들이 자신의 질병에 적응하고 건강문제를 해결하고 노화과정을 이해하여 건강을 유지하고 독립적 기능을 유지하여 장수할 수 있도록 도와줄 수 있다. 건강 교육을 통해 노화를 지연시키고 질병을 예방하여 신체적 및 정신적 기능을 유지하고 궁극적으로 신체장애 및 정신장애를 예방할 수 있다.

노인들의 경우 악성암, 당뇨병, 심장질환, 관절염, 알츠하이머씨 질환과 시력저하 및 청력저하에의 이환율이 높고 특히 75세 이상의 노인은 체력이 허약해지며 다수의 만성 질환을 가지고 있는 경우가 많다. 따라서 노인들을 대상으로 보건교육 프로그램을 통해 신체적 불구를 예방할 수 있고 삶의 질을 증진시킬 수 있다.

노인을 대상으로 한 건강교육 프로그램에서는 다음의 내용을 강조해야 한다.

- 운동과 체력강화 활동은 기분을 상쾌하게 해주고 얼굴의 혈색도 좋게 해준다. 노인에게 운동의 이점을 이해시키고 적절한 운동종목을 선택하도록 도와준다.
- 영양식이는 건강에 필수적이므로 건강식이 방법과 피해야 할 음식을 설명한다.
- 노인의 경우 약물의 대사율이 저하되고 약물의 체외배설 속도가 저하되어 약물 부작용이 쉽게 나타나거나 음식 및 다른 약물과의 상호작용에 민감해지기 쉽다.
- 금연은 건강 증진에 있어서 중요한 디딤돌이므로 금연의 중요성을 강조한다. 금연 교육을 통해 금연이라는 행동의 변화를 이끌어야 한다.
- 자동차 사고, 보행 중 안전사고와 낙상을 예방하기 위한 안전 교육을 포함한다.
- 정규적 신체 검진을 통해 청력 및 시력 측정, 혈압 측정, 치과 검진, 예방접종 및 악성 암에 대한 소견 파악 등으로 질병을 사전에 예방한다.

노인들은 주로 건강관련 잡지, 신문 기사, 책 및 백과사전 등에서 건강관련 정보를 얻으며 그 외 TV, 가족, 친구, 의사, 간호사와 약사들로부터 정보를 얻는 것으로 되어있다.

노인에 대한 효율적 교육 전략

노인의 건강교육에서 학습장애 요인은 주로 기억력 장애(66%), 시력 및 청력 장애(43%), 피로(70%), 학습과정 지연(27%)으로 보고되어 있으며 노인은 개별 교육보다는 집단교육 프로그램을 선호한다.

노화에 따른 시력저하는 동공 크기의 저하로 충분한 양의 빛이 망막에 도달하지 못하여 나타나게 된다. 또한 말초시력이 저하되고 청색-초록색에 대한 색상 식별력과 시력의 정밀도가 저하되나 눈부심에 대한 예민도는 증가한다. 따라서 노인을 대상으로 한 인쇄 유인물을 만들 때에는 읽기에 수월한 활자체의 큰 글씨, 흰색 및 검정색의 대비색을 이용하고, 반사되지 않는 눈부심이 없는 종이를 사용하여야 한다. 또한 가장자리 여백이 넓고 문단은 단순하고 짧게 구성한다.

노인은 정보 및 환경에 대한 통합 및 반응에 보다 많은 시간을 요하므로 중요한 정보는 가장 먼저 제공하며, 예를 들어 명확히 설명하고, 다양한 단계로 구성되는 운동이나 기술은 1회에 1가지씩만을 제공하며, 다음 과정이나 다음 단계를 가르치기 전에 반드시 전 단계 또는 전 과정을 이해했는가를 확인하여야 한다.

노인성 난청(presbycusis)으로 f, s, k ,n, sh 와 같은 고감도의 소리(high-pitched sound)를 듣는 데에 어려움이 있으나 저음에 대한 감음도가 높아 남성의 목소리 또는 속삭이는 소리를 더 잘 듣는 경우도 있다. 천천히 정확하게 발음하고, 주변 소음을 최대한 줄이고 비언어적 의사소통을 격려한다. 노인과 얼굴을 마주하여 노인들이 이해하지 못하거나 듣지 못한 내용이 있는가를 주의 깊게 관찰함은 물론 이해하지 못한 부분에 대해서는 자세한 설명을 한다.

노화관련 기억력 감퇴에 따른 교육 전략

노화와 함께 기억력이 감퇴하여 학습과 기억 보유량이 현저히 감소하며 에너지와 지구력이 감소되고 쉽게 피로해진다. 노화와 함께 자세의 변화가 나타나고 근육이 약화되고 흉곽이 좁아지기 때문에 폐활량이 적절하지 않게 된다.

노화 관련 기억력 감퇴에 따른 교육 전략은 다음과 같다.

- 사건과 사건, 사물 및 사물 간에 관련성을 강조한다.
- 정신운동 기술(psychomotor skill)의 교육에 보다 많은 시간을 할애한다.
- 안경은 깨끗이 닦고, 정해 놓은 일정한 장소에 두도록 한다.
- 라디오, TV, 외부 소음 등으로 방해받지 않도록 한다.
- 신체적으로 편안한 환경을 유시한나.
- 언어적 반응을 격려한다.
- 쉽게 성취할 수 있는 교육 목표를 세운다.
- 질문에 답하거나 기타 다른 반응에 필요한 시간을 충분히 할애한다.
- 눈부심을 최소화시키기 위해 투명한 전구보다는 반투명 전구를 사용한다.
- 잘못된 답변은 즉석에서 수정해주며 수정된 답변을 반복하도록 한다.
- 중요한 내용은 마지막에 다시 한 번 요약한다.
- 교육 중 화장실을 다녀오기 위해 휴식 시간을 제공하고, 간단한 음료와 간식을 준비한다.
- 가능하면 노인들의 일상생활과 관련된 예를 들어 설명한다.

3. 노인간호 대상자의 건강 교육

건강교육절차

노인 간호 대상자에 대한 건강 교육은 교육에 필요한 신체적 및 정신적 능력의 사정, 간호 진단 및 목록 작성과 목표 설정에서부터 시작된다. 특히 지식 결핍은 간호사와 노인 양자에 의해 확인되어야 하는데 노인이 자신의 지식 결핍에 대해 동의하지 않는다면 학습 동기가 유발되지 않기 때문이다. 신체적 사정에는 정상적 노화와 관련된 신체적 변화와 신체적 변화가 신체적 기능 상태에 미치는 영향이 포함되어야 한다. 시력, 인지력, 촉각, 근골격계 기능 및 감각 결핍 등을 평가하여 교육 목표를 설정하고 인지 및 정신 운동기술의 교육에 반영한다.

인지 능력 평가

노인의 태도와 지각은 노인의 간호 이행에 영향을 미칠 수 있으므로 면담을 통해 치료계획 및 약물 요법에 이행 등을 평가한다. 인지 능력에는 대화 능력, 지남력 및 단순한 지침의 이행력 사정 등이 포함된다. 일정한 지침에 대해 일관성 있게 이행할 수 있는가를 결정하기 위해 혼동에 대한 사정은 대단히 중요하다. 인지도는 Mini-Mental State Exam (MMSE) 등으로 간단히 측정할 수 있는데 MMSE는 지남력, 주의력, 등록, 계산력 및 기억력(recall ability)을 평가할 수 있다.

학습요구 사정 및 학습목표 설정

설문지는 정보를 얻기 위한 일반적인 방법으로 학습 요구에 대한 서면화 정보를 얻기 위해 이용한다. 설문지에는 질병에 대한 지식, 치료 계획의 목적 이해, 환경적 상황, 학습 요구와 관심사 등의 내용을 포함시킨다. 설문지 외에도 자가간호 능력을 관찰하고 병원 기록을 확인하는 것도 유용한 정보를 얻을 수 있는 방법이다.

학습 요구를 사정한 후 아래의 학습 목표를 설정하고 결과를 얻을 수 있어야 한다.

- 주어진 시간 내에 이루어질 수 있어야 한다.
- 금전, 교통 및 주거와 같은 노인의 자원을 고려한다.
- 지지 체계를 통해 이루어져야 한다.
- 신체적, 정신적, 그리고 정신운동 상태(psychomotor status)에 일치해야 한다.
- 실제적이고 실현 가능성이 있어야 한다.

학습환경 조성 및 학습제공

간호대상자에 대한 건강교육은 신체적 능력 즉 에너지와 체력이 가능하고, 질병에 대한 불안감이 적을 때에 또는 불안에 대한 통제가 가능할 때가 적절하며 퇴원 시에는 피한다. 진행 중인 질환이나 처치에 대한 교육일 경우 질환이 진행 중일 때와 처치가 이루어지는 날에 근접하여 교육을 하는 것이 적절하다. 건강교육은 간호계획에 포함시키며, 교육이 치료 이행에 관한 내용일 경우 간호사는 설명 후 어느 정도나 이해했는가를 확인해야 한다. 가정에서 치료 이행을 어떻게 할 것인가에 대해 간략한 질문을 한다. 노인의 실제적 간호에 책임이 있는 사람이나 가족을 포함시키며 가족들은 의사에게 전화해야 할 시기, 도움을 받을 수 있는 자원, 잠재성 문제는 물론 절차에 대한 설명을 필요로 한다.

성인학습에서 중요한 것은 실행 가능성으로 학습의 필요성이 있을 때 동기화되며 목표 지향적으로 된다. 노인은 과거의 경험과 사전 지식을 가지고 학습에 임하며 특히 사전 지식과 과거의 경험이 새로운 지식 형성의 기초가 되고 있다. 간호사는 학습자로써의 노인에게 학습정보를 일상생활에 적용하는 방법을 제시하고, 학습정보를 어떻게 사용하고 있는가를 관찰한다. 특히 학습과정에 있어서 학습자 자신이 보다 적극적인 역할을 하도록 격려한다. 집단 학습도 가능하지만 개별 교육이 보다 효과적이며, 학습에 대한 준비는 물론 동기 유발화되어 있어야 한다. 학습자의 지식 정도를 사정하여 잘못된 정보는 교정해 주고 새로운 정보를 제공하며, 학습을 통해 얻은 경험을 서로 나누고 자존감을 형성할 수 있도록 도와준다.

교수기법의 종류

교수기법에는 강의, 시범 보이기, 시범 받은 내용을 직접 시켜보기, 약속(계약)과 집단 역할극 등의 다양한 방법이 포함된다. 일반적으로 사용되는 방법은 강의로써 강의가 노인들에게 보다 효과적이기 위해서 강의 시간은 가능한 한 짧고, 실제적이며, 유익한 정보를 제공할 수 있으며 설명이 적절해야 한다. 시범 보이기는 순서 또는 절차의 설명에 이용되며, 노인들의 단계별 학습에서 유용한데 학습 대상자들에게 시범 받은 내용을 직접 해보도록 하는 것이 필요하다.

계약(contract)은 간호 제공자와 노인 간호 대상자가 함께 목표를 설정하고, 예상되는 결과를 생각하고, 목표가 성취되었을 때 보상 등을 함께 계획하는 일종의 약속이다. 계약은 간호 제공자와 건강 소비자가 짧은 시간동안 만났다가 추후 방문에서 변화를 확인할 수 있는 외래 환경에서 효과적이다. 또한 계약에는 건강 소비자가 목표에 이르기 위한 약속을 지키고 자기 간호에 적극적으로 참여하는 내용을 포함해야 한다. 역할극과 게임은 참석자로 하여금 유사 상황을 통해 학습 내용을 복습하고 실제적 적용을 하는 것으로 참여자에게 흥미롭고 보다 적극적인 참여를 유도할 수 있다.

학습 평가는 학습자 및 학습 목표의 성취도에 초점을 두며 추후의 학습 중재 계획에 소중한 자료가 된다. 평가 기법에는 학습자가 얻은 기술을 확인하기 위해 학습자에 대한 관찰, 서면 평가, 구조화 면담, 그리고 학습자로 하여금 자신이 얻은 정보를 기록하는 자가 보고법 등도 있다.

교육정도가 낮은 건강소비자에 대한 교수기법에서 고려해야할 사항은 다음과 같다.

- 한글 해독 수준을 파악한다.
- 정보를 구체적으로 세세하게 제공한다.

· 1회에 3가지 이상의 학습 요점을 제공하지 않는다.
· 중요한 요점이나 정보는 처음과 마지막에 제공한다.
· 건강소비자가 이용하는 순서로 일련의 정보를 제공하되 논리적이고 간략하게 설명한다.
· 즉시 이용할 수 있는 정보를 제공한다.
· 강의가 종료되는 마지막 시점에는 중요점을 반복하고 요약한다.
· 학습자로 하여금 제공받은 정보를 반복하고 제공받은 기술을 직접 시범을 보이도록 요구한다.
· 용어를 하나로 통일하여 사용한다. 하나의 현상이나 물체를 의미하는 두 가지 용어를 함께 사용하지 않는다.
· 단순하고 일반적인 용어를 사용하고 문장의 길이도 짧아야 한다.
· 전문적인 기술 용어는 최대한 적게 사용하고 1회 강의에 새로운 용어를 5개 이상 사용하지 않는다.
· 초등학교 5학년 이하의 교육 수준에서는 서면 정보를 활용한다.
· 상황 및 시간을 구체적으로 제시한다.
· 건강 소비자의 주변 환경 및 생활 유형과 관계가 깊고 흥미있는 정보를 제공한다.
· 건강 소비자로 하여금 학습 환경이 편안하게 느끼도록 배려한다. 결코 위협, 불편감 또는 불안을 느끼지 않도록 배려한다.
· 지나친 부연 설명은 피한다.
· 사소한 성취에도 칭찬을 하는 등의 보상을 한다.

건강교육에서의 고려사항

문서화

개별적 환자 교육은 간호 기록지 또는 개별 기록지에 문서화한다. 문서화에 포함시켜야 할 내용은 학습 요구, 학습 내용, 학습의 향상 정도, 또는 학습에 대한 소비자 반응, 학습에 사용된 도구, 학습에 대한 이해 정도 등이다.

투약에 대한 특별 학습

노인 외래 환자의 경우 처방 약물의 투약 불이행이 질병 치료에 실패하는 가장 주요한 요인이다. 약물 투약을 처방받은 지침대로 이행하는 투약지침 이행율은 50%가 안 되며, 투약지침 불이행 중 90%는 처방받은 약물을 투약을 하지 않는 것이라고 한다. 투약 약물의 처방 지침 불이행은 질병을 악화시켜 의료기관에의 입원은 물론 장기 요양기관에의 입소를 초래할 수 있다. 간호 제공자들은 노인 간호 대상자들이 투약 지침을 이해하고 기억할 수 있도록 도와주어야 한다. 퇴원 전 투약에 대한 체계적 교육이 건강 소비자의 투약 지침에 대한 기억력을 증진시키고 퇴원 후의 건강행위 변화를 가져오는 데에 효과적이다. 건강 소비자가 자신의 질병을 심각한 것으로 인식하고, 처방된 치료가 효과가 있을 때, 그리고 의사에 대한 만족도가 높을 때 약물 투약의 이행도가 높아진다. 그러나 약물 투약 이행도는 70세 이상의 나이에서, 투약에 따른 약물 부작용이 있을 경우, 그리고 투약 지침이 복잡할 때, 그리고 투약 약물의 종류가 많을 때 저하된다.

이행과 불이행

이행력(compliance)이란 식이, 운동, 투약 및 의사 방문일 등의 치료, 처방 및 지침 등에 대해 건강 소비자가 약속을 지켜가는 능력으로 치료와 관련한 불이행은 질병 악화와 같은 심각한 건강 문제를 야기한다. 건강 소비자의 치료 관련 특히 투약 이행 정도를 파악하는 것은 쉽지 않은데 약물 투약에 대해 처방 지침을 거의 따르지 않았던 경우에도 혈액검사 전 1~2일 정도만 처방 지침을 따르기만 해도 혈액 검사에서 정상으로 나올 수 있기 때문이다. 치료관련 불이행은 궁극적으로 치료 효과를 저하시키고 치료 기간을 지연시키거나 불필요한 진단 비용을 추가시키기도 한다. 간호 제공자들은 건강 소비자의 투약 및 식이 관련 불이행 문제를 파악하여 이행을 강화시키는 것이 중요하다.

간호사는 건강 소비자와 가장 많은 시간을 접하는 간호 제공자로써 건강 소비자의 치료 관련 이행에 깊은 영향을 미친다. 간호사가 바쁘거나 친절하지 않거나 건강 소비자로 하여금 질문할 기회를 주지 않으면 건강 소비자의 치료 관련 이행도를 저하시키게 된다. 따라서 입원실 또는 외래에서 건강 소비자를 대상으로 한 초기 면담은 환자 간호의 중요한 구성요소이다. 간호사는 건강 소비자의 건강 의식을 파악하고, 질병에 대한 진단을 받아들이고, 질병 치료 또는 권유 사항이 도움이 될 것으로 느끼는지 또는 치료에 대한 부작용에 대한 두려움이 있는가? 또는 치료계획을 이행할 수 있을 것인가에 대해 파악해야 한다.

건강 소비자의 질병 및 치료에 대한 지식이 건강 소비자의 건강행위 이행 여부 결정에 주요한 영향을 미치는데 지식이 정확하지 않을 경우 불이행을 유도하게 된다. 따라서 건강 소비자에게 질병의 병리, 증상 및 예후는 물론 치료가 질병의 병리, 증상 및 예후에 어떻게 영향을 미치는가에 대해 구체적으로 설명한다. 물론 치료 관련 불이행에 관련된 예상되는 결과를 함께 설명해야 하지만 지나친 공포와 불안을 초래하지 않도록 주의한다.

"예를 들면 약물 투약을 부작용을 지나치게 강조하면 오히려 약물 투약을 하지 않을 수 있기 때문이다."

건강소비자의 장기적 치료 관련 이행도를 증진시키기 위해서는 가족 및 친지의 지지가 중요한데 특히 장기 투약 치료에서는 가족의 지지가 중요하다. 치료 과정이 복잡하고, 약물의 부작용이 있고, 치료 기간이 길어질수록 치료관련 이행도가 낮아지며 투약하는 약물의 종류가 많을수록 이행도가 낮아진다.

간호중재로서의 건강교육

건강소비자가 학습 요구가 있고 준비되어 있을 때 학습을 시작하며 학습자의 준비가 되었다는 판단이 들면 건강소비자와 함께 학습 목표를 세운다. 시력장애 또는 청력장애가 있는 경우 학습내용 전달을 위한 특별한 배려가 필요하다. 약물 투약시간에 대한 설명의 경우 "매 6시간 마다 약을 먹어야 합니다." 라고 설명하기보다는 약물 투약 시간을 하루의 일과와 관련시켜 구체적으로 설명한다.

"즉, 아침에 일어났을 때, 점심식사 후 12시쯤, 저녁식사 후 6시쯤 그리고 잠자리에 들 때 약을 먹습니다." 라고 설명한다. 또한 "하루에 식후에 3번 약을 먹습니다." 라고 설명할 경우 하루에 식사를 2번 하는 경우에는 이행도를 저하시키게 된다.

<표 4-3> 투약 지침 안내서

이름 :	응급시 전화연락처 : 460-3114 약물 처방의사의 이름과 연락처 :
약물 이름과 투약 목적	
약물 용량 및 투약시간	
약물의 부작용	
약물부작용시의 대처방법	
피해야 할 식품 및 약물	
약물 보관지침	

약물 투약에 대한 교육은 투약 지침 안내서(표 4-3)에 내용을 구체적으로 기록하면서 설명을 하여 투약 이행도를 높여야 한다. 기억 보조 용품을 이용하는 경우 처방 약물의 투약

지침에 대한 이행도가 높아진다. 처방된 약물의 투약지침을 이행하지 않는 경우 개인은 물론 사회적 의료비용의 지출이 증가하며, 바람직하지 않은 약물 반응이나 부작용이 발생할 수 있음을 주지시킨다. 투약 지침은 초등학교 4~5학년 수준의 단순한 문장으로 구성하며 의학전문 용어는 피하며 투약 용량, 투약 시간 및 투약 기간을 구체적으로 언급해야 한다.

<표 4-4> 투약일지

날짜 및 시간 약물이름 (회수/일)	4/3(일) 시간	4/4(월) 시간	4/5(화) 시간	4/6(수) 시간	4/7(목) 시간	4/8(금) 시간	4/9(토) 시간
Drug A (3회/일)							
Drug B (2회/일)							
Drug C (1회/일)							
Drug D (1회/일)							

처방된 약물의 투약이행을 돕기 위해 다음과 같은 투약일지가 도움이 된다(표 4-4). 입원해 있는 동안 투약일지를 작성하도록 교육하며 퇴원 후 가정에서도 작성하도록 한다. 투약이 되면 환자가 투약 시간을 직접 기록하도록 한다.

퇴원하기 전 노인이 투약일지를 기록하도록 교육한 후 작성된 투약 일지를 검토하여 투약 불이행도를 대한 정확한 정보를 얻도록 한다. 투약 불이행으로 판단되면 문제점을 파악하여 투약에 대한 재교육을 시킨다. 간호사는 환자에게 예기치 못한 증상이 나타나거나 증상이 악화될 때 치료 관련 불이행에 대해 의심을 해보아야 한다.

"예를 들면 이뇨제를 처방받은 환자의 체중이 증가하거나, 항고혈압제재 또는 항부정맥제재를 투약하고 있으나 심음이 불규칙해질 때, 체중감량 식이를 하는 동안 체중이 감소되지 않는 경우에는 투약 관련 불이행을 의심해 볼 수 있다."

임상병리 검사의 결과가 치료관련 이행도에 대한 전적인 예측인자가 될 수는 없지만 환자에게 임상병리 검사의 결과가 긍정적이지 못함을 알리고 치료관련 이행도에 대해 검토를 해야 한다. 그러나 치료관련 이행도의 검토 과정 중에 절대로 환자를 위협하지 않으며, 환자가 치료계획을 이해할 수 없다면 배우자, 가족 또는 중요한 간호제공자를 치료관련 교육에 참여 시켜야 한다.

4. 노인 간호 대상자와 다발성 약물 투약

노인들은 다른 연령 계층에 비해 많은 약물 소모량이 많은데 미국의 경우 65세 이상의 노인이 처방 약물의 1/3을 소모하며, 노인의 2/3 정도가 비처방 약물을 규칙적으로 복용하고 있다. 처방 약물은 80세까지는 증가하나 80세 이후 점차로 감소하는데 대개 80세 이후 만성 질환으로 사망률이 증가하기 때문에 나타나는 결과로 추정하고 있다. 약물 치료는 노화관련 건강문제 관리에 있어서 비용 절감에 효과적이지만 노인의 경우 약물의 치료 효과는 물론 부작용 발생의 예민도를 예측하기가 어렵기 때문에 약물 부작용 발생을 주의 깊게 관찰해야 한다.

대부분의 노인이 처방 약물과 함께 비처방 약물을 복용하고 있으나 의사에게 비처방 약물의 복용을 알리는 경우는 많지 않다. 노인들이 주로 사용하는 비처방 약물은 aspirin, acetaminophen 및 ibuprofen과 같은 내복성 진통제, 비타민류, 미네랄류, 변비 완하제, 기침약과 감기약이다.

다발성 약물 투약의 정의 및 부작용

다발성 약물 투약(polypharmacy, multiple drug use)이란 동시에 여러 종류의 약물을 동시에 사용하는 것을 뜻하는 용어로써 임상적으로 매우 중요하다. 대개 관절염, 고혈압, 관상동맥질환 또는 당뇨병과 같이 노인에게 주로 나타나는 만성 질환의 치료는 약물 치료가 기본적이기 때문이다. 65세 이상 노인 5명 중 4명이 1가지 이상의 만성 질환을 가지고 있기 때문에 65세 이상의 노인이 처방 약물의 대규모 소비 집단이며 다발성 약물 투약이 이루어질 가능성이 높다.

다발성 약물 투약은 투약 지침 불이행(noncompliance)의 잠재성을 증가시키며, 해로운 약물 반응과 약물간의 상호작용을 초래하고 일상생활 양식의 변화를 요구하고, 부작용 발생으로 인한 건강관리 비용을 증가시키게 된다.

"치료계획에서 하나의 새로운 약물이 추가된다는 것은 일상생활 양식의 변화를 요구하는데 일상생활의 변화가 하루에 1회 투약하는 경우와 같이 미미한 경우도 있지만 4~6회 투약하는 경우처럼 투약 횟수가 많거나, 식이를 조절하거나, 신체적 활동을 제한하거나, 부작용 발생을 확인하기 위해 주기적인 혈액 검사를 해야 하거나 또는 부작용을 상쇄하기 위해 추가 약물을 복용해야 하는 경우처럼 심각한 경우도 많다."

투약 지침이 복잡하거나 투약 지침에 대한 정보를 정확히 제공받지 못하면 당연히 투약 지침 불이행을 초래하게 된다. 약물 구매 비용을 절약하기 위해 일부 노인은 처방 용량보다 적은 용량을 복용하거나 증상이 나타날 때에만 약물을 복용하여 질병을 악화시키기도 한다.

약물 부작용

약물 부작용(adverse drug reaction)의 발생 가능성이 높은 요인으로 다발성 약물 투약, 체격이 작은 여성, 알러지성 질환, 과거의 약물 부작용 반응, 다발성 만성질환, 신부전, 여러 명의 의사에게 진료를 받는 경우, 정신기능 저하, 혼자 사는 경우, 투약 지침 불이행, 시력 문제 및 청력 문제 등이 있다.

약물의 부작용은 복용자에게 가벼운 불편감을 발생시키거나 투약량의 조정을 요구하는 미미한 상황에서부터 병원에 입원을 하거나 생명을 위협받는 심각한 경우도 있다. 대개 마약성 진통제, aspirin, 항암제, digoxin, insulin, prednisone, theophylline과 wafarin에 의한 약물 부작용은 병원에의 입원을 요구하기도 한다. 약물 부작용은 노인이 성인에 비해 약물의 체내 축적량이 보다 많아지기 때문에 주로 과용량 투약 문제가 많다.

약물 흡수 및 체내 분포

체내로 들어온 약물을 흡수, 체내 분포, 대사 및 배설의 4단계 과정을 거치게 된다. 약물은 소장에서 단순 확산과정으로 흡수되며 단순 확산은 농도의 영향을 받으며 에너지가 필요 없는 수동적 과정으로 노화의 영향을 받지 않는다. 그러나 노인의 경우 위장계의 혈액순환과 운동력이 저하되면서 약물의 체내 흡수율과 최대 농도율이 저하될 수 있다. 노화로 인한 약물 흡수율 저하가 약물의 중독 위험성을 증가시키지는 않으나 위장계의 혈액순환 저하와 운동력 저하는 구강 복용 약물이 최대 농도에 이르는 시간을 지연시킬 수 있다. 약물 흡수가 지연되면 성인에 비해 약물의 독성 반응이 지연되어 나타나지만 독성 반응의 지속 시간은 길어질 수도 있다.

일단 소장에서 흡수된 약물의 대부분은 인체 내 수분에 용해되어 세포막의 지질 성분을 통과할 수 있으며 인체 전반에 걸쳐 분포한다. 20~80세의 나이에서 체내 수분 보유량이 10~15%로 감소하면 혈장 내 약물 농도가 현저히 증가하게 된다. 인체의 체성분은 나이에 따라 변화하는데 예를 들면 노화와 함께 근량은 감소하는 반면 상대적으로 체지방은 증가한다. 근량의 감소는 주로 근육에 분포하는 digoxin이나 gentamicin 등의 혈장 내 농도를 증가시키게 된다. 젊은 성인의 경우 지방조직은 전체 체조직의 18% 그리고 체중의 36% 정도를 차지하나 65세 정도의 노인은 지방 조직이 전체 체조직의 36%를 차지하거나 여성의 경우 체중의 45%를 차지하기도 한다. 체지방은 지질 용해성 약물의 저장소가 되며 혈장 내 약물 농도를 저하시키고, 약물 작용 시간을 길게 해준다. 노인에게 flurazepam, diazepam, chloropromazine과 삼환식 항우울제와 같은 지방 용해성 약물의 투약은 약물 작용 기간을 길게 할 수도 있다.

약물 대사 및 배설

대부분의 약물은 간에서 생체내 변환(biotransformation) 과정을 거쳐 비활성(low active) 또는 불활성(inactive) 대사산물로 전환되고, 신장에서는 약물 자체 또는 간대사를 거친 대사산물을 소변을 통해 체외로 배설시킨다. 투약 약물 청소율(rate of drug clearance)은 대개 간혈류와 약물대사 효소의 활성도에 의해 결정된다. 65세의 노인은 젊은 성인에 비해 심박출량이 감소되면서 간혈류가 47% 정도가 감소된다. 특히 심부전, 순환 부전, 고열 및 탈수 등에서는 간혈류가 현저히 저하되어 약물의 대사속도가 현저히 지연된다(표 4-5). 노화와 함께 간 대사율의 편차도 커지고 예측하기가 어려우며, 네프론의 수와 크기가 저하되면서 신장의 기능이 현저히 저하되는데 특히 노화와 관련된 신기능 저하는 심박출량이 저하된 경우에서 현저히 악화될 수 있다. 장기간의 당뇨병이나 고혈압 그리고 이차성 심부전은 대개 심박출량의 저하를 초래한다.

노화는 약물의 흡수, 분포, 대사 및 배설 등의 약물 동태학적 변화를 가져오는 것이 분명하지만 약물 동태학적 변화를 예측하기가 어려우므로 약물치료는 약물효과를 얻기 위한 최저 용량에서 시작한다. 약물의 부작용은 한 가지의 약물 사용으로 나타나기보다는 여러 종류의 약물을 동시에 사용할 때 약물의 축적 효과와 함께 독성이 중복되어 나타나는 경우가 많다.

<표 4-5> 약물 대사 및 배설의 지연 원인

원인	약물의 종류
간혈류 저하	amitriptyline, desipramine, imipramine, isoniazide, lidocaine, meperidine, morphine, notryptyline, verapamil, propoxyphere, propranolal,
신기능 저하	amantadine, amiloride, aminoglyco side antibiotics, atenolol, captopril, chloropropamide, cimetidime, clonidine, digoxin, disopyramide, ethambutol, lithium, methotrexate, methyldopa, metolopramide, procainamide, pyridostigmine, vancomycin

특히 amantadine, aspirin, chloropromazine, cimetidine, diazepam, diphenhydramine, flurazepam, haloperidol, meperidine, methyldopa, reserpine과 triazolam과 같은 약물은 노인에게 인지장애를 일으킬 수 있는데 특히 이러한 약물을 두 가지 이상 복용하는 경우에 인지장애의 발생 가능성이 높다. 노인의 경우 체위성 저혈압, 가면, 어지럼증, 시야가 흐려지거나 혼동을 초래하는 약물의 복용에서 낙상의 위험성이 높다.

약물 상호작용

다종류의 약물 복용, 여러 의사의 진료받기와 비처방 약물 투약 등은 약물 상호작용을 초래할 수 있다. 특히 노화에 따른 간과 신장의 기능 저하는 약물 상호작용을 초래하며 젊은 성인에게 사소로울 수 있는 약물 상호작용이 노인에게는 심각한 상황을 초래할 수 있다. 예를 들면 진정(sedation) 작용을 위해 젊은 성인에게 chlorpromazine과 같은 phenothiazine계 약물과 diphenhydramine의 두 가지 약물을 사용하여도 별다른 문제가 발생하지 않으나 노인에게 이러한 두 가지의 약물을 함께 사용하면 과도 진정(oversedation)이나 체위성 저혈압으로 낙상을 초래할 수도 있다. 치료 지수의 폭이 좁은 약물(narrow therapeutic indices)이나 중추신경계 효과가 큰 약물들이 대개 노인에게 심각한 약물 상호작용을 초래할 수 있다. 특히 warfarin, phenytoin, carbamazepine, phenobarbital, digoxin, quinidine, procainamide, 항우울제 또는 benzodiazepine과 같은 약물을 복용하는 경우 약물 상호작용을 점검해 보아야 한다. 새로운 약물이 추가되는 경우 약사 및 의사에게 약물 상호작용에 대해 문의하여야 한다.

다발성 약물 투약에 대한 간호중재

다발성 약물 투약의 일차적 예방

다발성 약물 투약의 일차 예방에 대한 목적은 다발성 약물 투약을 초래하는 상황을 사전에 예방하여 노인에게 흔히 나타날 수 있는 다발성 약물 투약의 기회를 최소화하는 데에 있다. 다발성 약물 투약의 예방은 약물의 부작용과 상호작용을 예방할 수 있는 지름길이다.

건강문제에 대한 빠른 해결책을 원하거나 비현실적으로 건강문제를 해결하려고 하는 경우 이 병원 저 병원으로 여러 의사를 찾게 된다. 여러 의사를 찾는 건강 소비자는 중복 투약이나 약물 상호작용의 위험 가능성이 높다. 의사를 자주 바꾸거나 동시에 여러 의사의 진찰을 받는 환자는 이러한 행동을 노출시키려 하지 않는다.

특히 비처방 진통제, 비타민류, 기침 및 감기약 등이 약물 투약과 동시에 신속한 증상 완화를 가져오는 것으로 선전하는 TV 및 라디오의 대중 매체 광고 때문에 일부 건강 소비자는 투약이 모든 건강 문제의 해결사라는 잘못된 사고를 하는 경우도 있다. 노인들에게 약물이 만병통치약이 아니라는 것을 설득하는 것이 쉽지는 않다. 노인들의 일반적 증상이나 불편감에 대해 약물요법이 아닌 다른 치료 요법을 제공하는 것도 다발성 약물 투약의 일차적 예방법이 된다. 예를 들면 불면증, 변비 및 불안 등은 투약 없이도 완화될 수 있는 간호중재법을 설명해준다. 노인들이 처방약물의 사용으로 초래할 수 있는 부작용에 대해 지식이 없는 경우가 많다.

노인에 대한 투약관련 교육 내용은 다음과 같다.

- 사용하지 않은 오래된 약을 버린다.
- 오래된 처방전을 버리고 최근 처방전만을 가지고 있는다.
- 주변 사람을 귀찮게 하지 않거나 또는 주변 사람을 도와주기 위해 대리 처방전을 부탁하거나 대리 처방전을 제공해주지 않는다.
- 의사 또는 약사로부터 약물의 사용방법, 부작용, 그리고 적응증 및 금기증에 대해 설명을 요구한다. 명확히 이해할 때까지 질문을 한다.

약물처방과 관련하여 의사와 약사에게 질문해야 할 사항은 다음과 같다.

- 약물의 이름, 약물의 작용 및 효과
- 약물 용량 : 하루에 몇 회? 1회에 몇 알? 얼마나 오랫동안?
- 투약과 관련하여 피해야 하는 음식
- 현재 환자가 투약중인 약물과 처방 약물과의 관련성
- 투약과 관련하여 피해야 하는 활동
- 부작용의 종류, 부작용 발생 시 취해야 하는 행위
- 약물의 보관 방법, 약물의 유효기간

다발성 약물 투약의 이차적 예방

다발성 약물 투약의 이차적 예방 목적은 다발성 약물 투약으로 발생되는 문제를 조기에 파악하여 신속한 문제 해결을 하는 데에 있다. 다발성 약물 투약의 이차적 예방을 위해 약물에 대한 투약력 파악(drug history taking)이 가장 중요하다.

투약력은 환자의 치료 계획을 일목연하게 검토할 수 있고, 투약 지침에 대한 건강 소비자의 이해 및 이행 여부를 검토할 수 있는 귀중한 자료이므로 투약력 파악에는 현재는 물론 과거의 투약 내용을 모두 포함한다.(표 4-6) 일부 간호 제공자는 바쁘다는 이유로 투약력의 파악을 소홀히 하거나 입원 환자의 병세가 심하거나 혼동이 와서 투약력에 대한 정확한 정보를 얻지 못하는 경우도 있고, 비처방 약물을 중요하지 않은 것으로 생각하여 제외시키는 경우도 있다. 투약력 파악의 목적은 건강 소비자의 실제적인 투약 행위를 검토하여 다발성 약물 투약에 의한 부작용을 예방하는 데에 있다.

간호사는 투약력을 파악하면서 동시에 건강문제 및 투약 관리에 대한 지식정도를 사정해야 한다. 간혹 노인이 투약을 배우자 또는 다른 가족에게 의지하는 경우도 있으나 투약관리에 별다른 문제가 발생하지 않으면 변경을 할 이유는 없다. 그러나 노인의 투약을 도와주던 배우자 또는 가족이 입원하거나 사망하는 경우를 대비하여 도와줄 수 있는 사람을 사전에 생각해 두어야 한다.

<표 4-6> 투약력 파악하기

시 기	내 용
면담전	· 파악해야 할 정보 결정 · 환자의 모든 기록 검토
면담/ 처방 약물과 비처방 약물	· 자기소개와 함께 면담 목적을 설명 · 처방 약물의 종류, 투약 목적, 투약 용량, · 투약 횟수, 약물 투약 기간, 약물의 효과 **이 약물은 왜 드시고 있나요?** **이 약물은 1회에 몇 알? 하루에 몇 회 정도 드시고 있었나요?** **이 약물을 얼마나 오랫동안 드시고 계셨나요?** **이 약물을 드신 후 어떤 문제가 해결되었나요?** · 비처방 약물의 종류, 투약 목적, 용량, 횟수, 투약 기간, 약물의 효과 · 비처방 약물로 기침 감기약, 아스피린, 타이레놀, 제산제...등이 있는가 확인
약물관리 방법 사정	· 약물치료에 대한 지식 정도 - 약물 이름과 투약 목적 · 처방 지침의 이행정도 - 약물 사용 및 투약 지침 설명 요구 흡입제, 주사제(인슐린)인 경우 흡입 및 주사 시범 요구 · 어린이들이 열지 못하도록 되어있는 약물 용기 여는 방법 · 처방전과 투약지침 설명서를 읽고 적용하는 능력 · 투약에 따른 문제점 - 부작용, 금전적 문제, 치료 효과 없음
문서화	· 처방 약물의 목록 작성, 투약용량 및 투약횟수, 투약기간 기록 · 비처방 약물의 목록 작성, 투약용량 및 투약횟수, 투약기간 기록 · 투약관의 행위 및 능력, 투약 이행도를 서술 · 투약 목적에 대한 이해 능력 서술
수행	· 면담 중 나타난 투약 관련 문제점에 대한 교정계획 환자에게 적용

일부 노인들은 안약(eardrop), 귀점적제(eardrops), 흡입제(inhaler) 또는 연고와 같은 국소적 도포제 등을 투약 약물로 간주하지 않기 때문에 투약력 제공에서 누락시키는 경우도 있다. 따라서 간호사는 건강소비자가 처방 없이 살 수 있는 비처방 약물의 복용 여부를 꼼꼼하게 확인해야 하며 알코올은 약물의 상호작용을 일으킬 수 있으므로 알코올 소모량도 투약력에 포함시켜야 한다.

작성된 투약력 목록의 점검에서 고려해야 할 사항은 다음과 같다.

- 투약 목록을 점검하고 현재의 약물 치료에 문제점이 있는가를 조사한다.
- 투약의 목적을 점검한다. 별다른 목적이 없는 약물로 판단되면 지속적 투약의 필요성에 대해 의사에게 문의한다.
- 중복되는 약물이 있는가를 검토한다.
  2명의 의사 중 1명은 상품명, 다른 1명은 일반명으로 처방하면 처방이 중복될 수 있다.(nifedipine과 diltiazem은 동일한 calcium channel 차단제이다)
  중복 처방은 급성 치료 센타에서 장기 요양시설로 이동될 때 흔히 발생할 수 있다.
- 약물과 약물간의 상호작용, 또는 약물과 식품간의 상호 작용 가능성을 파악한다.
  새로운 약물의 추가 투약 후 증상의 변화가 있으면 약물 상호작용을 의심해 본다.
- 처방 약물의 투약 금기증으로 무엇이 있는가를 사정한다.
- 약물 부작용을 문서화하여 기록으로 남긴다. 부작용을 상세하게 기술한다.
  특히 장기요양시설이나 지역사회 요양기관에서 기록을 명확히 해야 한다.

5. 정규적 건강검진 및 예방접종

정규적 건강검진

정규적인 건강검진, 즉 시력 및 청력검사, 혈압과 혈장 콜레스테롤 측정 그리고 예방 접종을 정규적으로 함으로써 사소한 건강문제가 생명을 위협하는 문제로 악화되는 것을 예방할 수 있고 물론 심각한 질환에 대한 조기치료가 가능하다. 구강관리 및 구강위생을 통해 치아 건강을 유지함은 물론 치아의 손상을 예방할 수 있다.

혈압 : 정상적인 경우 2년에 1회 정도 혈압을 측정한다. 그러나 이완기압이 85~89 mmHg인 경우, 비만이거나 과체중인 경우, 고혈압이 있는 경우 1년에 1회 정도 혈압을 측정한다.

신장과 체중 : 신장 및 체중도 건강검진의 일부로써 정규적으로 측정한다.

콜레스테롤 : 총 콜레스테롤(total cholesterol) 및 HDL(high density lipoproteins)은 5년마다 측정한다. 특히 관상동맥질환을 가지고 있는 지질 단백의 분석이 필요하다.

치아건강 : 치과검진은 1년에 1회 정도 한다.

시력 : 녹내장 검사를 포함한 시력 검진은 2년마다 해야 한다.

청력 : 노인의 청력은 주기적으로 측정해야 한다. 청력의 저하를 호소하면 일차적으로 외이도의 귀지 매복을 확인해 본다. 귀지를 제거한 다음 청력 검사를 한다.

암질환 : 결장 및 직장, 구강, 피부, 여성의 경우 자궁 경부, 남성의 경우 전립선에 대한 종양검사를 한다.

예방 접종

독감(influenza)과 관련된 사망의 80~90%는 65세 이상의 노인에게 발생하는데 인플루엔자 백신의 예방 접종을 통해 독감 유병율의 30~40%를 예방하고 독감에 의한 사망률의 80% 정도를 예방할 수 있다. 노인은 특별한 접종 금기증이 없는 한 10월 중순에서 11월 중순 경에 독감 백신의 예방 접종을 한다. 예방 접종 후 6~48시간 사이에 고열 및 근육통 등이 발생할 수 있다. 그러나 예방 접종 후 나타나는 호흡기계 질환은 독감 백신의 예방 접종과는 관련이 없으며 동시에 우연히 발생하는 경우가 대부분이다.

계란 등에 아나피날틱 반응(anaphylactic reaction)을 일으키는 경우 독감 백신을 접종하지 않아야 한다. 또한 계란에 대해 Ig E 생성의 과민성이 있는 경우 독감 백신에 의한 아나피락틱 반응의 위험이 높다. 또한 고열이 있는 경우 고열과 관련된 증상이 해결되기 전에 독감 백신을 투여해서는 안 된다.

파상풍(tetanus)은 비예방접종자는 물론 예방접종자에게도 발생하며 파상풍 발생자의 60% 정도는 60세 이상의 노인이 차지하고 있다. 파상풍은 유아기에 첫 접종을 한 후 매 10년마다 추가 접종을 해야 한다. 유아기에 파상풍 예방 접종이 되지 않은 경우 3회의 예방 접종을 하는데 두 번째 접종은 첫 번째 접종 후 4~8주 후, 세 번째 접종은 두 번째 접종 후 6~12개월 사이에 한다.

노인들은 폐구균성 감염증과 박테리아성 뇌막염에 노출될 가능성이 높다. 65세 이상의 노인은 물론 면역 억제 상태, 비장절제술 등으로 비장이 없는 경우 또는 혈액 투석 등을 받고 있는 경우 폐구균성 백신의 예방 접종을 받아야 한다. 첫 번째 예방접종 후 6-7년 정도에 추가 접종을 해야 한다.

6. 노인의 정신건강 유지

노인의 정서적 편안감 유지 요소

자녀의 효도

우리나라의 경우 효도(filial piety)는 노인을 위한 사회적 지지의 기본적 토대로써 가족, 특히 자녀를 위해 그 동안 희생해 온 공로로 자녀로부터 노인은 존중을 받아야 하고 가족의 간호를 받아야 한다는 일종의 사회적 규범이다. 효도의 구성 요소로서 자녀의 부모에 대한 존경, 자녀로써의 책임과 희생, 그리고 가족 간 화목하게 지내기 등이 있다.

수면 증진

수면양상을 검토한 후 수면에 대한 개별화 계획을 세운다. 노인의 숙소, 또는 입원실 복도 등에서 들리는 말소리와 같은 소음을 최소화시켜주고 조명도 적절해야 한다. 기동력 장애가 있거나 일상생활 동작에 도움이 필요한 노인에게는 편안한 체위, 등 마사지 그리고 부드러운 음악 등이 수면의 유도에 도움이 된다. 통증이 있는 경우 진통제의 투약, 심호흡, 이완요법 및 상상요법 등이 정서적 긴장과 수면유도에 도움이 된다. 깨어있는 동안 치료 및 처치가 이루어지며 환자의 상태가 허락되면 밤 동안의 활력증후 측정도 피한다.

불안 완화

심각한 질환에 대한 진단검사, 급작스런 재정적 문제 또는 가족의 급성 질환과 같은 스트레스 상황은 정서적 불안 반응을 촉발시킬 수 있다. 불안은 우울의 증상과 유사하고 우울에 빠져 있는 경우 불안 반응이 나타나며, 불안 반응을 보이는 노인의 경우 신체적 불편감을 호소하는 경향이 있다.

많은 신체적 질환에서 불안 증상이 동반되는데 흔히 폐색전증, 만성폐색성 폐질환, 폐렴, 전해질 불균형, 갑상선 기능 항진증 또는 갑상선 기능저하증, 심근경색증, 울혈성 심부전, 중풍, 부정맥, 과민성 대장 증후군(irritable bowel syndrome), 변비, 설사, 궤양, 통증, 시력장애, 청력장애와 두통에서 불안이 동반된다.

caffeine, thyroid 호르몬 제제, aminophylline, 구강 항당뇨제, NSAIDs, 스테로이드와 디지탈리스(digitalis) 등의 약물은 불안 반응을 초래할 수 있다. 약물 투약으로 불안 반응을 보인다면 대체 약물이 필요하며, 불안 반응이 있는 경우 정신건강 전문가의 도움을 받도록 안내한다. 불안에 대한 자가 치료제로 알코올을 많이 사용하는 경우가 있으므로 불안 반응을 보이는 경우 알코올 섭취량이나 섭취 기간에 대해 질문을 한다.

우울 완화

우울은 일종의 정신과적 질환으로 신체적, 호르몬, 심리적 그리고 사회적 요인으로 발병하는 경우가 많으므로 노화에 대한 정상적 반응으로 간주해서는 안 된다. 특히 50세 이후에 나타나는 우울증의 경우 보다 철저한 진단적 평가를 통해 우울의 정확한 원인을 찾는 것이 중요하다. 예를 들어 파킨스씨 질병의 경우 뇌 신경전달물질의 불균형으로 우울이 나타난다. 또한 β-blocker(propranolol과 atenorol), methyldopa와 corticosteroids와 같은 약물의 부작용이나 스트레스도 우울의 발병 요인이 되고 있다.

정서적 우울이 지속되며 일상생활에 대한 관심이나 기쁨이 저하되며 수면장애, 부적절한 죄의식, 에너지 결핍, 집중력 부족과 식욕의 변화 등이 나타난다. 우울이 심해지면 정신기능 지연, 초조, 자살 사고(suicidal thinking) 및 자살시도 등을 한다. 자살 사고의 기본적 증상에는 수면제 등을 모으거나 소유물을 포기하고, 칼이나 총과 같은 무기에 대한 관심을 보이거나 낙담을 하거나 의기소침해지는 경우 등이 있다. 자살에 대한 위험 가능성이 있는 경우 지체 없이 정신과 의사의 진료를 받도록 배려한다.

자존감이 높고 삶에 대한 통제력이 있으나 우울이 심하고 85세 이상의 노인인 경우 자살에 대한 위험성이 높다. 우울 증상이 심한 노인에 대해서는 철저한 사정을 통해 투약 약물에 대한 부작용, 갑상선 기능 저하증 및 관련 질환을 찾아내야 한다. 운동은 serotonin 및 norepinephrine과 같은 신경전달물질의 생산으로 우울 증상 완화에 도움이 되므로 걷기 및 수영과 같은 운동은 물론 정원이나 텃밭 가꾸기 등도 도움이 된다.

정신건강 증진 전략

급성의료기관에서의 정신건강 증진 전략

간호사는 노인 간호 대상자의 퇴원 계획을 세우고 노인 및 가족에게 건강 교육을 시키는 책임이 있다. 종종 건강 교육 내용을 완전히 이해하지 못한 경우에 노인 간호 대상자의 자존감이 저하되며 불안감이 증가할 수도 있다. 노인은 나이가 많아 학습이 어렵다거나 혼동되어 있다는 취급을 받는 것을 두려워하여 질문을 하지 않을 수 있다.

퇴원을 원하지만 퇴원 후의 건강관리를 이해하지 못하여 두려움을 느끼고 우울해 질 수 있으며 건강관리를 적절히 이행하지 못하여 합병증이 초래되기도 한다. 노인을 대상으로 교육을 할 경우 명확하고 구체적이어야 하며 글씨체는 커야하고 서면화된 교육 자료를 제공해야 한다.

노인 요양시설기관에서의 정신건강 증진 전략

간호사는 입소 노인의 정신건강 유지에 각별한 관심을 가져야 한다. 생면부지의 알지 못하던 타인과 장기간의 공동생활을 시작한다는 것은 많은 적응을 필요로 한다. 특히 노인 요양시설에서의 공동생활은 노인으로 하여금 자신 및 주변 환경에 대한 조절을 하지 못하여 정서적 및 정신적 문제를 초래하는 요인이 되기도 한다. 따라서 노인요양시설에 처음 입소하는 노인들을 대상으로 입소 초기에 오리엔테이션 프로그램을 제공함으로써 성공적인 적응을 도와줄 수 있다.

노인 요양시설기관에 처음 입소하는 노인들의 대부분은 노인시설기관에 대해 아는 것이 거의 없고 어떻게 해야 하는가를 알지 못하기 때문에 두려움을 느끼게 된다. 따라서 노인 요양기관 입소 후 첫 24~48시간 동안 관심을 가지고 지지해 주고 노인의 걱정 및 불안을 완화시켜 줌으로서 입소 후 초래될 수 있는 정서적 그리고 정신적 문제를 사전에 예방할 수 있다.

만성질환 노인의 정신건강을 증진시킬 수 있는 방법에는 다음과 같은 요소들이 있다.

- 자기간호 계획에 참여
- 음식의 선택
- 목욕 시간 및 목욕 형태 선택
- 개인 또는 집단적 사회 활동 참여

요양시설기관 입소자들이 느끼는 불만족, 분노 및 적대감은 주로 시설기관 직원과의 적절치 못한 의사소통에 의해 발생하는 경우도 있으므로 정보를 원하는 입소자들에게는 원하는 구체적인 정보를 제공해야 한다. 지적이고 효과적인 의사소통은 노인요양기관에서 근무하는 노인 간호 제공자가 갖추어야 할 중요한 의사소통 기술 중의 하나이다.

신체적으로 기동이 어렵고, 방문객이 거의 없고, 별다른 지지 체계를 가지고 있지 못한 노인들이 외로움을 느끼고 우울증이 심하게 나타날 수 있다. 외롭고 우울한 노인에게 회상요법, 동기화, 음악 및 애완동물 요법, 운동 및 집단 활동 등은 우울 완화에 도움이 된다. 이러한 노인들은 집단 활동에서도 외로움을 느낄 수 있으므로 개별적 접촉과 개인적 의사소통을 제공한다.

가정에서의 정신건강 증진 전략

간호사는 사회지지 체계가 없거나 제한되어 있어 사회적으로 격리되어 있는 노인들의 외로움, 우울, 공포 및 망상적 행동을 예방할 수 있도록 도와줄 수 있는 중요한 위치에 있다. 노인들이 신체적 기동의 어려움으로 외로움을 느끼고 심한 우울증으로 악화되기도 한다. 때때로 질병에 걸리게 되지 않나 하는 두려움, 도움이 필요할 때 도움을 받지 못할까 하는 두려움, 집에 도둑이나 강도가 들지 않을까 하는 두려움을 느낄 수 있다.

사회적 대인관계 접촉이 저하되고 시력과 청력이 저하되면서 이웃이나 낯선 사람들이 자신을 해치거나 집으로 침입하고 있다는 망상이나 환상으로 악화될 수도 있다. 이러한 망상이나 환상을 보이는 노인은 지체 없이 정신과적 치료를 받도록 배려해야 한다.

References

Cahill, M (1996). Mastreing Geriatric Care. Springhouse Corporation, Springhouse,, Pennsylvania. 1-16.

Chenitz WC(1983). Entry into a nursing home as a status passage : A theory to guide nursing practice. Geriatr Nurs 4(2):92.

Ettinger WH et al(1987). Patterns of use of the emergency department by elderly patients. J Gerontol 42:638.

Fulmer T and Degutis LC(1992). Elders in the emergency department. Clinical lssues in Critical Care 3(1):89.

Fulmer T(1991). Grow your own experts in hospital elder care. Geriatr Nurs 12:64

Henry M(1990). Primary nursing in long-term care : Is it economically feasible? Journal of Gerontological Nursing 16:10.

Lusk P(1990). Who's knocking now? New clientele for nursing homes. Journal of Gerontological Nursing 16:8.

Millsap P(1995). Nurse's role with the elderly in the long-term care setting. In Stanlely M. and Beare PG : Gerontological Nursing, F.A. Davis Co, Philadelphia, 98.

Palmberg S and Hirsjarow E(1979). Mortality in geriatric surgery. Gerontology 23:103.

Reuben DB, Herr K, Pacala JT, Potter JF, Semla TP & Small GW(2001). Geriatrics at your fingertips. Reed Elsevier Company.

Robertson JF(1991). Promoting health among the institutionalized elderly. Journal of Gerontological Nursing 17(6):15

Stanley M, Burggraf V (1995). Nurse's role with the elderly in the acute care setting. In Stanlely M. and Beare PG : Gerontological Nursing, F.A. Davis Co, Philadelphia, 79.

Stanley M, Burggraf V (1999). Gerontological Nursing, F.A. Davis Co, Philadelphia.

Whittenberg RW(1990). Playing by OBRA's new documentation rules. Geriatr Nurs 11(5):251.

제5장
감각기계의 노화

대부분의 노인에게 정상적 노화과정으로 감각 변화가 오지만, 이러한 감각 변화가 모든 사람에게 동일한 속도로 동일한 시기에 나타나는 것은 아니며 또한 급격히, 뚜렷하게 나타나는 것도 아니다. 노화와 함께 시력, 청력, 접촉지각, 미각 및 후각 등의 감각 기능이 저하되는데 특히 청력 및 시력 상실은 일상생활 활동에 직접적인 영향을 미치고, 신체적 안전을 위협하며 의사소통을 왜곡하게 된다. 감각저하로 인해 노인의 일상생활은 타인에게 보다 의존적으로 되며, 자신의 삶을 부정적 시각으로 간주하게 된다.

감각인지는 타인과의 상호작용을 돕고, 인간관계를 수립하고 유지하며, 위험에 대처하고 일상생활활동에 투입되는 감각을 해석하는 개인의 능력에 영향을 미친다. 감각인지는 개인으로 하여금 환경적 자극을 인지하고 환경적 자극에 대한 반응을 유도하게 된다. 환경적 자극에는 계절의 변화가 주는 자연 경치, 아름다운 음악, 흥미로운 토론과 토의, 실내외 오락, 맛있는 음식, 사랑하는 사람과의 접촉과 훌륭한 향수 등이 모두 포함된다. 또한 감각인지는 인간이 위험한 환경에 대해 방어하도록 도와주는 안전 경보장치로서의 역할도 하는데 감각인지 저하라는 안전 경보장치의 불량은 많은 건강의 문제를 초래한다.

1. 시력

노화로 인한 변화

조절능력 저하

노화와 함께 수정체의 조절 능력이 저하되고, 동공이 축소되고, 수정체가 황색으로 변하거나 불투명해지며 시력이 저하되나 인체는 이러한 변화에 적응하려는 노력을 한다. 노화과정에서 최초로 나타나는 변화는 조절능력 장애로 주로 40대에 시작되는데 조절능력 장애는 모양체근이 약화되고 이완되며, 수정체가 경화되고 탄력성이 떨어지면서 수정체와 각막이 곡면을 유지하기가 어렵고 편평해지면서 나타난다. 특히 각막은 노화에 의한 초기 영향을 받는 안조직으로 노화가 진행됨에 따라 각막의 표면이 편평해지고 거칠어지며 두꺼워진다. 수정체의 탄력성이 감소하고, 구면의 유지 능력이 저하되면서 조절능력이 저하되기 시작한다. 조절 능력 상실은 거리에 따른 초점 조절 즉 가까운 거리에서 먼 거리로, 또는 먼 거리에서 가까운 거리로 시야를 이동시킬 때 초점 조절이 어려워진다. 따라서 작은 글씨를 읽는 데에 어려움을 느끼고, 책이나 신문 등을 읽을 때 근거리 시력 장애를 경험하게 된다.

노화와 함께 나타나는 노안은 수정체의 조절 능력이 저하되는 원시(hyperopia, far-sightedness)를 초래하는데 노안(presbyopia) 초기에는 근거리 시력장애가 나타나나 점차 원거리 시력 장애도 나타나 일상생활 활동에 어려움을 겪게 된다. 특히 원거리를 보다가 근거리로 초점을 옮겨야 하는 경우 예를 들면 노인교실이나 노인대학 등에서 칠판 글씨를 읽다가 책을 읽어야 할 경우 어려움을 경험한다. 거리감각 인식의 장애로 멀리서 빠른 속도로 달려오던 자동차가 가까이 접근해 오는 것을 인식하지 못하기 때문에 안전 사고의 위험성이 높다.

명암 적응력 저하

축동(pupillary miosis)은 노화 과정에 따른 홍채의 위축, 섬유질 조밀화(fiber thickening)와 경직화에 의해서 발생된다. 동공의 크기가 축소되면서 시력 유지를 위해 보다 많은 양의 빛이 필요한데 노인은 20세 정도의 나이에서 요구하는 빛의 3배 정도가 요구된다. 어두운 곳에서 밝은 곳으로 갈 때 또는 밝은 곳에서 어두운 곳으로 갈 때 명암 적응에 어려움을 느끼는데 이러한 현상은 노안이 광도(brightness)의 변화에 대해 느리게 반응하기 때문이다. 축소된 동공이 충분하게 이완되지 않아 망막의 간상체* 세포로 들어와야 할 광선의 양이 적어지면 명암 적응에 어려움이 따른다. 노화에 따른 각종 대사성 변화가 망막의 저산소증)을 초래하며, 망막의 저산소증은 야간시력*의 유지에 필요한 말초 간상체 수용기의 감소를 가져와 명암 적응이 어렵고 야간시력이 저하되는 현상이 나타난다. 또한 노화는 간상체와 추상체의 광감각 역치를 증가시켜 노화가 진행되면서 점차 밝은 곳에서 어두운 곳으로의 적응도 지연시키게 된다.

노화에 따른 시력의 변화는 명암 적응 및 초점 조절에 더 많은 시간을 요구한다. 따라서 노인의 경우 밤에도 희미한 불빛을 줄 수 있는 철야등(night light)을 사용하고, 밝은 곳에서 어두운 곳으로 갈 때 즉 암순응에 소요되는 시간을 충분히 확보하며, 책이나 신문을 읽을 때 보조등 사용의 중요성을 강조해야 한다.

* 간상체(rod cell) : rhodopsin을 가지고 있는 시세포로 망막의 주변에 존재한다. 어두운 곳에서 기능하며 명암을 감지하는 광각기이다.
* 추상체(cone cell) : iodopsin을 가지고 있는 시세포로 망막의 중심부에 존재한다. 밝은 곳에서 기능하며 시력이 좋고 색깔을 감지하는 색각기이다.
* 야간시력(night vision) : 간상체역 이하의 조명에서도 물체를 판별할 수 있는 시력

색상 및 깊이 인식력 저하

수정체의 황색화(yellowing) 현상은 색깔 인식과 시야의 깊이 인식을 저하시켜 대비색의 사용이 없을 경우 깊이 감각 및 거리 감각에 대한 인식력이 저하된다. 동공 축소와 더불어 수정체의 황색화 현상은 노인으로 하여금 밝은 색상 예를 들면 장파장의 빨강색, 주황색과 노랑색의 식별을 용이하게 해주나 단파장의 파랑색과 초록색에 대한 식별을 어렵게 한다. 수정체의 황색화 현상으로 푸른색 계통의 색상 인식이 저하되고, 색상 전체에 걸쳐 감응도가 저하되어 파랑, 초록과 회색이 유사한 색으로 보이며 핑크와 베지색의 색상 인식이 어려워지기도 한다.

색상 인식력의 저하는 주로 수정체의 황색화 때문에 나타나지만, 동공의 축소는 동공으로 유입되는 빛의 양을 감소시켜 색상 인식력을 더욱 감소시킨다. 따라서 80대와 90대의 노인이 색상을 식별하고, 환경적 자극에의 반응을 용이하게 하기 위해서 강한 대비색의 사용이 필요하다. 노화가 진행됨에 따라 수정체의 불투명도가 증가하는 백내장의 발생 빈도가 높아진다.

중심 시력 및 말초 시야 저하

노인에게는 안조직의 정상적 노화 이외에도 병리적인 변화가 나타난다. 예를 들면 안구 후방의 황폐화 현상으로 황반 변성(macular degeneration)이 나타나는데 황반 변성은 망막에 분포해 있는 동맥의 경화와 혈관의 폐쇄로 나타난다. 황반 변성은 중심시력의 상실을 초래하나 말초시력의 유지는 가능하다. 황반 변성의 원인이 아직 명확하지는 않지만 맥락막에 분포하는 혈관의 경화로 망막의 황반과 중심와에 영양 공급이 감소되어 나타나는 현상으로 추측되는데, 망막의 황반과 중심와의 혈액 공급은 맥락막에 분포하는 혈관에 의지하고 있기 때문이다. 녹내장은 말초시야를 감소시키는 대표적 요인이다.

시력저하 영향

시야의 감소도 정상적인 노화 과정으로 시야의 말초 부위에 위치하는 물체들이 연속된 물체로 인식되기도 하고, 시야의 바깥쪽에 있는 물체를 보지 못하기도 한다. 수정체의 불투명성 증가, 동공의 축소화, 각막의 편평화 등이 환경의 자극에 대한 반응 능력을 저하시킨

다. 노인은 시야가 좁아지거나 제한되기 때문에 주변 환경이 안전하지 못한 것으로 느껴 일상생활활동을 제한하기도 한다.

노화와 함께 시력의 저하가 나타나면 환경 지각력이 떨어져 안전을 위협하게 되므로 시력저하에 안전하게 대처해야 한다. 노인은 시력저하로 표지판이나 신호를 쉽게 구분하지 못하거나, 낯설고 서투른 지역을 두려워하므로 집밖으로 나가는 모험을 피하게 된다. 시력저하는 사회적 격리와 함께 환경내 자극에 대해 오해를 불러일으키기도 한다.

간호사정

간호사는 노인의 시력 변화에 대한 다양한 정보가 필요한데, 시력변화 사정에는 눈에 대한 건강력과 병변 모두를 포함한다. 평상시 안경이나 콘택트렌즈의 착용 여부를 확인하며 눈에 회전등을 비추어 동공의 크기와 빛에 대한 동공의 반응을 관찰할 수 있다. 가까운 거리에서 책이나 신문 등의 인쇄 글씨를 읽다가 즉시 20 feet(5.7m) 정도 떨어져 있는 Snellen chart 상의 글씨를 읽도록 하여 조절반사 능력을 사정할 수 있다. Snellen chart 상의 글씨를 잘 읽지 못하면 물체를 가까운 거리에서 먼 거리로 또한 위와 아래로 움직여 가면서 위치를 확인하여 사정한다.

안검 하수증의 시력 방해 여부와 눈이 지나치게 건조한지 또는 눈물이 흐르는지도 사정한다. 눈의 건조상태 여부와 평상시 인하여 점안제(lubricating eyedrops)를 사용하고 있는가를 확인한다. 연필이나 볼펜을 머리의 양쪽 끝에서 중앙으로 움직여가며 어느 지점에서 연필이나 볼펜을 인식할 수 있는가를 관찰하여 주변시(peripheral vision)를 사정할 수 있다. 특히 눈에 통증을 경험한 적이 있는가를 확인한다. 침침한 시력(blurring of vision), 눈부심(glare), 야간운전 여부, 그리고 안수술(eye surgery) 경험 등에 대한 정보를 수집한다.

간호중재

눈과 관련된 건강문제는 개인에 따라 다양하다. 근거리와 원거리 물체의 인식과 구별에 어려움이 있다는 호소와 함께 신문이나 책을 읽기 위해 눈과의 거리를 많이 두어야 하는 불편감을 호소하기도 한다. 또한 눈이 너무 뻑뻑하고 가려우며 전등 주변의 후광(halo) 때문에 불편하다는 호소를 하기도 한다. 색상식별 능력의 상실은 어울리지 않는 색상을 잘못 조화시키거나 대비색을 사용하지 않은 곳에서 입구 또는 출구를 찾는 데에 어려움을 경험한다.

시력저하에 관련된 일반적 간호 중재는 다음과 같다.

- 지나치게 눈부신 전등의 사용은 피한다.
- 블라인드, 커튼을 이용하여 창문으로 들어오는 강한 햇빛에 의한 눈부심을 막아준다.
- 신문이나 책을 읽을 때에는 사용하는 스탠드를 이용하거나 전등의 조도를 높인다.
- 가까운 곳에서 먼 곳, 또는 먼 곳에서 가까운 곳에 있는 물체를 연속적으로 주시하는 상황은 피한다.
- 주변시의 저하로 초래될 수 있는 사고를 예방하기 위해 계단 옆에 안전 난간을 설치한다.
- 깊이 감각 인식 저하에 따른 낙상을 예방하기 위해 계단 통행 시에는 손잡이를 잡는다.
- 주변 환경은 대비색을 이용한다.
  방문이 눈에 잘 띄도록 하기 위해 방문과 문틀에 대비색을 이용한 페인트를 칠한다.
- 편리한 곳에 가구를 배치한 후 특별한 이유가 없으면 가구의 위치를 이동하지 않는다. 가구의 위치를 바꾸면 가구와 부딪히거나 또는 가구에 부딪쳐 넘어질 위험이 있기 때문이다.
- 침실이나 화장실에는 철야등을 켜놓는다.
- 색상 인식력 저하에 대처하기 위해 밝은 색상을 사용하고 푸른색이나 초록색 계통의 색상 사용은 피한다. 푸른색과 초록색이 유사한 색상으로 보여 색상 식별력이 저하되기 때문이다.
- 조절 능력의 저하에 따른 시력 교정을 위해 안경이나 콘택트렌즈를 착용해야 한다.

백내장

노인성 백내장은 수정체의 단백성분의 변화에 의해 나타나며 주로 양안에 나타나지만 질병의 진행 정도는 서로 다르다. 백내장은 노령, 과도한 햇볕 노출 및 흡연에서 발생 가능성이 높고 포도막염, 녹내장, 망막박리 등의 안질환은 물론 당뇨 및 저칼슘혈증의 합병증으로 나타날 수 있다. corticosteroids, phenothiazines 및 ergot 등의 약물 투약이나 dinitriphenol 및 naphthalene 등의 화학 물질도 발병 원인이 되고 있다.

주요 증상은 시력의 점진적 저하, 독서 시력저하, 눈부심, 밝은 햇빛 아래서의 시력저하 등이 있지만 약간 어두운 곳에서는 오히려 시력이 좋아지기도 한다. 눈부심은 수정체의 불투명도 증가와 함께 심해지는데 광선이 굴절 경로를 통과하면서 불투명 영역을 만나면 그 지점에서 광선이 산란되기 때문에 눈부심에 매우 예민해진다. 점차로 외관상 눈동자가 뿌옇게 되거나 회색으로 변화된다.

명확하고 선명하게 보기 위해서는 강한 빛이 필요 하지만 백내장의 경우 강한 빛에 동반되는 눈부심 현상 때문에 과도하게 강렬한 빛을 피해야 하는 어려움이 있다. 노화에 다른 수정체의 불투명도 증가는 야간에 이루어지는 사회활동을 방해할 수 있다. 특히 노인이 야간 운전을 할 때 반대편 차선에서 마주 오는 자동차의 상향 전조등(high beam headlights)에 대한 눈부심으로 아무 것도 볼 수 없는 현상이 나타날 수 있으므로 야간 운전을 피하는 것이 안전하다.

백내장이 나타난 수정체는 외과적으로 절제하며 수술을 받지 않을 경우 수정체 전체에 불투명 물질이 나타나면서 실명을 하게 된다. 백내장 수술에는 낭내적출술과 낭외적출술의 두 가지 종류가 있으며, 대개 시력이 20/50 이하로 저하될 때 외래 수술실에서 부분 마취하에 수술을 한다. 수술 전에는 조명을 밝게 해주어 안전한 환경을 제공하며 백내장 수술과 관련된 모든 절차와 검사 등에 대해 설명해 준다. 양측 안의 백내장 수술을 동시에 하 경우 수술과 관련한 감염증이 양측 안에 나타날 위험성이 있기 때문에 한쪽 눈의 백내장 수술 후 또 다른 눈의 백내장 수술은 대개 2달 정도의 시간적 간격을 두고 하게 된다.

수술 후에는 수술안에 안대를 착용해 주며 대개 수술 다음 날 의사가 안대를 제거하며, 수술 후 2주 정도 항생 점안제를 사용한다. 수술 후 2-3주 동안 허리를 굽히거나, 무거운 물체를 들어 올리는 등의 안압 상승이 될 수 있는 행위는 피해야 한다. 수술 후 부부 관계도 안압을 상승시킬 수 있으므로 의사와 상의하도록 한다. 밤 동안의 수면은 물론 낮잠을 잘 때에 수술안의 안대를 착용하면 주변의 가구 및 벽에 부딪히거나 손 등에 의한 충격으로 수술안이 손상을 받지 않도록 예방해 줄 수 있다. 안대 착용은 걷거나 움직일 때에 깊이 감각에 대한 인식 장애를 초래하여 헛발질을 하거나 넘어져 낙상에 대한 위험성을 높이므로 각별한 주의가 필요하다.

녹내장

녹내장은 모양체와 홍채에서 분비되어 공막 정맥동으로 배액되는 안방수의 순환 배액로가 폐쇄되어 내안압이 올라가는 안방수 순환 배액 장애 현상이다. 안방수 축적에 의한 안압이 21 mmHg 이상으로 상승하면 시신경 유두에 비가역적인 손상을 주고 말초 시야를 상실하여 실명의 위험성이 매우 높다. 안압 측정으로 녹내장의 초기 진단이 용이한데 일반적으로 안압 측정은 40세 이후부터 2년에 1회 정도 권장하지만 녹내장의 가족력이 있는 경우 35세 이상에서 1년에 1회 정도 정규적으로 안압을 측정하는 것이 좋다.

광우각형 녹내장의 경우 서서히 잠행적으로 안압이 상승되며 초기에는 별다른 증상이 나타나지 않지만 후기에는 아침에 둔한 두통, 경한 안통, 말초시력 장애, 전구 주변의 후광

(halos) 출현, 야간 시력저하 등이 나타난다. 안압저하를 유도하는 약물 점적을 통해 어느 정도 안압 조절이 가능하므로 실명을 예방하기 위해 치료계획을 잘 이행하도록 노인을 격려해 준다.

광우각형 녹내장의 약물 치료는 안방수의 생산을 감소시켜 안압을 저하시키는 데에 있으며 timorol 및 betaxolol과 같은 β-blocker가 이용되나 이러나 약물은 천식 및 서맥이 있는 경우에는 신중하게 사용해야 한다. 동공 이완, 방수생산 저하 및 방수 배액 증진을 위한 epinephrine, 방수의 배액을 증진시키기 위해 pilocarpine과 같은 축동제 등이 사용된다. 약물에 의한 안압 조절에 실패할 경우 섬유주 성형술(trabeculoplasty) 또는 홍채 절제술 등의 외과적 수술을 해야 한다.

시력을 보존하기 위해서는 안압을 저하시키고 시신경 유두의 손상을 막기 위해 점안제의 처방 지침을 철저하게 지키는 것이 중요하다는 내용의 교육에 초점을 두어야 한다. 갑작스런 통증이나 시력저하 등의 시력 변화가 나타나면 지체 없이 의사를 방문하도록 교육한다. 보통 40-45세에 시작된 녹내장을 치료하지 않을 경우 60-65세에 완전히 실명을 하게 된다. 안압 조절에 실패하여 완전히 시력을 상실하게 되면 안압상승에 의한 안통이 심한 경우 이외에는 안압조절을 위한 점안제를 더 이상 사용할 필요는 없다.

안구건조증

안구건조증(dry eye)은 누선의 기능 저하로 나타나며 원인은 노령 외에도, 항고혈압제, 항히스타민제, 부교감 신경 차단제(anticholinergics) 및 교감신경 차단제와 같은 약물 투약 등이다. 주요 증상은 안구가 건조하여 눈이 뻑뻑해지며 눈에 감염증이 나타나기 쉽다. 치료는 안구를 부드럽게 하기 위해 인공 누액을 점적한다. 인공 누액을 점적하지 않을 경우 눈이 건조해지며 감염증에 걸리기 쉽고, 눈을 비빌 경우 각막에 손상을 줄 수 있다. 눈에서 분비물이 나오거나 감염증의 증상이 나타나면 지체 없이 의사를 방문하도록 한다.

안부 대상포진

대상포진(herpes zoster ophthalmicus)은 수두(chickenpox)를 일으키는 varicellar zoster virus에 의해 발생되며 피부에 분포하는 척수 후근의 말초 신경절 및 눈과 귀의 신경에 나타나는 국소적인 급성 염증이다. varicellar zoster virus에의 노출은 출생과 더불어 시작되나 나이가 증가되어 감에 따라 축적된다. 노화에 의한 면역체계의 약화로 노인에게 이환율이 높으며 50세 이상에서 주로 발생하며 한번 발병 후 거의 재발되지 않으나 시신경 손상으로 시력 문제를 초래할 수 있다. 삼차신경(trigeminal nerve)은 시신경, 상악신경과 하악신경으로 분지되어 말초기관에 분포하는데 대상포진이 진행되면서 삼차신경의 시신경 가지

(opthalmic branch)에 염증이 일어나면 영구적인 실명을 초래한다.

주요 증상은 피로감, 고열, 두통 및 안구 주변의 쓰라림과 가려움증이 나타나며 각막염, 결막염, 전포도막염 및 안압 상승이 동반된다. 치료는 경구용 항 바이러스 제제인 acyclovir를 10일 정도 투약한다.

2. 청력

청력장애가 외관상 알려지지 않아 소홀해 질 수 있지만 사실상 개인적 삶의 질에 커다란 영향을 미친다. 청력장애는 삶의 즐거움을 감소시키고, 타인과의 상호작용을 저하시키며 집 밖으로의 외출이나 여행을 막아 인간의 기본적인 행동 영역을 제한하게 된다. 65세 이상의 노인중 28~55%가 어느 정도의 청력장애를 경험하며 80세 이상의 노인 중 66% 또한 시설 기관에 입원한 노인의 90%가 청력장애를 가지고 있다는 보고도 있다.

노화에 관련된 청력 변화

노인에게 나타나는 청력상실을 노인성 난청(presbycusis)이라고 하는데 노인성 난청은 노화와 관련하여 초기에는 고음의 감응도가 저하되나 점차 중음과 저음의 감응도가 저하되며 서서히 점진적으로, 양측성으로 나타나는 청력장애 현상이다.

청력장애가 있는 경우 타인과의 대화 중 당황하거나 부적절한 반응을 보이며, 언어적 의사소통이 필요한 대인관계를 피하고 낯설고 서투른 지역을 두려워하므로 집밖으로 나가는 모험을 피하게 된다. 청력장애는 사회적 격리를 초래함은 물론 환경내 자극에 대해 오해를 불러일으키기도 한다.

간호사정

청력장애 진단에서 중요한 것은 병력 청취인데 병력 청취를 통해 외이도의 귀지 축적, 귀의 통증, 단어 인식 정도, 의사소통시의 부적절한 반응, 이명과 현훈은 물론 청력상실이 나타난 시기를 파악할 수 있다. 음차*(tuning fork), 초시계(watch tick)와 호루라기 등을 이용하여 청력을 사정하고 환경내의 기능적 사정을 통해서 청력장애를 사정할 수 있다.

*weber test – 진동하는 음차를 이마, 비강 또는 치아에 댄 후 어느 귀에서 청음 되는가를 평가하는데 전도성 난청에서는 청음도나 감음성 난청에서는 청음 되지 않는다.

rinne test – 골전도검사는 음차를 유양돌기부에, 공기전도 검사는 음차를 귀에서 2인치 정도 떨어진 곳에 놓고 청음을 평가한다. 공기 전도가 골전도에 비해 2배정도 길고 크게 청음되면 정상이며, 골전도가 공기전도에 비해 2배정도 길고 크게 청음되면 전도장애를 의미한다.

간호사는 노인이 대화 중 같은 내용을 반복하여 이야기해 주도록 요구하거나, 이야기 내용을 잘 듣기 위해 오른쪽 또는 왼쪽으로 머리를 움직이거나, 철회(withdrawal)가 나타나거나, 대화 시에 부적절한 반응이 있는지와 라디오나 TV의 음량을 최대한으로 올리는 등의 청력장애 단서가 있는가를 관찰한다. 또한 과거 중이염을 앓았거나 귀에서 분비물이 흐른 적이 있었는지, 환경적 소음에 장기간 노출 여부, 빈번한 상기도 감염, 귀의 외과적 수술, 고음과 저음 청취에 차이가 있는가? 등도 사정한다. 노인의 청력 변화를 노인 또는 가족이나 친구 중 누가 처음으로 알게 되었는가도 파악한다.

다음은 청력상태의 파악에 이용될 수 있는 방법들이다.

· 뒤에 서서 손뼉을 크게 쳐보고 이와 같은 갑작스런 소리에 반응하는가를 관찰한다.
· 청음인식에 어려움이 있는 것으로 알려진 자음으로 구성된 단어를 고음으로 들려준 후 따라서 반복하도록 한다.
· 대화 중 상대방의 입술을 읽어 의사소통에 이용하고 있는가를 관찰한다.
· 단어를 잘못 이해하고 있는가를 관찰한다.
· 질문을 던지고 질문에 대해 적절히 반응하는가를 경청한다.
· 철회 행동이 있는가를 관찰한다.
· 초시계의 소리를 양쪽 귀에서 모두 들을 수 있는가를 관찰하라.
  초시계의 소리를 어느 정도의 거리에서 들을 수 있는가를 주목하라.

청력장애는 개인에 따라 매우 다양한데 청력인식 저하, 이명, 귀의 통증 고주파음의 청력장애, 철회, 불안, 대화시의 부적절성 등의 임상적 증상이 있다. 청력상실의 원인에 관계없이 노인은 청력상실에 대해 분노, 좌절과 철회와 같은 반응을 보이며 특히 사회적 활동에 참여하지 못하면 자아 존중감(self-esteem, self worth)이 저하되어 분노, 좌절과 철회가 심하게 나타날 수 있다. 청력상실이 일상생활활동에 영향을 미치게 되면 청력상실에 대한 반응이 더욱 증폭되므로 청력장애 노인의 가족과 간호사는 청력장애가 인간에게 부여하는 고통과 좌절의 의미를 이해할 수 있어야 한다.

청력장애가 일상생활활동에 미치는 영향에는 집단 활동에 참여하기를 거부하며, 말한 것에 대한 반응이 없고, 교회 출석이 적어지며 TV나 라디오의 음량을 지나치게 크게 올리고, 가까이 접근하는 자동차 소리와 같은 임박한 위험에 대한 반응이 느리거나 또는 치료 지침의 불이행 등이 있다. 청력장애의 조기 진단과 재활요법으로 청력저하를 예방하여 노인의 자존감을 증진시키고, 사회적 활동에의 참여를 증진시킬 수 있다.

보청기의 사용은 의사소통을 용이하게 해주고, 외로움과 사회적 격리감을 감소시키고 자아 조절감을 증진시킬 수 있도록 도와준다. 보청기가 전도성 청력장애의 완화에는 도움이 되나 신경성 청력장애에는 도움이 되지 않는다. 음량을 크게 하면 청력 인식이 좋아지는 경우 보청기 사용으로 많은 도움을 받을 수 있다. 노인이 TV 광고, 신문과 라디오 광고, 친구와 가족으로부터 보청기에 대한 다양한 정보를 얻을 수 있지만 보다 상세하고 정확한 정보를 제공할 수 있는 전문가와 상담을 하는 것이 필요하다. 다양한 형태의 보청기가 시판되고 있지만 노인 개개인의 보청기 작동 능력에 따라 적절한 형태의 보청기를 선택한다. 보청기 사용에서 고려해야 할 사항은 음량 조절을 위해 오른손잡이(dexterity) 여부와 조절 단추를 볼 수 있는 시력이다. 현재 시판하는 보청기는 귀속에 집어넣는 형(in-the ear-type), body-type과 귀뒤에 거는 형(postauricular)이 있다. in-the ear-type은 음량 조절기가 매우 작으나 postauricular type과 body type은 음량 조절기가 비교적 크기 때문에 쉽게 음량 조절을 할 수 있는 장점이 있다. 각 보청기의 장단점을 자세히 설명하고 노인의 기호에 따라 선택할 수 있도록 도와준다.

보청기가 단순히 확성기의 역할을 하므로 대화 중 말소리를 크게 증폭시켜주지만 동시에 주변 소음도 크게 증폭시킨다는 문제점도 있다. 주변의 소음이 너무 증폭되어 대화 내용의 이해가 어렵거나 고막에 압력을 줄 경우 통증이 나타날 수도 있다. 보청기를 구매하기 전 충분한 시간을 가지고 검토하도록 도와준다. 정상적 청력을 지녔던 사람이 청력 장애를 경험하는 것은 한 개인의 생물학적, 정신적, 사회적면에 총체적으로 손상을 주는 대단히 고통스럽고 가공스런 변화이다.

간호중재

청력저하 노인에 대한 일반적 간호중재는 다음과 같다.

- 고음의 소리를 내게 되는 소리 지르기는 피한다.
- 상대방과 마주보면서 말한다.
- 천천히 그리고 또박또박 말한다.
- 상대방 뒤에서 말을 하는 경우 상대방의 주의 집중을 위해 우선 접촉을 사용한다.
- 단순하고 간단한 문장을 사용한다.
- 소리의 높이를 낮춘다.
- 얼굴 표정과 같은 비언어적 의사소통에도 주목한다.

노인성 난청

노인에게 나타나는 청력상실을 노인성 난청(presbycusis)이라고 하는데 노인성 난청은 노화와 관련하여 초기에는 고음의 감응도가 저하되나 점차 중음과 저음의 감응도가 저하되며 서서히, 점진적으로, 양측성으로 나타나는 신경성 청력장애 현상이지만 전도성 장애에 의한 경우도 있다.

노인성 난청의 원인이 명쾌하게 밝혀지지 못했지만 고콜레스테롤 식이, 유전적 요인, 소음에의 노출, 고혈압, 정서적인 스트레스, 동맥경화증과 관련이 있는 것으로 알려져 있다. 노화에 의한 신경성 난청은 내이와 신경(청신경 또는 뇌간)이 적절히 기능하지 못할 때 나타나나 전도성 난청의 원인은 중이의 이소골, 내이의 와우골과 유양돌기의 경화와 관련된 것으로 추측되고 있다.

노인성 난청의 초기에는 고음의 자음에 대한 청음 장애가 나타나며 이러한 변화는 대개 서서히 점진적으로 나타난다. 청력장애가 느린 속도로 진행되기 때문에 청력장애가 나타나는 초기에 별다른 치료 방법을 찾지 않게 된다. 그러나 청력장애를 초기에 확인하고 적절한 치료방법을 시도하면 치료 가능성이 높아지므로 청력장애의 조기 진단은 매우 중요하다. 대개 청력 장애가 느린 속도로 서서히 진행되므로 청력장애가 있는 노인은 청력의 변화를 잘 인식하지 못하나 친구나 가족이 먼저 알게 되는 경우도 있다. 노인에게 나타나는 청력 문제는 음량(volume of sound)의 파악이 어렵고, 고음의 특정 자음(스, 즈, 트, 프)을 듣지 못한다는 점이다.

귀지 매복(cerumen impaction)

귀지 매복이 노인에게 청력장애를 가져올 수 있지만 지나치기 쉽다. 귀지는 외이도의 외측 2/3 부위에 걸쳐 분포하는 이도선의 분비물에 의해 만들어진다. 귀지는 외부의 먼지 입자가 외이도를 타고 고막에 도달하여 고막을 자극하는 것을 막아주는 역할을 한다. 그러나 노인의 경우 귀지에 케라틴 성분이 증가하여 귀지가 단단해지고 외이도를 폐쇄하여 청력을 저하시키기도 한다.

주요 증상은 청력 저하와 함께 귀가 가득 찬 듯 한 느낌이 들며 외이도가 막혀 있는 것을 육안으로 확인할 수 있다. 매복된 귀지를 제거하는 것이 필요하나 외이도의 피부가 약하여 상처가 나기 쉬우므로 귀이개의 사용은 피하는 것이 좋다. 귀지 연화액을 3일-7일 정도 사용 후 외이도를 세척하기도 한다. 그러나 고막의 파열이나 천공이 있으면 외이도의 세척은 금기 사항이다.

3. 신체적 접촉(touch)

Weiss는 접촉이란 "어느 한 사람에 의해 일방적으로 시작되는 신체간의 인접으로 인접에 참여한 두 사람에 의해 인접이 중단 되므로써 종료" 되는 것으로 정의하고 있다. 접촉은 단순히 피부와 피부간의 인접 이상의 다차원적인 상황을 내포하고 있는데 흔히 기쁨, 안심과 편안감을 표현하는 현상으로 서술하기도 한다.

접촉이란 상대방에 대한 민감도를 포함하고 있는 효과적인 의사소통 수단이며 접촉의 다양한 형태가 다양한 의미를 내포하고 있다. 간호사는 일상적 간호 업무 중에 타인과 친밀감을 나누는 접촉을 적절히 활용하여야 한다.

노화와 신체적 접촉

접촉 요구는 인생 전체를 통해 계속되며 나이가 증가하면서 요구도가 증가된다. 많은 노인들은 이미 부모, 친지, 친구와 같은 사랑하는 사람을 상실한 경험이 있고, 과거의 매력적이고 아름다웠던 외모가 떠난 상태이며, 주변 사람들과 신체적 접촉이 빈번하지 않기 때문에 오히려 접촉과 촉각에 대해 관심이 더 많은 경향이 있다.

노화과정으로 나타나는 피부의 변화는 피부의 수분 함유량이 감소되고, 표피가 얇아지고, 피부결의 융기부(ridge)가 편평해지고, 피부 두께가 감소하고 특히 손가락 부분의 신경 말단부가 감소한다. 노화에 의한 피부 변화는 환경에 대한 물리적 반응은 물론 간호사로부터 받게 되는 접촉에 대한 반응에도 영향을 미친다. 피부 노화를 가져오는 중요한 원인은 햇볕에의 만성적 노출이며, 햇볕에의 노출 예방은 젊어서부터 시작해야 한다.

신체적 접촉의 기능

접촉은 정신적, 신체적 고통을 덜어주거나 또는 감각적 자극을 주기 위한 수단으로 이용될 수 있다. 피부 자극은 endorphin*의 생산을 자극하며 endorphin이 통증을 감소시키는 것으로 알려져 있다. 접촉으로서의 등마사지에 이용하는 경타법(slow-stroke)은 생리적 효과는 물론 심리적 효과도 있다. 경타법은 말초부의 순환을 자극하고 긴장을 풀어주고 정온제, 진정제 또는 진통제의 사용 없이도 진정과 진통의 효과를 얻을 수 있다. 일부 학자들은 사회적으로 격리되어 있거나 외롭고 자존감이 저하되어 있는 사람일수록 접촉에 대한 요구가 많다는 주장을 하기도 한다.

* Endorphin : Endorphin은 *endogenous*와 *morphine*의 두 단어가 합쳐진 것으로 중추신경계의 신경 연접부(neural synapse)에서 분비되며 통증의 역치를 증가시키고, 진정과 다행감(euphoria)을 가져오는 것으로 알려져 있다.

물론 남성과 여성의 접촉 역할에 대한 시각이 크게 다르다. 일부 문화권에서 여성은 남성에 비해 신체적 접촉을 할 기회가 더 많으며 Eskimos, Hispanics, 불란서인과 유태인들이 타인과의 상호작용에서 보다 빈번한 접촉을 사용한다고 한다. 접촉이 감정이입적인 의미가 적은 문화권도 있으며, 우정과 우의를 나누는 수단으로 악수를 이용하는 문화권도 있지만 어떤 문화권에서는 포옹을 주로 이용하는 등 매우 다양하다. 악수와 포옹 모두가 접촉을 사용하며 돌봄과 관심을 표현한다. 접촉은 노인에게 사용할 수 있는 효과적인 간호 중재 방법 중의 하나이지만 간호중재로서 접촉을 이용하는 경우 접촉에 관련된 문화적 규범을 따라야 한다. 건강관리 환경에서도 여성은 남성에 비해 보다 많은 접촉을 사용하도록 허용 받지만 장소와 때에 따라 접촉을 어떻게 간호중재로 이용하는 것이 바람직한가를 고려해야 한다. 간호사는 간호소비자에게 사용하는 접촉이 긍정적인 간호중재로 인식되고 있는가를 사정해야 한다.

신체적 접촉 영역과 치료적 접촉

신체적 접촉에 있어서 감각 또는 친밀 영역을 애무 영역(생식기), 감수 영역(얼굴, 목, 몸의 앞부분), 동의 영역(입, 손목, 발)과 사회적 영역(손, 팔, 어깨와 등)의 4대 영역으로 나눈다. 간호제공을 위해 건강소비자의 개인적 공간으로 들어갈 때 4대 감각 영역을 고려해야 한다. 개인적 공간이란 눈에 보이지는 않으나 인체를 둘러싸는 기포와 같은 공간으로 간호사는 건강소비자의 개인적 공간에서 간호 수행을 하게 된다. 접촉에 대한 의미는 환자에 따라 매우 다양하여 접촉이 항상 모든 사람에게 긍정적인 의미를 지니고 있는 것은 아니다. 접촉은 상호작용에 참여하고 있는 사람들과 상황에 따라 의미가 달라진다.

삶에 대한 간호사의 생애 경험과 가치가 치료적 접촉 사용에 영향을 미친다. 신체적 학대를 포함하여 접촉에 대한 부정적 경험을 했거나 접촉을 거의 경험하지 못했던 간호사는 접촉에 대해 긍정적인 경험을 했던 간호사와 접촉의 치료적 사용에 있어서 다른 시각을 가지게 된다. 간호사의 접촉 형태는 자신의 가족, 문화, 간호 교육과 근무 환경 내에서 학습된다. 접촉의 사용은 간호사와 건강소비자 모두에게 편안감을 느낄 수 있을 때 이루어져야 한다.

접촉 사용에서 고려해야 할 요소는 접촉의 강도 즉 접촉 시에 피부 표면에 가해지는 압력의 정도이다. 예를 들면 출혈시 지혈을 유도하기 위한 위기 상황에서는 “deep pressure”, 팔을 움직이지 못하게 하는 것과 같은 신체적 억제에서는 “strong or moderate pressure”, 간호사가 타인의 관심이나 주의를 끌기 위해 어깨에 손을 놓을 때에는 “light pressure”가 이용된다. 접촉의 강도는 접촉의 제공자와 수용자에게 나름대로의 의미를 가지고 있다.

노인에게는 접촉 감각이 저하되어 있으므로 접촉에 대한 노인의 반응을 유도하기 위해서 보다 강도 높은 접촉이 필요하다. 청력이나 시력 등의 감각기능 장애가 있는 노인의 경우 접촉 감각이 의사소통의 유일한 수단이기 때문에 접촉 자극에 대한 요구가 더 많아진다.

"그러나 입원환자를 대상으로 연구에서 최소한의 접촉을 받은 집단이 노인 집단이었다는 보고가 있다. 즉 간호사들이 노인과의 접촉을 피하고 있다는 사실이다."

간호사들이 사정해야 할 중요한 부분은 노인들의 접촉 결핍 여부이다. 인생 전체를 통해 접촉은 타인에 대한 정서적이고 감각적인 정보를 제공해 준다.

접촉지각에 대한 간호사정과 간호중재

본래 피부는 몸에 꼭 맞는 외투처럼 인체를 감싸주지만 70~80대에 이르면 피부가 몸에 꼭 맞는 외투라기보다는 늘어지고 처지는 현상을 신체의 여러 곳에서 볼 수 있다. 간호사는 피부 색깔, 피부결, 건조 상태, 낙설 상태, 각질화 상태, 탄력상태, 냉온 반응, 통각의 예민성, 동전이나 다른 물건을 다루는 능력을 사정한다. 탄력 상태는 손등의 피부를 살짝 꼬집어 들어 올렸다가 놓은 후 원래의 상태로 회복되는 데에 소요되는 시간을 관찰한다. 촉각 반응은 면봉을 사용하여 팔, 다리와 손의 다양한 지점들을 접촉하면서 나타나는 반응을 사정한다. 통각의 예민성은 바늘 끝으로 전박의 피부를 살짝 찔러본 후 다시 바늘의 머리쪽 끝으로 눌러본다.

중요하고 의미있는 가족, 친지 그리고 친구의 상실 여부를 확인한다. 의미있는 타인의 상실은 접촉 요구가 증가되지만 접촉 요구를 만족시키기가 어렵고, 접촉 요구의 상실은 행동 변화와 함께 비정상적으로 신체적 접촉에의 집착을 초래할 수도 있다. 타인과의 접촉이 결핍된 노인은 다양한 접촉을 통하여 편안감을 얻고자 하기 때문이다.

시력장애와 청력장애와 같은 감각장애 노인에게는 접촉이 특히 중요한데 감각장애 노인에게는 접촉이 환경과의 교류를 유지하는 중요한 수단이기 때문이다.

"예를 들면 계단의 난간이나 가구의 어느 한 부분을 잡는 것"은 노인으로 하여금 주변 환경을 인식할 수 있도록 도와주고 독립성의 유지를 도와줄 수 있기 때문이다.

"Burnside는 접촉이란 이야기(talking)하는 것"이라고 서술했다.

"노인 집단과 함께 지내면서 손이나 등을 다독거려 준다거나(patting) 손이나 뺨에 가벼운 뽀뽀를 해주면 노인들이 접촉 자극에 긍정적으로 반응하고 있음"을 관찰했다. Grave는 어린 동물들이 어미 동물이나 한 배에서 태어난 다른 새끼 동물들과 서로 끌어 안거나 기대는 것을 관찰하며 접촉이 신체와 행동 발달에 중요한 조건이 되고 있다는 결론을 내리며 인간에게 피부와 접촉의 중요성을 강조한 Montague의 보고를 지지해 주고 있다. "Montague는 흔들림 또는 진동(rocking)이 피부를 자극하며 노인이 이러한 진동을 통해 편안감을 얻고 있음"을 보고했다.

노인이 편안감을 느낄 수 있는 간단한 흔들림 또는 진동 활동을 이용할 수 있는 환경이 된다면 흔들의자의 사용을 적극적으로 격려한다. 신체적 접촉의 결핍은 "skin hunger" 또는 "타인과의 신체적 접촉에 대한 강한 요구"를 초래할 수 있으므로 간호사는 간호대상자가 보여주는 접촉 반응을 의식해야 한다.

"예를 들면 타인과 가까운 거리에 있는 것을 피하거나, 타인과의 접촉을 피하고 누군가가 자신의 영역으로 들어오는 것을 꺼려하는 반응이다."

신체의 긴장도는 접촉을 좋아하는지 또는 싫어하는지의 지표가 되는데 접촉에 대한 긍정적 단서는 악수나 포옹을 통해 접촉을 찾는 방법이다. 다음은 접촉 관련 간호중재 내용이다.

- 사용하려는 용액이나 액체가 따뜻한지 또는 차가운지를 사용하기 전에 미리 이야기해 준다.
- 필요하다면 지긋이 피부를 압박하는 접촉(firmer touch) 간호를 제공한다.
- 접촉에 대해 긍정적 반응을 보이면 손이나 팔을 꼭 잡거나 가벼운 포옹을 해준다.
- 접촉의 중요성과 접촉의 종류에 대해 가족 및 간호제공자에게 교육한다.
- 와상 환자에게는 욕창방지를 위해 1-2시간마다 체위변경을 해준다.
- 목욕시 비누 대체제를 사용하고 피부 건조를 예방하기 위해 주 4회 이상의 목욕은 피한다.

4. 미각

인생 전체를 통해 음식은 매우 중요한데 음식은 신체적 성장과 성숙은 물론 인간에게 기쁨과 자극을 주는 타인과의 상호작용에도 중요하다. 인간은 노화와 함께 음식에 대한 즐거움을 조금씩 상실하게 되며, 음식에 대한 즐거움의 상실은 삶에 있어서 커다란 기쁨 중의 하나를 상실하는 것과 같다.

노화에 의한 미각 변화

노화와 함께 미뢰의 전체적 수가 감소하며, 미뢰 자체의 기능 저하로 미각의 예민도가 저하된다. 흡연과 Vit D 결핍은 침샘의 분비를 저하시키고, 의치와 투약은 미각을 둔하게 한다. 미뢰는 삶의 전 과정을 통해 재생되지만 노화와 함께 단맛, 신맛, 짠맛과 쓴맛에 대해 예민도가 저하되며 이러한 변화는 개인에 따라 다양하다.

미각과 후각의 변화가 환경에 대한 반응에 크게 영향을 미치지는 않지만 미각과 후각의 인지는 위험한 상황은 물론 즐길 수 있는 상황에 대한 반응도 도와준다. 예를 들어 미각과 후각이 저하되면 상한 음식을 식별하지 못하여 부패한 음식을 섭취할 수 있다. 인간의 모든 감각은 환경에 대한 반응의 인식에 중요한 역할을 하며 일상생활에서의 복잡하고 다양한 변화에 적응할 수 있도록 도와준다.

미각 변화에 대한 간호 사정

미각 변화를 사정하기 위해 간호 대상자의 구강을 관찰하고 입술의 색깔과 수분 보유 상태를 관찰한다. 또한 혀의 색깔 및 외막 상태, 치아 상태, 의치 상태, 치은의 색깔·퇴축·출혈 여부, 타액량, 구강 점막의 색깔·습도 및 병변 여부 또는 구취증이 있는가를 관찰한다. 단맛, 짠맛, 신맛과 쓴맛을 모두 낼 수 있는 용액을 이용하여 미각 예민도를 사정하는데 흔히 설탕물, 레몬 쥬스, 생리식염수와 quinine 등을 이용한다. 각각의 용액에 면봉을 적신 후 면봉 끝을 혀의 양쪽 가장자리, 전방부와 후방부에 대주며 미각 반응을 관찰한다. 물로 구강 내부를 깨끗이 헹구어 낸 후 다른 맛을 내는 용액을 면봉에 적셔 앞서 했던 방법과 동일한 방법으로 2~3분간의 간격을 두고 검사한다.

생애 전 과정을 통해 특정한 맛과 맛의 농도에 대한 선호도가 변화하는데 예를 들면 노인이 단맛 또는 짠맛이 보다 강한 것을 좋아하는 경우가 많다. 노화와 함께 미각이 변화하여도 젊었던 시절에 좋아했던 음식을 계속하여 선호하는 경향이 있다. 많은 노인들은 다량의 탄수화물을 섭취하는데 단맛에 대한 미각을 유지하고 있으며 탄수화물은 씹기도 편하고, 소화도 잘되며, 가격도 저렴하기 때문에 노인의 영양 유지에 있어서 매우 중요한 식품이다. 식욕에 영향을 미칠 수 있는 약물투약의 사정이 필요하며, 투약하는 약물, 투약 용량, 투약 스케줄, 투약 기간에 대한 자료 수집을 한다.

미각 변화에 대한 간호 중재

미각 변화는 서서히 나타나는데 노인이 음식에 설탕, 소금 또는 다른 양념들을 다량으로 사용하는 경우를 종종 볼 수 있다. 노인은 과거에 비해 음식의 맛이 없고 식욕이 없다는 불평을 하기도 한다. 노인에게 식사시간이 보다 즐거운 시간이 되도록 하기 위해 다양한 재료와 다양한 색깔을 이용한 음식을 준비해야 한다. 예를 들면 음식에 산뜻한 색을 내기 위해 당근, 완두콩, 오이 또는 호박 등을 이용하며 파, 마늘과 후추와 같은 양념을 많이 사용할 수도 있다.

혀에 태설이 끼어있으면(coated tongue) 혀의 유두에 위치해 있는 미뢰의 기능을 저하시키고, 의치와 관련되어 구강위생 상태가 좋지 않을 경우 입에서 냄새가 나는 구취증은 미각을 저하시키게 된다. 후각과 미각은 서로 관계가 깊으며 미각 및 후각이 저하되면 식욕이 저하되므로 구취증이 있는 경우 식욕이 저하될 수 있다.

식사 시간이 즐거우면 음식의 맛을 더 좋게 느끼며 가정에서는 물론 시설기관에서도 식사 시간이 즐겁다면 음식을 더 많이 먹게 된다. 대부분의 노인이 자신에게 익숙하고 편안한 좌석에서 식사하기를 원한다. 음식에 대한 미각적 기쁨을 느끼고, 주변 환경이 안정되고, 음식이 충분하다는 느낌이 들 때 노인은 안전감을 느끼게 된다. 노인이 식사 시간을 갈등의 시간이 아니라 의사소통과 즐거움을 나누는 좋은 시간으로 기억하고 있다면 그때 먹었던 음식은 맛이 있었던 것으로 항상 기억될 수 있다.

References

가톨릭 중앙의료원(1995). 원내 상용의약품 편람.

임상약리학. 청구문화사. 범진필(2002).

Bernardi L (1985). Effective communication as an intervention for sensory deprivation in the eldery client. Topics in Clinical Nursing, 20(1):72.

Black JM, Hawks JH, Keene AM (2001). Medical-Surgical Nursing. Saunders.

Cahill M (1996). Mastering Geriatric Care. Springhouse Corporation, Springhouse, Pennsylvania.

Christian E, Dluhy N and Oneill R (1989). Sounds of silence : Coping with hearing loss. Journal of Gerontological Nursing, 15:4.

Estabrooks CA and Morse JM (1992). Toward a theory of touch : The touching process and acquiring a touching style. J Adv Nurs 17:448.

Fakouri C and Jones P (1989). Relaxation rx : Slow stroke back rub. Journal of Gerontological Nursing 13:32

Hazzard WR, Blass JP, Halter JB, Ouslander JG & Tinetti M(2003). Principles of Geriatric Medicine and Gerontology. McGraw-Hill Professional. 5th edition.

Kane RL. Ouslander JG. Abrass IB. ,Kane R, Ouslander J, Abrass I (2003). Essentials of Clinical Geriatrics. McGraw-Hill Professional. 5th edition.

Knapp M (1989). A rose is still a rose. Geriatr Nurs 10:290.

Newman D (1990). Assessment of hearing loss in elderly people : The feasibility of a nurse administered screening test. J Adv Nurs 15:400.

Palumbo M (1990). Hearing access 2000 : Increasing awareness of the hearing impaired. Journal of Gerontological Nursing 16:26.

Reuben DB, Herr K, Pacala JT, Potter JF, Semla TP & Small GW(2001). Geriatrics at your fingertips. Reed Elsevier Company.

Roussel LA (1995). The Neurological System and its problems in the elderly. In Stanley M and Beare PG : Gerontological Nursing , F. A. Davis Company, Philadelphia . P174-188.

Schiffman SS (1983). Taste and smell in disease. N Engl J. Med 308:1275.

Stanley M, Beare PG (1999) Gerontological Nursing, F. A. Davis Company, Philadelphia.

Stanley M, Beare PG, (1995) Gerontological Nursing, F. A. Davis Company, Philadelphia.161-173.

Vortherms RC (1991). Clinically improving communication through touch. Journal of Gerontological Nursing 17:6.

Weiss S (1992). Measurement of the sensory qualities in tactile interaction. Nurs Res 41:82.

제6장
외피계의 노화

피부는 성인 체중의 약 16%를 차지하며 표피, 진피와 피하(subcutis)로 구성되어 있다. 피부의 기능은 다양하며 피부의 존재는 인간의 생명유지에 중요하다. 피부의 감각기능은 환경적 습격과 상해로부터 인체를 보호해 주고, 손상을 입지 않은 피부는 세균이 인체 내부로 침입하는 것을 방지하고 면역학적으로 인체를 보호해 준다. 한편 피부는 배설, 분비, 흡수와 축적의 기능을 하며 사회적, 성적으로 타인과의 접촉기능을 하기도 한다. 노화와 함께 진피는 위축되며, 주름이 생기고 늘어진다.

외피계의 정상적 노화과정

각질층(stratum corneum)

표피의 외부인 각질층은 각질세포(corneocyte)로 구성되어 있으며, 나이가 증가함에 따라 각질 세포의 전체적 수와 세포층에는 변화가 없으나 세포 응집성(cellular cohesion)은 저하되며, 세포층의 재생에 소요되는 시간은 길어져 상처 회복에 소요되는 시간도 길어진다. 세포 재생력의 저하와 세포 응집성의 저하로 피부의 손상 가능성은 높아지고 상처 회복은 지연된다. 각질층의 수분 함유량은 저하되나 피부의 방수기능은 남아있어 외부로 부터 수분 공급이 되지 않으므로 피부는 거칠고 건조해진다. 거친 피부는 햇빛의 산란을 고르게 하지 못하여 건강한 젊은이의 피부에서 볼 수 있는 환한 기색을 볼 수 없다.

표피

노화에도 불구하고 표피의 두께는 거의 변화하지 않지만 세포의 재생이 지연되고, 기저 세포(basal cell)는 감소하고, 망상 융선(rete ridge)의 깊이와 수도 감소한다. 망상 융선은 기저 세포층에서 하방으로 진피를 향해 돌출된 표피로 구불구불한 곡선을 그리며 진피와 접하고 있다. 그러나 노화와 함께 망상 융선의 구불구불한 곡선이 편평해지면 표피와 진피의 접촉 면적이 감소하면서 표피와 진피가 쉽게 분리될 수 있다. 표피와 진피가 분리되면 피부의 손상 부위는 회복 과정이 지연되고, 감염에 쉽게 노출되며 접착성 테이프나 피부를 마찰시키는 물체에 의해 쉽게 수포가 생기기도 한다. 접착성 테이프 사용에 따른 피부의 손상을 예방하거나 최소화하기 위해 표피와 진피의 결합력 자체보다 결합력이 강한 접착성 테이프는 사용하지 않는다.

표피에는 각질 세포*(keratinocyte), 멜라닌 세포*(melanocyte)와 랑거한스 세포*(Langerhan's cell)의 세 가지 종류가 있는데 각질세포는 인체의 표면을 덮는 케라틴을 생산하며 케라틴은 경단백질로 방수 기능을 가지고 있다. 표피의 기저층에 있는 멜라닌 세포는 멜라닌(melanin)을 방출하며 랑거한스 세포는 면역반응에 관여하고 있다. 멜라닌 세포의 양에 따라 피부색이 다양해지며, 각질세포가 표피의 기저층으로부터 밀려오는 새로운 세포로 대치되는 데에 대개 4~6주 정도가 소요된다. 그러나 노인의 경우 표피가 완전히 새로운 세포로 대치되는 데에 8주 정도가 소요된다.

* 각질 세포(keratinocyte) - 피부의 외층을 구성, DNA합성 및 유사분열을 통해 각질세포를 생산한다. Keratin은 불용성, 섬유성 단백질로 인체를 병원성세균의 침입으로부터 보호, 인체의 수분상실을 예방하는 기능을 한다.
* 멜라닌 세포(melanocyte) - melanin색소 생산은 시상하부 호르몬의 영향을 받는다.
* 랑거한스 세포(Langerhans cell) - 피부에서의 항원 및 항체반응을 주도해 간다.

노화가 진행됨에 따라 멜라닌 세포의 전체적 수는 감소하고 멜라닌 세포의 정상적 기능도 저하된다. 머리카락은 회색으로 바뀌고 피부에 군데군데 색소 침착이 되는 노인성 반점이 나타나는데 이러한 색소 침착을 예방하기 위해 자외선에의 피부 노출을 피해야 한다. 노화에 따른 면역력 저하는 Langerhans 세포의 전체적 수가 감소하여 나타나는데 자외선에 오랫동안 노출될 때 Langerhans' cell이 파괴된다. 노인의 면역력 감소는 항원-항체 반응검사에서 항원에 대한 피부 반응이 감소되거나 피부 반응에 소요되는 시간을 지연시킬 수 있다.

노화된 피부에서 볼 수 있는 각질 세포의 구조적 무질서는 세포의 과도 성장과 같은 세포 증식율이 다양해지는 변화를 초래한다. 세포 증식률의 다양한 변화는 노인에게 신생물 질환, 지루성 각화증(seborrheic keratosis)과 늘어진 피부의 원인이 된다.

진피

진피는 표피의 아래쪽에 위치히며 두께는 0.5~3mm의 치밀결합조직이며 콜라겐(collagen)과 엘라스틴(elastin) 섬유로 구성되어 있다. 섬유아세포에서 생산되는 콜라겐은 은 피부에 긴장도를 주며 엘라스틴은 피부의 탄력성을 유지하도록 해준다. 진피에는 혈관, 임파관, 신경, 한선 및 모낭 등이 위치해 있는데 노화가 진행되면서 진피의 부피는 감소하고, 두께도 얇아지며 세포의 수도 감소한다. 노화에 의한 진피의 변화로 피부 질환 증상의 발현이 지연되거나 억제되며, 상처의 회복과 봉합은 지연되고, 온도 조절기능이 감소되고, 염증 반응도 감소하고, 국소적 도포 약제의 피부 흡수율은 저하된다.

탄력조직의 퇴화성 변화는 30세 정도 부터 시작되며 엘라스틴 섬유와 콜라겐 섬유는 점차로 분해되어 탄력성이 저하되므로 피부가 늘어지거나 주름이 잡히게 된다. 피부의 탄력성이 감소함에 따라 진피의 장력은 증가하여 피부가 압력이나 긴장을 받게 될 때 유연성을 잃게 되며 콜라겐의 조직 배열이 불규칙적으로 무질서해 질 때 피부의 긴장도는 떨어지게 된다.

노화와 함께 피부의 혈관 분포도 저하되는데 진피의 소혈관 분포가 감소함에 따라 말초부가 차가와지며, 피부는 창백해지며 체온 조절력을 잃게 되고 고체온 또는 저체온의 위험에 노출된다. 진피에 위치하는 섬유아세포*, 대식세포*와 비만세포*의 수도 적어진다.

* 섬유 아세포(fibroblast) : 연골 아세포, 콜라겐 아세포, 골아세포로 분화될 수 있는 미성숙 섬유 세포이며 결합조직으로 구성되어 있다.
* 대식세포(macrophage) : 혈관벽이나 소성 결합 조직에서 생성되는 단핵세포로부터 유래한 대형의 단핵성 식세포로 주로 세망 내피계를 구성하고 있다.
* 비만세포(mast cell) : 소성 결합조직을 구성하는 세포의 일종으로 비만세포의 과립에 포함되어 있는 heparin은 혈액의 응고를 지연시키고, 혈관의 투과성을 높여 염증반응과 알러지 반응과도 관계가 깊다.

피하

나이의 증가와 함께 피하조직이 얇아져 뼈 돌출부위를 싸고 있는 피부는 늘어지고 이완된다. 피하 지방층의 감소는 얼굴, 손, 발과 하지의 하퇴 특히 정강이에서 두드러지며, 피하 지방층의 감소로 외상에 약해지며, 피하 지방층이 얇아진 곳에 위치하는 정맥은 돌출 된다. 그러나 남성과 여성의 복부, 그리고 여성의 대퇴부에는 지방이 축적된다. 체지방의 재분포와 감소는 피부의 보호적 단열 기능을 저하시켜 저체온의 위험성을 증가시키고, 외상의 가능성을 증가시키며 외모를 변화시킨다.

부속기

피부 부속기에는 체모, 손톱과 발톱, 파시니 소체(pacinian corpuscles), 마이스너 소체(meissner corpuscles), 한선과 피지선 등이 모두 포함된다. 노화와 함께 모낭(hair follicle)이 감소하고, 두발의 두께는 얇아지고, 두발의 수가 감소되고 동시에 모발의 색깔이 회색으로 변한다. 그러나 여성의 경우 얼굴 특히 턱, 윗입술의 윗부분에 모낭의 수가 증가하여 체모가 많아지며, 남성의 경우 귀와 코의 체모가 많아지며 뻣뻣해진다.

노화가 진행되면서 손톱의 성장 속도는 지연되며, 다소 물러지며, 부서지기 쉽고, 윤기가 없어지며 쉽게 손상을 받는다. 손톱에는 세로의 줄과 융선(ridging)이 나타난다. 90세 노인은 30세 성인이 가지고 있는 마이스너 소체*와 파시니 소체*의 1/3정도만 가지고 있다. 마이스너 소체의 감소는 접촉 감각을 저하시켜 일상생활 중에 화상을 입을 위험이 많아지며, 파시니 소체의 감소는 압력 감각을 저하시켜 체위변경에 대한 인지요구가 감소하여 압박에 의한 조직의 괴사 즉 욕창의 위험성이 매우 높다.

노화와 함께 한선의 기능은 감소하고 한선의 수도 감소하여 발한 반응이 감소하며, 피부는 건조해지고 체온조절 기능도 변화된다. 노인의 경우 겨드랑이와 서혜부의 이출 분비선(apocrine glands)이 감소되어 암내(body oder)가 덜 나게 된다. 나이가 많아지면서 피지선의 크기는 커지지만 피지 생산은 40~50%가 감소하여 피부는 건조해 진다.

* 마이스너 소체(Meissner corpuscles) : 진피유두 속에 있는 결합조직으로 둘러싸인 타원형 촉각신경 종말기이다.
파시니 소체(Pacinian corpuscles) : 손바닥과 발바닥에서 볼 수 있으며 압력에 대한 감각기이다.

외피계의 병변

햇빛에 의한 피부 손상

햇빛에 의한 피부 변화는 자외선에 노출되는 얼굴, 목, 팔과 손의 피부에서 뚜렷하다. 자외선에의 피부 노출로 나타나는 피부의 노화 상태를 광노화(photoaging) 또는 피부 일사병이라고 한다. 자외선에 의한 피부의 초기 변화는 탄력 섬유가 점차로 변성되어 두꺼워지고 엉키는 탄력섬유 변성증(elastosis)으로 피부가 자연적으로 이완되고 주름이 잡히게 된다. 탄력섬유 변성증에 의한 만성적 염증이 지속되면 염증성 변화는 서서히 소실되고 섬유아세포의 활동이 점차로 감소하기 시작한다. 성숙 콜라겐 섬유의 전체량은 감소하고 소혈관은 이완되기 시작하여 육안으로도 모세혈관 확장증(telangiectasia)을 볼 수 있다. 모공의 크기가 커지고 햇볕 노출이 많은 안면의 피지선은 커진다.

피부의 광노화와 함께 멜라닌 색소의 분포가 감소되고 불규칙적으로 되어 태양에 대한 피부의 보호 반응이 저하되므로 햇볕 노출로 인한 피부의 손상 위험성이 높다. 햇볕 노출부위의 전형적인 병변은 지루성 각화증, 광선성 각화증(actinic keratosis), 기저 세포 상피종(basal cell epithelioma)과 악성 편평상피 세포종(squamous cell carcin oma) 등이 있다.

압박과 관련된 피부손상

노인은 영양불량, 피부의 보호적 감각기능 저하, 만성질환, 자가간호 능력의 결핍, 요실금, 기동력 저하와 의식수준의 저하 때문에 압박성 피부 궤양의 위험이 매우 높다(표 6-1). 따라서 압박성 피부 궤양의 가능성이 높은 곳을 찾아 피부가 정상상태를 유지할 수 있도록 지지해 주고 피부의 손상 가능성을 최소화해야 한다. 물론 압박성 궤양을 모두 예방할 수 있는 것은 아니지만 지속적인 관심으로 사전에 예방할 수 있거나 또는 악화를 예방할 수도 있다.

<표 6-1> 욕창 위험 요인

- 순환장애
- 당뇨
- 영양불량(혈중 albumine 3.0g/ml 이하인 경우)
- 면역억제 질환
- 수분 부족 및 탈수(1일 수분 섭취량이 800ml 이하인 경우)
- 요실금
- 비만 또는 저체중
- 마비
- 스테로이드 치료
- 욕창의 발생력
- 정신장애 및 의식장애: 혼수, 혼동, 억제대 사용

압박성 궤양은 뼈 돌출부에 주로 발생하지만 압박을 받는 모든 조직에서 발생할 수 있는데 각종 튜브 삽입 부위, 억제대 사용 부위, 부목이나 견인기 사용 부위에서 압박성 괴사의 가능성이 높다. 모세혈관의 혈류가 폐쇄될 정도의 압력에 오랫동안 노출되면 모든 조직에는 압박성 궤양이 나타날 수 있다. 궤양의 정도는 조직 자체의 내인성 요인과 외부 압력인 외인성 요인에 의해 결정된다. 일부 조직에 외부 압력이 지속적으로 가해지면 세포 대사에 필요한 산소와 영양분이 결핍되어 조직은 저산소혈증에 빠지고 종창이 나타난다. 이때 외부압력이 완화되면 조직의 모세혈관은 이완되고 보다 많은 혈액을 보유하게 되는 국소적 충혈이 나타나는데 이러한 충혈은 저산소증에 빠져있던 시간의 1/2 정도만큼 지속된다.

저산소증이 나타날 때 조직에 대한 압력 요인을 규명하여 제거하고 예방조치를 취하면 압력을 받았던 부위가 완전히 회복된다. 그러나 이 시점에서도 지속적으로 조직에 압력이 가해지면 세포성 부종은 소혈관성 혈전으로 발전하고, 산소 공급이 차단된 조직에는 궤양이 나타나기 시작한다. 욕창에서의 피부 손상단계는 다음과 같다.

1단계 : 병변 부위는 붉은 색을 띠고 단단해져 가볍게 눌러도 창백해지지 않는데 이러한 현상은 심부 조직의 손상을 의미한다. 그러나 1단계에서 예방조치들이 취해지면 병변이 보다 심부층까지 깊어지지 않으며 궤양으로 까지 악화되지는 않는다.

2단계 : 병변 부위의 표피층이 이미 괴사되었고, 진피에는 많은 혈액이 축적되어 있으며 감각의 손상은 없으나 통증이 심하다.

3단계 : 피부의 괴사가 나타나며, 때때로 피하조직도 영향을 받기 시작하며 피부의 궤양이 나타난다. 피하조직은 혈관의 분포가 많은 진피 조직보다 빠르게 괴사되면서 피하조직 하부에서 궤양이 보다 신속하게 진행된다.

4단계 : 근육과 뼈 부위까지 영향을 받게 되며, 뼈에 국소적 감염이 나타나 외과적 수술 없이는 상처의 회복이 어렵다.

외피계의 노화관련 임상적 증상

세포 증식력과 세포 회복력의 저하

표피는 원주층의 끊임없는 세포 분열과 증식을 통해 새로운 표피세포로 대치되나, 노화가 진행됨에 따라 표피 세포의 대체 기간이 길어져 상처 회복은 지연되고 피부 손상에 민감해진다. 상처 회복의 지연은 노화로 인한 표피 세포의 재생력 둔화, 진피에의 혈관분포 저하, 모세혈관 약화, 영양불량 및 수분섭취 저하, 호흡 및 면역기능 장애 그리고 진피 및 피하 지방층 감소 등이 원인이 되고 있다. 상처 회복의 지연은 상처를 통한 피부의 정상균인 staphylococcus 또는 streptococcus 등에 의한 2차적 감염 기회를 높이게 된다.

피부가 얇아지고 탄력성을 잃어가는 것도 외상의 가능성을 높여주는데 탁자의 모서리에 살짝 부딪힌 것도 회복되는데 수 주에서 수 개월이 걸리며 궤양성 병변으로 될 수 있다. 정맥주사 부위를 지지하기 위해 사용하는 드레싱 거즈나 테이프의 접착성이 표피와 진피와의 접착성 보다 강할 경우 표피와 진피가 분리되면서 수포가 생길 수도 있다. 노인은 근육과 지방층이 감소하고, 압력과 통증에 대한 민감도가 떨어지기 때문에 피부는 물론 피하의 심부 조직에도 압박성 궤양이 나타날 가능성이 높다. 또한 영양 보유량, 순환과 감각의 기능 저하로 피부에 대한 긴장과 압력으로 피부의 손상 가능성은 높아진다.

인체의 영양분 보유량이 고갈되면 조직이 압력을 받는 동안 영양분을 이용할 수 없는데 노인은 특히 수분 상태의 균형이 깨지기 쉽고 근량은 감소되어 있다. 피부조직은 구조적으로 약해져 상처를 받기 쉽고 손상을 받으면 회복이 지연된다. 말초순환이 감소되고 심장은 말초에서의 요구량 증가와 스트레스의 대처에 필요한 예비보유 능력이 저하되어 있다. 피하지방층은 단열재의 기능을 하고 모세혈관은 혈관 이완을 통해 체온을 식혀주는 기능을 하는데 말초순환이 감소하고 피하지방층이 상실되어 더위와 추위로부터 인체를 보호하는 기능이 저하되게 된다. 국소적 압박에 대한 충혈 반응도 지연되거나 상실되어 조직의 국소적 허혈을 지연시켜 궤양의 가능성이 높아진다. 노인에게 자주 볼 수 있는 "dependent edema"는 하지에 나타나는 부종을 뜻하는데 하지가 무겁게 느껴지고 통증이 있고 심하면 궤양이 생긴다. 노인의 피부는 얇아지며 창백하고 손상을 받기 쉬워 알지도 못하는 사이에 멍이 들어 있는 것을 볼 수 있다.

노인의 피부는 멜라닌 색소의 침착이 적어짐에 따라 자외선으로부터의 보호능력이 저하되고 자외선 노출로 인한 악성 또는 양성 피부 종양의 가능성이 높아진다. 세포 증식의 둔화와 세포 교체 시간이 길어져 세정제와 국소적 도포 약물에 대한 피부자극 반응이 지연되기도 한다. 이와 같은 피부 자극제에 대한 반응의 지연으로 접촉성 피부염의 자극 물질을 찾기가 어려운 경우도 있다. 치료의 초점은 자극원의 규명과 자극원의 제거에 있으나 치료제로 사용하는 국소적 적용 약물의 흡수가 지연되어 치료 반응이 지연될 수 있다. 관상동맥 질환의 치료에 이용하는 nitroglycerin과 같이 구강점막의 흡수를 통해 약물 효과가 나타나는 경우 사용 약물의 용량과 기대하는 전신적 효과를 면밀히 관찰해야 한다.

면역력 저하

면역 기능은 성적 성숙기부터 가장 왕성하나 나이가 많아짐에 따라 점차로 감소해 간다. 면역 기능이 감소되는 동안 면역계는 자신과 이종 물질과의 식별 능력을 상실하여 자가 면역 질환의 발생이 증가한다. 노인의 면역계가 돌연변이체를 인식하여 파괴시키는 능력이 저하되면서 암질환의 발생 가능성이 높아진다. 노인의 항체 반응 저하는 감염에 대한 민감도를 증가시킨다. 노화와 함께 편도의 위축과 임파선 병변이 나타나고, 간혹 65세 이상에서 백혈구 수가 약간 감소되기도 하지만 전체 백혈구 수와 감별 백혈구 수에는 크게 변화가 없다.

백혈구의 감소와 함께 B-cell과 전체 임파구의 수가 감소하며, T-cell의 수가 감소하면서 면역 기능의 효율이 저하된다. 또한 임파선과 비장의 크기는 약간 감소한다. T-cell*과 B-cell*의 수와 기능이 감소할 때 체액성 면역과 세포성 면역에 변화가 오는데 노인은 흔히 염증 반응이 저하되거나 또는 아예 없어지기도 한다. 따라서 의심되는 자극원이나 항원의 피부 반응을 검사하는 skin patch test는 3주 이상의 관찰 기간이 필요하다. 노인은 면역력이 감소되어 피부암의 발생 경향이 높고, 피부에 바이러스성 감염과 진균성 감염의 민감성이 높아진다. 피부의 진균 감염은 신속히 확산되어 치료가 어려운 경우도 있으므로 전신으로 확산되기 전에 치료를 서둘러야 한다.

* B-cell : 항체 분비 기능을 한다.
* T-cell : 특이 항원의 제거 기능을 한다.

외피계 관련 질환 예방

일차 예방

외피계의 간호중재 목적은 파부의 정상적 기능 유지와 회복에 있다. 피부상태는 전체적 건강상태에 달려있으므로 노인이 적절한 영양상태 및 수분상태를 유지할 수 있도록 도와야 한다. 피부의 건조를 예방하기 위해 바람 및 햇볕에의 노출을 막고, 실내의 습도를 적절히 유지하고 적절한 영양관리와 함께 탈수를 예방함은 물론 피부 기능을 정상적으로 유지하기 위한 피부 관리가 필요하다. 일상생활에서의 건강한 피부 관리 내용은 다음과 같다(표 6-2).

<표 6-2> 피부의 정상 기능 유지 및 회복

· 수분, Vit A(700㎍/일)와 Vit C(55mg/일)의 섭취를 충분히 한다. · 햇볕에의 과잉 노출을 피하기 위해 자외선 차단제, 긴 소매의 옷, 챙 넓은 모자를 쓴다. · 구름이 끼거나 비가 오는 날이라 하여도 SPF 15 이상의 자외선 차단제를 바른다. · 자외선 차단제는 외출 1시간 전에 바른다. · 햇볕이 최고로 강렬할 때, 즉 오전 10시- 오후 3시의 외출은 피한다. · 실내 습도는 40-60%를 유지한다. · 지나치게 잦은 목욕, 주 4회 이상의 목욕을 피한다. · 목욕물의 온도는 32.2~37.7℃ 정도가 적당하다. · 목욕 후 물기 제거를 위해 피부에 타월을 문지르지 않고 두드려 물기를 제거한다. · 알코올과 탈취용 비누와 같은 건조성 제재의 사용을 피한다. · 한 달에 1회 정도 피부와 부속기들을 관찰한다. · 병변의 크기・모양・색깔, 사마귀・점의 크기에 변화가 있는가를 관찰한다. · 티눈, 단단한 피부조직과 안으로 자라는 발톱의 치료에는 의사의 처방 약물을 사용한다. · 손발톱은 일자 모양으로 자른다.

소양증 예방

나이가 많아짐에 따라 피부는 보다 건조해지며, 피부의 습도가 저하되면 피부가 건조해져 소양증이 나타난다. 노인은 피지와 같은 정상적 피부 윤활제가 감소하고 피부가 건조해져 부분적 또는 전신적으로 가려움증을 경험한다. 소양증은 목욕을 너무 자주 하거나 강력한 세정제 또는 탈취제 사용으로 심해지기도 하지만 자연적으로 일어나기도 한다. 가려움증으로 피부를 심하게 긁어 상처가 날 경우 피부 궤양으로 이어지며 궤양 부위의 상처 회복이 지연되고 감염의 가능성이 커진다. 소양증의 원인은 흔히 만성 신부전, 담관 폐쇄, 감염, 진성 다혈구혈증, Hodgkin's disease, 백혈병, 다발성 골수증, 임파종, 철분 결핍성 빈혈, 갑상선 기능 항진증, 당뇨와 마약성 진통제(morphine) 투약과 관련되어 있다.

피부는 최소 40% 정도의 습도를 유지하는 것이 좋으며, 습도가 낮을 경우 적절한 수분을 섭취하고, 목욕의 빈도를 줄이고 로션을 사용한다. 목욕을 매일 하는 것을 피하고 순한 비누를 사용하면 피부의 건조를 막을 수 있다.

피부 손상 및 부종 예방

노인의 피부는 손상의 위험이 높으므로 적어도 하루에 1회 정도 온 몸의 피부를 자세히 살펴보고, 손톱은 자주 깎고, 피부에 더러운 것이 묻으면 신속히 닦아주며 주기적으로 청결히 한다. 수분의 발산을 차단하는 국소적 도포 적용제, 마찰력을 저하시킬 수 있는 silicone과 무코다당류(글루코사민을 포함하는 mucopolysaccharides) 함유 제재가 피부의 건강 유지에 도움이 된다. 신체적 활동시에는 과로를 막기 위해 휴식을 고려하여야 하며, 울혈성 심부전증이 없다면 하지의 부종을 완화시키기 위해 다리를 심장 높이 이상에 두도록 한다. 특히 노인은 하지에 상처를 입으면 회복이 지연되고 궤양으로 발전될 가능성이 높으므로 하지에 상처를 입지 않도록 주의하며, 길이가 긴 스커트나 바지를 입는 것도 상처 예방에 도움이 된다.

감각 둔화는 노인에게 압박성 궤양과 화상에 노출될 위험성을 높여준다. 새 구두나 새 신발의 착용 후 자주 발을 관찰하여 압박 증상이 있는가를 살피며, 침대나 의자의 접촉으로 올 수 있는 피부의 압박 증상을 예방하기 위해 적어도 2시간마다 체위를 변경하며 침대나 의자는 쿠션이 있는 것을 사용한다. 욕창에 대한 위험 요인에 대한 사정을 한다.

난로 옆에서의 작업은 피하며 난로 주변을 가로질러 다니거나 뜨거운 물찜질을 피하는 것도 화상 예방에 도움이 된다. 특히 샤워나 목욕할 때 또는 설거지를 할 때 뜨거운 물에 화상을 입지 않도록 주의한다. 노인은 성인에 비해 피부가 약하기 때문에 화상을 심하게 입을 수 있고, 단시간 동안 열과 접촉하여도 화상 가능성이 높다.

입원, 이사로 새로운 환경에 접하게 되면 새로운 환경내의 가구 배치에 대해 알려주며, 일단 이루어진 가구배치는 노인에게 알리는 것 없이 이동시키지 않는다. 장애물의 위치가 계속적으로 이동되어야 한다면 장애물의 위치를 알려주기보다는 장애물에 대한 주의점 등을 설명해준다. 화장실, 식당의 위치를 알려주고 화장실이나 식당에 가는 도중 넘어지거나 부딪히는 것을 막기 위해 화장실이나 식당으로 가는 통로 옆에 가구나 기타 필요 없는 물건들이 널려있지 않도록 한다.

이차 예방

간호 사정 및 간호 중재

병력 파악(history taking)을 통해 피부 알러지, 상처 회복의 문제점, 피부의 상처, 궤양, 발진과 찰과상에 대한 정보를 수집한다. 적어도 하루에 1회 정도 전신적 피부상황과 뼈돌출 부위를 살피며, 요실금이 있는 경우 회음부를 주의 깊게 관찰한다.

피부색은 인체 전반에 걸쳐 거의 동일하므로 피부의 색깔, 습도와 긴장도를 관찰하며 특히 밝은 곳에서 피부색과 색소 침착의 분포를 살핀다. 개방성 병변이 있다면 병변의 넓이, 깊이, 색깔, 냄새와 분비물의 성상을 관찰한다. 특히 피부의 주름이 겹치는 곳에서 냄새가 나는가를 관찰한다. 탈수 여부는 피부 긴장도와 점막의 수분 함유량에 반영되는데 노인은 땀을 적게 흘리며 피부는 건조한 경향이 있다.

피부 온도는 진피를 통과하는 순환 혈액량을 반영하는 것으로 피부 온도는 손등의 사정으로도 파악할 수 있다. 손가락이나 발가락이 차가운 것은 혈류가 저하되었음을 의미한다. 뼈돌출 부위가 압박을 받아 붉게 발적되어 있을 때 뼈돌출 부위의 압력이 완화된 직후에 홍반과 온감의 출현 여부를 관찰한다. 뼈돌출 부위의 압박 요인이 제거되었는데도 홍반이 나타나지 않는다면 압박에 대한 충혈 반응이 따르지 못해 피부 손상의 위험성이 높다는 것을 의미한다.

피부 촉진을 통해 피부가 거칠고 건조한가를 사정할 수 있는데 흔히 손바닥과 발바닥 부위가 거칠고 건조하다. 손이 닿기가 어려운 곳의 청결 유지가 되지 않으면 냄새가 난다. 병변의 크기와 모양이 어떻게 변화되는가를 간단하게 스케치 해두면 유용하다.

외피계의 간호중재 목적은 피부의 정상적 기능 유지와 회복에 있다. 피부상태는 전체적 건강상태에 달려있으므로 노인이 적절한 영양상태 및 수분상태를 유지할 수 있도록 도와야 한다. 노인에게 피부 궤양의 위험성이 있을 경우 피부기능을 정상적으로 유지함은 물론 부동 상태에서 더 이상의 피부 궤양을 예방하고 상처 회복을 지지하기 위한 계획을 세워야 한다(표 6-3).

부종 관리

빈혈, 부종, 또는 혈류 부족이나 압박에 의한 국소적 빈혈로 해당 부위의 혈류가 저하될 때 상처의 회복이 지연된다. 빈혈은 적혈구의 산소 운반능력을 저하시키고, 부종은 세포로의 산소 이동과 세포로부터의 노폐물 제거에 필요한 이동 거리를 증가시켜 상처의 회복을 지연시키거나 방해한다.

<표 6-3> 부동상태의 피부 기능 유지를 위한 간호 계획

- 목욕은 2-3일에 1회 정도 한다.
- 소변본 후 회음부 간호를 한다.
- 건조한 피부에는 하루에 2번, 또는 필요할 때마다 알코올 성분이 적은 로션을 바른다.
- 8시간에 1회 정도 피부에 발적이 있는가를 사정한다.
- 1주에 1회 정도 피부의 손상 위험성이 있는가를 사정한다.
- 체위 유지와 체위 변경에 대한 계획을 세운다.
- 침대나 매트리스로부터 받는 압력이 있는가를 확인하고, 압력을 완화시킬 필요성이 있는가를 평가한다.
- 의자에 쿠션이 있는가를 확인한다.
- 물리치료사, 작업치료사와 영양사의 도움이 필요한가를 평가한다.
- 식간에는 수분을 공급한다.

부종이 세포의 활동성을 방해하여 나타나는 전형적인 증상은 만성적 하지 부종이다. 부종이 나타난 하지의 피부는 반짝거리고 얇으며, 가벼운 피부 충격에도 쉽게 손상을 받을 정도로 약하고, 수포 형성이 되거나 궤양이 나타나기 쉽다. 이 상황에서 가장 시급한 것은 동맥 혈류의 유지인데 혈액 순환을 통해 부종 부위에 과잉으로 축적되어 있는 수분을 제거할 수 있기 때문이다. 하지의 동맥 혈류 장애에서는 하지 전방부의 피부가 부종으로 반짝이거나 체모 상실이 나타날 수 있다. 동맥성 혈류 장애는 하지 거상(leg elevation)으로 회복되지 않는다는 점에서 정맥성 혈류 장애와는 다르다.

정맥성 혈류 장애로 인한 부종은 통증과 창백 등이 주요 증상이며 탄력 스타킹 및 탄력붕대적용 및 하지 거상으로 완화된다. 탄력 스타킹은 노인이 입고 벗기에 불편하므로 지퍼가 달리거나 또는 다른 접착물이 부착되어 있으면 사용이 편리하다. 노인의 피부는 약하기 때문에 탄력성 의류에 의해서도 손상받을 위험이 있으므로 주의한다. 2~3시간마다 다리를 심장 높이 이상으로 올려주고, dependent leg*인 경우 앉아 있거나 서있는 것을 피해야 한다. 그러나 하지의 부종 치료를 위해 이뇨제를 단독으로 사용하지는 않으며, 걷기와 자전거타기 등의 운동도 하지의 부종 완화에 도움이 된다.

* dependent leg : 하지에 마비가 오거나 기능저하로 하지의 능동적 운동이나 움직임이 어렵고 단지 다리가 몸체의 움직임에 의해 수동적으로 움직여지는 경우를 뜻한다.

욕창 예방 및 체위 관리

국소적 빈혈 또는 혈류 차단이 욕창의 발생과 회복에 중요하므로 말초의 국소적 빈혈에 대한 치료 가능성의 여부를 사정한다. 체위 변경은 적절한 체위와 안전한 시간 간격을 고려해야 하는데 누워있는 경우 환자 상태가 허락하는 대로 1~2시간 마다 좌측와위, 앙와위, 우측와위 또는 복와위로 체위 변경을 해주고, 쿠션이 좋은 매트리스와 의자를 사용한다. 측와위에서는 대전자(greater trochanter)가 직접적 압력을 받게 되므로 대전자 부위가 압박을 받지 않도록 주의해야 한다. 뼈 돌출부에는 패딩을 해주어 뼈돌출부의 피부가 손상 받지 않도록 해주며, 압박으로 붉게 발적이 되어 있는 부위를 마사지 할 경우 조직의 손상이 더 심하게 되므로 마사지는 피한다.

특히 침상 머리 쪽의 각도를 최소화하여 천골과 발뒤꿈치 위에 압박이 증가되는 것을 막아야 하는데 응전력으로 인한 천골 주변 및 발뒤꿈치의 욕창 발생을 예방하기 위해 침상 머리를 30° 이상으로 올리지 않으며 체위 변경시 환자 이동을 위해 환자를 밀거나 끌지 않으며 들어 올려 이동시키도록 한다. 휠체어나 의자에 앉을 경우 15~30 분마다 체위를 변경시켜야 한다.

어깨 아래와 어깨와 같은 방향에 있는 다리 아래에 베개를 놓아 한쪽이 올라가고 다른 한쪽이 내려가는 경사 체위(tilted position)를 취해주면 인체 가운데의 중심선을 기준으로 좌측과 우측을 교대로 순환시킬 수 있다. 앙와위(supine position)는 후두골, 어깨, 척추, 천골과 발뒤꿈치의 여러 곳에 피부 손상을 가져올 수 있으므로 특정 검사, 식사와 같은 경우에 사용하고 1교대 시간에 1회 정도만 이용한다. 공기 매트리스는 인체에 대한 압력을 최소화 할 수 있는데 인체가 공기 매트리스 위에 떠 있을 수 있어야 하며, 뼈돌출부가 딱딱한 매트리스와 침상틀에 닿지 않아야 한다.

상처 회복

상처 회복을 위한 전신적 지지는 적당한 영양 공급, 적절한 조직 관류, 궤양 부위의 상처 간호가 모두 포함된다. 영양 섭취가 곤란한 노인은 체중이 계속적으로 감소하고, 상처 회복이 어렵거나 상처 감염의 위험성이 매우 높다. 인체내 단백질이 부족할 때 상처 회복이 지연되는데 특히 골격근의 형태로 비축되어 있는 단백질이 부족할 때 상처 회복이 어려운데 골격근이 분해되어 상처의 회복에 이용되기 때문이다.

일정한 시간마다 상처부위를 사정하며, 상처를 다룰 때는 청결하게 해주고, 손상 부위의 세포 회복을 지지해 줄 수 있도록 드레싱을 해준다. 만성적인 상처는 매주 1회 정도 사정하고 비교해 보는데 노인의 경우 만성적 상처의 회복율이 낮으므로 사정을 매일 해야 할 필요는 없다. 순하고 부드러운 상처 청결제와 상처 부위의 물리적 세포 손상을 최소화하여 상처의 회복을 꾀할 수 있다. 상처 청결제의 이용과 함께 샤워를 하거나 월풀(whirlpool)을 하는 것도 도움이 된다.

드레싱은 상처에 있는 괴사조직을 제거할 수 있어야 하며, 새로운 드레싱을 대어주기 전 상처 부위를 소독한다. 상처를 덮어주는 드레싱은 인체의 상처 회복에 필요한 최적의 습도를 제공해 주고, 상처를 덮어주어 외부 충격으로부터 보호해 주고, 감염의 기회가 될 수 있는 외부 환경과 격리시켜 상처의 회복을 도와줄 수 있는 이점이 있다. 착용된 드레싱은 분비물을 흡수하여 상처부위로 부터의 분비물 배액을 원활히 해야 하므로 상처 부위에 정확하게 부착되어야 한다.

간호기록사항

병변 부위의 크기와 외관에 대해 기록하며, 병변의 위치 및 형태를 그려 놓으면 지속적인 병변 관리에 도움이 된다. 병변의 크기는 단경과 장경, 병변의 깊이와 돌출 정도, 그리고 병변의 색깔과 조직의 특성도 기록해 둔다. 예를 들면 병변 부위의 색깔을 기록해 두며 표면이 매끄러운가? 또는 거친가? 반짝반짝 빛나는가? 또는 색깔이 뚜렷하지 않은가? 상처의 경계면은 매끄러운가? 둥근가? 융기되어 있는가? 또는 불규칙적 인가?를 기록해 두며 사진을 찍어 두는 것도 유용한 자료가 된다.

삼차 예방

상처 회복이 지연되거나 또는 회복이 이루어지지 않으면 상처의 병변에서 고약한 냄새가 나기도 하고, 상처 회복이 서서히 이루어짐에도 불구하고 외관이 흉할 수도 있다. 간호 중재는 병변부위의 치료와 회복 자체보다는 전반적인 증상관리 자체에 초점을 두어야 하며 적절한 영양공급이 따르지 않으면 최상의 치료 방법도 실패할 수 있다. 예를 들면 뼈 돌출부에 압박성 궤양이 있는 노인에게 열량 섭취와 영양 공급이 부족하면 궤양은 치료되지 않는다.

따라서 간호 계획은 전반적 증상 관리에 초점을 두고, 냄새 제거, 추가적인 조직 손상과 파괴의 예방, 병변 부위의 감염 방지와 괴사된 조직 제거 등이 모두 포함된다. 환자의 환경에 적합한 물리 치료와 작업 치료를 통해 적절한 운동과 장비를 제공한다. 압박성 궤양으로 발전할 가능성을 최소화하기 위해 공기 침대와 물침대와 같은 특수 침대, 메트리스, 쿠션이 좋은 의자 등의 치료 장비를 이용한다. 말초 부위의 중력성 부종(dependent edema)을 저하시키기 위해 탄력 스타킹을 이용하기도 한다. 월풀 치료는 상처를 청결히 해줌은 물론 상처에 안위감을 준다. 삼차 예방의 목적은 피부 기능의 최적화와 최고 수준의 편안한 평안감을 성취하는 데에 있다.

References

장유경, 이보경, 김미라, 황금희(2002) 임상영양관리. 효일문화사

Black JM, Hawks JH, Keene AM (2001). Medical-Surgical Nursing. Saunders.

Braden B and Bergstrom N (1987). A conceptual schema for the study of the etiology of pressure sores. Rehabilitation Nursing 12(1):9.

Branchet MC et al (1990). Skin thickness changes in normal aging skin. Gerontology 36:28.

Cahill M (1996). MastreingGeriatric Care. Springhouse Corporation, Springhouse, Pennsylvania. 49-70.

DeWitt S (1990). Nursing assessment of the skin and dermatologic lesions. Nurs Clin North Am 25(1):235.

Fenske NA and Lober CW (1990). Skin changes of aging : Pathological implications. Geriatrics 45(3):27.

Glass AG and Hoover RN (1989). The emerging epidemic of melanoma and squamos cell skin cancer. JAMA 262:2097.

Hazzard WR, Blass JP, Halter JB, Ouslander JG & Tinetti M(2003). Principles of Geriatric Medicine and Gerontology. McGraw-Hill Professional. 5th edition.

Kane RL. Ouslander JG. Abrass IB. ,Kane R, Ouslander J, Abrass I (2003). Essentials of Clinical Geriatrics. McGraw-Hill Professional. 5th edition.

Kleinsmith DM and Perricone NV (1989). Common skin problems in the elderly. Clin Geriatr Med 5:189.

Phipps WJ, Manahan FD, Sands JK, Marek JF, Neighbors, M (2003). Medical-Surgical Nursing. St. Louis London Philadelphia Sydney Toronto, Mosby.

Reed Elsevier Company.

Reuben DB, Herr K, Pacala JT, Potter JF, Semla TP & Small GW(2001). Geriatrics at your fingertips.

Stanley M, Beare PG, (1995) Gerontological Nursing, F. A. Davis Company, Philadelphia.161-173.

Stanley M, Beare PG, (1999) Gerontological Nursing, F. A. Davis Company, Philadelphia. 112-119.

Wiersema LA (1995). The Integumentary System and its problems in the elderly. In Stanley M and Beare PG : Gerontological Nursing , F. A. Davis Company, Philadelphia. 148-160.

제7장
근골격계의 노화

1. 정상적 노화과정

노화에 따른 근골격계의 정상적 변화는 신장이 줄고, 비지방 조직과 피하지방의 재분포되면서 체형이 변화되며, 뼈에 구멍이 많아지고, 근육이 퇴축하고, 동작이 느려지고, 힘이 없어지고 관절이 뻣뻣해 진다. 뼈, 근육과 관절의 변화는 노인에게 외모의 변화, 약화와 느린 동작 등을 동반하게 된다.

골격계

성과 인종에 관계없이 노화와 함께 추간 원판이 얇아지고 척주관이 압축되어 신장이 작아지며, 어깨는 좁아지고 골반은 넓어지며 특히 흉부의 전후 직경이 증가된다. 또한 골격량이 감소하고, 말초기관의 피하지방은 감소하며 안구, 액와부, 어깨와 늑골 주변의 함몰부가 더욱 깊어지며 척추, 장골릉, 늑골과 견갑골 등의 뼈 경계부위는 선명해진다.

뼈는 침상골(trabecular bone)과 치밀골(cortical bone)의 두 가지 종류가 있으며 침상골은 골수로 채워져 있는 뼈 내부를 상호 교통시키는 망상조직으로 다방향으로부터 오는 다량의 충격을 흡수하는 기능을 하고 있다. 치밀골은 골간의 골수를 둘러싸고 있으며 염력(비틀기)과 만곡 하중(bending loads)을 방지해 주고 있다. 생애 전체에 걸쳐 뼈로 부터 칼슘을 흡수하여 혈중 칼슘 농도를 유지해 가는 뼈의 흡수 과정과 함께 새로운 뼈를 만들어가는 재형성 과정이 지속적으로 이루어진다. 그러나 노화와 함께 새로운 뼈의 형성은 저하되나 뼈의 흡수 과정은 변화가 없기 때문에 전체 골량은 감소하게 된다.

근육계

근력은 40세 전후에서 감퇴하기 시작하여 60세 이후에 감퇴 속도가 가속화되는데 이와같은 현상은 생활양상의 변화와 근신경계의 사용 감소가 일차적 원인이다. 근소모는 노화에 따른 근섬유의 양적 감소, 조직과 기관의 전반적인 위축으로 나타난다. 노화가 진행되면서 근조직의 재생은 감소되며 위축된 조직은 섬유성 조직으로 대치된다.

동작이 느리고 둔하게 되는 것은 근수축 단위로서의 수축기와 이완기가 길어지면서 근수축에 소요되는 시간이 길어지기 때문에 나타나는 현상이다. 인대와 관절의 강직증, 건과 근육의 경화와 축소, 추체외로의 변성으로 둔부, 무릎, 팔목, 손목, 목과 척추는 다소 굴곡된다.

관절

노화가 진행되면서 관절의 연골이 황폐화 되는데 이와 같은 연골의 황폐화 현상은 체중부하 관절(weight bearing joint)에서 특히 심하며 관절 표면의 뼈 형성도 저하된다. 관절낭의 구성 요소가 붕괴되면서 결합조직인 collagen이 증가하는데 이때 관절을 사용하지 않으면 염증, 통증과 함께 관절의 가동성이 저하되고 기형을 가져온다.

2. 근골격계 건강 문제

골다공증

원인 및 병생리

골다공증이란 전체 골격량이 감소된 상태로 통증이 수반되며 불구를 가져오는 질환으로 골격량의 감소는 기계적으로 뼈를 약화시켜 자발적인 골절이 나타나거나 미미한 충격에도 골절이 초래 된다. 기동성이 감소되거나 전혀 기동하지 못하면 뼈의 정상적인 체중 부하 역할이 저하되어 불용성 골다공증(disuse osteoporosis)이 일어나며 뼈의 파괴 및 재흡수로 인해 뼈로부터 Ca과 P의 방출이 가속화된다.

골다공증은 뼈에 대한 노화와 유전인자, 내분비와 대사성 변화의 영향을 받아 가끔 성인기에 시작되기도 한다. 골격 성숙이 이루어진 후 최고 골량의 달성과 유지에 영향을 미치는 인종, 성과 가계적 요인들이 골다공증 발생의 가능성을 결정해 준다. 폐경기의 몸이 호리호리한 백인 여성들이 골다공증의 발생 가능성이 높지만 60세 이상의 노인 여성중 30%가 임상적으로 골다공증을 가지고 있다. 여성은 폐경 후 알지도 못하는 사이에 골량이 매년 2~3%씩 감소하나 골절상을 입고 난 후에야 골량의 상실을 알게 되는 경우가 많다.

골다공성 골절의 위험 요인에는 치매, 칼슘 섭취 저하, 신체적 활동 저하, 알코홀리즘, 여성, 흡연, 이른 폐경 및 반복적 낙상 등이다.

"45세 이상 여성의 50% 정도는 척추 x-ray 촬영에서 골량감소(osteopenia)와 같은 골다공증의 증거를 볼 수 있고, 75세 이상의 노인 여성 10명중 9명은 골다공증을 가지고 있다. 75세 여성은 치밀골의 25%, 침상골의 40% 정도가 상실되는 것으로 알려져 있다."

임상증상

골다공증의 일반적 증상에는 뼈가 휘거나, 탄발음*(snapping sound)이 들리고 허리에서 갑작스런 통증 등이 나타난다. 특히 나이가 많은 노인 여성의 척추골이 무너져 앉으며 요통과 함께 구간부로 방사되는 통증을 느끼며, 몸이 흔들릴 때 통증이 심해진다. 또한 척추 후만증이 심해져 등이 곱사등이처럼 후방으로 돌출되며(humped back) 신장이 감소하기도 한다. 허리 촉진에서 요부의 근 연축을 확인할 수도 있다.

골다공증에서는 주로 척추골, 관골과 전완골의 골절이 빈번한데, 골절은 지속적이고 반복적인 압박은 물론 급격한 상해에 의해 일어난다. 반복적 압박과 급격한 상해가 미세 골절(microfracture)을 가져올 수 있지만 골절이 지속적인 압박과 상해 또는 급격한 외상중 어느 것에 의해 발생되는지가 분명하지는 않다. 고관절 골절의 50% 이상은 대퇴골경의 피질에 가해지는 염력으로 초래되며 노인이 마루바닥에 부딪히기도 전에 이미 골절상을 입고 있는 경우도 있다.

골절은 개인의 기동성을 제한하고, 신체적 기능의 저하와 합병증 발생의 가능성을 높게 하는데 골다공성 골절은 다발성으로 발생되는 경향이 있어 어느 한 부위에서의 골다공성 골절은 다른 부위에서의 골절 가능성을 높여 준다. 고관절 골절에 비해 척추골과 전완골 골절은 보다 젊은 시기에 나타나는 경향이 있다.

* 탄발음(snapping sound) : 손가락을 펴거나 구부릴 때 건에서 나는 소리

간호 중재

골다공증 간호중재의 목표는 첫째 골절 가능성의 요인을 피하고, 둘째 골다공증의 가능성 요인을 피하며, 셋째 적절한 calcium을 섭취하고, 넷째 신체적 활동을 증진시키고, 다섯째 저용량의 estrogen 치료를 강조하는 건강 교육을 통해 골다공증을 예방하는 데에 있다.

기동력 장애로 시설기관에 입원한 노인에게 골다공증의 가능성이 높은데 왜냐하면 골다공증은 부동 3일째부터 3주 사이에 나타나기 시작하여 5주~6주 사이에 절정에 이르기 때문이다. 단시간에 걸쳐 칼슘이 뼈에서 상실될 수 있으나 상실된 칼슘을 재충전시키는 것은 용이하지 않다. 상실된 칼슘을 재충전시키기 위해 보행(ambulation)을 할 경우 단지 1달에 1% 정도의 골격량을 회복시킬 수 있을 뿐이므로 골격량의 회복보다는 골격량 상실의 예방이 더 중요하다.

골격량의 상실을 예방하기 위한 전략은 다음과 같다.

- 통증 및 기동력이 허락하는 범위에서 자가 간호 활동에 적극적으로 참여시키다.
- 신체적 활동은 한번에 많이 하기 보다는 여러 번으로 나누어서 한다.
- 수동적 ROM은 물론 스스로 능동적 ROM에 적극 참여하도록 격려한다.
- 피부에 새로운 발적이나 열감이 나타나거나 통증이 발생되는 경우 골절을 의심해 볼 수 있다.
- 급격하거나 갑작스런 움직임을 피하고 부드럽게 한다.
- Vit D, calcium 및 단백질이 많은 식품을 선택한다.
- 칼슘 보충제 복용은 고칼슘혈증에 의한 요결석의 위험이 있으므로 수분섭취를 충분히 한다.
- estrogen 홀몬 대체 요법을 받는 경우 유방자가검진을 해야 한다.
- 침상에 오랫동안 누워있는 것을 피하고 침상바닥은 단단해야 한다. 침상바닥이 단단한 경우 아침에 경험하는 morning stiffness를 완화시킬 수도 있다.

골다공증의 치료는 뼈의 상실 및 뼈의 골절을 예방하고, 통증을 완화시키기 위해 운동과 신체적 활동으로 구성된 물리 치료와 약물요법에 초점을 두고 있다. 흡연을 피하고, 체중부하 운동을 하며, 알코올의 과다 섭취를 피하고 낙상의 가능성을 최소화해야 한다. 폐경 후 가속화되는 뼈의 재흡수 현상을 저지시키기 위해 폐경 후 3년 이내에 estrogen의 투약, 뼈의 생성을 자극하기 위해 Sodium fluoride 투약, 정상적 뼈의 대사 과정을 지지하기 위한 칼슘(1200mg/일)과 Vit D(400-800IU/일) 보충제 투약, 뼈의 재흡수 및 골량의 상실을 저지시키기 위한 calcitonin, 상실된 골량을 회복시키기 위한 etidronate 투약 등이 있다. 골다공증에 대한 위험 요인이 없는 경우 골밀도 검사에서 T score가 -2 이하인 경우, 골다공증에 대한 위험 요인이 있는 경우 골밀도 검사에서 T score가 -1.5 이하인 경우에는 약물요법을 시도한다.

골관절염(osteoarthritis)

원인 및 병생리

노화가 진행됨에 따라 골관절염의 가능성이 높아지는데 45~64세 인구 중 여성의 25%와 남성의 30%에서, 65세 이상의 노인은 여성의 58%와 남성의 65%에서 골관절염이 나타난다. 골관절염은 퇴행성 관절염, 비후성 관절염 또는 노쇠성 관절염으로 불리는데 증상은 서서히 비대칭성으로 진행되며 가동관절 특히 체중 부하 관절(weight-bearing joint)에 나타나는 비염증성 질환이다.

골관절염에서는 관절 연골이 변성되고, 관절의 가장자리에 새로운 뼈가 형성되는데 관절의 마모(wear와 tear)가 골관절염의 중요한 발생 원인이다. 정상적 연골은 표면이 매끄럽고 흰색을 띠고 투명하나, 골관절염에서는 연골이 노란 색을 띠고 있고, 불투명하고 관절면이 거칠고 연화증이 나타나는 등 변성되어 있다. 연골의 두께가 점차로 얇아짐에 따라 양쪽의 골조직 표면이 점점 가까이 접근하는데 x-ray 상에서 관절 공간이 점차 좁아지는 것으로 나타난다. 연골이 파괴되어감에 따라 균열(fissure)이 나타나고 연골의 파편 조각들이 관절강 내부로 떨어져 나오는데 x-ray 상에서 가장자리의 면이 고르지 못한 연골의 파편 조각들을 확인할 수 있다. 또한 활막에 이차적 염증이 뒤따르기도 한다. 관절면 전체에 걸쳐 연골이 떨어져 나가면 연골하 뼈조직(subchondral bone)의 밀도는 증가하고 경화되는데, x-ray 상에서 연골하 뼈밀도의 증가와 경화를 확인할 수 있다. 새로운 골증식체(osteophyte)가 관절의 가장자리 인대와 건의 접착 부위에 생성되면서 관절에 통증, 경직(stiffness)과 기능 저하를 가져온다. 골관절염은 악화되거나 회복되는 과정 없이 서서히 점진적으로 질병 과정이 진행된다.

임상증상

압통, 부종(swelling)과 열감(warmth) 등의 염증에 동반되는 증상과 함께 관절의 통증, 뻣뻣함, 운동력 상실, 기능저하와 기형이 나타난다. 아침에 일어난 후 또는 운동 후에 관절이 뻣뻣하고, 구축이 나타나며, 관절의 움직임에 제한을 받게 되고, 관절을 움직일 때 달그락 거리는 염발음 등이 특징적으로 나타난다. 관절부 촉진에서 관절의 압통, 발적이 없는 열감, 염발음, 관절의 불안정 및 근연축 등이 나타난다. 골관절염은 관절에 손상을 입었거나 관절을 과도하게 사용했거나 또는 관절 질환을 경험한 부위에 주로 발생되며 초기에는 움직일 때에만 관절통이 나타나지만 증상이 악화되면 휴식 시에도 관절통이 있게 된다. 압통과 염발음이 나타나며 관절 가동 범위가 좁아지고 뼈가 종창되어(enlargement) 튀어나오고 종종 염증 증상이 나타나는데 관절 기능이 점진적으로 상실됨에 따라 통증도 심해진다. 관절통과 관절 가동력의 저하는 신체의 전체적 자세와 조정 기능에 영향을 미친다.

골관절염에서 나타나는 Heberden 결절은 손가락의 원위부 지절간 관절(interphalangeal joints)의 뼈가 과도 성장하여 나타난다. Heberden 결절이 있는 부위는 붉은 색을 띠며 붓게 되며, 가끔 한 개의 손가락에서 시작되어 다른 손가락으로 퍼져 나가면서 점차 압통이 나타난다. Heberden 결절이 관절 기능을 심하게 저하시키지는 않지만 외모의 부담을 줄 수 있다.

간호중재

골관절염의 치료 목적은 통증 완화, 기동력 향상 및 불구의 최소화에 있으며 비만의 경우 체중조절이 우선적이며 치료에는 약물 투약, 휴식과 물리 치료 또는 외과적 수술 등이 이용되고 있다.

약물 투약으로는 acetaminophen(Tylenol), aspirin 등의 NSAIDs의 경구 투약과 corticosteroids의 관절내 주사 등이 있다. acetaminophen은 650mg을 4-5회/일 정도 투약하나 4000mg/일 이상의 투약은 간에 대한 독작용을 가져오므로 주의한다. 활동과 휴식의 균형을 이루고 마싸지, 습열 및 파라핀을 이용한 물리치료와 함께 근 긴장도와 자세를 유지하고, 근연축 및 근위축을 예방하기 위한 운동 요법 등이 있다. 골관절염으로 인한 관절의 기형이나 통증이 심한 경우 인공 관절 대체술 등의 수술 요법이 이용된다.

퇴행성 골관절염의 간호중재에서 고려하여야 할 사항은 다음과 같다.

- 통증 및 기동력이 허락하는 범위에서 자가 간호 활동에 적극적으로 참여시키다.
- 신체적 활동시 충분한 시간적 여유를 갖는다.
- NSAIDs 및 처방된 약물의 투약 지침을 지키고 부작용 발생시 의사에게 알린다.
- 근 긴장도를 증진시키고 근육을 강화시키기 위해 하루에 2번 ROM을 실시하도록 격려한다.
- 침상바닥이 단단한 경우 아침에 경험하는 morning stiffness를 완화시킬 수 있다.

류마티스성 관절염(rheumatoid arthritis)

병생리

류마티스성 관절염은 만성적이며 전신에 걸쳐 잠행성으로 진행되며, 가동 관절과 주변 조직에서의 재발성 염증이 특징적이다. 류마티스성 관절염은 대개 류마티스성 결절, 동맥염, 신경계 병변, 공막염, 심외막염, 임파선 병변과 비장거대증과 함께 동반되며 악화와 회복 과정이 반복되는 것이 특징적이다.

임상증상

류마티스성 관절염에는 3가지 종류가 있는데 첫 번째 종류는 가장 고전적인 형태로 손과 발의 소관절에서 병변이 일어나고, 류마티스성 요인이 현존해 있으며, 류마티스성 결절이 나타나며 관절 손상이 점진적으로 진행된다. 두 번째 종류는 주로 손목과 손가락의 관절에 병변이 나타나며 대칭성이며 염증성 활막염이 지속적으로 나타난다. 세 번째 종류는 근위부 관절, 어깨와 둔부에 병변이 발생하며, 증상이 매우 급격하게 시작되며 아침에 관절의 강직(morning stiffness)이 매우 심하다. 가끔 손목에 부종과 압통이 있으며 악력 장애, 수근관 증후군*이 나타난다. 특히 세 번째 종류의 류마티스성 관절염은 저용량의 prednisone 또는 항염제 사용으로 조절되어 비교적 예후가 좋다.

* 수근관 증후군(carpal tunnel syndrome) : carpal tunnel은 굴근 건막(flexor retinaculum)과 수근골(carpal bone)에 의해 형성되는 골섬유성 통로로 정중신경과 굴근건(flexer tendon)이 통과하고 있다. carpal tunnel syndrome은 carpal tunnel을 통과하는 정중신경이 압박을 받아 손가락과 손이 따끔따끔하면서 저리거나 통증을 느끼며 심한 경우 팔꿈치 부위까지에서 이러한 증상이 나타난다.

류마티스성 관절염은 흔히 4단계로 진행되면서 증상이 점차로 심해진다.

1단계 : 활액의 과잉 생산과 활막이 붓게 되어 관절의 염증이 나타나지만 X-ray상에서 조직파괴와 같은 변화는 볼 수 없다. 골다공증의 증거가 나타나기도 한다.

2단계 : X-ray상에서 뼈와 연골에 경미한 파괴를 볼 수 있다. 관절을 움직이는 데에 약간 불편감을 느끼나 관절의 기형은 나타나지 않는다.

3단계 : 연골부위에 발생했던 관절 판누스(pannus)*가 거친 섬유성 결합조직으로 대치되며 관절강을 폐쇄하게 된다. 관절의 섬유성 강직증(ankylosis)은 관절 운동을 저하시키며, 관절의 부정 배열(malalignment)과 기형을 초래한다. X-ray상에서 연골과 뼈의 파괴가 나타난다.

4단계 : 섬유성 조직이 석회화 하면서 뼈의 강직증이 나타나고, 관절 전체의 부동화가 나타난다. 광범위한 근이영양증 및 결절과 같은 연조직의 병변이 나타나기도 한다.

* 관절 판누스(pannus on arthritis) : 관절염에서 연골 부위에 나타나는 결합조직층을 뜻한다.

간호 중재

류마티스성 관절염의 치료는 관절염의 진행단계와 종류에 따라 달라진다. 항염제 aspirin이 주로 통증 완화에 이용되나 항염제로서 효과를 나타내기 위해서 12 tablet/일 이상의 투약이 필요한데 다량의 aspirin 투약은 위장 장애와 신경계 증상의 부작용을 가져온다.

Nonsteroid계 항염제 투약의 경우 제약회사에서 추천하는 추천 용량을 정확히 지키고 부작용 발생에 대한 세심한 주의가 필요하다. 관절강으로 직접 corticosteroid를 주사하는 corticosteroid 치료는 관절에 나타나는 발적(flare up)의 치료에 사용하는데 일반적으로 어느 한 관절에의 steroid 주사는 4번 이상 반복하지 않으며 보통 steroid 주사 후 관절의 통증과 부종은 1~6주 동안 완화된다.

간호중재는 건강소비자 스스로가 류마티스성 관절염의 만성적 특성, 형태와 진행 단계를 이해하여 질병의 진행을 감시하도록 도와주는 것에 역점을 둔다. 약물 투약이 관절염과 통증을 완화시킬 수 있어도 관절의 기능유지, 근력유지와 기형예방은 건강소비자의 몫임을 기억해야 한다. 활동과 휴식의 적절한 균형을 유지하고 관절에 부담이나 압력을 주지 않아야 한다.

노인의 골절

노인의 골절은 주로 낙상, 악성 암질환의 뼈 전이, 골다공증 및 근골격계 질환에서 많이 나타난다. 노인의 뼈는 성인의 뼈에 비해 약하기 때문에 쉽게 골절되는 경향이 있어, 골절은 노인에게 가장 이환율이 높으며 노인의 기동을 방해하는 주요 요인이다.

척추 압박 골절(vertebral compression fracture)

골다공증에서 흔한 증상은 척추 압박골절에 따른 요통으로 초기 증상은 일상활동 동안에 흉추 중앙에서 흉추 하부에 이르는 부위에 나타나는 급성 통증이다. 척추의 압박 골절은 창문을 열거나, 차도와 인도의 경계부 또는 계단 같은 곳에서 발을 내딛거나 또는 침대를 정리하는 것과 같은 일상생활 활동 중에 일어날 수 있다.

급성 압박 골절에 대한 치료는 최대의 편안감을 느낄 수 있는 자세에서 누워 휴식을 취하며, 증상을 완화시키며 더운 물 찜질, 진통제는 물론 근이완제를 사용할 수 있다. 근이완제는 급성 압박 골절에 동반되는 근연축(muscle spasm)을 완화시키기 위해 사용된다.

통증이 완화되는 대로 침대로부터 일어나는데 일어날 때에는 지지를 충분히 해주면서 서서히 일어난다. 자세의 기형을 교정하고 근육의 긴장력을 강화하기 위해 체계화된 운동이 필요하다. 걷기와 같은 체중 부하 활동과 관절의 유연성을 유지해주기 위해 수영과 같은 운동이 근골격계 만성 질환을 가진 환자에게는 효과적이다. 몸을 구부리거나 갑작스런 과격한 운동과 허리를 비트는 것과 같이 허리에 긴장을 주는 활동을 피하도록 교육시킨다. 무거운 물건을 들어 올리거나 운반할 때의 안전수칙도 설명해 준다.

* 체중 부하 활동 (weight bearing activity) : 골격근이나 뼈가 중력에 대항해서 체중을 지지하고 신체를 움직이거나 호흡·순환을 유지하는 활동으로 직립 자세로 서 있기, 목발 보행과 일반적 걷기 등이 모두 포함된다.

콜리스 골절(Colles fracture)

콜리스 골절이란 요골 원위부와 척골 주상돌기의 골절을 뜻하는데 대개 골다공증이 있는 경우 넘어지면서 손으로 낙상을 방어하면서 발생된다. 임상적 증상은 골절 부위의 통증과 부종이 현저해지며 부종의 결과로 골절부 이하 부위는 혈액 공급이 충분하지 못하게 된다.

Colles골절은 손목에서 팔꿈치에 이르기까지 부목이나 석고붕대를 적용하여 팔꿈치의 회외운동(supination)과 회내운동(pronation)을 제한해야 한다. 골절부위를 심장 부위보다 올려주어 부종을 감소시키거나 부종을 예방하고 정맥 환류를 증가시켜 준다. 골절부 이하 부위를 지지하고 보호해 주며 엄지와 손가락의 적극적인 운동을 격려한다. 또한 상지와 특히 어깨의 운동을 통해 어깨 관절의 강직과 구축을 예방해야 한다.

골반 골절(fracture of pelvis) 및 고관절 골절(fracture of hip)

노인의 낙상은 골반 골절을 초래하기도 한다. 전체 골절의 3% 정도가 골반 골절이지만 골반 골절로 인한 사망률은 노인 전체 골절의 5~20%를 차지하고 있다. 골반 골절은 흔히 결장 파열, 마비성 장폐색, 골반내 출혈, 요도와 방광 파열과 같은 복강내 장기의 손상을 동반하기도 한다.

고관절 골절은 주로 대퇴골 경부에서 일어나며 남성보다 여성에게 발생율이 높다. 고관절 골절은 낙상과 관련하여 발생 빈도가 가장 높은데 낙상의 원인은 걸음걸이가 불완전 할 때, 바닥이 고르지 못할 때, 바닥이 미끄러울 때 등이다. 또한 고관절 골절은 억제대 적용 상태에서 침상 밖으로 나오려는 시도를 하다가 떨어지거나 또는 정신적 혼동 상태에서 넘어져 초래하는 경우도 있다. 고관절 골절은 노인의 신체적 불구를 초래하는 주요한 요인으로 노인의 신체적 기능 수준과 독립성을 영구히 저하시킬 수 있다. 고관절 골절 후 대부분 골절 전의 정상적 걸음걸이를 회복하지 못하는 경우가 많다. 또한 척추 골절이 자세의 기형을 이끌고 콜리스씨 골절이 손목의 기능 저하를 초래하지만, 고관절 골절은 기동력을 저하시켜 궁극적으로 삶의 질을 저하시키고 노인의 생존에 도전을 한다.

"고관절 골절 후 최상의 치료와 간호를 받는다 하여도 환자의 40%는 2년 이상 생존이 어렵고, 고관절 골절을 입은 양로원 거주 노인의 70%는 고관절 골절상을 입은 후 1년 이상 생존하기가 어렵다. 고관절 골절을 입은 환자의 1/3 정도가 평상시의 생활로 돌아와 골절 전에 누렸던 독립적인 생활을 할 수 있을 뿐이다. 고관절 골절의 75~80%는 여성에게 나타나며 50% 정도가 80세 이후의 노인에게 발생한다."

낙상을 경험하거나 주변 환경과 부딪힌 후 고관절 골절이 있는가를 관찰해 본다. 고관절 골절의 임상 증상은 손상 부위에 심한 통증을 호소하며, 움직임에 의해 통증이 악화되며, 대퇴골이 외회전(external rotation)되어있고, 손상 부위 쪽의 사지가 짧아지고, 골절 부위에 압통이 있다. ROM에 제한을 받게 되고, 골절부 주변 조직의 부종과 함께 피부색에 변화가 오게 된다. 특히 대퇴골경의 골절은 대퇴골두의 혈액 공급을 방해하여 대퇴골두의 무혈관성 괴사를 초래할 수 있다.

고관절 골절의 위치에 따라 핀을 박아 부동화 시키거나 고관절 성형술을 하게 된다. 골절을 입은 후 근연축을 예방하기 위해 수술 일정이 잡힐 때까지 손상부위의 사지를 견인시켜(Buck traction이나 Russel traction) 부동화 시킨다. 대개 고관절 골절을 받은 직후가 가장 건강한 상태이므로 골절상을 입자마자 서둘러 수술을 해야 한다. 수술 후 환자가 침대에서 일어나 일찍 거동을 할수록 부동과 관련하여 나타나는 합병증을 예방할 수 있다.

관절 성형술

관절 성형술은 골절된 부위를 복구하거나 인공 관절로 대치하는 것으로, 관절 성형술의 목적은 류마티스성 관절염, 무혈관성 괴사와 골관절염으로 발생되었던 관절의 기형을 교정하고, 관절의 가동 범위를 향상시키고 통증을 완화시키는 데에 있다. 관절 성형술은 관절의 일부를 대치하거나 관절 중 뼈 부분을 외과적으로 재형성하거나 또는 관절 전체를 대체하는 전관절 대체술(replacement arthroplasty) 등이 있다. 관절 대체술은 대개 팔꿈치, 어깨, 손가락 지절 관절, 고관절과 무릎, 발목에 이용한다.

슬관절의 파괴성 황폐화에 따른 지속적인 통증은 슬관절 성형술의 중요한 적용 대상인데 슬관절의 일부 또는 전체를 금속과 플라스틱으로 이루어진 보조기구(prosthetic device)로 대체할 수 있다. 수술부위의 두툼한 드레씽이 제거되면 굴곡 운동을 시작하며 보행기나 목발을 사용할 수 있는 대로 체중 부하 활동(weight bearing activity)도 서둘러 시작한다.

수술후 2~5일 이내에 대퇴 사두근 고정 운동(quadriceps setting exercise)과 다리 세우기(straight-leg raising)를 시킨다(표 7-1). 사두근은 슬관절을 안정시키므로 사두근의 강화는 보행에 필수적이다.

<표 7-1> 사두근 고정 운동(quadriceps setting exercise)

1. 무릎의 뒤쪽 즉 슬와부를 침상 바닥에 접근시키면 사두근이 수축하며 이때 슬개골이 움직이는 것을 느끼게 된다.
2. 슬와부를 침상 바닥 쪽으로 밀면서 동시에 발꿈치를 들어올린다.
3. 초기에는 1시간에 5회 정도 하다가 점차 시간당 15-20회 까지 증가시킨다.

무중력 상태 하에서 또는 장기 침상 안정으로 인해 체중 부하 활동이 이루어지지 않을 경우 기초대사율의 감소, 칼슘 상실, 당내성 저하, 근육 위축, 심장의 크기 감소와 1회 심박출량이 감소된다.

"1개월의 침상 안정은 체내 전체 칼슘량의 0.5%를 감소시키며, 2개월의 침상 안정으로 심장의 크기가 11% 감소되며 3개월의 침상 안정은 안정시의 심박출량을 10-15% 저하시켰다는 연구 결과가 있다."

3. 근골격계 건강문제 예방

일차 예방(Primary Prevention)

골다공증 위험요인 조정

노인의 질병과 불구가 인체 여러 기관에 나타나는 다양한 질병 과정의 축적에 의해 나타나므로 위험 요인들을 피하는 것이 용이하지는 않다. 근골격계 문제를 초래할 수 있는 골다공증의 위험요인을 피하는 것이 일차 예방에서 가장 중요하다. 근골격계 문제는 생애 전체에 걸쳐 진행되는 골량 감소의 위험인자들이 축적되어 나타나므로 평상시의 식이와 생활방식에 주의해야 한다. 골다공증 위험 인자들은 여성, 노령, 백인이나 아시안계 인종의 마르고 작은 체격과 가족력 등이다(표 7-2).

<표 7-2> 골다공증에 대한 위험인자

요 인	내 용
인구사회학적 요인 및 생활 습관	· 여성 · 다산 · 흡연 · 노령 · 가족력 · 백인 또는 아시안종 · 45세 이전의 폐경 · 마르고 작은 체격 · 앉아지내는 생활유형
식이 및 질병	· 카페인 다량 섭취 · 인 다량 섭취 · 알코올 다량 섭취 · 칼슘 섭취 부족 · 고단백식이 · 신장애, 간장애
인체내 칼슘 흡수 및 대사 방해 약물의 장기 투약	· 항결핵제(isoniazide) · 항생제(tetracycline) · 이뇨제(furosemide), · 항응고제(heparin) · 진경제(phenytoin) · 스테로이드(glucocorticoid), · aluminum 포함 제산제(Amphogel, Gelfos, Mylanta) · 갑상선 호르몬제(thyroxine, Liothyronine, Levothyroxine)
내분비 질환	· 부신피질 기능 항진증(Cushing's syndrome) · 말단비대증, · 성기능 부전증(hypogonadism) · 갑상선 기능 항진증, · 부갑상선 기능항진증

호르몬 대체 치료

Estrogen은 여성의 골격계 정상기능 유지에 중요한데 estrogen 호르몬의 혈중 농도 저하는 혈중 칼슘 농도를 증가시켜 골량의 감소를 초래하기 때문이다. 여성은 폐경 후 5~6년이 되면 같은 나이의 남성에 비해 골량의 상실이 2배나 높다. estrogen 저하에 따른 골량 감소 증상은 신속히 진행되며 이에 따라 골절 가능성도 높아진다.

"4명의 여성중 1명은 60세에 이르러, 2명의 여성중 1명이 75세에 이르면 척추 골절을 입게 되며, 전체 생애를 통해 여성의 15%는 골절의 가능성을 가지고 있다."

여성은 estrogen 감소에 의한 골량 상실에 매우 취약하므로 골량 상실이 가속화되기 전에 가능하면 폐경이 시작된 직후에 에스트로겐 대체 요법(estrogen replacement therapy, ERT)을 받는 것이 바람직하다. 에스트로겐 대체 요법은 골량의 상실을 지연시키고 골절을 예방하기 위한 목적으로 1970년 대 부터 시작되었으나 에스트로겐 대체 요법이 자궁 내막성 암질환과 관련이 깊다는 것이 알려진 후 자궁 내막 조직의 정상적 기능을 위해 estrogen에 progesterone을 추가시키는 호르몬 대체 요법(hormonal replacement therapy, HRT)으로 변경되었다. 즉 estrogen의 유방 및 자궁성 암질환 발생과 같은 부작용을 완화시킬 목적으로 progesterone을 추가하게 되었다. 호르몬 대체 요법은 혈관 운동의 불완전성과 질 및 요로계의 위축을 완화시키며, 골다공증, 심혈관계 질환 및 알츠하이머 질환의 발생율을 감소시키는 효과가 있는 것으로 알려져 있다.

그러나 estrogen이 인체에서의 뼈의 재흡수를 감소시켜 골량의 상실을 예방해주지만 골량을 증가시키지는 못한다. estrogen의 장기간 투약은 유방과 자궁내막의 신생물 질환을 유발시킬 수 있으므로 호르몬 대체 요법을 받는 동안에 유방 검진은 1달에 1회, Papanicolaou smear을 포함한 골반 검사는 1년에 2회 정도 해야 한다. 최근 호르몬 대체 요법의 투약 기간을 5년 이하로 제한하도록 권장하고 있다.

식이(diet)

생애 전체를 통해 형성되는 식이 습관은 성숙기의 골량에도 영향을 미친다. 생애 전기간을 통해 칼슘과 Vit D가 풍부한 균형있는 식이를 취해야 한다. 칼슘의 흡수를 증가시키기 위해 Vit D의 섭취가 필요하며 Vit D는 버터, 간, 달걀노른자 또는 마른 표고버섯에 많으며 그 외 일광욕에 의한 자외선 노출을 통해서 얻을 수 있다.

정상 성인의 1일 칼슘 섭취량은 700mg이나 노인의 경우 식이를 통한 칼슘 섭취가 부족하고 위장관에서의 칼슘 흡수율이 낮으므로 하루 1200~1500mg의 칼슘 섭취를 권장한다. 식이에서 칼슘 섭취를 증진시키기 위한 노력이 필요한데 칼슘은 우유, 치즈와 요구르트 등의 유제품, 뼈째 먹는 생선, 콩, 견과류와 녹색 채소에 많다. 그러나 시금치와 케일에 있는 수산염은 칼슘과 결합하여 불용성의 칼슘 수산염(Ca-oxalate)을 형성하여 오히려 칼슘 섭취를 방해한다. 건강소비자에게 식이에서의 적절한 칼슘 섭취와 칼슘제 복용의 중요성을 교육해야 한다(표 7-3).

<표 7-3> 칼슘 섭취 증진법

1. 탈지분유를 여러 음식에 자주 넣어 먹도록 한다.
   탈지분유 작은 수푼 하나에 약 33mg의 칼슘이 있다.
2. 아침 식사로 칼슘이 강화된 따끈한 cereals를 먹어 칼슘의 섭취를 강화시킨다.
3. 두부 관련 음식을 가까이 한다.
4. 뼈째 먹는 생선을 가까이 한다(멸치 볶음, 꽁치 통조림. 정어리 통조림).
5. 칼슘 보충제는 한번에 다량을 먹기 보다는 하루 전체에 걸쳐 나누어 먹는다.
   낮보다 밤동안 칼슘 상실율이 높으므로 밤에 자기 전 약간의 칼슘 보충제를 먹는다.
6. 칼슘 보충제는 위장 자극 현상이 있으므로 음식과 함께 먹는다.

운동(exercise)

간호사는 노인에게 안전하고 효과적인 운동 적응 프로그램의 중요성을 교육하고 격려하여 만성질환 노인의 불구를 예방하고 삶의 질을 증진시키는 데에 기여해야 한다. 근골격계 노화로 근육의 힘과 유연성이 저하되고, 상해를 입을 가능성이 높아지고, 인체의 지방이 많아지고, 관절의 탄력성이 저하되고 골다공증의 발생 빈도가 높아진다. 운동은 근골격계 노화에서 발생하는 생리적 변화를 저지시키고 인지 기능의 향상과 안녕의 증진은 물론 혈압 저하, 돌연사 예방과 불안 감소에 긍정적인 효과를 주고 있다.

운동을 시작하기 전에 운동내력 검사*를 해야 하며, 앉아 지내던 노인에게는 "걷기"가 운동을 시작하는 훌륭한 첫 프로그램이 되기도 한다. 사고 예방을 위한 간단한 지침도 주지시킨다. 신발 바닥이 끈적거리거나, 미끄럽거나, 신발 바닥 면이 고르지 못한 신발을 피한다. 운동 프로그램에는 적절한 준비 운동*, 정리 운동*과 스트레칭 운동*을 포함시키고(표7-4), 운동 중 손상 받는 것을 피하기 위해 운동의 강도는 서서히 올려야 한다.

<표 7-4> 스트레칭 운동(stretching exercise)

1. 가벼운 긴장을 느낄 정도로 천천히 근을 신전시킨 후 그 자세를 수십초간 유지한다.
2. 처음보다 약간 강하게, 천천히 근을 신전시켜 재차 수십초간 동일한 자세를 유지한다.
3. 호흡을 멈추지 않고 자연스럽게 행한다.
4. 신전시키고 있는 근에 정신을 집중한다.
5. 신전시키고 있는 근 이외의 전신 근육은 이완시킨다.

생애 전체를 통한 지속적 운동은 노인기의 낙상을 예방하고, 고관절 골절에 따른 황폐화를 예방할 수 있다. 늦게라도 시작하는 것이 시작하지 않는 것보다 훨씬 더 나으며 나이가 많아짐에 따라 신체적 상태가 악화되지만 운동을 통해 신체적 상태를 향상시킬 수 있다.

* 운동 내력 검사(exercise tolerance test) : 심장 기능을 사정하는 비침해적 방법으로 흉부통의 원인, MI 또는 심장 수술 후의 심장 기능과 심질환제 약물 사용의 효과를 사정하고, 신체적 활동 후의 부정맥을 규명하고 개인에게 적절한 운동수준의 프로그램을 계획하기 위해 이루어진다. 방법은 treadmill 위를 걷거나 고정되어 있는 자전거(stationary bicycle)의 페달을 밟거나 또는 정해진 계단을 오르는 것으로 보행 속도를 빠르게 하거나, treadmill의 경사를 높이거나 또는 페달의 저항을 증가시켜 운동의 강도를 높여간다. 운동 전후의 심전도, 혈압, 맥박, 흉부통과 신체적 외모를 관찰한다. 운동 내력 검사 중 흉부통 또는 심한 피로감을 경험하거나 혈압 또는 맥박이 저하되면 즉시 검사를 중단한다.
* 준비운동(warm-up) : 주운동이 원활히 이루어지도록 심신의 준비를 조절하는 가벼운 운동에서 중정도의 운동으로 운동의 효율성을 높이고, 장해나 외상을 예방하기 위해 실시한다.
* 정리운동(cooling-down) : 주운동의 격렬한 운동을 갑자기 중단하면 심장으로의 정맥 환류가 저하되어 경련이나 혈압 저하가 나타날 수 있으며, 운동에 의해 생산된 젖산의 제거가 어려워 피로 회복이 지연된다. 따라서 주운동으로 높아진 호흡순환계와 근육계의 기능을 운동 전의 상태로 서서히 회복시켜 운동의 급격한 중단에 의해 야기되는 문제를 예방해 줄 수 있다.
* 스트레칭 운동(stretching exercise) : 유연성 운동의 일종으로 동적 운동과 정적 운동의 2가지가 있지만 일반적으로 정적 운동을 의미하는 경우가 많다. 동적 스트레칭 운동(dynamic stretching exercise) 에서는 근이 신장될 때 관절 각도의 변화가 수반되나 정적 스트레칭 운동(static stretching exercise)에서는 관절 각도의 변화가 없다. 동적 스트레칭 운동에서는 근의 신장 반사가 동반하여 근의 신전 시간이 짧고 유연운동의 효과가 적고 특히 강한 운동을 할 경우 근을 필요 이상으로 신장하여 근에 손상을 가져올 우려가 있다. 반면 정적 스트레칭 운동에서는 근의 유연성을 증가시키고 혈액 순환을 촉진시키는 효과가 있어 상해 예방과 피로 회복의 목적에 이용되며, 대개의 준비 운동과 정리운동에 포함되어 있다.

시설기관에서의 부동화 예방

노인에게 흔한 부동 상태는 생리적, 심리적 상태에 심각한 영향을 미치는데 기동이란 개인의 능력과 환경적 자원간의 상호작용 결과이다. 기동에는 개인의 생물학적 건강상태, 감각인식 능력, 운동능력(motor skills), 인지능력과 체력이 포함된다. 환경내 자원은 건물 구조과 같은 물리적 요소, 질병에 대한 치료 관리와 정책, 시설기관의 인적 자원 특성과 사회적 지지 자원의 유용력이 포함된다.

간호사는 시설기관에서 노인의 기동을 제한하는 건물 구조와 물리적 환경 예를 들면 미끄러운 마루바닥, 계단, 억제대 사용과 산소 치료 등의 문제점을 찾아내고 간호 중재에 적용해야 한다. 모든 관절이 부동의 영향을 받지만 둔부, 무릎과 발목 관절이 중력의 힘에 대해 가장 예민하며 특히 둔부와 무릎의 구축(contracture)은 안정성을 잃게 하여 낙상의 가능성을 높게 한다. 부동상태에서는 근력이 저하된다.

"근육이 쉬고 있는 경우 매주 근력의 10~15%가 상실될 수 있으나, 전혀 움직이지 않는 부동 상태에서는 매일 근력의 5.5%가 상실된다."

노인의 동기유발 전략

불용(disuse)에 따른 불구 예방 교육에서 중요한 것은 노인의 심리적 동기유발이다. 근골격계의 건강 유지 또는 합병증 예방을 위해 자가 간호와 치료 방법을 교육할 때 동기유발을 고려해야 하는데 노인은 나이가 많아짐에 따라 성취 욕구로부터 보존 욕구로 변화하는 경향이 있기 때문이다.

운동에 대한 동기유발 전략은 다음과 같다.

- 노인은 타인에게 의지하고 기대며 간호를 받을 권리가 있다는 노인적 믿음에서 깨어나야 한다.
- 보다 나은 신체적 기능적 수준에 이를 수 있는 선택을 하도록 격려해 준다.
- 노인 스스로가 관절과 근육을 움직이도록 격려해 준다.
- 노인에게 도움이 될 수 있는 다양한 정보를 제공한다.
- 노인환자, 가족과 간호제공자가 함께 의논하여 목표를 세운다.
- 운동의 시도를 두려워한다면 체력과 기능적 능력에 대해 목록을 작성한 후 검토한다.
- 운동과 치료는 편안하고 여유있는 환경에서 이루어지고 있는가를 점검한다.
- 처음에는 작은 목표를 설정한다.
- 노인 개개인은 이질 집단의 구성원이므로 노인 개개인을 고려하고 평가해야 한다.
- 개개인의 성격과 치료 이행 간에 관계가 깊다.

"표현력, 지능과 미래지향적 사고와 치료 이행에 대한 동기 유발간에는 양의 상관관계가 있다. 그러나 충동적이고, 요구사항이 많고 자신의 행위에 대한 책임감이 없는 성격과 치료 이행에 대한 동기 유발간에는 음의 상관관계가 있다."

이차 예방(secondary prevention)

근골격계의 사정

건강력 청취(history taking)

관절염과 통풍(gout)은 가계적 소인이 강하며 적어도 3대에 걸친 가족력에 대한 정보를 사정한다. 간호사정은 노화가 기능적 상태에 어떻게 영향을 미치는가에 초점을 두며 다음의 내용을 포함해야 한다.

- 키, 체중, 자세와 걸음걸이는 근소모, 비만과 부종을 지시하는 기초 자료를 제공해 준다.
- 과거와 현재의 활동과 휴식 패턴도 사정한다. 운동이나 활동에 통증이 수반되고 전혀 운동이나 활동에 참여해 본 경험이 없으면 운동이나 활동에 참여하려고 하지 않는다.
- 식이 사정에는 calcium과 Vit D의 섭취 내용을 포함시킨다.
- 비만과 영양불량은 기동성, 근력과 안위에 영향을 미칠 수 있다.
  비만은 허리와 다른 체중 부하 관절의 인대성 불안정을 가져온다.
- 의사의 처방 없이 사용하는 약물과 자가조제 약물의 투약은 약물의 독작용과 부작용에의 노출을 쉽게 해준다. 골격근 이완제, 항류마티스성 약물, salicylates, 비스테로이드계 항염제와 전신성 스테로이드 약물 사용에 대해 세세히 질문한다.
- 항경련제는 골연화증, 항정신제(phenothiazine)는 걸음보조장애, steroids는 지방의 비정상적 분포와 근육 약화, 포타슘 소실성 이뇨제(Lasix)는 근경련과 근육 약화를 초래한다.
- 각성 효과가 큰 Amphetamine과 caffeine은 운동의 전반적인 증가를 가져온다.
- 기동성 및 힘과 균형이 신체적 기능을 결정하므로 기동성의 사정에는 신체적 기능을 포함한다.
- 고관절 골절과 같은 과거의 병력은 골다공성 상태를 암시해 준다.
- 관절통과 경직, 체력의 약화와 피로는 골관절염 또는 류마티스성 관절염과 깊은 관련이 있다.
- 요통과 이상감각증(paraesthesia) 또는 하지감각마비는 요추의 추골이나 추간골의 퇴행성 병변을 암시한다.

- 근골격계의 손상, 진단 방법, 치료 방법과 치료 기간, 현재의 손상 상태, 보조기구 필요 여부, 일상활동의 방해 여부 등에 관련된 모든 정보를 기록한다.
- 작업환경, 생활환경, 가정에서의 안전성 위험 요인과 안전 보조장치, 휴식과 운동에 대한 정보를 수집하여 건강문제를 규명하고 환자 교육의 방향 설정에 이용한다.

신체적 사정

신체적 사정에서 고려해야 할 사항은 다음과 같다.

- 척추 극돌기 위의 압통은 척추 골절의 징조이기도 하다.
- 손가락의 원위부 지절 관절과 무릎 관절에 골관절염이 발생되는 경우가 많다.
- 손가락의 원위부 지절 관절에 헤베르덴 결절* 여부를 사정한다.
- 고관절의 외회전 운동 제한은 고관절의 골관절염의 초기 증상을 의심해 볼 수 있다.
- 모든 관절의 ROM도 사정한다.
- 손의 류마티스성 관절염은 근위부 지절관절에 나타나는 경향이 많다.
- 류마티스성 관절염에서 볼 수 있는 부종은 뼈의 부종이 아니라 활막과 뼈 변 조직의 부종이다. 중수지절관절의 염증에서는 척골이 튀어나오기도 하며 관절이 불안정하여 부분적으로 탈골이 되는 경향이 있다.
- 류마티스성 관절염에서는 아침나절 관절의 통증과 경직이 수 시간씩 지속되는 반면 골관절염에서는 관절을 단시간이라도 유연하게 하면 통증이 사라진다.

* 헤베르덴 결절(Heberden's node) : 원위부 지절간 관절에 뼈의 일부가 성장하면서 발생되어 붉은 색을 보이고 압통과 함께 붓게 되는데 여러 관절에 동시에 발생되기도 한다. 손가락을 굴곡시킬 때 Heberden's node을 촉지할 수 있으며 이때 원위부 지절이 외측으로 이탈되기도 한다. 외모에 부담을 주기는 하지만 관절의 기능 저하에 큰 영향은 없다.

간호진단에 따른 간호중재

간호 중재는 근골격계의 건강을 증진시키거나 또는 건강 문제에 대해 직접적인 간호제공을 하거나 또는 문제 해결을 위한 건강 교육을 한다.

근골격계의 건강 증진 지침

근골격계의 건강 증진 지침은 다음과 같다.

- 적절한 운동은 근골격계의 기동성*, 근력*과 지구력*을 증진시킨다. 노화과정 동안 적극적인 운동을 하지 않을 경우 근력과 유연성을 상실할 기회가 더 많아진다.
- 걷는 것을 즐기도록 격려한다. 체력수준과 기능적 능력수준에 따라 수동적 ROM에서 수영과 에어로빅에 이르기까지 취향에 따라 다양한 운동을 하도록 격려한다.

- 체중부하 운동(weight-bearing exercises)은 매일 하도록 격려한다.
- 피로를 피하고 휴식과 운동의 적절한 균형을 취하도록 격려한다.
- 운동을 하는 동안 필요하다면 에너지를 보존하고, 관절과 뼈에 대한 긴장을 감소시키고 안전을 위해 보조 기구를 사용하도록 격려한다.
- 가정 내에서 또는 외출 중 안전사고에 유의하도록 교육한다.
- 체중 조절을 도와주고 적절한 영양 유지를 위해 식이를 사정한다.
- 식이에 calcium, vitamin과 무기질을 포함시켜야 하는 필요성을 설명한다.
- 투약 약물의 부작용, 투약 약물과 특정 음식과의 상호작용에 대한 지식을 사정한다.
- 의사에 의해 처방된 estrogen, progestin과 같은 호르몬제의 투약 방법을 설명해 준다.

* 기동성(mobility) : 개인의 독립성의 유지에 필수적인 요소로써 제한없이 움직일 수 있는 능력이다.
* 근력(muscle strength) : 근육이 발휘할 수 있는 최대의 힘을 의미한다.
* 지구력(muscle endurance) : 근육이 얼마나 오랫동안 작업을 지속할 수 있는가 하는 능력

간호진단에 따른 간호중재

간호진단에 따른 구체적인 간호중재 내용은 다음과 같다.

- 근량의 감소와 장기화된 부동과 비사용(disuse)으로 인한 근위축
  간호목표 - 근위축의 최소화
  합병증 없는 재활
  근력과 유연성의 증가
  간호중재 - 등척성 근신전 운동*, 등장성 근신전 운동*
- 근육이나 인대의 불균형, 관절의 부적절한 지지와 체위에 의한 비정상적 근단축
  간호목표 - 관절주변의 근육이나 인대가 적절히 신장됨
  간호중재 - 빈번한 체위변경
  신체 자세(body alignment)의 교정
  능동적-수동적 ROM
- Achilles tendon 단축으로 인한 족저 굴곡(plantarflexion)
  간호목표 - footdrop이 없음
  보행 및 보행 훈련이 방해받지 않음
  간호중재 - 족배굴곡(dorsiflexion)을 통해 발을 지지
  발 지지대(footboard)를 사용하거나 침대에서도 신발을 신도록 함

· 골절, 부종과 근연축에 의한 통증

간호목표 - 불편감이 없고, 합병증이 없고, 적절한 회복

간호중재 - 진통제 투여, 통증의 원인 규명, 원인에 따른 중재

통증의 원인 : 부적절한 체위와 부적절한 자세, 부적절한 지지

말단부의 갑작스런 움직임, 부동화 보조기구의 압박

부적절한 자세에서의 부동화, 지나치게 조이는 옷

골절 부위의 움직임, 심리적 요인

· 골절 후의 불수의적 근육 수축(연축*)과 관련된 통증

간호목표 - 근연축의 최소화

안위

간호중재 - 통증조절을 위한 간호중재와 유사

근육 연축 부위에는 마사지를 하지 않는다.

* 등척성 근운동(isometric muscle-strengthening exercise) : 근육의 길이가 일정하면서 근육의 힘을 발휘하는 것으로 이때 관절의 각도에 변화가 없어 정적(static) 운동이라고도 한다.
* 등장성 근운동(isotonic muscle-strengthening exercise) : 근육의 길이가 단축되거나 짧아지면서 근육의 힘을 발휘하는 것으로 이때 관절 각도에 변화가 나타나므로 동적(dynamic) 운동이라고도 한다.
* 연축(spasm) : 근육이 불수의적으로 갑자기 수축하는 현상으로 통증이 수반된다.

수술 간호 중재

대부분의 노인이 골절상을 입기 전 이미 위험한 상태를 보이는 경우가 많으므로 수술 전과 수술 후 근골격계의 문제를 가져올 수 있는 요인을 사정한다.

수술 전 간호 중재

당뇨병, 고혈압, 울혈성 심부전, 관절염이 근골격계 문제의 임상적 증상을 악화시킬 수 있다. 심한 근육 연축은 통증을 초래하는데 진통제 투약, 편안한 체위(unless contraindicated)와 적절한 견인(traction)에 의해 완화된다. 손상 받지 않은 부위의 다리와 양팔에 대한 운동의 필요성을 노인에게 설명해준다. 수술 전에 수술후 체위변경을 위해 반대편 siderail의 사용 방법, 침대에서 일어나는 방법과 침상에서 의자로 이동하는 방법을 설명하고 연습시킨다.

수술 후 간호 중재

근골격계 수술에 따른 구체적인 수술 후 간호중재는 다음과 같다.

· 활력 증후, 수분 섭취량과 수분 배설량(I&O)을 측정한다.

· 정신상태를 확인한다.

· 심호흡과 기침과 같은 호흡기계 활동을 격려한다.
· 진통제의 투약, 출혈과 감염 증상의 발견을 위해 드레싱을 관찰한다.
· 골절 환원술(reduction of fracture) 전후에는 순환, 감각과 움직임 장애의 가능성이 크므로 주의 깊게 관찰한다.
· 골절상을 입은 사지의 원위부에서 말초부 맥박을 사정한다.
· 발가락의 움직임, 열감과 발적, 무감각 또는 저림, 부종이 있는가를 사정한다.
· 의자에 앉을 때 부종을 예방하기 위해 수술 부위의 다리를 의자보다 높은 위치에 두도록 한다.
· sandbag과 pillow로 고관절을 지지하여 외회전을 막아준다.
· 수술후 피부전기 자극기(transcutaneous electrical nerve stimulator, TENS)를 사용하면 진통제의 사용량을 감소시킬 수 있다.

고관절 골절의 치료로 인공 대퇴골두(femoral-head prosthesis)를 삽입했다면 대퇴골두 탈골을 야기할 수 있는 대퇴골의 굴곡운동, 내회전 상태에서의 내전(adduction with internal rotation)을 초래하는 체위와 활동을 피해야 한다.

대퇴골두의 탈골을 야기할 수 있는 일상활동은 다음과 같다.
· 앉아서 신발이나 양말을 신을 때
· 앉아서 다리를 꼬고 있을 때
· 몸을 구부린 채로 일어서거나 앉을 때
· 낮은 자리에 앉을 때

적어도 수술 후 6주 동안은 고관절 주변의 연조직이 인공대체기구를 안정화시키고 회복될 수 있도록 탈골을 초래할 수 있는 모든 동작은 피해야 한다. 갑작스러운 심한 통증과 함께 사지의 말단부가 회전되는 경우 인공대체 기구의 진위를 알려주는 증거가 될 수 있다.

인공대체기구의 탈골 예방법은 다음과 같다.
· 돌려 눕힐 때 네 개의 베개를 사지 사이에 끼워 놓으며
· 목욕시킬 때를 제외하고는 다리에 외전 부목을 대주고
· 고관절의 극단적인 굴곡을 피하고
· 환자를 수술 받은 쪽으로 돌려 눕히지 않는다.

pin을 박아 고정하는 것만으로 고관절 골절을 치료하게 되면 위에서 나열한 탈골 방지에 대한 주의는 필요하지 않다. 대개 수술 후 하루가 지나면 침대에서 일어나 밖으로 나오도록 격려한다. 고관절 골절이 된 다리의 체중 부하 운동은 수술 후 3~5개월 정도에 x-ray상에서 골절부의 적절한 회복을 확인한 후에 시작한다.

퇴원 계획

다리로 체중을 지탱할 수 없거나 또는 보행기를 사용해야 하는 경우 가정에서 기동한다는 것은 대단히 많은 에너지를 소모하는 작업이다. 활동을 전혀 할 수 없거나 또는 극단적인 피로는 수면장애와 균형장애 때문에 일어난다. 상지의 지나친 긴장은 팔꿈치의 손상을 초래할 수 있다. 무기동은 독립적으로 무엇인가를 할 수 없고, 식사준비를 할 수 없으며 타인의 도움이 없이는 일상생활 동작을 수행할 수 없기 때문에 커다란 문제가 되고 있다. 손상부 다리의 능동적 보조 운동과 보행을 주시한다. 퇴원 전 환자는 보행기나 목발(crutch)을 이용할 수 있어야 한다.

삼차 예방

재활에서 간호사의 중요한 역할 중의 하나는 환자와 가족에 대한 교육이다. 노인 환자의 교육에서 중요한 것은 노인이 가지고 있는 만성 질환을 고려해야 한다는 점이다.

시력저하

시력저하가 심하면 심할수록 기동에 대해 두려움을 많이 갖는다. 특히 시력저하와 함께 혼동이 있거나, 지남력이 상실되거나, 낙상에 대한 두려움이 있고, 심리적으로 위축되어 있을 때 재활 프로그램에의 참여를 거부하기도 한다. 시력저하에 따른 문제점을 해결하고 재활 프로그램에의 참여를 적극적으로 격려하기 위해 적절한 조명을 제공해주고, 지나치게 밝은 것도 피해주고, 중요한 물건들은 쉽게 확인할 수 있도록 밝은 색을 사용하며, 짙은 대비색을 이용하여 계단의 모서리를 표시해주고, handrail을 사용할 수 있도록 교육한다.

약물 부작용 및 장기화된 침상안정에 따른 합병증

사용하고 있는 약물의 부작용이 환자의 재활과정을 방해할 수 있다. 노인의 재활을 방해할 수 있는 약물의 일반적 부작용에는 우울, 진정, 혼동, 약화, 피로, 추체외로 증상, 체위성 저혈압과 요실금 등이 있다.

장기화된 침상 안정에 따른 관절구축, 욕창과 근위축과 같은 문제는 심장병, 당뇨병과 같은 1차적 문제를 치료하고 있는 동안에 나타날 수 있다. 장기화된 침상 안정에 따른 관절구축, 욕창과 근위축이와 같은 2차적 문제는 장기화된 침상안정을 요하는 성인에게도 나타날 수 있지만 노인에게 발생 가능성이 매우 높다.

낙상에 대한 두려움(Fear of falling)

낙상에 대한 두려움은 우울과 철회(withdrawal)의 원인이 된다. 간호사는 노인의 두려움을 사정하고 환자가 극복할 수 있는 문제와 극복할 수 없는 문제를 사정한 후 환자가 극복할 수 있는 문제의 해결책을 제시해 준다. 예를 들면 낙상의 두려움으로 기동을 하지 않으려는 노인에게는 앉아 있는 동안 근신장 운동(stretching exercise)을 격려할 수 있다.

References

가톨릭 중앙의료원(1995). 원내 상용의약품 편람.

김광회, 남상남, 여남회, 옥정식, 전태훈(1990). 운동생리학. 태근문화사

공응대 역(1995). 운동 생리. 형설출판사.

범진필(2002). 임상 약리학. 청구문화사

장유경, 이보경, 김미라, 황금희(2002) 임상영양관리. 효일문화사

조현철 외(1998). 운동 생리학. 도서 출판 홍경

Black JM, Hawks JH, Keene AM (2001). Medical-Surgical Nursing. Saunders.

Cahill M (1996). Mastering Geriatric Care. Springhouse Corporation, Springhouse, Pennsylvania.. 191-208.

Cann CE et al (1980). Spinal imieral loss in oophorectomized women. JAMA 244:2056.

Hazzard WR, Blass JP, Halter JB, Ouslander JG & Tinetti M(2003). Principles of Geriatric Medicine and Gerontology. McGraw-Hill Professional. 5th edition.

Kane RL. Ouslander JG. Abrass IB. ,Kane R, Ouslander J, Abrass I (2003). Essentials of Clinical Geriatrics. McGraw-Hill Professional. 5th edition.

Madson S (1989). How to reduce the risk of postmenopausal osteoporosis. Journal of Gerontological Nursing 15:9.

McKoen V (1991). Estrogen replacement therapy. Journal of Gerontological Nursing 16(11):6.

Resnick BM (1991). Geriatric motivation. Journal of Gerontological Nursing 17:17.

Reuben DB, Herr K, Pacala JT, Potter JF, Semla TP & Small GW(2001). Geriatrics at your fingertips. Reed Elsevier Company.

Roussel LA (1995). The Muscular l System and its problems in the elderly.

Stanley M, Beare PG (1999) Gerontological Nursing, F. A. Davis Company, Philadelphia. 112-119.

Steinbrocker O, Traeger CH and Batterman RC (1949). Therapeutic criteria in rheumatoid arthritis. JAMA 140:659.

제8장
심혈관계의 노화

심혈관계는 생체 세포의 생명유지에 필요한 O_2와 영양분을 운반해 주는 기능을 하고 있어 심혈관계의 기능저하는 심혈관계 외의 다른 조직에 영향을 미쳐 심장 기능이 저하되면 인체내 기관의 기능도 저하된다. 그러나 노화된 심장이라도 심장에 심각한 질환이 있는 경우를 제외하고는 인체가 요구하는 포화 산소를 어느 정도까지는 공급해 주고 있다.

미국의 경우 심혈관 질환(cardiovascular disease, CVD)은 노인을 사망과 장애로 이끄는 가장 중요한 원인이 되고 있으며 특히 관상동맥 질환(coronary artery disease, CAD)은 심질환계 사망의 85%를 차지하고 있다. 80세 이전에서는 여성보다 남성에게 심혈관계 질환의 발병율이 높으나 80세 이후에는 여성에게 발병율이 높아지면서 남여의 비율이 같아진다.

1. 정상적 노화과정

노화가 진행됨에 따라 심장과 혈관은 구조적 기능적 면에서 변화가 오지만 이러한 변화는 느린 속도로 잠행적으로 진행된다. 노화와 함께 신체적 활동 수준이 저하되면 인체에서는 산소 포화도가 높은 혈액을 요구할 기회가 적어지면서 심혈관계의 점차적인 기능 감퇴가 오게 된다. 신체적활동 수준이 증가되면서 인체가 산소 포화도가 높은 혈액을 요구하면 인체는 심박출량을 증가시키며 대처해 간다.

구조적 변화

심장 크기는 체중에 비례하며, 심근의 비대나 위축은 정상으로 간주되기보다 심장질환의 신호가 되고 있다. 나이가 많아져도 심실과 심방의 크기는 변화하지 않지만, 좌심실 벽과 대동맥 혈관의 벽은 콜라겐 섬유의 밀도가 증가하고 탄력섬유가 약간 두꺼워지고 경화되는 경향이 있으며 이때 심장의 수축력은 비효율적으로 되며 확장력도 감소된다.

혈류의 고압력을 지속적으로 받게 되면서 대동맥 판막과 승모 판막은 두꺼워지고 대동맥 판막의 기저부가 경화되면서 심장의 이완기 동안에도 부분적으로 혈류가 폐쇄된다. 고열,

스트레스와 심한 운동으로 심박동이 증가하는 동안에도 심실이 완전히 비워지지 않는데 이렇게 심실이 완전히 비워지지 않을 경우 관상동맥 혈관과 전신 순환에 손상을 줄 수 있다. 또한 산소 요구에 대한 혈관계의 반응력이 저하되면서 조직의 허혈에 대한 위험은 한층 더 증가한다.

노화로 인해 동방결절* 세포의 전체 수는 감소하고, 자극 파동을 심실로 전달해주는 방실속*의 전도 섬유가 점차로 상실되며, 동방결절에 지방이 침착하면서 심장의 전도 체계에 변화가 나타난다. 물론 심장 조직에 섬유성 조직과 결합성 조직이 증가되는 것도 심장 전도 체계의 비효율성에 대한 원인이 되기도 한다.

"75세에 이르면 되면 젊고 건강한 성인에서 볼 수 있는 pacemaker cell의 10% 정도에 불과한 경우도 있다."

* 동방 결절(sinoatrial node, SA node) : Pacemaker이라고도 하며 심박동이 처음으로 발생되는 부위로 상대정맥 입구에 인접한 우심방 벽에 위치하고 있다.
* 방실 속 : Bundle of His라고도 하며 동방결절에서 시작된 자극 파동이 방실결절을 통해 방실 속으로 전달된 후 푸르킨예 섬유(Purkinje fiber)로 전달되면서 심방 및 심실 수축이 이루어진다. 방실결절은 관상정맥동의 전방, 심방간 중격의 우측에 위치하며, 방실 속은 심실간 중격에 위치하며 푸르킨예 섬유는 심실 내막에 위치하고 있다.

노화가 진행됨에 따라 대동맥과 말초동맥계는 점차 경화되며 꼬불꼬불해지는데 이러한 변화는 동맥 중막층에 콜라겐 섬유가 증가하고 탄력성 섬유가 상실되기 때문에 나타난다. 동맥이 경화되고 두꺼워지는 현상에 대한 보상기전으로서 대동맥과 동맥은 보다 많은 양의 혈액을 받아들이기 위해 점차로 이완되며, 정맥도 동맥과 유사하게 이완된다. 정맥이 이완됨에 따라 정맥 판막의 기능은 불완전해지거나 완전히 닫히지 않기도 한다.

기능적 변화

노화에 의한 심혈관계의 일차적 변화는 심박출량의 증가라는 체내 요구에 대한 대처 능력의 감소로써 노화된 심장은 평상시에도 생리적 한계에 가깝게 기능하여 생리적 예비율이 거의 없어진다. 나이가 많아지면서 휴식시 심박출량과 심박동수가 점차로 감소하고, 심근은 두꺼워지고 심장의 확장력이 감소되며, 이완기 심장의 충전에 소요되는 시간이 길어진다. 노화된 심장에서는 흔히 심실 충전기의 단축으로 빈맥이 나타나고, 정상적인 심방 수축력의 상실로 심방 세동이 나타날 가능성이 많은데 이러한 빈맥과 심방 세동은 심박출량의 저하를 초래하게 된다.

젊고 건강한 심장은 인체 산소 포화도가 높은 혈액을 요구할 때 순환 catecholamines을 증가시키고, catecholamines의 증가에 대한 심장 반응으로 심박동수를 증가시키며 대처해 간다. 그러나 노화된 심장의 경우 운동을 하거나 스트레스를 받는 상태에서도 심박동수가 증가하지 않는데 이러한 현상은 혈중 catecholamines 농도의 감소가 아니라 catecholamines에 대한 심장 반응의 둔화로 나타난다.

노화된 심장은 심장으로 들어오는 혈액의 양이 증가하면 심박출량이 증가하는 Starling's law*에 의해 심박출량을 증가시키게 된다. 그러나 심장으로 들어오는 혈량이 증가하면 심박출량이 증가하는 Starling's law에 의한 기전은 심장의 이완기 동안에 충전기가 단축되면서 나타나는 빈맥이나 심실이 과확장되는 심부전에서는 일어나지 않는다. 심장이 산소포화도가 높은 혈액에 대한 인체의 요구를 만족시켜주지 못하거나 대사산물을 효율적으로 제거할 수 없을 때 호흡곤란이나 피로 등이 나타난다.

노화와 함께 심장 주기를 조절하는 심장 고유의 리듬성이 점차로 상실되고, 전기적 활동은 부조화에 빠시게 된다. 동방결절 세포의 상실과 전도 세포의 지방 침착으로 심방과 심실의 리듬성이 상실되어 동성 서맥*과 같은 동성 부정맥*이 나타나 현기증과 함께 갑자기 의식을 잃으며 쓰러지기도 한다.

* catecholamines : 교감신경을 흥분시키는 신경전달 물질의 총칭으로 epinephrine, norepinephrine 및 dopamine 등이 모두 포함된다.
* Staling's law : 심장으로 들어오는 혈액의 양이 증가하면 심박출량이 증가한다는 내용이나 실제 인체에서는 심장으로 들어오는 혈액량이 증가하면 심박출량이 증가하기보다는 심박동수가 증가하여 심장으로 들어온 혈액을 처리하게 된다.
* 동성 서맥(sinus bradycardia) : 동방결절에서 기인한 서맥으로 심박동수가 1분당 40-60회로 되는 것 이외에 심장 리듬과 같은 모든 것이 정상이다. 미주신경 자극, digitalis 중독, 뇌압 상승, 심근 경색증, 고강도의 훈련을 받은 운동선수, 통증이 심할 때, 갑상선 기능 저하증, 신경성 식욕 부진과 저체온 상태에서도 볼 수 있다.
* 동성 부정맥(sinus dysrhythmia) : 동방결절에서 기인한 부정맥으로 리듬이나 규칙성이 비정상적인 것을 모두 일컫는다. 동성 서맥이나 동성 빈맥 등은 모두 동성 부정맥에 포함된다.

노령에 관련된 혈관의 기능 변화는 점진적으로 수축기압이 증가되나 확장기압의 변화는 거의 없는 것이 정상이다. 미국의 심장 협회에서는 노인의 경우 수축기압 160mmHg를 정상치의 상한선으로 고려하고 있다. 경화된 혈관이나 고혈압은 대동맥궁과 경동맥동에 위치한 압수용체*의 기능을 점차 무디게 하거나 예민하지 못하게 한다. 압수용체의 감각 저하는 급격한 체위 변화에 따른 교감신경 반사성 혈관 수축을 유도하지 못하여 체위성 저혈압을 발생시키게 된다.

* 압수용체(baroreceptor) : 대동맥궁과 경동맥동에 위치하는 압력지각신경 종말로 중추반사기전을 자극하여 맥박, 혈관확장, 혈관수축 등으로 혈압의 변화 또는 심계동을 연수에 있는 교감신경 중추로 전한다.

2. 심혈관계 질환

죽상 경화증

죽상경화증이란 콜레스테롤, 지질류 및 괴사된 세포 등으로 구성된 노란색의 막이 동맥 혈관의 내층에 축적되는 질환으로 궁극적으로 심혈관계에 영향을 미치게 된다. 죽상경화증의 질병 과정은 시간이 축적됨에 따라 노인에게 뚜렷이 나타난다. 동맥 혈관에는 혈류의 흐름을 원활히 해주는 부드러운 내피 세포층이 있으며, 정상적 상태에서 혈장이 혈관의 내피 세포층(endothelial lining)과 접촉하고 혈액응고 인자와 같은 세포성 구성 성분은 혈류의 중앙에 위치하게 된다. 그러나 내피 세포층이 거칠어지면 혈액응고 인자들이 내피 세포와 접촉하여 혈전 형성의 가능성이 높아진다.

일단 시작된 죽상경화증이 계속 진행되기보다는 콜레스테롤, 지질류 및 괴사된 세포 등으로 구성된 노란색의 막이 형성되었다가 분해되는 과정을 반복하게 된다. 간으로 부터 인체 말초기관 세포로 콜레스테롤을 운반하는 저밀도 지방 단백질*의 증가는 죽상막의 형성 과정이며 고밀도 지방 단백질*의 증가는 분해 과정에 해당된다. 첫 번째 단계는 노란 색의 지질층이 혈관 분기점에 생성되는데 아동기에 시작되어 20대까지 지속적으로 진행된다. 두 번째 단계는 지질층이 섬유성 판으로 발전되어 동맥강으로 진주와 같은 흰색의 융기가 돌출된다. 정상적인 경우 동맥의 내막층에 평활근 세포가 없지만 두 번째 단계에서는 내막층에 평활근 세포가 증식한다는 점이 첫 번째 단계와는 다른 변화이다. 일단 평활근 세포가 증식하기 시작하면 평활근 세포들은 섬유성 막을 형성하는데 섬유성 막은 저밀도 지방 단백질 형태의 지질, 섬유소(fibrin) 및 섬유소원(fibrinogen), 알부민과 백혈구로 구성되어 있다. 세 번째 단계는 병변이 확장되고 진행되면서 섬유성 막의 중앙부가 괴사되고 석회화되면서 동맥의 중막층은 점차로 약화된다. 섬유성 막의 혈관 벽에서 형성되었던 동맥류가 파열되어 출혈이 되기도 하며, 동맥류의 파열은 혈전 형성을 초래하고, 혈전이 혈관강을 폐쇄하여 혈류의 흐름을 차단하기도 한다.

* 지방 단백질(lipoprotein) : 물에 용해되지 않는 지방을 순환 혈액을 통해 운반하기 위해 수용성 지방 단백의 형태를 이용한다. 수용성 지방 단백질은 저밀도 지방 단백질(low density lipoproteins, LDLs)과 고밀도 지방 단백질(high density lipoproteins, HDLs)의 2 종류가 있다. LDLs는 cholesterol을 간으로부터 인체내 세포로 운반하며, HDLs는 cholesterol을 인체내 세포로 부터 간으로 운반하여 체외로 배설시키는데 LDLs는 혈장내 콜레스테롤의 60-75%, HDLs는 콜레스테롤의 20-25%를 이동시킨다. 오랫동안 cholesterol이 관상동맥 질환의 위험 인자로 생각되어 왔지만 최근 콜레스테롤의 상당수를 운반하는 LDLs 수준이 관상동맥 질환에 직접적으로 영향을 미쳐 LDLs 수준이 높을 때 심장질환 또는 협심증의 이환율이 높은 것으로 알려졌다.

심부전

심부전이란 심장이 인체의 대사 요구량을 충족시킬 수 있는 충분한 양의 혈액을 공급할 수 없는 상태로 좌심실 부전에서 주로 발생하지만 우심실 부전에서도 발생할 수 있다. 심부전의 원인은 관상동맥질환, 고혈압성 심질환, 판막성 질환, 세균성 심내막염, 기관지염, 폐렴이나 점액수종그리고 심혈관계의 노화 등이다. 노화와 함께 혈관의 탄력성이 저하되고 혈관 내경이 좁아지며, 고혈압으로 심장의 혈액공급 능력이 저하되는 심부전이 초래된다. 특히 65세 이상에서 나타나는 판막성 질환은 고혈압에 의한 판막 소모와 노화에 의한 판막 경화로 인해 나타난다.

노인에게 흔한 울혈성 심부전은 허혈성 심질환, 고혈압성 심질환 및 판막성 심질환이 원인이며 노인의 울혈성 심부전 증상은 젊은 성인의 울혈성 심부전 증상과 거의 유사하여 호흡곤란, 좌위호흡, 발작성 야간 호흡곤란증(paroxysmal nocturnal dyspnea), 말초부위 부종 등의 증상이 나타난다. 그러나 울혈성 심부전의 증상이 만성 폐색성 폐질환과 영양 불량성 빈혈에서도 나타나 울혈성 심부전의 정확한 진단을 방해하기도 한다.

심부전이 있는 노인들은 심한 피로감, 호흡곤란, 기좌호흡, 양측성 발목 부종, 체중 증가 및 우울 증상이 나타나며 특히 신체적 활동을 하는 동안 호흡이 짧아지는 것을 호소한다. 앙와위에서 수면을 취하는 중에는 호흡곤란을 느끼지만 상체를 높여주거나 의자에 앉아서 수면을 취하면 편안해진다. 호흡곤란이나 호흡이 짧아지는 증상은 시간이 지남에 따라 심해지면서 기침이 동반되며, 급성 혼동이나 격앙에 잘 빠지기도 한다. 또한 손이나 발 등의 말초부위 부종으로 신발을 신거나 벗기가 어렵고, 반지를 끼거나 빼기도 어렵게 된다. 외관상 입술이나 손톱 등에 청색증이 나타나며, 하지 및 말초부의 부종, 복수와 경정맥 팽대 등이 나타나고, 피부는 차갑고 축축해진다. 복부 및 복부의 촉진이나 타진에서 간비대, 비장비대 그리고 폐수종 등이 나타나기도 한다. 심계항진과 함께 맥압이 저하되는데 맥압의 저하는 심박출량의 감소를 의미한다.

심부전에 대한 진단은 심전도 검사, 흉부 X-ray, 초음파 검사 및 동맥혈 가스분석 검사를 통해서 이루어진다. 심전도 검사에서는 좌심실 비대, 심근 허혈, 심방 비대, 부정맥, 심방세동 및 심실조기 수축 등이 나타난다. 동맥혈 가스 분석 검사에서는 혈중 산소 분압이 저하되고, 폐부종이 있는 경우 혈액에 유산이 축적되어 혈액의 pH가 낮아지고 중탄산 수치가 낮아지는 대사성 산성증이 나타난다.

노인의 심부전에 대한 치료 목적은 불편감 및 증상을 완화시키고 생명을 연장시키는 데에 있으며 약물 치료는 물론 식이, 수분 섭취, 운동 및 수면 습관 등의 생활양식에 대한 조정이 필요하다. 산소를 제공하면서 이뇨제를 정맥으로 투여하는데 급성 심부전이거나 공격적인 이뇨가 필요한 경우 유치 도뇨관을 삽입해야 한다. 대개 1-2분에 걸쳐 정맥으로 furosemide(이뇨제)를 투여 하면 15-20분 후에는 빈호흡이 완화되고 PaO_2가 상승하고 소변량이 증가해야 한다. 이러한 공격적인 치료에도 불구하고 PaO_2가 50 mmHg 이하로 떨어지고 $PaCO_2$가 45-50 mmHg 이상으로 증가하는 경우 respiratory ventilation의 적용을 고려한다.

급성 심부전에서 혈관이완, 심장에 대한 전부하 저하와 불안완화 등을 위해 morphine을 투약하지만 morphine을 투약하는 경우 폐환기 저하 증상이 있는가를 주의 깊게 관찰한다.

관상동맥 질환

관상동맥 질환(coronary artery disease, CAD)이란 관상동맥에 지방성 섬유판 및 칼슘 축적물 등이 축적되어 관상동맥 혈관이 좁아지므로 관상혈관을 통한 혈류가 저하되고 심장조직으로의 산소와 영양분의 공급이 저하된다.

노령, 남성, 폐경 그리고 가계적 요인과 같은 관상동맥 질환에 대한 위험 요인은 통제하기가 어렵다. 그러나 혈압 및 콜레스테롤 조절, 금연, 비만 및 스트레스 관리, 운동 등의 건강한 생활양식을 통해 관상동맥의 위험 요인을 조정해 갈 수 있다. 협심증의 주요 원인은 인체내 조직에서의 O_2 요구량과 O_2 공급량간의 불균형이지만 노인의 경우 신체적 활동의 증가로 인한 O_2 요구량과 O_2 공급량간의 불균형으로 협심증이 나타나는 경우는 드문데 노인은 나이가 많아짐에 따라 신체적 활동이 저하되기 때문이다. 신체적 활동이 저하되고 앉아 지내는 시간이 많은 노인의 경우 신체적 활동의 증가보다는 추위에의 노출, 정서적 흥분, 과식에 따른 위의 부담, 가족 모임이나 나들이 등이 스트레스원으로 작용하여 협심증이 초래될 가능성이 높다.

관상동맥 질환의 가장 일반적이고 전형적인 징후는 신체적 진력(exertion)에 따른 협심증인데 협심증은 심근으로의 산소 공급이 적절하지 않을 때 나타난다. 협심증이 나타날 때 가슴 중앙부 흉골 아래가 따끔따끔하고 쥐어짜거나 조이는 듯 하거나 또는 가슴에서 시작된 통증이 왼쪽 팔, 목, 턱이나 견갑골 쪽으로 퍼져나가는 특성이 있다. 협심증을 경험하는 사람들은 통증을 설명할 때 왼쪽 팔을 문지르거나 주먹을 꼭 쥔 손을 가슴 위에 놓는 경향이 있다. 가슴이 조이는 듯 한 느낌과 함께 오심, 구토, 발한, 손발이 차가와지거나 갑자기 의식을 잃기도 한다. 또한 수면 중 협심증에 의한 통증으로 잠을 깨기도 한다. 그러나 노인에게는 이러한 관상동맥 질환의 전형적 증상이 나타나기 보다는 비전형적 증상이 나타난다. 예를 들면 노인의 경우 통증의 역치가 증가되기 때문에 젊은 성인에 비해 흉부 통증에 대한 호소가 적고, 호흡곤란, 급성 뇌기능 저하 징후, 만성적 피로와 설명하기 어려운 행동 변화와 같은 비전형적인 양상이 나타난다. 그러나 병력 수집 과정에서 최근 사실에 대한 기억 상실(recent memory loss)이 있거나 통증 부위 또는 통증의 특성을 명확히 설명하지 못하거나, 또는 관상동맥 질환과 직접적 관련이 없는 만성 폐색성 폐질환, 관절염, 열공성 탈장(hiatus hernia)과 같은 질환이 동반되는 경우 관상동맥 질환에 대한 정보 수집을 어렵게 할 수 있다.

"관상동맥 질환에 대한 연구에서 연구 대상자의 25%가 증상이 없는 심근 경색증을 가지고 있다는 보고도 있으며, 여성의 관상동맥 질환 이환율은 노화와는 관계없이 전 생애에 걸쳐 고르게 나타나지만 남성은 나이가 증가하면서 이환율이 약간 증가하는 경향이 있다. 심근 경색증에 의한 사망율은 남성보다 여성이 높은데 그 이유는 심근 경색증을 경험하는 여성에게 고혈압의 이환율이 높으며, 심근 경색증이 발병할 당시 여성의 나이가 남성의 나이보다 많기 때문이다."

협심증(angina pectoris)의 치료 목적은 심근에 대한 산소 요구도를 저하시키거나 심근에 대한 산소 공급으로 통증을 완화시키는 데에 있다. 통증의 발생을 예방하기 위해서 신체적 활동의 제한이 필요하지만 신체적 활동을 전면적으로 제한하기 보다는 통증을 피해갈 수 있을 정도로 신체적 활동을 저하시키며, 스트레스를 예방하고 완화시키는 것이 필요하다. 약물치료는 nitroglycerin, isosorbide dinitrate 및 β-adrenergic 차단제 등이 이용된다.

심근 경색증

심근 경색증(myocardial infarction)이란 관상혈관을 통한 혈류저하로 심근의 허혈 및 괴사가 초래되는 현상을 뜻한다. 심근 경색증의 원인은 관상혈관의 폐쇄이며 관상혈관의 폐쇄는 흔히 죽상경화증, 혈전증, 혈소판 응집, 관상혈관 협착 또는 관상혈관 연축 등으로 발생한다. 심근 경색증의 선행 발병 위험인자에는 노화, 당뇨병, 혈중 triglyceride, LDL 및 콜레스테롤 증가, 그리고 혈중 HDL 감소 등이 있다. 이외에도 포화 지방산, 탄수화물 및 소금의 과도 섭취, 고혈압, 비만, 관상혈관 질환의 가계력, 앉아지내는 생활습관, 흡연, Type A 성격(공격적이고, 경쟁적인 자세, 업무에의 집착, 성급한 성격) 또는 스트레스 등이 심근 경색증의 선행 발병 위험인자가 되고 있다.

노인들은 대개 심근 경색증의 일반적 증상, 예를 들면 흉부 통증이 좌측 팔, 턱, 목 및 어깨로 방사되는 통증을 호소하는 경우가 드물다. 흉부 통증 보다는 소화불량과 함께 경한 혼동 증상이 있으며 85세 이상의 노인에게는 호흡곤란증이 빈번하게 나타난다. 그 외 심근 경색증에서 노인은 피로, 오심, 구토, 호흡의 짧아짐, 어지럼증, 심계항진, 실신, 급성신부전 및 뇌졸중이 나타난다. 그 외 미미한 증상으로 주의 깊게 관찰해야 할 증상에는 과도한 피로, 정신상태의 변화, 평소와는 다른 행동, 식습관의 변화 등이 있다.

심근 경색증의 치료 목적은 흉통의 완화, 심박동의 안정화와 심장에의 부담을 최소화 시키는 데에 있다. 약물치료에는 morphine(meperidine, hydromorphone), nitroglycerin, 칼슘 채널 차단제, isosorbide dinitrate, lidocaine, procainamide 및 quinidine 등이 이용된다. 발병 후 24-48시간 동안 산소를 투여하며, 심장 부담을 최소화하기 위해 bed pan 등의 변기를 사용하는 등의 절대적 침상 안정이 필요하다(표 8-1). 노인은 성인에 비해 심근 경색증의 합병증에 노출되기 쉬운데 심근 경색증의 합병증에는 부정맥, 심장성 쇼크 , 심외막염 및 심부전 등이 있다.

<표 8-1> 급성 심근 경색증의 치료

- 발병과 동시에 적어도 aspirin1을 160mg/일(81-325mg/day)의 투약을 시작한다.
- heparin 5000unit를 IV로 1회 투약하고 정맥수액을 통해 1000unit/h를 지속적으로 투여하며 6시간 마다 activated PTT를 파악한다.
- β-blocker를 투여한다. atenolol 5mg를 5분에 걸쳐 IV한 후 10분 후 재투약하며 최대 15mg까지 투약한다. 그후 구강으로 25-100mg/day를 투약한다.
- 비위관을 통해 산소는 2-4L/min을 투여한다.
- Nitroglycerin 5-10μg/min을 IV로 투여한다.
- ACE 억제제는 MI 발생 후 3일 정도에 투약을 시작한다.
- 콜레스테롤 저하 요법을 시작한다. 퇴원전 총 콜레스테롤은 160mg/dL이하, LDL은 100mg/dL이하, HDL은 45mg/dL 이상을 유지해야 한다.
- 심방세동 및 좌심실 혈전증이 동반된 경우 waparin 치료를 시작한다.

말초 혈관성 질환(peripheral vascular disease)

말초 혈관성 질환은 말초 조직에의 혈류 공급을 저하시키며, 동맥과 정맥에 모두 나타날 수 있고 노인에게 나타나는 말초혈관성 질환에는 동맥류, 폐색성 동맥 경화증, 정맥류 및 심부 혈전성 정맥염 등이 있다.

동맥류의 원인은 동맥벽의 죽상경화성 변화로써 동맥 혈관이 이완되어 파열된 후 막히거나 또는 색전증으로 발전될 가능성이 높다. 동맥류의 크기가 커지면서 주변의 신경을 압박하면 통증을 호소하기도 한다. 치료 방법은 외과적 수술요법이 이용된다. **폐쇄성 동맥 경화증**은 노인에게 흔하게 발생하며 혈관 내에 죽상경화성 plaque가 형성되면서 혈관은 탄력성이 저하되고 뻣뻣해진다. 운동을 하는 동안 인체 내 조직은 보다 많은 산소를 필요로 하나 경화증이 나타난 혈관은 혈류 공급을 충분히 할 수 없게 된다. 초기 증상은 말초부의 근육이 따끔거리거나(burning), 경련이 있거나(cramping) 또는 운동 시에 통증이 나타나지만 휴식 시에는 완화되나 질병이 진전된다. 그러나 질병이 진행되면서 휴식 시에도 통증이 나타나므로 휴식 시에도 통증을 호소하면 폐쇄성 동맥 경화증은 상당히 진전된 경우가 많다. 폐쇄성 동맥경화증에서는 발과 다리 등의 말초부가 차갑거나, 머리카락이 고르지 않게 빠지거나, 손톱이 찌그러지거나, 손가락이나 발가락이 위축되며, 감각마비 증상이 동반되기도 한다. 경증 상태에서의 치료는 고혈압 조절, 금연, 운동 요법 및 저콜레스테롤 식이 요법 등이 있다. 그러나 중증 상태에서는 모세혈류의 증진을 위한 pentoxfylline, 색전증 예방을 위한 heparin, 혈소판 점착으로 인한 혈병의 형성을 예방하기 위한 dextran 및 혈전 용해제 투약 등의 약물요법이 이용된다(표 8-2).

<표 8-2> 동맥성 말초혈관 질환

- 저지방 식이를 한다.
- 걷기 등의 운동 프로그램을 세운다.
- 금연을 한다.
- 콜레스테롤 저하 요법을 시작한다.
- 혈압 및 당뇨병의 경우 혈당을 조절한다.
- aspirinl 325mg/day을 투약한다.
- 통증에는 pentoxifylline(Trental) 400mg을 3회/day 투약한다.

정맥류는 가계적 소인이 있으며, 양측 하지에 동시에 나타나며 여성은 남성에 비해 발생빈도가 2배나 되며 주로 성인 중년기에 발병한다. 원인은 정맥의 판막이나 정맥 혈관의 선천적 약화, 오래 서 있거나 꼭 끼이는 의류에 의한 정맥 정체, 심부 혈전성 정맥염, 정맥의 손상 및 패쇄 등이다. 정맥의 손상으로 하지의 말초부는 혈액 및 수분이 정체되면서 부종이 나타나고 조직내 압력이 증가하면 조직의 혈류 공급은 어려워진다. 경한 상태에서는 오래 서있는 것을 피하고, 옷은 꼭 끼이는 의류를 피하고 느슨하게 입으며, 혈액 정체를 피하고 근긴장도를 유지하기 위한 운동, 하지 거상 및 탄력 스타킹 착용 등의 지지요법을 이용한다. 그러나 통증이 심하고 표재성 혈전성 정맥염으로 악화되거나 정맥류 부위에서 출혈이 있게 되면 정맥류 절제술을 하게 된다.

심부 혈전성 정맥염의 원인은 혈액의 고응고화(hypercoagulability), 정맥성 정체 및 정맥 혈관의 내피세포 손상 등이다. 정맥내 혈류 이동은 전적으로 정맥내 판막과 골격근의 움직임에 달려 있는데 골격근의 사용이 저하되거나 정맥내 판막이 손상을 받게 되면 심부 혈전성 정맥염이 초래된다. 심부 혈전성 정맥염의 위험 요인으로는 부동, 신체적 운동 저하, 정맥의 손상, 비만, 심부전, 다혈구혈증, 탈수, 고관절 골절 및 에스트로겐 호르몬 투약 등이다. 심부 혈전성 정맥염의 주요 증상은 다리에 급격히 부종이 발생하고, 하퇴(calf)에 압통이나 둔한 통증이 있으며 통증이 운동에 의해 완화되지는 않으며 고혈이나 오한이 동반되기도 한다. 부종으로 발목 관절부의 직경이 커지고, 족관절을 배굴시키면 하퇴근에 통증을 느끼는 Homan's sign이 나타나기도 한다.

고혈압

고혈압은 혈관의 협착이 말초혈관 저항을 초래하여 혈관내 용적에 비해 혈액량이 많은 상태에서 이완기압 또는 수축기압이 상승되는 것으로 나이가 많아지면서 발생 빈도가 높아진다. 수축기압이 160mmHg 이상 또는 이완기압이 90mmHg 이상인 경우를 고혈압으로 정의해 왔지만 최근 고혈압 기준 및 치료시의 혈압강하 목표가 보다 강화되었다(표8-3).

<표 8-3> 고혈압의 분류 기준

<table>
<tr><th colspan="3">JNC Ⅵ(1997)</th><th colspan="3">JNC Ⅶ(2003)</th></tr>
<tr><th>고혈압 진단</th><th>수축기압</th><th>이완기압</th><th>고혈압 진단</th><th>수축기압</th><th>이완기압</th></tr>
<tr><td>적 절</td><td>< 120</td><td>< 80</td><td></td><td></td><td></td></tr>
<tr><td>정 상</td><td>< 130</td><td>< 85</td><td>정 상</td><td>< 120</td><td>< 80</td></tr>
<tr><td>정상 고혈압</td><td>130-139</td><td>85-89</td><td>전고혈압</td><td>120-139</td><td>80-80</td></tr>
<tr><td>고혈압grade1</td><td>≥140</td><td>≥90</td><td>고혈압 1 stage</td><td>140-159</td><td>90-99</td></tr>
<tr><td>고혈압grade2</td><td>≥160</td><td>≥100</td><td>고혈압 2 stage</td><td>≥160</td><td>≥100</td></tr>
<tr><td>고혈압grade3</td><td>≥180</td><td>≥110</td><td colspan="3" rowspan="2">혈압강하 목표
일반적 고혈압-140/90mmHg
당뇨 및 만성 신질환 동반-130/80mmHg</td></tr>
<tr><td colspan="3">혈압강하 목표: 일반적 고혈압-140/90mmHg
노인 수축기고혈압-160mmHg</td></tr>
</table>

고혈압의 원인은 노화, 가계적 소인, 비만, 당뇨병, 갑상선 기능 항진증, 파킨스씨 질환, 빈혈, 스트레스, 비만, 고염 식이, 흡연 및 구강 피임약 투약 등이다. 고혈압에서는 별다른 증상이 없지만 증상이 나타난다는 것은 인체 다른 기관에 영향을 미쳤다는 것을 반영한다. 고혈압이 심한 경우 아침에 후두부의 두통과 함께 눈을 뜨게 되나 2-3시간 지나면 두통은 완화된다. 두통 외에도 어지럼증, 기억력 상실, 심계항진, 피로 등의 증상이 있으며 고혈압이 혈관에 영향을 미친 경우에는 코피, 혈뇨 및 흐릿한 시력(blurred vision), 그리고 심장에 영향을 미친 경우에는 흉부 통증과 호흡 곤란이 나타난다.

고혈압의 합병증에는 울혈성 심부전, 좌심실 비대, 심근 경색증 및 협심증 등의 심장 관련 합병증, 뇌혈관 출혈, 뇌경색, 신부전과 망막증 등이 있다. 근본적 치료는 없으나 약물요법, 식이요법 및 생활습관 교정을 통해 조절해 갈 수 있다. 고혈압 치료 약물에는 알파 차단제, 베타 차단제, ACE 차단제, 칼슘 차단제 및 이뇨제 등이 있는데(표 8-4) 수축기압이 높은 고령의 노인에게는 이뇨제가 효과적이고 적절하나 ACE 차단제는 노인에게 효과가 적고 부작용으로 고칼륨혈증의 위험성이 있으므로 사용하지 않는다.

<표 8-4> 항고혈압 약물

종 류	약 제(상품명)	부작용 및 금기
Thiazide계 이뇨제	Hydrochlorothiazide(Esidrex,HydroDiuril) Chlorthalidone(Hygrotone, Thaliton) Indapamide(Lozol)	저칼륨혈증, 저나트륨혈증, 고요산증, 고혈당, 고칼슘혈증 고트리글리세라이드혈증
Loop 이뇨제	Furosemide(Lasix), Bumetanide(Bumex) Torsemide(Demadex)	저칼륨혈증, 저나트륨혈증, 고요산증, 고혈당, 저칼슘혈증 배뇨과다
베타 차단제	Atenolol(Tenormin), Betaxorol(Kerlone) Nadolol(Cergard), Pindorol(Visken) Propranolol(Inderal), Timorol(Blocadren)	
ACE 억제제	Captopril(Capoten), Fosinipril(Monopril) Enalapril (Vasotec), Ramipril(Altec), Trandolapril (Mavik)	기침, 저혈압, 어지러움증, 고칼륨혈증, 혈관부종, 단백뇨 금기 : 임신시
Angiotensin II 차단제	Losartan(Cozaar, Hyzaar), Valsartan(Diovan)	부작용은 ACE 억제제와 유사 금기 : 임신시
칼슘채널차단제	Nondihydropyridine 계 Diltiazem(Cardizem, Dilacor, Tiazac) Verapamil(Cala, Isoptin, Verelan)	부종, 두통, 서맥, 어지러움증, 울혈성 심부전, 빈뇨
	Dihydropyridine 계 Amlodipine(Norvasco), Felodipine(Pledil) Isradipine(DynaCirc), Nicardipine(Cardene) Nifedipine(Adalat, Procardina)	부종, 어지러움증, 심계항진, 홍조, 두통, 저혈압, 빈맥, 빈뇨

판막성 심장 질환

판막성 심장 질환의 임상적 증상은 보상 단계로부터 보상 후 단계에 이르기까지 다양한데 보상 단계 동안에 인체는 판막의 구조와 기능 변화에 조정해가므로 외적인 징후와 증상은 거의 나타나지 않는다. 예를 들면 대동맥 판막이 경화되어 갈 때 심장은 경화된 대동맥 판막을 통해 혈액을 대동맥으로 보내기 위해 혈압을 상승시키면서 대처해 가는데 이 과정 중에 좌심실이 비후화 된다. 승모판 협착증의 경우 좌심방이 비대되면서 증가되는 혈량에 조정해가고 있다. 노인은 이러한 보상화시기에 심박출량 증가라는 인체의 요구를 보다 최소화 하기 위해 앉아 지내는 생활유형을 통해서 대처해 가므로 대부분의 노인에게는 판막성 심장 질환의 증상이 보상후 단계의 증상이 나타나지 않는 경우가 많다.

그러나 판막성 심장 질환이 보상후 단계에 도달하면 심한 기능장애가 나타난다. 증상은 판막성 심장 질환의 종류에 따라 달라지지만 심한 신체적 활동기에 호흡곤란을 느끼고, 협심증에서 볼 수 있는 흉부 통증, 우측 또는 좌측의 심장애가 나타난다. 청진시에 나타나는 잡음(murmur)은 판막 질환의 전형적인 증상이며 Doppler 검사*, echocardiography*와 심도자 등이 판막기능부전의 정확한 진단에 필요하다.

* Doppler 검사 : 맥박의 촉진이 어려울 때 혈류의 소리를 반영해주는 전자 청진기이다.
* Echocardiography : 심장의 크기, 형태와 운동을 검사하는 데에 이용되는 비침해적 초음파 검사이다.

4. 심혈관계 질환에 대한 간호중재

일차 예방

심혈관계 질환의 일차 예방의 목적은 심혈관계 질환에 대한 위험 요인에의 노출을 최소화하고 심혈관계 질환의 치료비용을 절감하는 데에 있다.

흡연

흡연은 혈중 HDL을 저하시키고, 혈소판의 점착과 혈중 섬유소원을 증가시키고, 산소와 헤모글로빈의 결합 대신에 헤오글로빈과 이산화탄소를 결합시키고, 심근의 산소소모량을 증가시키고, 심근 경색증 동안에 심실 세동의 역치를 감소시키므로 써 심장에 해를 끼치게 된다. 흡연은 관상동맥질환에 대한 위험 요인이지만 예방할 수 있다는 점에서 중요하다. 간호사를 비롯한 건강관리자들은 건강소비자를 대상으로 금연의 이점과 흡연의 해로운 점을 교육해야 한다.

고지혈증(hyperlipidemia)

혈중 지질에는 콜레스테롤, 중성지방(triglyceride), 인지질 및 유리 지방산(free fatty acid)의 4가지 종류가 있으며 이러한 혈중 지질은 물에 용해되지 않으므로 혈청 단백질과 결합하여 지단백질(lipoprotein)의 형태로 존재한다. 콜레스테롤, 중성지방 및 인지질은 글블린과 결합하고 유리 지방산은 알부민과 결합한다.(표 8-5)

<표 8-5> 혈청 지질의 공복시 정상 범위(성인)

지질	정상 범위(mg/dl)
중성지방(triglyceride)	60-160
총콜레스테롤	140-220
LDL	65-170
HDL	60-80
유리 지방산	5-20
인지질	150-200

총 콜레스테롤은 나이가 많아짐에 따라 증가하는데 65세 이상의 남성과 여성 모두에게 LDL 콜레스테롤이 높고 HDL 콜레스테롤이 낮은 경우 관상동맥질환의 발생에 대한 강력한 예측 인자가 되고 있다. 관상동맥성 질환이 있는 노인의 혈중 콜레스테롤이 상승한 경우 심근 경색증의 재발 가능성이 매우 높다. 따라서 포화 지방산이 낮은 음식의 섭취를 통해 혈중 콜레스테롤을 저하시켜야 하며 식이조절을 통해 콜레스테롤의 조절이 되지 않을 경우 약물치료를 해야 한다(표 8-6).

고지혈증이 있는 경우 관상동맥 심질환을 예방하기 위해 아스피린 325mG을 격일로 투여하기도 한다. 식이 조절에 의한 콜레스테롤 저하 효과는 식요법 시작 후 4주 정도가 지나야 나타난다. 저콜레스테롤 식이는 1일 지방 섭취를 총칼로리 섭취량의 30%, 포화지방을 10%, 그리고 콜레스테롤 섭취량을 300mg으로 제한한다. 콜레스테롤에 의한 관상동맥질환을 예방하기 위해 어려서부터 과다한 지방 식이를 제한하는 식이가 중요하다. 그러나 노인의 경우 지방 제한 식이에 의해 심각한 영양불량이나 영양불량성 빈혈이 나타날 정도로 영양섭취가 부적절해질 수 있다는 점을 고려해야 한다. 노인이 인체에서 요구하는 대사량과 에너지 요구량에 대처해가기 위해 매일 적정량의 열량과 영양소를 섭취하여 균형 있는 식사를 하는 것이 중요하다.

<표 8-6> 고콜레스테롤 약물치료제

약물명(상품명)	작용 기전	부작용
Fibrate 유도체 Clofibrate(Atromid) Gemfibrozil(Lopid) Ciprofibrate(Lipranol) Bezafibrate(Bezalip)	간에서의 콜레스테롤 합성 억제 lipoprotein lipase 작용 상승 LDL의 triglyceride 대사 촉진	오심, 구토, 설사, 두통, 근육통, 발진, 소양증, 알코올 및 barbiturates 병용시 저혈압 유발
Lovastatin(Mevacor) Provastatin(Mevalotin)	LDL 및 콜레스테롤 농도 저하	
Cholestyramine(Bitran)	장관내 담즙산 재흡수 억제	변비, 치질, 오심, 천식, 두통
Niacin	지방조직에서의 지방산 유리 억제	담마진, 위장장애
Soysterol(Registerol)	위장관에서의 콜레스테롤 흡수 억제	

당뇨와 비만

체중조절은 당뇨뿐만 아니라 고혈압과 고지혈증의 조절에 매우 유익하다. 전체 체지방 이외에도 인체의 지방 분포가 심혈관계 질환에 대한 예측 인자가 되고 있다. 복부와 둔부에 지방 분포가 많은 사과형(apple shape) 비만은 복부와 둔부에 지방 분포가 적은 서양 배형(pear shape) 비만에 비해 심혈관계 질환의 가능성이 높다. 아직 노인에게 지표가 될 수 있는 이상적인 체중과 지방 분포표는 만들어지지 못했다. 당뇨와 비만한 노인에게는 당뇨를 효율적으로 조절하고 적적한 체중조절 식이로 심혈관계 질환을 예방하도록 지지해 준다.

앉아 지내는 생활유형

노인이 신체적 활동 수준을 저하시키도록 격려하는 것은 잘못된 현상이다. 신체적 활동 수준의 저하는 근육의 긴장도(muscle tone)가 저하되고, 근량(muscle mass)의 감소로 근육 조직이 지방 조직으로 대치되면서 심혈관계 질환의 가능성을 높여준다. 심혈관계 질환을 예방하기 위해 일차적으로 노인에게 규칙적인 신체적 활동의 중요성을 강조하고, 신체적 활동에 대한 태도를 변화시키며, 현재의 체력 수준과 동반된 질병에 관계없이 개별적인 운동 프로그램을 통해 신체적 활동을 향상시키는 것이 중요하다.

고혈압

고혈압은 심혈관계 질환의 중요한 위험 요인인데 당뇨와 고지혈증이 고혈압과 함께 나타나면 심혈관계 질환의 발병 가능성은 급격히 증가한다. 고혈압의 일차적 예방에는 적정한 체중유지, 염분 제한 식이, 스트레스 완화, 규칙적인 에어로빅 운동 등이다. 고혈압의 초기 발견과 적당한 관리가 고혈압성 심질환의 예방에 중요하다.

폐경 후 상태

estrogen은 HDLs의 농도를 증가시키고 LDLs의 농도를 감소시키므로 써 여성의 경우 난소에서 estrogen 호르몬이 분비되는 폐경 전 까지 죽상 경화증을 자연적으로 예방해 왔다. 그러나 폐경 전 당뇨가 있는 당뇨병 여성과 폐경 전 당뇨가 없었던 비당뇨병 여성과 비교해 볼 때 당뇨병 여성에서는 죽상경화증의 발생이 많은 편이다. 이러한 현상은 고혈당이 혈소판의 응집을 촉진시켜 혈전 형성을 하는 것으로 설명되기도 하지만 아직 명쾌한 기전은 밝혀지지 않았다.

폐경 후 죽상 경화증과 심혈관계 질환을 예방하기 위해 estrogen 치료 요법을 하는데 estrogen 대체 요법이 폐경 후 HDLs 농도를 증가시키고 LDLs 농도를 저하시키는 지질 변화에 효과적이기는 하지만 자궁 내막성 암질환의 가능성이 높다는 우려가 있다. estrogen에 의한 자궁 및 유방의 악성 및 양성 신생물 질환을 예방하기 위해 progesterone을 함께 병용하고 있다. 미국의 경우 2002년 미국 국립보건원의 "폐경 여성에게 여성 호르몬 투여가 관상동맥 질환을 29%, 뇌졸중을 41% 증가시켰다는 연구 보고"에 근거하여 미국의 산부인과 학회는 여성 호르몬 치료는 가능한 단기간 시행할 것을 권장하고 있으며, FDA는 이를 심혈관 질환의 예방목적으로 사용할 수 없다고 결론지었다. 우리나라의 경우 여성 호르몬 치료에 대한 찬반 논쟁이 있지만 한국여성의 심혈관 질환의 유병률과 사망률이 서구 국가보다 현저히 낮다는 이유에서 여성 호르몬 치료를 권장하고 있다.

이차 예방

건강력 청취와 신체적 사정

심혈관계 질환의 초기 발견과 치료는 철저한 병력 청취(표8-7)와 신체적 사정에서 시작되는데 말초기관의 정맥 환류 또는 혈액 관류가 저조하면 심혈관계 질환의 가능성이 높다는 것을 나타낸다. 예를 들면 뇌조직의 혈액 관류가 부적절하면 안절부절하고(restlessness), 혼동(confusion)과 행동변화가 나타나거나 낙상(falls)을 경험한다. 신장에서의 혈액 관류가 부적절하면 신장 질환이 없는 경우에도 24시간 소변량이 감소된다. 말초기관에서의 부적절한 혈액 관류는 모세혈관 재충전이 감소되어 피부가 차가워지고, 말초기관의 맥박이 거의 없거나 희미해지고, 사지의 체모가 부분적으로 빠지거나, 궤양이나 상처의 회복이 지연되는 등 다양하다.

<표 8-7> 심혈관계 병력청취에 대한 질문

- 가슴이 쿵쿵 뛰는 느낌이 있습니까?
- 정상적, 일상적 활동을 하는 동안에도 숨을 헐떡거립니까?
- 옷, 신발과 반지가 꽉 조이는 듯한 느낌이 있습니까?
- 발이나 다리가 잘 붓습니까?
- 소량의 식사를 한 후에도 매우 배가 부른 듯한 느낌이 있습니까?
- 평상시 낮보다 밤에 더 자주 소변을 봅니까?
- 밤 동안 잠을 청하기 위해 베개로 상체를 올립니까?
- 낮 동안에 거의 없었던 마른기침이 밤 동안에 나타납니까?
- 갑자기 움직인 후 어지럼증을 느끼거나 눈앞이 캄캄합니까?

노인에게 나타나는 부종이 심장 외의 다른 원인으로 나타나기도 하므로 정확한 검사가 필요한데 축적된 수분의 분포도와 배뇨의 변화 양상이 중요한 열쇠이다. 심장 장애로 발생한 부종은 부드럽고(soft) 손가락으로 누르면 일시적으로 함요가 생기며(pitting), 인체 전반에 걸쳐 대칭적으로 나타나며 하지와 같이 매달려 있는(dependent) 부분에 주로 발생한다. 보행이 가능한 노인의 경우 낮 동안에 부종이 축적되지만 부종 부위를 심장 위치보다 높여 주거나 야간에는 부종이 많이 완화된다. 영양 불량으로 혈장 albumin의 농도가 저하되거나 또는 간기능의 저하로 나타나는 부종은 안면, 안와, 복부와 같은 모든 연조직에 나타나며, 아침나절에 악화되나 신장을 통한 요배설이 적절해지는 낮 동안에 어느 정도 완화된다.

노인의 흉벽에 나타나는 기종성(senile emphysematous) 변화 때문에 심음의 강약 청취가 어려운데 심음을 듣기가 어렵거나 멀리서 희미하게 들리는 경우 좌측 팔로 머리를 지지하면서 좌측으로 눕도록 한다. 이 체위는 중력에 의해 심장을 좌측 벽으로 더 가까이 접근시켜 심음이 크게 들릴 수 있도록 해준다. 그 후 흉벽과 제5 늑간강과 쇄골중간부(midclavicular bed) 사이에 청진기를 놓으면 정상음과 비정상음을 확연하게 청취할 수 있다.

노인의 심장 사정에 있어서 비정상적 자료는 주의깊게 관찰한다. 예를 들면 평상시 체위에서 최대 심계동점* 변화는 좌심실 비대를 의미하거나 또는 노화에 의한 단순한 흉벽의 전후 직경 변화를 의미한다. 또한 젊은 성인에게는 병리적 현상을 의미하는 수축기의 미약한 잡음(murmur)도 노인에게는 정상적 현상이 될 수도 있다. 이러한 현상들의 존재 여부보다 더 중요한 것은 시간이 지남에 따라 이러한 현상들이 안정성 또는 불안정성을 보이는가 하는 점이다. 내과적 사정을 통해 새로이 나타난 수축기의 잡음이나 최대 심계동점(PMI)*의 변화를 찾아내야 한다.

* 최대 심계동점(point of maximal impulse, PMI) : apical pulse를 가장 강하게 청취할 수 있는 곳으로 left midclavicular line 내측, 제5 늑간강을 뜻한다.

흔히 혈압 측정이 일상적 사정으로 간주되기도 하지만 고혈압 치료와 관련된 문제 해결을 위해 혈압을 정확히 측정하는 것은 중요하다. 커프의 크기, 혈압 측정 전의 활동수준, 일관성있는 방법으로 혈압 측정의 정확성을 기해야 한다(표 8-8).

혈압의 재 측정을 위해 cuff를 2분 이내 간격으로 다시 감거나 또는 혈압을 측정하기 전에 누워있던 체위에서 앉은 자세나 서있는 체위로 바꾼 후 3~5분이 지나기 전에 혈압을 반복 측정할 경우 정확한 혈압의 측정이 어렵다. 위와 같은 착오로 인해 심혈관계의 상태가 정확히 측정되지 못할 경우 불필요하거나 부적절한 치료를 이끌 수 있으므로 주의한다. 노인의 혈압 측정에서 고려해야 할 부분은 심한 죽상경화증에 의해 나타나는 가성 고혈압(pseudohypertension)의 문제이다. 가성 고혈압을 사정하기 위해 cuff 압력은 수축기 혈압 이상으로 올려야 한다. 상완에 cuff를 감은 상태에서도 요골 동맥이 촉진된다면 죽상경화증의 가능성이 높다.

<표 8-8> 노인의 혈압 측정법

1. 3-4분 정도 조용히 앉아 있도록 한다. 그러나 검사실로 걸어 들어왔거나 신체적 상태가 좋지 않은 경우 더 많은 시간을 필요로 한다.
2. cuff로 팔을 둘러 감되 너무 조이지 말고 부드럽게 1.5배 정도 감아둔다.
   cuff에 공기를 넣어 팽창시키기 전 상완 동맥 맥박을 촉진해 본다.
3. cuff를 팽창시켜 거의 220mmHg까지 올려다가 서서히 풀면서 첫 번째 맥박을 청진한다.
4. 첫 번째 맥박을 촉지했던 cuff 압력에 10mmHg를 합한 압력까지 올려 준 후 서서히 내리면서 다시 첫 번째 맥박을 청진한다.
5. 첫 번째의 혈압측정이라면 양쪽 팔에서 모두 측정해 본다. 이때 우측의 혈압이 좌측에 비해 10mmHg 이상 높은 경우 우측 쇄골하 동맥에 동맥경화성 반의 존재를 암시한다.
6. 정확한 혈압 측정은 좌측 팔에서 측정해 낼 수 있다.
7. 항고혈압제를 투약 받고 잇는 경우 체위성 저혈압을 파악하기 위해 누운 자세, 앉은 자세 그리고 선 자세에서 혈압을 측정해 본다.

간호중재

심혈관계 질환을 가진 노인에 대한 간호 중재는 심기능의 증진과 심장에 대한 부담 감소에 초점을 두며 환자 상태에 따른 간호중재를 제공한다.

심장부담의 감소

심혈관계 부담을 저하시키기 위한 다양한 방법을 찾아야 한다. 신체적 활동에 따른 균형 잡힌 휴식은 근긴장도의 유지와 효율적인 산소 공급을 도와주는 한편 산소 포화도가 높은 혈액에 대한 조직의 요구도를 감소시켜준다. 신체적 활동은 하루 전체에 걸쳐 일정한 시간 간격을 두고 행하며 장시간의 침상 휴식은 피해야 한다. 식사, 일상생활동작, 걷기와 ROM 운동과 같은 여러 가지 활동을 계속 진행할 경우 20-30분의 휴식을 취한 후 각각의 활동을 한다.

노인이 침상에 누워 있다가 일어나는 경우 체위성 저혈압의 가능성이 높으므로 일단 혈액역동학적 면에서 안정이 될 수 있도록 잠시 침상에 앉아 있다가 침상 밖으로 나오는 것이 안전하다. 규칙적인 신체적 활동이 심혈관계의 기능 감퇴를 예방하는 중요한 열쇠이다.

직접적인 O_2투여는 hemoglobin으로 운반되는 O_2의 양을 증가시켜 심장 부담을 감소시키며, Catecholamines*는 심장 부담을 가중시키므로 불안 완화 등으로 혈중 Catecholamines의 분비가 증가하는 것을 예방해야 한다. 수분이나 염분 섭취의 제한, 이뇨제 투여를 통해 노인의 순환 혈액량을 감소시키면 심장이 처리해야 할 전체 혈액량을 감소시킬 수 있다. 또한 체중 조절은 심장에 대한 조직 관류의 요구도를 저하시킨다. 심근의 산소 요구도를 저하시켜 심장 부담을 감소시키기 위해 β_1-adrenergic blocker*, 동맥혈관계의 말초저항을 감소시키기 위해 혈관 이완제(hydralazine)를 투여한다.

* Catecholamines : epinephrine, norepinephrine과 dopamine에 대한 총칭이다.
* β1 - adrenergic recepter : 심장의 수축력을 증진하여 심근의 산소 요구도를 증가시킨다.
* β2 - adrenergic recepter : 혈관 수축과 기관지 이완을 가져온다.

심기능의 향상

심장이 효율적으로 기능하기 위해서 심근 수축력의 섬세한 균형, 심박동과 리듬의 규칙성이 요구된다. 심근 수축력을 강화시키기 위해 전해질의 균형을 유지하고, 혈압 조절과 수분 균형을 통해 정맥 환류를 도와주고, digitalis와 같은 강심제를 투여한다. 약물 투약에서의 중요한 간호 중재는 약물 투약에 따른 부작용의 관찰인데 특히 노인은 강심제와 같은 약물 부작용에 매우 민감하다. 강심제 사용에 따른 부작용을 막기 위해 약물 독작용이 없을 정도로 소량의 용량을 하루하루 처방하기도 한다. 특히 digoxine이 부정맥과 심방 세동의 치료제인 quinidine, 부정맥 · 협심증 · 관상동맥 치료제인 verapamil 및 nifedipine과 함께 사용될 경우 digitalis의 혈중 농도를 상승시킬 수 있으므로 주의한다. 따라서 digoxine을 위의 약물과 함께 투약하는 경우 digoxine의 과용량으로 나타나는 식욕 부진, 오심과 구토, 우울, 서맥, 주변 색이 황색이나 초록색으로 보이는 부작용 증상의 발현 여부를 관찰한다.

규칙적인 심박동수와 리듬도 심장의 효율적 기능에 매우 중요하다. 노화로 동방 결절에 존재하는 pacemaker cell이 상실되며 부정맥이 나타날 수 있으므로 심박동수와 리듬을 안정시키기 위해 항부정맥 제재*가 필요하다. 그러나 항부정맥 제재를 장기간 사용할 경우 부작용 발생에 대한 주의깊은 관찰이 필요하다. 또한 동성 서맥이나 증상성 서맥(symptomatic bradycardia)이 있는 노인에게 pacemaker device를 사용하면 전체적 심장 기능을 향상시켜 심장의 활동 내성을 증진시킬 수 있다. 노인은 최소한의 지지와 격려만으로도 pacemaker device에 적응해 갈 수 있다. 질환에 따른 다양한 간호중재를 제공한다.(표 8-9, 10)

<표 8-9> 심부전에서의 간호중재

간호목표 : 심부전에 대한 내과적 치료 규정을 이행하여 심부전의 증상을 완화시키는 데에 있다.

간호중재

- O_2를 제공하고 호흡이 용이하도록 반좌위를 취해주고 최대한의 휴식을 취하도록 한다.
- 체중에 대한 기초 자료를 확보하고 매일 동일한 시간에 체중을 측정한다.
  (아침에 화장실 다녀온 후 아침식사를 하기 전)
- 말초부 부종이나 피부 손상이 있는가를 확인하고 발과 발목의 둘레를 측정한다.
- 수분 섭취량과 수분 배설량을 측정한다.
- 활력 증후군과 정신상태를 사정하고 호흡수의 증가, 심박동수의 증가, 맥압 저하 및 정신상태에 변화가 있으면 담당 의사에게 지체없이 알린다.
- BUN, 혈중 creatinine, 혈중 전해질(Na, K, Cl, Mg)을 관찰하고, 신속하게 부정맥을 사정하고 치료할 수 있도록 cardiac monitering을 한다.
- 혈관내 혈액울혈로 인한 심부정맥 혈전증을 예방하기 위해 침상 안정 동안에는 탄력 스타킹을 착용하며 적극적인 ROM 운동을 격려한다.
- 폐부종, 치료에 대한 반응 저하, 산성증, 혼동 및 의식저하 증상이 나타나는가를 주의 깊게 관찰하여 respiratory ventilation 또는 인공호흡 적용 등을 준비한다.
- PaO_2가 80mmHg 이상, $PaCO_2$가 30-40mmHg를 유지하고 혈액의 pH가 정상으로 돌아와도 심폐계 모니터링은 4시간 마다 한다.
- 부정맥, 심근 경색증 및 고혈압은 급성 심부전을 초래할 수 있으므로 혈압, 맥박, 호흡, 심음 및 폐음과 피부색 등에 대한 사정을 한다.

환자교육

- 고염 식이를 피하며 수분섭취를 제한한다.
- 맥박 측정법을 교육하고, 체중 측정의 중요성을 설명한다.
- 과하지 않은 신체적 활동을 격려하고, 걷기를 격려하며 점차로 걷는 거리를 증가시킨다.
- 처방 약물은 투약 지침에 따라 투약한다.
- digoxin 투약의 경우 식욕부진, 구토, 혼동, 서맥 또는 불규칙한 맥박, 시야가 흐려지거나 황시증과 같은 digoxin의 중독증에 대해 교육한다. 중독 증상은 지체 없이 의사에게 알린다.
- 지질 강하제 cholestyramine 투약 2-3시간 전, 제산제 투약 2시간 전에 digoxin을 투약한다. cholestyramine 및 제산제는 digoxin의 혈중 농도 및 활동성을 저하시키기 때문이다.
- 기좌 호흡이 있는 경우 상체를 올려준다. 베게로 상체를 지지하는 것 보다는 침대의 침상머리를 올려주는 것이 효과적이다.

* 항부정맥제제(antidysrhythmia agent) 제재: 동성 서맥(sinus bradycardia)에는 atropine, 동성 빈맥(sinus tachycardia)에는 propranolol, 기외성 심방 빈박(paroxymal atrial tachycardia)에는 morphine, digitalis, quinidine, 심방 조동(atrial flutter)과 심방 세동(atrial fibrillation)에는 digitalis, quinidine·β-adrenergic blocker 등이 사용된다.

<표 8-10> 고혈압에서의 간호중재

간호목표 : 혈압을 정상 수준(140/90 mmHg)으로 유지하고 고혈압에 의한 합병증을 예방한다.

간호중재
- 처방 약물에 대한 투약 방법의 정확성을 사정한다.
- 항고혈압제의 부작용(변비, 어지럼증, 우울 및 기면)을 교육하고 부작용이 나타나면 지체 없이 병원을 방문하며 항고혈압제의 갑작스런 투약 중단은 위험함을 강조한다.
- 혈압을 정규적으로 측정한다. 눕거나 앉은 자세, 선 자세에서 그리고 양쪽 팔에서 측정한다.
- 혈압을 측정하기 전에 흡연, 카페인 음료 섭취 및 정서적 흥분 등이 있는가를 확인한다.

환자교육
- 처방 약물은 투약 지침에 따라 투약한다.
- 2회/1주 정도 자가 혈압 측정을 하며 기록한다.
- 고나트륨성 제산제, 말초혈관 수축 기능이 있는 감기 및 부비동 관련 약물을 피한다.
- 스트레스를 예방하고 완화시킨다.
- 흡연의 해로운 점과 금연의 중요성을 교육한다.
- 심기능의 향상, 비만 예방, 그리고 혈중 콜레스테롤 저하를 위해 생활양식을 조정하도록 교육한다(저염식/유산소 운동 / 저콜레스테롤 식이)
- 알코올의 1일 허용량은 맥주 1-2캔, 소주 1-2잔, 포도주 120-140mL 정도이다.
  1일 60mL(소주 : 120mL, 포도주 : 600-720mL, 맥주 : 1500-188mL) 이상의 알코올 섭취는 혈압 상승을 초래할 수 있다.

<표 8-11> 관상동맥 질환에서의 간호중재

간호목표 : 심근의 산소 요구도를 저하시키고, 심근으로의 산소 공급을 증가시켜 통증의 발생을 예방하거나 통증을 완화시킨다.

간호중재
- 협심증 동안 혈압 및 심박동수를 사정하며 nitroglycerine 투약 전 ECG를 측정한다.
- 협심증 동안 통증의 지속시간, 사용된 약물과 투약 용량, 그리고 동반 증상 등을 기록한다. 통증의 정도를 사정한다.
- nitroglycerine의 응급 사용이 가능하도록 가까이 둔다.
- 가슴, 팔 그리고 목 등에 통증이 있거나 nitroglycerine 투약 전에 간호사에게 연락한다.

환자교육
- 처방 약물을 투약 지침대로 정확히 이행하도록 교육한다.
- 심도자술과 같은 검사 및 처치 전에는 시술 목적 및 절차를 설명한다.
- 협심증을 유발하는 신체적 활동이 어떤 것 인가를 파악하도록 한다.
- 저염식이, 저칼로리 식이, 저지방 식이 및 저콜레스테롤 식이를 따르도록 격려한다.

- 금연을 격려한다.
- 규칙적인 유산소 운동의 중요성을 강조한다.
- 신체적 진력이나 흉부 통증의 유발 없이 부부관계를 가질 수 있도록 격려한다.

<표 8-12> 심근 경색증에 대한 간호중재

간호목표 : 흉통 완화, 심박동 리듬의 안정화 및 심장 기능의 부담을 최소화 하는 데에 있다.

간호중재

- ECG, 혈압과 체온, 심음 및 호흡음을 사정하고 기록한다.
- 통증을 사정하고 처방된 진통제를 투약하며 진통제 투약은 정맥내 투여를 원칙으로 한다. 근육의 약물 흡수율은 예측이 어렵고 근육주사에 비해 정맥주사에서 증상완화 효과가 신속하다.
- 통증의 정도, 발생 위치, 유형 및 지속시간 등을 상세히 기록한다.
- nitroglycerin의 첫 번째 용량 투여 후 혈압 측정을 정확히 한다.
- nitroglycerin 투약 후 심박동수의 변화, 부정맥 또는 ECG의 변화 등을 철저히 사정한다.
- 흉통이 잇는 동안 ECG 사정, 혈압 및 폐동맥압 측정 등을 철저히 한다.
- 수포음(crackles), 기침, 빈호흡 및 부종은 좌심실 부전의 임박을 의미할 수도 있다.
  체중, 수분 섭취량 및 배설량, 호흡수, 혈장내 효소, ECG 및 혈압을 사정한다.
- 저콜레스테롤 및 저염 식이, 카페인 음료를 제한한다.
- 대변 연하제를 이용하여 배변 시 긴장감을 예방한다.

간호중재

- ROM을 해주며 절대 침상 안정을 취해야 하는 경우 1-2시간 마다 체위변경을 시킨다.
  정맥 정체 및 혈전성 정맥염을 예방하기 위해 항 색전성 탄력 스타킹을 착용한다.
- 스트레스 및 불안 완화를 위해 정서적 지지를 해주며, 처방된 진정제를 투약한다.
- 혈전 용해성 약물치료를 받고 있는 경우 출혈증상이 있는가를 관찰하고 6시간 마다 partial thromboplastin time을 측정한다.

환자교육

- 처방 약물을 투약 지침대로 정확히 이행하도록 교육한다.
- digoxin 투약의 경우 식욕부진, 구토, 혼동, 서맥 또는 불규칙한 맥박, 시야가 흐려지거나 황시증과 같은 digoxin의 중독증에 대해 교육한다. 중독 증상은 지체 없이 의사에게 알린다.
- 저염식이, 저칼로리 식이, 저지방 식이 및 저콜레스테롤 식이를 따르도록 격려한다.
- 심장 재활 프로그램에 참여하도록 격려한다.
- 흉통 예방을 위해 부부관계 전 nitroglycerin을 투약한다.

<표 8-13> 말초혈관 질환에 대한 간호중재

간호목표 : 말초혈액순환의 증진으로 말초기관 및 조직의 혈액관류를 증진시키고 부종 및 통증의 발생을 예방하거나 통증을 완화시킨다.

간호중재

- 말초혈관 질환이 있는 부위의 순환 혈액 상태, 맥박의 촉지 여부를 사정하고 기록한다.
- 처방된 예방적 항생제, 항응고제 및 진통제를 투약한다.
- 항응고제 치료를 받고 있는 경우 출혈 증상이 있는가를 관찰한다.
  출혈 증상에는 검은 색 대변, 커피 색 토물 및 자반 등이 있으며, 잇몸 출혈은 물론 정맥주사 부위에서의 출혈 여부를 관찰한다.
- 항응고제 치료를 받고 있는 경우 응고 시간을 측정한다. heparin 투여에서는 activate partial thromboplastin time(APTT), wafarin 투여에서는 prothrombin time(PT)를 측정한다.
  항응고제 투여 후 APTT와 PT가 1.5배 정도 상승하면 치료효과가 적절한 것으로 판단한다.
- 말단부를 마사지하거나 비비거나 문지르지 않으며 린넨 등이 직접 피부에 닿아 피부를 자극하지 않도록 이피가(cradle)를 사용하기도 한다.
- 말초부 부종이나 피부 손상이 있는가를 확인하고 관련된 발과 팔의 둘레를 측정한다.
- 말초부의 부종, 압통, 피부 손상의 증상을 관찰하고, 2-4시간 마다 말초부 맥박을 측정한다.
- 급성 심부 정맥 혈전증이 발생된 경우 증상이 완화될 때 까지 혈전증이 발생된 하지를 올려주고 침상 안정을 시킨다.
- 급성 심부 정맥 혈전증이 완화된 후 정맥 정체와 혈전 형성을 예방하기 위해 걷기를 격려하고 신체적 활동을 점진적으로 증가시킨다.

간호중재

- 항색전용 탄력스타킹을 착용시킨다.
- 수술부로의 혈소판 응집을 예방하기 위해 dextran 같은 혈량 팽창제를 투여한다.
- 말초혈관 장애부의 혈액 순환을 증진시키고 통증과 염증을 완화하기 위해 온습포를 해준다.
  말초 정맥성 장애에서는 하지 거상으로 통증 및 부종이 완화되지만 동맥성 장애는 중력에 의한 혈액 순환을 증진시키기 위해 하지를 dependent 자세를 유지해 준다.
- 스트레스 및 불안 완화를 위해 정서적 지지를 해주며, 처방된 진정제를 투약한다.
- 수술 후 혈전증 및 수술부위의 폐쇄를 관찰하기 위해 24시간 동안에는 1시간 마다 말초부 맥박을 측정한다. 말초부의 심한 통증, 맥박 소실, 말초체온 및 감각 저하, 운동기능 저하 등은 혈전증 및 말초부 폐쇄를 의미한다.
- 수술 후 고열은 감염증의 발생을 의미한다.

환자교육

- 처방 약물을 투약 지침대로 정확히 이행하도록 교육한다.

· 항응고제 투약의 경우 출혈 증상과 출혈 예방의 중요성을 교육한다.
전기면도기를 이용하고, 항응고제 투약시 혈액검사를 받아야 하는 중요성을 강조한다.
· 금연의 중요성과 아스피린 투약의 위험성을 교육한다.
저염식이, 저칼로리 식이, 저지방 식이 및 저콜레스테롤 식이를 따르도록 격려한다.
· 심장 재활 프로그램에 참여하도록 격려한다.
· 흉통 예방을 위해 부부관계 전 nitroglycerin을 투약한다.

<표 8-14> 항응고제 투약에서의 환자 교육

항응고제 투약에서의 환자 교육
· 항응고제 약물 치료를 받고 표적물을 휴대한다.
· 전기 면도기 또는 제모제를 사용한다.
· 욕실에서 낙상을 예방하기 위해 바닥에는 고무 재질의 발판과 손잡이가 있어야 한다.
· 텃밭 및 정원을 가꿀 때에 장갑을 착용한다.
· 부드러운 치솔을 사용한다.
· Vitamin K의 함유 식품-푸른 잎 채소, 토마토, 바나나 및 생선의 섭취를 한다.
· 날카로운 도구를 피하며 복통, 관절통 및 관절의 부종은 의사에게 알린다.
· 멍이 들었을 때 멍자국에 표시를 해두어 멍의 크기가 커지고 있는 경우 의사에게 알린다.
· 칼로 베었을 때 베인 부위는 심장 보다 높이하며, 10분 동안 베인 부분에 직접 압박을 한 후에도 지혈이 되지 않을 경우 병원을 방문한다.
· 소변이나 대변에 혈액이 섞여 나오는가를 확인한다.
· 잇몸 출혈, 코피, 치질부 출혈, 피부 반점 및 생리혈 과다는 지체 없이 병원을 방문한다.

항응고제 투약에서의 환자 교육
· 구토, 설사 및 고열이 24시간 이상 지속되면 병원을 방문한다.
· 처방받은 항응고제는 적어도 1주일 정도의 여분을 준비해 둔다.
· 처방받은 항응고제의 투약시간, 투약용량을 정확히 지킨다.
· 아스피린, 비처방 기침 및 감기약은 절대로 투약하지 않는다.
· 항응고제의 투약을 1회 누락시킨 경우 다음 투약 스케쥴 시간에 1회 투약 용량을 투약한다. 절대로 과다 용량이나 2회분을 투약하지 않는다.
· 항응고제의 투약을 2회 연속하여 투약하지 못한 경우 의사에게 알리거나 병원을 방문한다.
· 구강내로 날카로운 도구 또는 이쑤시개 등을 넣지 않는다.
· 맨발로 걸어 다니지 않는다.
· 티눈, 굳은 살 또는 사마귀 등을 가정에서 잘라내지 않는다.
의사의 도움을 받아야 한다.
· 알코올의 과음을 피한다.

간호기록

간호 기록에서 중요한 요소는 치료에 대한 반응, 질병의 증상과 징후의 발견과 해결 방법이다. 정신적 행동에서의 미묘한 변화와 신체적 활동(exertion)을 하는 동안 숨이 가빠지면 대개 약물의 부작용이나 심장 상태의 악화를 의미한다. 호흡음도 정규적으로 청진하고 기록한다. 24시간 수분 균형 유지는 신장애가 없는 경우 심장 상태 변화에 대한 민감한 초기 지표가 되므로 정규적으로 확인한다. 심혈관계 기능과 관련이 있는 다른 검사 결과도 자주 확인한다.

신체적 활동에 대한 반응도 중요하므로 심박동수와 혈압을 신체적 활동 전, 활동 중 그리고 활동 직후에 측정하여 기록해 둔다. 활동량은 활동에 소요된 시간과 활동 횟수 등으로 수량화하여 기록하여 시간 경과에 따른 향상 여부의 평가 지침이 될 수 있어야 한다. 노인의 운동에 대한 인식 즉 "쉽다", "매우 어렵다" 등과 같은 인식 수준이 운동에 대한 심장 부담의 중요한 평가 척도가 된다.

퇴원 계획

노화된 심장이 산소 포화도가 높은 혈액에 대한 인체의 요구를 만족시켜 주기 위해서는 생활 유형과 환경 간에 조정이 필요하다. 신체의 에너지 공급과 에너지 요구를 적절히 조화시키면서 만성 심혈관계 질환에 대처해가며 건강을 증진시키는 균형 잡힌 생활 유형을 유지해야 한다.

퇴원 계획은 노인의 개인적, 그리고 수정이 가능한 심혈관계 질환에 대한 위험 요인의 사정에서부터 출발한다. 노인 스스로가 처방된 간호 계획을 얼마나 이해하고 이행할 수 있는가? 하는 능력이 자가 간호 행위의 지표가 된다. 급격하고 다양한 생활양식의 변화를 요구하는 간호계획은 대개 실패로 돌아간다. 생활양식의 변화와 단기간의 목표 설정에 대한 우선권 배정에서 노인을 참여시키는 것이 노인의 독립성을 지지해주고 자존감을 강화시킨다. 아무리 사소한 것이라 하여도 행동을 수정하려는 노력이 보이면 노인을 격려해 준다.

흡연 또는 고지방식이와 같이 오랜 세월에 걸쳐 형성된 특정 습관에 대한 변화를 거부하는 노인의 권리를 받아들여야 한다. 간호사는 노인이 이해하고 수용할 수 있는 방법으로 동의와 만족을 얻어내고 교육시켜야 한다. 그러므로 노인이 건강 정보를 이해한 후 자가 결정을 통해 수용 또는 거부할 권리를 행사하도록 지지해 준다.

퇴원 전 노인이 자신의 투약 약물, 식이와 운동 계획에 대해 얼마나 알고 있는가를 사정하고 필요하다면 보충해 준다. 노인에게 평상시의 주중 활동, 또는 평상시의 주말 활동에 대한 정보를 수집하며, 치료 계획이 노인의 일상생활 속으로 들어갈 수 있는 방법을 구체적으로 제시한다.

"예를 들면 "식사와 함께 하루에 3번 투약을 하십시오." 와 같은 지침은 애매하여 하루에 1~2번 식사를 하는 노인에게는 의미가 없으며 혼란을 초래하기도 한다."

또한 노인은 자신의 심혈관 질환을 악화시키는 징후와 증상을 이해해야 하며 필요하다면 내과적 도움을 받을 수 있는 계획도 세워야 한다. 간호사는 노인이 일상생활 활동에서 도움이 필요한지 또는 일상활동 능력의 측정이 필요한가를 사정한 후 그러한 도움이 가족, 친구와 지역사회로부터 얻을 수 있는가? 이런 형태의 도움을 노인이 수용 할 것인가?를 고려해 본다.

삼차 예방

심혈관 질환의 관리에서는 투약, 식이와 운동의 균형으로 건강을 유지하는 것이 중요하다. 심장재활 프로그램은 심혈관 질환의 발생 직후에 또는 심혈관 질환의 장기적 후유증을 관리해야 하는 경우 전문적인 도움을 제공하는 포괄적인 프로그램이다.

심장재활 프로그램은 심혈관계의 기능이 안정되는 대로 가능하면 초기에 그리고 점진적으로 운동의 강도를 올려가며, 노인의 학습 여건이 되면 교육적 자료도 제공해 준다. 유사한 환경에 있는 타인들과 함께 이러한 프로그램에 참여하므로써 심혈관 질환에 대한 공포감과 사회적 격리감을 감소시킬 수 있는 이점이 있다. 생활양식의 변화가 필요하다는 동기유발을 심어 주는 것이 심장재활 프로그램의 중요한 목적이다. 장기간의 간호중재 이행은 심장재활 프로그램에 참여하는 동안 얻을 수 있는 유대감에 의해 더욱 강화 될 수 있다.

References

범진필(2002). 임상 약리학. 청구문화사

사망원인통계 연보(2002). 통계청

장유경, 이보경, 김미라, 황금희(2002) 임상영양관리. 효일문화사

Barrett-Connor E, Wingard D and Criqui M (1989). Postmenopausal estrogen use and the heart disease risk factors in the 1980s. JAMA 261:2095.

Blair K (1990). Aging : Physiological aspects and clinical implications. Nurs Pract 15:14.

Cahill M (1996). Mastreing Geriatric Care. Springhouse Corporation, Springhouse, Pennsylvania. 119-142.

Fresch DD (1987). Atypical presentations of cardiovascular disorders in the elderly. Geriatrics 42:31.

Gerber RM (1990). Coronary artery disease in the elderly. J Cardiovasc Nurs 4:23.

Gottlieb SO and Gersterblith G (1988). Silent myocardial ischemia in the elderly : Current concepts. Geriatrics 43:29.

Hazzard WR, Blass JP, Halter JB, Ouslander JG & Tinetti M(2003). Principles of Geriatric Medicine and Gerontology. McGraw-Hill Professional. 5th edition.

Hermanson B et al (1988). Beneficial six-year outcome of smoking cessation in older men and women with coronary disease. N Engl J Med 319:1365.

Jajich CL, Ostfeld AM and Freeman DH (1984). Smoking and coronary heart disease mortality in the elderly. JAMA 252:2831.

Kane RL. Ouslander JG. Abrass IB. ,Kane R, Ouslander J, Abrass I (2003). Essentials of Clinical Geriatrics. McGraw-Hill Professional. 5th edition.

Nachtigall LE and Nachtigall LB (1990). Protection older women from their growing risk of cardiac disease. Geriatrics 45:24.

Reed Elsevier Company.

Reuben DB, Herr K, Pacala JT, Potter JF, Semla TP & Small GW(2001). Geriatrics at your fingertips.

Rodriguez RD and Schocken DD (1990). Update on sick sinus syndrome, a cardiac disorder of ging. Geriatrics 45:26.

Schron EB and Friedman LM (1990). Cardiovascular options for the 1990s. Geriatr Nurs 11(4):187.

Stanley M(1995). The Cardiovascular System and its problems in the elderly. In Stanley M and Beare PG : Gerontological Nursing , F. A. Davis Company, Philadelphia. 189-200.

Stanley M, Beare PG, (1999) Gerontological Nursing, F. A. Davis Company, Philadelphia.

Tierney LM, McPhee SJ, Papadakis MA(2000). Current Medical Diagnosis 37th: 전국의과대학교수 역, 한우리.

Todd B (1988). Improving digitalis therapy. Geriatr Nurs 9(5):306.

Vinson JM et al (1990). Early readmission of elderly patients with congestive heart failure. J Am Geriatr Soc 38:1290.

제9장
호흡기계의 노화

적절한 폐기능은 생명유지에 필수적이며, 기본적인 일상생활 활동에서부터 사회적 활동과 레크리에이션 활동에 이르기까지 삶의 모든 면에 영향을 미친다. 우리나라 노인의 사망원인 중 폐질환은 4위를 차지하고 있어 노인의 폐질환이 중요한 건강 문제로 대두하고 있다.

1. 호흡기계의 정상적 노화

호흡기계의 생리적 및 해부학적 변화

노화로 인한 호흡기계 변화는 미세하고 점진적으로 나타나기 때문에 건강한 노인의 경우 호흡기계의 실제적 기능 변화는 미미하므로 큰 어려움 없이 호흡기계 노화에 대처해 갈 수 있다. 그러나 환경적 상해와 인간관계의 손상을 경험할 경우 노화에 의한 호흡기계 변화가 현저히 나타날 수 있는데 호흡기계 손상의 효과는 축적되어 나타난다. 노화에 의한 해부학적 변화는 폐기능의 변화를 유도하게 된다(표 9-1).

<표 9-1> 노화에 의한 해부학적 구조 및 폐기능 변화

해부학적 구조 변화	결 과	폐기능 변화
늑연골의 석회화	· 전후 직경 증가 · 복식 호흡 및 횡격막 호흡 · 호흡 부담 증가	· 동액혈 산소 분압 저하
호흡근 위축	· 흡기근 피로	· 최대 호기율 저하
폐포의 탄력성 저하	· 폐포의 밀폐량 저하 · air trapping 증가	· 잔기량 증가 · 노력성 폐활량 감소
폐포관 확장, 기관의 경화	· 폐포의 표면적 저하 · 사강 증가	

인체는 40세에 이르면 노화에 의한 폐기능 저하가 시작되며 폐의 중량도 약 1/5정도까지 점진적으로 감소한다. 따라서 폐의 크기가 작아지고, 또한 폐의 탄력성(elastic recoil)도 감소되어 약간 늘어진 듯이 보인다. 폐의 탄력성 감소는 폐조직의 elastin*감소와 collagen* 증가로 나타난다. 기관지는 경화되고 기관지 상피세포와 점액선은 퇴화하며 폐포의 수는 감소한다. 또한 섬모의 수가 감소하고 기침 반사 및 구토 반사의 저하로 호흡기계의 생리적 예비 능력 및 보호 능력이 저하된다(표 9-2). 특히 섬모 활동도 저하되고, 흡기 시에도 폐저부의 확장이 용이하지 않아 호흡기계 분비물의 배출도 쉽지 않다. 특히 세기관지의 직경 역시 좁아져 기류에 대한 저항이 커지며, 폐포의 탄력성 저하로 폐활량(vital capacity)은 감소하고 잔기량(residual volume)은 증가한다.

* Elastin : 노란색의 탄력성이 있는 섬유성의 점성 단백질로 큰 혈관과 같은 탄력성 조직을 구성하는 결합조직성 단백질이다.
* Collagen : 피부, 건, 인대와 건막 등의 결합조직, 연골과 뼈를 구성하는 경단백질의 일종으로 포유류 단백질의 50% 정도를 차지한다. 물에는 녹지 않으나 물, 묽은 산 또는 묽은 알칼리에 넣고 가열하면 용해되어 gelatin으로 변화된다.

<표 9-2> 노화에 의한 폐의 생리적 예비력 및 보호기능 저하

생리적 기능 변화	결 과
· 섬모 상실 · 기침 반사 및 구토 반사 저하 · 저산소혈증 및 고탄산혈증에 대한 반응 저하	· 호흡 기능 장애 가능성 증가 · 폐 손상 위험성 증가 · 호흡의 생리적 예비력 저하
· T 임파구 기능 및 체액성 면역반응 저하	· 감염에 대한 취약성 증가 · 과민성 반응 지연 (false-negative 반응 가능성 높음)
· β_2 수용체의 기능저하	· 천식 조절의 어려움
· 식도 및 위의 운동성 저하 · 분문 괄약근의 긴장력 저하	· 폐흡인 위험성 증가

동맥혈의 헤모글로빈 산소포화도는 93~94%(정상 성인 : 97.5-99.0%)로 감소하고, 동맥혈 산소분압(PO_2, arterial oxygen tension)은 75~80㎜Hg(정상 성인: 95㎜Hg)로 감소한다. 80세에서의 동맥혈 산소 분압은 70㎜Hg로 감소하나 pH는 7.40(정상 성인 : 7.35-7.45), 동맥 이산화탄소 분압(PCO_2, arterial carbon dioxide pressure)은 35-40㎜Hg로 pH와 PCO_2는 정

상으로 유지된다. 노화와 함께 호흡기계의 O_2와 CO_2 변화에 대한 화학 수용기*와 말초 수용기*의 반응이 저하되는데 특히 산소 요구도가 증가하는 신체적 활동이나 운동을 할 때 현저하다.

* 화학 수용기(chemoreceptors) : 경동맥과 대동맥에 있는 화학 수용체는 동맥혈의 PCO_2 증가 또는 H^+ 농도의 증가 또는 PO_2감소에 의해 자극되고, 뇌간에 있는 화학 수용체는 동맥혈의 PCO_2 증가 또는 H^+ 농도에 의해 증가된다.
* 말초 수용기(peripheral receptor) : 미주신경의 지배를 받고 있는 기도 평활근 세포는 폐의 팽창과 같은 자극을 받으면 흡식기간이 단축되고 기관지가 확장되고 빈맥이 나타나고, 기도 상피세포는 폐의 과환기, histamine 및 prostaglandin과 같은 물질에 의한 자극을 받으면 기침, 기관지 수축 및 점액분비와 같은 반응을 나타낸다.

노화와 함께 칼슘 대사의 변화와 늑연골의 석회화로 전후 흉경이 증가하고, 전후 흉경의 증가는 측흉경을 감소시켜 구배(kyphosis)를 초래할 수 있다. 늑연골의 석회화는 늑골과 흉벽의 유동성을 저하시키고, 호흡에 관여하는 늑간근의 변성과 약화로 기침을 효율적으로 할 수 없고 폐확장이 불완전하여 호흡기계 염증의 위험성을 증가시킨다.

노화로 인한 폐와 흉벽의 탄력성 저하로 인해 60세 정도에 호흡 기능의 부담은 20% 정도 증가되고, 호흡근 위축 및 호흡 근력의 저하는 흡기근의 피로를 초래하여 인체의 최대 산소 소모량을 저하시키게 된다. 폐실질 조직의 감소와 폐포 면적의 저하는 산소의 확산을 저하시켜 전신으로의 산소 공급을 어렵게 하여 저산소혈증 및 과탄산증을 초래하고 수면의 효율성을 저하시키고 신체적 기동 능력을 저하시키게 된다. 호흡기계의 구조적 변화, 폐기능의 변화 및 면역계 장애는 호흡기계 감염증, 폐암, 폐색전증, 천식 및 폐색성 폐질환에의 감수성을 증가시키게 된다.

2. 호흡기계 문제

폐 렴

병생리

폐렴은 하부 호흡기계 염증으로 폐렴에 의한 노인의 사망률은 40% 정도나 되며, 급성 치료기관의 경우 병원 감염성 폐렴에 의한 사망률이 병원 감염증의 15% 정도를 차지하고 있다. 폐렴의 원인은 병원성 세균, 음식물 흡인, 체액 침하(hypostasis) 및 화학물질 흡인인데 특히 노인의 경우 박테리아성 폐렴이 대부분이며 이중 약 50%는 폐구균에 의해 일어난다.

폐렴에서는 폐포에 염증과 부종이 나타나며 모세혈관은 충혈 상태가 된다. 무기폐는 폐포내 모세혈관막의 파괴로 나타나며 모세혈관 벽의 파괴는 혈액과 삼출물의 폐포내 진입을 허용하며 심한 경우 폐농양으로 진행된다.

그람 음성 간균인 Klebsiella pneumoniae에 의한 폐렴은 병원이나 장기시설기관에 입원한 노인에게 주로 발생되는데 일엽성으로 진행되며 농양이 형성되며 주로 알코홀리즘에서 나타나는 경우가 많다. 노인은 Influenza A 바이러스에 의한 폐렴과 바이러스성 폐렴 후에 박테리아성 폐렴에 노출될 가능성이 높다. Influenza A 바이러스 폐렴은 흉막의 삼출물 없이 양측의 하부 폐엽에 간질성 침투를 일으켜 산소 결핍증이 나타난다.

바이러스성 폐렴 후에 나타나는 박테리아성 폐렴의 원인균은 주로 Streptococcus pneumoniae, Haemophilus pneumoniae와 Staphylococcus aureus이며, 지역사회 거주 노인에게 나타나는 폐렴의 원인균은 주로 Streptococcus pneumoniae이며, 만성 폐질환에 의한 폐렴의 원인균은 Haemophilus pneumoniae이다.

임상적 증상

노인의 경우 폐렴의 증상은 미미하여 혈압은 약간 저하되고 피로감, 경한 기침, 본래 가지고 있던 만성질환이 악화되거나 산소 부족으로 안정부절하지 못함, 정서적 상태의 변화 및 혼동이 나타나기도 한다. 호흡은 20회/분 이상으로 호흡수가 많아지고, 체온이 약간 상승되며 신체적 기능 상태가 저하되는 것은 감염성 질환의 진행을 의미하기도 한다. 그러나 노인 폐렴 환자의 20% 정도에서는 체온 상승이 동반되지 않는다. 흉부 검사에서 악설음*, 그르렁거리는 소리와 천명*이 나타나기도 한다. 폐조직의 경화로 흉부 촉진시 진탕음*이 나타나며, 흉부 X-선 검사에서 나타나는 폐침윤 현상은 폐렴의 진단에 매우 중요하다. 또한 X-선 검사를 통해 무기폐와 흉막 삼출 등의 합병증 발생에 대한 정보도 얻을 수 있다.

백혈구 감별 진단 검사에서 경한 백혈구 증가증이 나타나지만 50% 정도에서는 백혈구의 수가 정상적으로 나타난다. 어린이나 청장년에서 볼 수 있는 백혈구의 현저한 증가는 없으며, 특히 바이러스성 폐렴에서는 백혈구가 증가되지 않을 수도 있다. 혈액과 객담의 균배양 검사에서 30-40%가 음성으로 나타나는데, 균배양 검사가 음성으로 나타나는 현상은 원인균이 존재하지 않기보다는 원인균의 추적이 어렵기 때문에 나타날 수 있는 현상이다. 노란색의 객담은 staphylococcus, 약간 초록색이 도는 객담은 pseudomonas, 젤리 같은 형태의 객담은 klebsiella에 의한 폐렴에서 나타난다.

* 악설음(crackle) : rales(나음)이라고도 하며 급성 섬유성 폐렴, 기관지염, 울혈성 심부전에서 들리는 폐포음으로 머리카락이 귀에 부딪혀 나는 소리와 흡사하다. 폐포에서 유래하며 흡기가 끝날 때 들을 수 있다.
* 천명(wheeze) : 천식, 만성 기관지염과 기관지 확장증에서 협착되거나 좁아진 기도를 통과하면서 나타나는 호흡음으로 휘파람 소리와 유사하며 소기관지 또는 세기관지에서 유래하며 흡기와 호기시에 들을 수 있다.
* 진탕음(fremitus egophony) : 폐경화에서 청진시 들을 수 있는 공명음으로 염소 울음소리와 유사하다.

치료 및 간호중재

폐렴의 원인균에 따른 항생제 치료를 시작하며 항생제 치료요법의 평가는 체온, 객담의 생성 정도, 호흡의 편안함, 그리고 WBC에 의해 결정된다. 기관지 확장제, 진해제와 함께 저산소혈증에 대한 산소요법 등을 병행한다. 고칼로리 식이, 충분한 수분 섭취, 충분한 휴식 그리고 흉통에 대한 진통제를 투약하며 호흡장애가 심한 경우 적절한 산소공급을 위해 호기말 양압(positive end-expiratory pressure, PEEP) 치료를 하기도 한다.

간호 중재는 폐렴에 대한 약물치료와 함께 호흡전반에 걸친 지지 간호에 초점을 둔다.

- 기도유지 및 산소공급으로 PO_2는 60㎜Hg 이상, PCO_2는 35~45㎜Hg 정도를 유지한다. PO_2가 60㎜Hg이하로 저하되면 2-3L/min의 산소를 제공한다.
- 균검사 및 항생제 민감도 검사를 위한 객담 채취는 무균술을 지킨다.
- 고열 및 탈수 상태에서는 수분공급 및 전해질 보충요법을 한다.
- 감염증 진행에 대처해 가기 위해 고칼로리 및 고단백 식이를 제공한다.
- 회복을 증진시키기 위한 휴식의 중요성을 강조한다.
- 탈수를 예방하고 객담의 원할한 제거를 위해 하루 2-3 L/일의 수분을 공급한다.
- 2시간 마다 체위변경을 하고 가능하면 자주 침상 밖으로 나오도록 한다.
- 미미한 감염증에서 항생제 사용을 피하고 인플루엔자 독감 및 폐렴에 대한 예방접종(표9-3)을 받도록 교육한다.
- 흡연, 먼지 및 공기 오염원을 피하도록 한다.

<표 9-3> 인플루엔자와 폐렴에 대한 예방접종

종 류	내 용
인플루엔자	· 비활성 바이러스(inactivated virus)로 생산한 백신을 이용한다. · 항체 반응으로 예방효과를 얻기까지 2~3주가 소요된다. · 백신접종의 효과는 6개월 정도 지속되지만 100%의 효과가 보장되는 것은 아니다. · 백신 접종시기는 늦가을이 좋지만 백신 제조회사의 추천시기를 참고한다. · 계란에 알러지 반응을 보이는 사람에게는 백신 예방접종을 하지 않는다.
폐 렴	· 폐구균성 백신(pneumococcal vaccination)을 보통 1회 투약한다. · 폐렴 백신의 부작용은 미열, 주사 부위의 동통, 발적과 압통이다. · 백신의 부작용은 2~3일 이내에 사라진다.

결 핵

병생리 및 원인

결핵의 원인균은 호기성 간균인 Mycobacterium tuberculosis이며, 노인의 경우 원발성 결핵인 경우도 있지만 대부분 잠복성 또는 휴지성 결핵의 재활성화로 나타난다.

결핵은 비말성 핵(droplet nuclei)에 의해 전파되는데, 간균을 포함하고 있는 비말성 핵은 흡기 시에 호흡기계를 통해 폐로 침입하여 폐포의 표면에 자리를 잡은 후 증식된다. Mycobacterium tuberculosis가 림프 결절에 이르러 혈류를 타게 되면 감작된 T-림프구와 대식세포에 의해 통제를 받는다. 수주 이내에 T-림프구가 주도하는 특이 면역이 형성되면서 대개 결핵 결절의 염증은 억제된다. 성인성 결핵은 대개 폐첨의 결절성 침윤(nodular infiltration)으로 발전된다. 그러나 활동이 억제되어 있던 간균은 가끔 수년이 지난 후 재활성화 되어 결핵을 일으키기도 한다. 노인의 경우 면역력 저하로 결핵균이 재활성화 되면서 염증과정이 일어나 폐조직에 결핵성 병변과 괴사가 나타난다.

노인의 경우 새로이 결핵으로 진단을 받았거나 과거 결핵을 앓은 적이 있는 사람과의 접촉, 위절제술을 받은 사람, 당뇨병, 영양불량자, 암질환 그리고 백혈병이 있는 노인에게 발병율이 높다. 노화가 면역체계를 약화시켜 노인에게 결핵에 이환될 가능성을 높여주기 때문에 면역억제 치료 또는 corticosteroids 약물 치료를 받는 사람들에게도 결핵이 발생될 가능성이 높다. 특히 HIV 감염자, 약물 중독자, 2개월 정도의 항결핵 약물 치료 후에 객담 검사에서 AFB에 양성반응을 보인 경우, 4개월 정도의 항결핵 약물 치료 후에 균 배양 검사에서 양성반응을 보이는 경우 결핵균이 저항성을 가지게 될 가능성이 높다.

임상적 증상 및 치료

결핵의 일반적 증상은 미열, 야간 발한(night sweats), 체중감소, 식욕부진과 객혈이지만 노인에게는 주로 체중감소, 식욕부진과 미열이 나타난다. 원발성 결핵은 전신적 권태감과 함께 미열이 나타나지만 재활성화 된 결핵에서는 기침, 전신적 권태감, 피로, 우울과 체중감소가 나타난다. 객담은 노랗거나 초록빛을 띄며 혈액이 묻어 있기도 하다.

위에서 나타날 수 있는 신체적 증상은 노인의 결핵 검진에 도움이 되지 않으므로 폐 X-ray 검사, 피부 반응 검사와 객담 도말(sputum smear) 검사를 한다. 폐 X-ray 검사는 폐의 침윤 과정 파악에 필수적인데 폐의 상부에 나타나는 양측성 결절 침윤은 결핵의 가능성을 높게 한다. 노인의 피부반응 검사는 중정도의 강도(5 tuberculin units)로 PPD(purified protein derivative) 0.1mL를 전박에 피내 주사한 후 48-72시간 후에 판독한다.

10mm 이상의 피부 경결이 되는 양성 반응은 대개 tuberculosis bacillus 균에 감염된 후 2-10주 이내에 나타나게 된다. acid-fast bacilli를 규명하기 위해 객담에 대한 stained smear가 필요하며 객담 검사물은 아침에 일어나자마자 채취하며 적어도 3회에 걸쳐 채취한다.

치료 및 간호중재

결핵에 대한 치료는 isoniazid 또는 rifampin과 같은 항결핵제를 적어도 6-9개월 구강 투약한다. 항결핵제를 2-4주 투약 받은 후에는 더 이상 타인에 대한 감염의 위험성은 없으므로 항결핵제를 지속적으로 투약하는 상황에서는 정상적 생활이 가능하다. 비전형적 결핵 또는 항결핵제에 내성이 있는 경우 2차 항결핵제로 capreomycin, streptomycin, streptomycin, para-aminosalicyic acid(PAS), pyrazinamide와 cycloserine과 같은 약물을 투약하는데 이러한 약물이 노인에게는 해를 주게 된다. PAS는 위장관을 자극하고 식욕부진, 오심 및 구토와 설사를 초래하여 노인에게 영양불량을 야기하며, streptomycin은 청력을 상실하고 신체적 불균형을 초래하여 안전을 위협할 수 있다.

폐결핵은 합병증으로 기흉, 늑막 삼출 및 폐렴 등이 있으며, 치료에 실패할 경우 궁극적으로 폐조직의 염증과 괴사로 폐조직에 손상을 주어 호흡장애를 초래한다. 폐결핵 환자에 대한 간호중재의 초점은 항결핵제의 투약을 도와주고 폐결핵이라는 질병 상황에 적응하도록 지지해 주는 데에 있다.

폐결핵 간호 대상자의 구체적인 간호 중재 내용은 다음과 같다.

- tuberculosis bacillus에 대한 전염력이 없어질 때 까지 환자를 격리시킨다.
- 휴지통은 뚜껑이 있는 것을 사용한다.
- 방문객은 반드시 마스크를 착용한다.
- 건강유지를 위해 충분한 휴식을 취하고, 에너지를 보존하며 산소 요구도를 저하시킨다.
- 에너지 보존을 위해 균형있는 고칼로리 식이(2000 kcal/일 정도)를 소량씩 자주 먹고 1주일 단위로 체중을 기록한다. 열이 있을 때에는 2000 -3000 kcal 정도를 섭취한다.
- 활동성 결핵의 경우 체단백질의 소모가 심하므로 하루 1.5g/체중 1kg, 열이 있는 경우 2g/체중 1kg를 섭취시키며 소고기, 돼지고기, 닭고기, 어패류, 알류, 유제품과 콩제품을 이용한다.
- 뼈에서 칼슘이 유출되어 결핵 병소를 석회화시키므로 칼슘 섭취와 함께 Vit D 섭취를 강화시킨다.

· 약물 투약에 따른 부작용을 관찰한다.

isoniazid : 음식물과 함께 투약하며 간염과 말초 신경염을 유발할 수 있으므로 aspartate aminotranferase(ASP) 및 alanine aminotransferase(ALT) 혈중 농도를 검사한다. isoniazid는Vit B_6를 체외로 배설시켜 말초신경염을 초래할 수 있으므로 B_6를 보충한다.

ethambutol : 음식물과 함께 투약하며, 시신경염이 발생되면 지체없이 투약을 중단한다. 시력은 1달에 1회 정도 측정한다.

rifampin : 간과 신장에 대한 독성으로 간염, 자반증 및 독감과 같은 합병증이 나타날 수 있으므로 관찰을 한다.

· 객담 등을 닦아낸 휴지 등을 만진 후에는 따끈한 비눗물에 손을 깨끗이 닦는다.

· 결핵 환자가 사용한 식기를 분류하여 뜨거운 비누로 닦는다.

만성 폐색성 폐질환

병생리 및 원인

만성 폐색성 폐질환(chronic obstructive pulmonary disease, COPD)은 만성 기관지염, 폐기종과 성인의 천식을 모두 포함하며, 폐로 출입하는 공기의 이동을 방해한다. 만성 폐색성 폐질환는 남성에게 자주 발생하나 최근 여성의 흡연율이 증가되면서 여성에게도 발생율이 증가 추세에 있다. 만성 폐색성 폐질환은 수십 년에 걸쳐 잠행성으로 진행되며 대부분의 증상은 70세 이후에나 나타난다.

만성 기관지염은 점액선의 비후화와 평활근의 비대로 나타나는데, 기관지 점막하선(submucous glands)의 크기와 수가 증가하면서 생성된 걸쭉하고 농축된 점액이 기도를 협착시키고 폐쇄시킨다. 그 결과 폐포내 환기는 저하되며 보상기전으로 심박출량이 증가되기도 한다. 만성 기관지염의 주요 원인은 흡연, 먼지 및 유해가스에 대한 노출이다.

폐기종의 경우 초기 변화로 세기관지의 말단부(terminal bronchiole) 주변에 염증성 반응이 나타나고, 점차로 원위부측의 폐포 격벽(alveolar septum)이 파괴되어 탄력성 지지원이 상실된다. 이때 폐조직의 일부가 공기로 채워져 호기 동안에도 공기가 폐에 머물러 있어 폐가 부풀어져 있다. 만성기관지염의 주요 원인은 흡연 및 $alpha_1$ - antitrypsin 결핍이다.

평활근 섬유는 알러지원과 같은 자극성 물질에 노출되면 기관지가 수축되는 천식 발작(asthmatic attack)을 일으킨다. 천식 증상이 완화되면 기도 폐쇄는 자연적으로 회복되기도 하지만 치료가 필요한 경우도 있다. 성인 천식에서는 다양한 자극원에 대한 반응성이 점점 증가하여 나타나지만 노인의 경우 알러지원과 관계가 없는 피로, 정서적 스트레스, 찬공기에의 노출과 신체적 활동이나 운동도 천식을 악화시키는 요인이 되고 있다.

임상적 증상

만성 폐색성 폐질환에서는 호흡기계 점액성 분비물의 증가, 기관지 협착, 가스교환장애, 객담 배출이 따르는 기침(productive cough), 호흡곤란과 하부 호흡기계의 염증이 반복적으로 나타난다. 만성 기관지염에서는 3개월~2년에 걸쳐 만성적 기침을 하며 진단을 위한 특별한 검사는 없다. 만성 기관지염에서는 천명(wheezing), 호흡곤란과 함께 급성 폐질환이 재발되며 객담 생성이 따르는 기침이 특징적이다. 산소공급의 저하는 청색증을 초래하며, 우심실 기능장애에 의한 부종이 나타나기도 하며, 동맥혈에서는 저산소증(hypoxemia)과 탄산과잉증(hypercapnia)이 나타난다.

폐기종에서는 힘든 작업이나 운동을 할 때 호흡곤란이 나타나 점진적으로 심해지며, 기침이 없는 경우에도 항상 소량의 객담이 배출된다. 그외에도 흉곽이 술통형(barrel chest*)으로 되며, 청진시 호흡음은 멀리서 들리는 듯하고, 횡격막이 편평하고, 호흡 시에도 횡격막의 움직임이 거의 없다. 폐기종의 징후와 증상은 다른 COPD에 비해 비교적 말기에 나타난다.

노인에게 나타나는 천식의 일반적 증상은 기침, 객담과 천명이다. 천식발작은 30분~수일에 걸쳐 지속될 수 있으며 무호흡이 동반되기도 한다. 심박동수와 호흡수가 증가하며, 얼굴은 창백해지며 발한이 나타나기도 한다. 천식의 촉발원인 규명에는 병력청취가 가장 중요하며, 흉부 X-ray검사는 다른 질환의 진단에 이용되나 천식 자체의 진단에 중요하지 않다.

* 술통형 흉곽(barrel chest) : 폐기종에서 폐의 과도한 팽창으로 나타나며 흉곽의 전후 직경이 증가되어 있다. 늑골과 늑골사이의 간격이 넓어지며 특히 호기 시에 늑간골의 공간이 팽대된다.

치료 및 간호중재

만성 폐색성 폐질환의 가장 중요한 치료는 흡연을 중단하고 공기 오염원과의 접촉을 차단하는 것이다. 감염증의 재발을 예방하기 위한 항생제, 기관지 연축을 완화시키고 객담 제거를 용이하게 하기 위한 기관지 확장제 등의 약물을 투약한다(표 9-4). 항염 효과를 얻기 위해 corticosteroids를 투약하기도 하며, 1분당 2-3L의 산소 요법, 1일에 2-3L의 수분 섭취 등이 포함된다. 만성 폐색성 폐질환의 합병증에는 반복적인 호흡기계 감염증, 우심실 비대, 호흡장애 및 소화성 위궤양 등이 있다.

만성 폐색성 폐질환 환자에 대한 간호중재는 자신의 만성적 질병 상황에 적응하고 스트레스 및 불안을 완화시켜주는 데에 초점을 두어야 한다.

만성 폐색성 폐질환 환자에 대한 간호중재는 다음과 같다.

- 호흡기능에 대한 기초자료와 현재의 호흡기능을 비교하여 사정한다.
- 1주에 3회 정도 체중을 측정하고 부종이 있는 가를 사정한다.
- 체위성 배액을 한다.
- 고칼로리, 고단백 식이를 제공하며, 에너지를 보존하고 피로를 예방하기 위해 소량씩 자주 준다.
- 객담의 액화를 위해 수분섭취를 2-3L/일 정도를 한다.
- 흡연을 중단한다.
- 장기적 산소 투여요법이 필요하다.

  PaO_2가 55mmHg 이하, SaO_2가 88% 이하 : 절대적으로 필요하다.

  PaO_2가 55-59 mmHg, SaO_2가 89% 이상 : 조직내 저산소증이 있는 경우 필요하다.

  PaO_2가 60 mmHg 이상, SaO_2가 90% 이상 : 수면 무호흡이나 운동시 산소 포화도가 저하될 때 필요하다.

<표 9-4> COPD의 약물 치료제

	분 류	약물의 종류/용법	용 법	부작용
기관지 확장제	교감신경 자극제	albuterol(proventil, ventoin) 분무 흡입제	β_2수용체 자극제	진전, 두통, 심계항진, 빈맥, 부정맥
		isoproterenol(isoprei) 분무 흡입제	β수용체 자극제	진전, 두통, 심계항진, 빈맥, 부정맥
		epinephrine 분무 흡입제	α,β수용체 자극제	진전, 두통, 심계항진, 빈맥, 부정맥
	xanthine 화합물	theophyline 정맥내 주사	기관지 및 혈관의 평활근 이완, 이뇨,	저혈압, 부정맥 홍분, 두통, 불면,
		aminophylline 경구투여 및 정맥주사	기관지 및 혈관의 평활근 이완	어지럼증, 저혈압, 위장자극, 심기능자극
거담제	Cysteine 유도체	carboxymethylcysteine(Rhinathiol) acetylcysteine(Mucosten) 경구 투약	단백분해 효소제 점액단백질과 disulfide의 결합차단	
	Bromhexine	Bromhexine(Bisolvon) 경구투약	객담의 점도 저하	오심, 두통, 식욕부진, 발진, 심계항진
항매개 약물	Cromoglyc-ate	cromolyn(Intal) 분무 흡입제	비만세포로의 Ca유입방해하여 histamine 방출예방	
Cortico-steroids	Corticoster-oids	beclomethasone(Beclovent, Vanceril)/분무 흡입제	평활근 이완, 점액분비감소, 기관지 점막의 항염작용	

3. 예방

일차 예방

인적 위험 요소(interpersonal hazards)

흡연은 폐질환을 일으키는 중요한 원인으로 담배를 태우면 nicotine과 CO를 비롯한 유해물질이 방출된다. nicotine은 교감신경계를 자극하여 심박동수를 증가시키고 말초혈관을 수축시키며, CO는 O_2 보다 Hemoglobin과의 결합력이 강해서 O_2 보다 먼저 결합하여 자리를 잡기 때문에 O_2와 Hemoglobin의 결합을 방해하여 인체 내 산소의 포화 수준을 저하시켜 폐의 기능부담을 증가시킨다. 또한 흡연은 호흡기 내의 섬모 활동을 저하시키고 기관지 수축을 가져와 호흡기 점막의 염증을 초래한다. 흡연에 의한 위험 부담은 축적되어 나타나며 노화로 인한 호흡기계 변화를 증폭시킬 수 있다.

폐 질환의 위험성을 증가시키는 요인에는 운동장애, 면역반응 저하, 비만과 수술 경험이다. 활동수준저하, 특히 침상안정은 폐 기능을 저하시키는데 왜냐하면 부동은 폐 확장을 방해하고 호흡기계의 분비물을 축적시키기 때문이다. 노화로 노인의 면역반응과 방어기전은 저하되며, 면역반응과 방어기전의 저하는 하부 호흡기계 감염증의 위험성을 증가시킨다. 비만은 신체적 기동성과 폐 확장을 저하시키며 폐 용적을 감소시킨다.

수술과 마취에 관련하여 투약하는 약물이 대부분 호흡기계 기능을 저하시키며, 1회 호흡량(tidal volume)과 호흡수의 감소는 폐환기 저하(hypoventilation)를 가져온다.

환경적 위험 요인(environment hazards)

공기오염은 호흡기계 질병의 가능성을 증가시키는데 공기오염원은 흔히 화석 연료, 자동차 배기가스, 살충제 또는 살균제, 석면 · 납 · 카드뮴과 수은을 사용하는 제조업체, 제련소와 정유공장에서 나오는 폐기물 등이 있다. 장기간에 걸쳐 지속적, 반복적으로 공기 오염원에 노출될 경우 폐 질환의 위험 가능성이 높아지며 인체에 대한 공기 오염원의 영향은 누적되어 나타난다.

최근 들어 노인에게 환경오염에 의한 폐 질환의 발병율이 높은데 이러한 현상은 현재의 노인이 노동력의 대부분을 차지하고 있었던 30~40년 전만 하여도 유해물질에 대한 연구가 부족하여 유해 물질에의 노출이 많았기 때문이다. 각종 화학물질을 사용하던 공장들과 고무 공장, 탄광, 건설 현장, 알루미늄 공장과 조선소 근로자, 소방대원과 농부의 작업이 폐에 해로운 영향을 미칠 수 있다.

또한 흡연자로 인해 비흡연자가 마시는 담배 연기(secondhand or sidestream smoke)는 비흡연자의 호흡기계에도 해로운 영향을 미친다. Secondhand smoke에는 흡연자가 흡연으로 직접 마시는 연기(main stream)에 비해 tar와 nicotine은 2배, CO는 5배, ammonia는 50배나 높다. 담배 연기로 가득한 실내에서 30분간 머무르면 비흡연자의 혈중 CO 농도, 혈압과 심박동수가 증가한다.

이차 예방

사정

상세한 병력 청취는 폐기능 사정에서 중요한데 과거와 현재의 폐질환, 폐질환 증상이 시작된 시기와 지속기간, 활동수준, 흡연 기간과 흡연량에 대한 질문을 한다(표9-5). 폐질환의 중요한 증상은 객담 생성, 호흡곤란과 기침이다. 기침을 할 경우 기침의 빈도, 지속 시간, 기침을 많이 하는 시간과 기침의 촉발 요인들을 규명한다. 객담이 있을 경우 객담의 양, 색깔과 묽기 정도를 확인하는데 객담의 색깔이 흰색이거나 맑으면 정상이다.

호흡곤란이 있다면 호흡곤란의 정도를 사정한다. 짧은 호흡(shortness of breath)을 얼마나 자주 경험하는지? 경험 시기와 촉발 요인을 사정한다. 흉부 통증의 촉발, 악화 또는 완화 요인, 통증 위치, 방사 여부와 통증의 지속시간을 사정한다. 통증 수준은 통증 척도를 사용하여 사정한다.

촉진(palpation), 타진(percussion)과 청진(auscultation)을 이용한 신체적 검진도 한다. 신체적 검진을 하는 동안 피부색과 점막도 관찰하고 손가락으로 손톱을 눌렀다가 손톱이 원래의 색깔로 돌아오는 데에 소요되는 시간도 관찰한다. 호흡수와 호흡 리듬을 관찰하고 노화와 관련된 척추 후만증(kyphosis)과 흉부 전후경의 증가가 있는가를 관찰한다.

흉곽 촉진을 통해 기관의 위치가 전도되어 있음을 확인할 수 있다. 대개 늑골 골절 부위에서 압통을 느끼므로 특별히 압통 위치를 확인해 본다. 흉부 타진에서 공명음 증가는 문제가 되지 않지만 탁음은 폐의 경화(consolidation) 또는 삼출(effusion)을 의미한다.

정상적 호흡은 대흉근, 소흉근과 횡격막에 의해 이루어지나 호흡 운동에 문제가 발생하는 경우 흉쇄 유돌근(sternocleidomastoid musele), 승모근(trapezius musele) 및 늑간근(intercostal muscle)과 같은 호흡보조근을 이용하므로 이러한 보조근을 이용하여 호흡하고 있는가를 관찰한다.

<표 9-5> 폐기능 사정 지침

폐질환 - 기관지염, 천식, 폐렴, 결핵 등을 앓은 적이 있는지? 정확한 병명과 발병 시기는 언제인지?
호흡곤란 - 천명, 숨막히는 듯한 느낌, 가슴이 조이는 듯 하고, 흉부통이 있었는가? 경험한 증상과 경험 시기를 자세히 기술한다.
기침 - 얼마나 오랫동안 해왔는가? 객담이 없는 마른 기침을 하는가? 아니면 객담이 있는 기침을 하는가?
객담 - 객담의 색깔과 점액성은 어떤지? 얼마나 많은 양의 객담이 나오는가?
수면방해 - 기침이나 호흡곤란이 수면을 방해하는가?
직업 - 과거 또는 현재의 직업은 무엇인가? 혹시 작업 환경이 호흡기계의 자극원으로 작용하고 있는가?
환경 - 현재 또는 과거에 교통량이 많거나 공장 지대에 살아본 적이 있는가? 있다면 언제, 어느 곳에서 얼마나 오랫동안 살았었는가?
피로 - 쉽게 피곤를 느끼는가? 특히 어떤 활동을 할 때 피로를 가장 많이 느끼는가?
흡연 - 현재 또는 과거의 흡연 경험이 있는가? 흡연 경험이 있다면 얼마나 오랫동안 피워왔는가? 끊었다면 끊은 지 얼마나 되었는가? 현재의 흡연량은 얼마나 되는가? 금연을 시도해 본 적이 있는지? 현재 금연에 대해 관심이 있는지? 가정 내에 흡연자가 있는지?

폐의 청진을 위해 먼저 기침을 한 후 구강을 통해 천천히 그리고 깊게 숨을 쉬도록 지시한다. 건강한 노인의 경우 호흡음의 강도가 저하되어 있거나 또는 폐의 하부에서 부정 호흡음(adventitious sounds)이 청취된다고 해서 질병을 의미하는 것은 아니다.

간호중재

노인의 폐 질환 간호중재는 가스교환(표 9-6)과 기도유지(표 9-7)를 도와주고, 호흡을 최대화시키고(표 9-8), 활동 내성을 증가시키고 건강 교육을 하는 것이 포함된다.

효과적인 호흡 유지가 중요하므로 심호흡과 기침의 중요성을 교육시키고 격려시키며, 심호흡과 기침을 해야 할 시간을 표시해 놓는 스케줄 표를 이용한다. 기도 내에 기관지 분비물이 축적되는 것을 막기 위해 체위변경을 자주 해주며 체위변경 시간과 체위의 종류를 기록해 둔다.

<표 9-6> 가스 교환 장애에 대한 간호중재

간호목표
· O_2와 CO_2의 적절한 교환이 이루어진다. · PO_2는 60㎜Hg이상, PCO_2는 35~45㎜Hg를 유지하며 청색증과 혼동이 없다.
간호중재
· 처방된 O_2를 공급한다. 보통 1-2ℓ/min 정도를 투여한다. · 적어도 8시간마다 호흡상태를 사정하고 기록한다. · 노인이 깨어있는 동안에는 1시간마다 체위 변경을 시키고 심호흡과 기침을 격려한다. · 동맥혈 가스 검사(arterial blood gas value)의 결과를 확인한다. · 침상머리는 30°정도 올려준다. · 자가 간호 활동(self-care activities)을 하도록 도와준다. · 입을 다물고(pursed-lip), 복식 호흡(abdominal breathing)을 하도록 교육한다. · 일상생활에 필요한 활동과 휴식의 균형을 취하도록 격려한다. · 보통 서서 해왔던 일상적 활동을 앉아서도 할 수 있도록 격려한다.

<표 9-7> 기도 유지 장애에 대한 간호중재

간호목표
· 기도가 유지되며, 청색증이 없으며 우발적 호흡음이 없고 정상적 호흡이 용이하다.
간호중재
· 물, 과일 쥬스와 비카페인 음료수의 수분섭취(하루 2000㎖이상)를 격려한다. 너무 뜨겁거나 차갑지 않도록 한다. · 실내 습도는 30~50%를 유지한다. · 기침의 특성-기침의 객담 동반 여부, 기침의 빈도, 지속시간과 기침시기를 기록한다. · 객담의 양, 색깔과 묽기 정도를 사정하고 기록한다. · saline과 peroxide를 ½씩 혼합하여 구강을 세척하며 lemon glycerin*의 사용은 피한다. · 체위 배액을 한다. · 기관지 확장제와 거담제의 효과를 평가한다. · 심호흡과 기침을 격려하고 정확한 방법을 시범 보여 준다. · 적어도 8시간 마다 호흡음의 특성을 사정하고 기록한다. · 침상머리를 올려주고 적어도 2시간마다 체위변경을 시킨다.

* glycerin : 지방의 가수분해로 얻어지는 친수성 액체로 타액이나 객담의 점조도를 증가시킬 수 있다.

<표 9-8> 효과적 호흡양상 간호중재

간호목표
· 비확장(nasal flaring)이나 보조근(accessory muscle)의 사용없이 호흡이 용이하다.
간호중재
· 입을 다물고(pursed-lip) 복식호흡(abdominal breathing)을 하도록 격려한다. · 처방된 O_2를 투여한다. · 호흡곤란이 있는 동안 노인 옆에 머무르며 안심시킨다. · 이완요법을 격려한다. · 침상머리를 올려준다. · 적어도 8시간마다 호흡양상을 사정하고 기록한다.

충분한 수분섭취(hydration)는 호흡기계 분비물인 객담(sputum*)을 희석시키고 묽게 해주어 객담의 이동과 배출에 중요하므로 물, 과일 쥬스와 비카페인 음료수를 많이 마시도록 격려해 준다. 그러나 우유는 객담을 농축시키고, caffeine은 호흡기계 약물과 상호작용을 일으킬 수 있음은 물론 이뇨 효과가 있으므로 제한한다.

호흡기계 문제가 나타난 노인은 종종 식욕부진을 호소하므로 영양섭취의 증진을 위해 소량의 식사를 하루에 6회 정도로 나누어 제공한다. 노인의 음식 선호도를 사정하여 선호하는 음식을 제공하며 식사 전후에는 손을 닦고 식후에는 즉시 양치질을 하도록 격려한다.

* 객담(sputum) : 객담은 농성 객담과 점성 객담으로 분류하며 농성객담은 단백질, 지질, K, Ca와 Mg으로 구성되고 점성 객담은 mucopolysaccharides로 구성되는데 mucopolysaccharides가 객담의 점조도를 결정한다.
* 우유 : 단음식, 우유 제품, 감귤류는 타액 분비를 증가시키거나 분비물의 점도를 증가시킬 수 있다.
* mucopolysaccharides : hexosamine을 포함하는 polysaccharides로 동물성 점조 물질을 구성하는 성분이다. mucopolysaccharides는 물과 함께 mucins을 만드는데 mucins은 객담이나 타액과 같은 점액(mucus)을 구성하는 주요 성분이다.

호흡기계 질환(표 9-5)을 가지고 있는 노인은 저산소증(hypoxja), 호흡곤란 또는 호흡기계 분비물의 증가로 수면장애를 호소하는데 진정제(sedatives)는 호흡기계 기능 저하의 위험성이 있으므로 사용을 피한다. 수면장애가 있는 경우 이완요법, 운동요법, 심상요법(imagery), 취침시의 일상적 준비(bedtime routine), L-tryptophan이 함유된 간식 제공 등을 통해 수면을 유도한다. 두 개의 베개를 사용하여 침상 머리 쪽을 약간 올려주는 것도 수면 유도에 도움이 될 수 있으며 주변 환경은 조용하고 약간 어두워야 한다.

호흡곤란을 겪는 노인이 흔히 불안감을 경험하는데 이러한 불안감이 호흡곤란을 악화시키게 된다. 노인의 불안감이 심할 경우 주변 환경을 조용하게 유지해주고, 노인 옆에 함께 있어주며, 입을 꼭 다물고(pursed-lip) 복식 호흡을 하도록 격려한다. 노인에게 복식 호흡법을 충분히 설명하고 시범을 보여주며, 불안감이 사라지면 호흡곤란을 악화시키는 요인들을 파악해야 한다. 호흡기계 질환과 호흡곤란의 원인, 이완요법 등에 대한 교육은 추후 호흡과 관련된 불안감의 완화에 도움이 된다.

간호기록 내용

호흡기계 문제가 있는 노인은 8시간마다 체온, 맥박, 호흡의 수와 깊이, 호흡음, 기침여부, 객담의 양, 색깔, 피부색, 주변 보조 근육의 이용, 모세혈관의 재충전율, 신체적 활동수준, 수분 섭취와 수분 배설량 등을 기록해 둔다. 마찰음(crakles)이나 그르렁거리는 소리(gurgles) 또는 천명(wheeze)등의 부정 호흡음(adventitious breath sounds)이 있다면 정확한 위치, 흡기 또는 호기와 함께 나타나는지를 정확히 기록한다.

호흡곤란의 촉발 요인도 정확히 기록해 둔다. 활동 수준에 대한 내성(activity level tolerance)은 운동 전, 운동 중의 활력 증후(vital sign) 수준을 이용하여 객관적으로 기록하며 또한 보행한 거리, 수행한 활동과 인지하고 있는 운동 수준의 내성도 기록한다. 노인에게 교육된 내용과 교육에 대한 노인의 반응도 기록해야 한다.

퇴원계획

호흡기 질환을 가지고 있는 노인은 퇴원전 자신의 질병, 처방된 약물에 대한 지식과 처방 약물이 필요한 이유, 약물의 용량, 투약 회수, 주요 부작용을 이해해야 한다. 추후 내원일에 대한 약속은 카드 등을 이용하여 병원 방문일을 잊어버리지 않도록 한다. 노인에게 올바른 호흡 방법, 호흡기계 자극원을 피하는 방법, 올바른 식이와 수분 섭취량, 병원 방문이 필요한 징후나 증상에 대해 교육을 한다. 또한 자가 간호의 중요성을 설명하고 자가간호를 충분히 수행하도록 격려한다.

삼차 예방

호흡기계 재활은 호흡기계 문제를 가진 개개인에게 많은 도움을 줄 수 있다. 호흡기계 재활의 목표는 각 개인이 보다 높은 수준의 평안감과 독립성을 성취할 수 있도록 돕는 데에 있으며 가족과 노인에게 중요한 타인들도 호흡기계 재활 과정의 교육 대상에 포함시킨다.

호흡기계 재활은 환자 교육, 운동과 심리 사회적 지지가 모두 포함되며 질병과정 자체는 물론 질병의 조절 방법에 대해서도 교육한다. 다양한 학습 보조도구가 이용될 수 있으며 1

회의 교육에 다량의 내용을 취급하지 않는다. 환자 교육에 있어 반복과 강화요법은 물론 질문할 시간을 충분히 허용한다. 교육에 포함시켜야 할 내용은 호흡기계의 기본적인 해부와 생리, 질병 과정, 호흡과 기침 방법, 호흡기계 간호와 투약이다.

호흡기계 질환을 갖고 있는 노인이 실내 또는 실외에서 걷는 것은 매우 좋은 운동이다. 수영, 자전거 타기와 골프도 호흡기계 질환의 노인이 할 수 있는 운동이다. 어떤 종류의 운동이던지 처음에는 천천히 소량씩 시작하고 점차적으로 운동의 양과 강도를 높여간다. 호흡기계 질환의 증상이 심해지면 환자는 점차 기동을 하지 못하게 되므로, 독립성을 잃게 되고 사회적으로 격리되며 불안감과 우울을 경험한다. 노인의 감정상태와 요구를 파악하기 위해 치료적인 의사소통이 필수적이다.

References

가톨릭 중앙의료원 (1995). 원내 상용의약품 편람.

대한 영양사회(2002). 임상영양관리 지침서.

범진필(2002). 임상 약리학. 청구문화사

통계청(2002) 사망원인 통계 연보

Cahil M (1996). Mastreing Geriatric Care. Springhouse Corporation, Springhouse, Pennsylvania. 141-160.

Caruthers DD (1990). Infectious pneumonia in the elderly. AJN 90:56.

Cunha BA, Gingrich D and Rosenbaum GS (1990). Pneumonia syndromes : A clinical approach in the elderly. Geriatrics 45:49.

Hazzard WR, Blass JP, Halter JB, Ouslander JG & Tinetti M(2003). Principles of Geriatric Medicine and Gerontology. McGraw-Hill Professional. 5th edition.

Kane RL. Ouslander JG. Abrass IB. ,Kane R, Ouslander J, Abrass I (2003). Essentials of Clinical Geriatrics. McGraw-Hill Professional. 5th edition.

Kovach CR and Shore B (1991). Managing a tuberculosis outbreak. Geriatr Nurs 12:29.

Krumpe PE et al (1985). The aging respiratory system. Clin Geriatr 1:143.

Ogburn-Russell L and Johnson JE (1990). Oxygen saturation levels in the well elderly : Attitude makes a difference. Journal of Gerontological Nursing 16:26

Raju L and Khan F (1988). Pneumonia in the elderly : A review. Geriatrics 43:51.

Reed Elsevier Company.

Reuben DB, Herr K, Pacala JT, Potter JF, Semla TP & Small GW(2001). Geriatrics at your fingertips.

Roussel LA (1995). The Renal System and its problems in the elderly. In Stanley M and Beare PG : Gerontological Nursing , F. A. Davis Company, Philadelphia. 201-209.

Smeltzer SC & Bare BG(1995). Brunner and Suddarth's Textbook of Medical-Surgical Nursing. 8th Edition, Lippincott.427-583.

Stanley M and Beare PG(1996). Gerontological Nursing , F. A. Davis Company, Philadelphia. 201-209.

Stanley M and Beare PG(1999). Gerontological Nursing: A health promotion/ Protection Approach. F. A. Davis Company, Philadelphia. 201-209.

제10장
신경계의 노화

1. 신경계의 노화

노화란 살아있는 모든 생명체의 자연적인 현상으로 건강상태, 삶의 경험, 영양, 활동과 가계적 소인 등이 노화 과정에 영향을 미치고 있다. 신경계의 노화 과정은 인체내 다른 체계에 의해 영향을 받으며 전반적인 신체 기능과 연결되어 있다. 중추 신경계 중 노화의 영향으로 구조적인 변화가 가장 현저한 곳은 뇌로써 노화와 함께 뇌조직은 회(gyrus)가 위축되고, 구(sulcus)가 확장되고 뇌실이 확장되면서 뇌용적의 7% 정도가 감소된다. 특히 뇌조직 중 노화의 영향을 가장 많이 받는 곳은 대뇌 피질로 노화로 인한 대뇌 피질의 뉴우런 상실이 20% 정도에 이르는 경우도 있다. 노화에 의한 신경계의 전반적인 변화는 뉴우런의 탈락과 감소로 80세에 이르면 전체 뉴우런의 10%가 상실되며, 뇌혈류가 저하되면서 뇌의 산소 이용도가 감소된다.

신경세포*의 상실은 acetylcholine을 분비하는 cholinergic neuron과 norepinephrine을 분비하는 adrenergic neuron의 분포에 균형을 깨뜨리며 acetylcholine, norepinephrine과 dopamine과 같은 신경전달 물질의 분포에 변화를 가져와 인지능력의 저하를 초래한다. 노화와 함께 도파민 차단 수용체(dopamine-blocking receptor)의 변화로 파킨슨씨 질환(parkinsonism)이 나타나기도 한다. 모노아민 산화 효소(MAO : monoamine* oxidase)의 증가, serotonin과 norepinephrine의 감소가 노인의 우울과 관계가 깊다.

* 신경세포와 신경섬유 : 신경세포가 말초신경 내에서 집단을 이루면 있으면 Ganglion, 신경세포가 중추신경에서 집단을 이루고 있을 때 Gray matter라고 한다. 신경섬유가 중추신경에서 집단을 이루고 있을 때 White matter라고 하며 신경섬유가 말초기관에서 집단을 이루고 있을 때 Peripheral nerve라고 한다.
* monoamine : serotonin, epinephrine, dopamine과 같은 생물학적 활성을 지니는 신경전달 물질의 총칭

노화로 인한 뇌의 일부 효소와 dopamine의 고갈은 신경계의 기능적 변화를 가져오는데 dopamine 결핍은 기저핵(basal ganglia)의 과활동을 초래하여 운동 서행증(bradykinesia),

경직(rigidity)과 자세 기전(postural mechanism)이 상실되는 파킨슨씨 질환을 일으킨다. 또한 기능적으로 심부 건반사(deep tendon reflex)가 지연되고, 말초신경의 전도가 15% 정도 감소되고, 수상돌기(dendrites)의 감소와 함께 신경 연접부(synapse)의 전도가 지연되어 자극에 대한 반응시간은 더욱 지연된다.

신경원의 피로감은 효소 활동의 변화로부터 나타나며 병변은 주로 신경 연접부와 반응시간에 영향을 미치는 축삭(axon)에서 일어난다. 신경계에 나타나는 기능적 변화는 통증의 역치가 증가하고 촉각 식별력이 저하되는데 촉각 식별력의 저하는 압각 수용기(baroreceptor)에서 현저하다. 신경계의 이러한 기능적 변화는 반사궁(reflex arc) 보다는 근육과 건의 기능 변화를 가져오는 중요한 요인이 되고 있다.

자율신경계 중 특히 교감신경계의 전반적인 기능 저하가 나타난다. 노인성 신경반(senile neuritic plaques)과 신경섬유 엉킴(neurofibrillatory tangle)이 나타나며 이때 치매가 나타나기도 한다. 신경원 색소(neuron pigment)인 lipofuscin*의 축적은 순환에 대한 신경계의 조절 능력을 저하시켜 신경세포의 활동을 저하되고 신경세포 스스로의 기능 유지 능력을 상실하게 되는데 신경세포의 활동이 활발해질수록 lipofuscin의 축적은 적어지는 것으로 알려져 있다. 약물, 산소고갈, Vit E 섭취의 저하, 간경화증과 같은 질환에서 neuron을 파괴하는 lipofuscin의 축적이 증가시키는 것으로 알려져 있다. 이외에도 단백질 합성, 열생산을 조절하는 시상하부의 기능 저하로 종종 체열의 상실을 초래하기도 한다.

* Lipofuscin : 지방에 있는 색소 용액에 의해 형성된 지방 갈색소로 신경원을 파괴시켜 신경계의 노화를 초래하는 것으로 추축되나 아직 분명하지는 않다.

2. 신경계 결손의 병생리

노인의 신경 결손과 관련된 주요 증상은 신체적, 기능적, 인지적, 의사소통적, 감각-인지와 심리 사회학적 관점에서 평가할 수 있다 (표10-1).

신체적 관점

중추신경계에 대한 노화 자체의 영향을 결정하기는 어렵지만 뇌혈류의 저하 및 혈액관류의 저하로 노인은 뇌손상, 신장애, 호흡장애 및 간질에 대한 위험이 높아진다. 신경세포의 감소, 뇌혈류의 감소, 신경전도 속도의 저하와 함께 자극에 대한 반사가 저하되고, 반응이 지연되며 운동감각도 떨어진다. 노화과정 동안에 일어나는 신경계의 생리적 변화는 수면-각성주기(sleep-awake cycle)의 변화를 초래하여 수면의 3단계와 4단계가 감소된다. 노인은 수면을 취하는 중 자주 깨게 되지만 전체 수면량의 소량만이 줄어들게 된다.

<표 10-1> 신경계의 노화에 의한 증상

영 역	내 용
생리적 영역	· 뇌혈류와 뇌의 산소 이용도 감소로 뇌손상과 호흡 정지의 위험 가능성 · 체열 생산과 발산을 조절하는 시상의 기능 저하 · 심부 건반사 저하 · 자극 반응 시간의 지연 · 교감신경계 기능 저하 · monoamine oxidase 증가, serotonin과 norepinephrine의 감소 · dopamine 감소로 인한 파킨슨씨병으로 근긴장도와 진전이 증가됨
기능적 영역	· 골량 상실로 골절과 낙상의 가능성 · 운동신경의 전도 지연으로 운동 반응이 신속하지 못함 · 운동신경의 크기와 근력이 10-20% 감소됨 · 파킨슨씨 병에서 나타나는 진전과 느린 동작은 노인의 기동을 어렵게 함 · 지나친 타액 분비와 침흘리기로 연하곤란으로 음식 먹기와 말하기가 어려움 · 뇌졸증에서는 허약, 경련과 구축이 나티남
인지 및 의사소통	· 뇌졸증에서 실어증이 나타남 : 구어와 문어 구사가 어려움 · 의미없는 단어를 사용하거나 정확한 단어 구사 능력이 어려움 · 인두 근육의 경직으로 발음 문제가 발생
심리 및 사회	· 감각-지각 변화는 환경을 왜곡하여 공포, 불안을 경험, · 공포와 불안으로 자신을 주변 환경으로부터 격리시킴 · 노인과 가족의 대처 능력이 저하 · 뇌졸증에서는 정서적으로 취약

기능적 관점

신경계 병변의 기능 결손은 노인의 기동 저하를 가져오며, 기동이 자유롭지 못하면서 신체 관리, 화장실 출입과 식사 관리 등에 어려움이 있게 된다. 척추 후만증, 관절의 부종과 근긴장도의 저하는 운동 부족을 초래하며, 근섬유는 위축되고 점차로 섬유 조직이 근섬유를 대체해감에 따라 근섬유의 양이 감소하며, 근량과 근력이 전반적으로 저하되면서 근육의 약화가 나타난다. 근경련(muscle cramping)과 근진전(muscle tremors)이 나타나며 근진전은 추체외로계의 변성과 관계가 깊다. 건은 단축되고 경화되어 건반사가 감소되는데 일반적으로 무릎 반사는 유지되지만 팔 반사는 약화되며 복부 반사는 완전히 상실된다. ROM의 약화와 저하는 낙상 가능성을 증가시키고 피부의 기능 유지를 방해한다.

인지-의사소통 관점(Cognition-Communication aspect)

인지와 의사소통의 변화는 다양하고 눈에 띠게 나타난다. 발병 전의 의사소통방법, 지적 능력, 학습 유형과 같은 요인들을 사정하여 인지와 의사소통에 대한 실제적인 계획을 준비한다. 인간의 감각은 의사소통에 매우 중요한데 의사소통의 방해요인은 주로 뇌졸중 또는 파킨슨씨 질환(Parkinson's disease)이다. 감각장애와 지각장애는 정보와 느낌의 표현과 수신을 방해하여 의사소통과 지각환경을 왜곡할 수도 있다. 지남력 장애(disorientation)와 혼동(confusion)은 현실에 대한 의식력을 저하시키며, 의식력의 저하는 일과성이며 점진적이거나 또는 영구적으로 올 수 있는데 대개 뇌손상 정도에 따라 진행 정도가 달라진다.

노화과정중 기억력도 많이 변화된다. 일반적으로 과거 사건에 대한 정보 유지와 회상에 대한 기억력(remote memory)은 유지되나 최근 사건에 대한 정보 유지와 최근 사건의 기억(recent memory)이 많이 저하된다. 감각 박탈은 자극 처리 역할을 하는 뇌중추의 손상으로 초래하는데 지남력 장애, 혼동과 환각 등이 정신기능 장애의 결과라기보다는 감각 박탈의 결과로 나타날 수 도 있다. 중추신경 억제제는 감각과 지각을 더욱 저하시킨다.

감각에 대한 과부하는 자극 처리 능력의 저하로 새로운 정보 유지를 어렵게 하며 지속적으로 감각 자극이 유입될 경우 더욱 많은 갈등을 초래하며 일상생활 활동이 어렵게 된다. 흔히 감각 과부하의 증상으로 공격과 격앙(agitation) 등이 나타난다.

뇌졸중이나 진행성 치매에서는 실인증(agnosia), 실어증(aphasia)과 실행증(apraxia)이 나타날 수 있는데 실인증은 감각기능 자체는 문제가 없으나 감각을 이용하여 사물을 인식할 능력이 없게 된다. 시각, 청각 및 촉각 실인증은 두정 후두엽, 전중심 회(precentral gyrus), 두정-후두 영역(parieto-occipital region)과 뇌량(corpus callosum)에 손상이 있을 때 나타난다. 실어증은 언어의 사용 능력이나 언어의 이해 능력을 상실하는 것으로 자신의 사고를 표현할 적절한 단어를 찾는 데에 어려움을 느끼며, 횡설수설하고 말을 애매모호하게 한다. 실행증이란 개념과 상징적 기호에 대한 이해력이 없는 것으로 친숙한 사람들과 일상적인 물건의 이름을 인식하지 못하고 잘못 사용하게 된다. 자가 이미지, 공간, 거리와 동작의 인식 장애도 실행증에 모두 포함된다.

감각-인식 관점(Sensory-perceptual aspect)

노화와 함께 나타나는 청각·시각·후각·미각 및 촉각의 기능 저하는 인간의 안전, 일상생활 동작과 전체적인 자존감을 위협하게 된다. 노인의 눈은 기능과 겉모습에 있어서 상당한 변화를 가져오는데 원시는 대개 40대부터 나타나기 시작하여 중년이나 노인이 시력 교정을 해야 하는 중요한 원인이 되고 있다. 빛에 대한 동공 반사의 저하는 야간 시력 문제를 야기하며, 수정체의 황색화와 색깔 지각 변화는 파랑, 초록 및 보라와 같은 저색조(low tone color)의 식별을 어렵게 한다. 깊이 감각에 어려움이 생겨 인도와 차도의 경계 부위와 계단을 오르내릴 때 헛발질을 하기도 한다. 또한 노인은 모양체근에서 분비되는 안방수의 재흡수가 방해되어 녹내장의 가능성이 높고, 누액의 감소로 눈이 건조하고 침침하며 외양에도 변화가 온다. 홍채의 가장자리에 부분적 또는 전체적으로 번쩍거리는 흰 테두리의 노인환(arcus senilis)이 나타나기도 한다.

노화와 더불어 미각에 변화가 나타나는데 향(flavor)에 대한 식별이 가능하나 미뢰의 감소로 미각이 예민하지 못하다. 미각의 저하와 함께 후각도 저하되는데 후각의 저하는 신경계의 노화는 물론 순환계의 노화 때문에 나타난다. 접촉감각의 저하는 압박 및 통증 감지와 온도 식별 능력의 저하를 가져오며 피부 기능의 저하도 초래한다.

노화와 함께 청력이 저하되는 노인성 난청(presbycusis)이란 내이와 후와우관(retrocochlea)에 문제가 생기면서 청력 상실이 점진적으로 나타나는 것으로 처음에는 고음에 대한 청력이 상실되지만 점차 중음과 저음의 상실도 오게 된다. 노인에게 큰 목소리로 소리치며 이야기를 할 경우 오히려 단어의 왜곡을 가져올 수 있다. 귀지가 많이 차도 청력이 저하될 수 있는데, 나이가 많아지면 귀지에 케라틴(keratin) 성분이 많아져 귀지가 단단해지고, 단단한 귀지가 외이도를 메우게 되어 청력장애가 나타나기도 한다. 청력저하가 잠행성으로 서서히 오면 청실 상실의 정도를 느끼지 못하는 경우가 많다.

정신적 관점(Psychological aspect)

신경학적 결손(neurological deficit)으로 나타나는 철회, 고립과 정신질환은 노인에게 혼동과 함께 지남력 장애를 초래하고, 신체기능의 상실과 자기상의 변화는 자존감의 상실을 이끌게 된다. 노화과정 동안에 일어나는 신체적 변화와 사회적 변화를 심리적 변화와 완전히 분리시켜 생각할 수는 없는데 예를 들면 시력이나 청력과 같은 감각기관의 변화는 환경과의 상호작용을 방해하여 심리적 안녕감을 저하시키기 때문이다. 일반적인 건강상태, 유전적 요인, 교육적 그리고 직업적 성취가 정신적 기능에 영향을 미친다.

3. 신경계 병변 질환

뇌졸중(cerebrovascular accident, CVA, stroke)

병생리 및 원인

나이가 많아짐에 따라 뇌졸중의 발생 가능성이 높아지는데 뇌졸중은 72세 이상 노인의 사망 원인 중 2번째를 차지하고 있고 55세~75세 사이의 사망률을 증가시키고 있다. 고혈압, 통풍(gout), 탈수, 죽상경화증, 승모판 협착증, 빈혈, 혈청 triglyceride* 등이 뇌졸중의 가능성을 높게 하며 또한 흡연, 운동 부족, 두개외(extracranial) 동맥성 질환, 좌심실 비대증도 위험요인이 되고 있다.

뇌졸중은 TIA(transient ischemic attack)와 같은 사전 경고 증상과 함께 나타나기도 하지만 경고 증상 없이도 나타날 수 있다. TIA가 나타난 후 1-2년 후에 혈전성 뇌졸중이 발생되는데 흔히 TIA는 순환의 저하가 원인이다. 예를 들면 고혈압, 의자에 앉아 잠이 들 때, 목이 굴곡될 때, 혈압저하로 빈혈이 초래될 때, 이뇨제와 항고혈압제의 복용, 흡연(cigarette smoking)등이 순환을 감소시킨다. TIA 동안에 나타나는 허혈(ischemic)이 발생된 위치에 따라 편측마비(hemiparesis), 반신감각마비(hemianesthesia), 실어증, 현훈, 오심, 구토, 연하곤란증 등의 증상이 나타난다. TIA는 보통 24시간 이내에 해소되며 신경학적 결손도 대개 일시적이며 치료는 항응고제 투여와 혈관복구술 등이 있다.

뇌졸중은 보통 증상이 24시간 이상 지속되며 대개는 영구적인 후유증을 남기게 된다. 특정 부위의 신경학적 결손은 뇌조직의 손상으로 오게 되며, 허혈이 나타난 신경조직의 부위와 범위에 따라 증상은 다양해진다. 현기증, 몽롱해짐(lightheadedness), 두통, drop attack*, 행동변화와 기억력 변화는 뇌졸중이 임박했음을 알려주는 증상이다. 혈관 기능부전에 의한 뇌졸중에서는 손상받은 혈관에 의해 혈액을 공급받던 뇌조직에 국소적 빈혈과 괴사가 초래되는데 흔히 혈전성, 색전성 그리고 출혈성 뇌졸중의 3가지 종류로 분류된다.

* Triglyceride : 한 분자의 glycerol과 세 분자의 지방산으로 구성되어 있는 중성 지방의 화합물로 동물에서 흔히 지방을 저장하는 형태이다
* Drop attack : 의식의 변화 없이 하지 근육이 완전히 이완되어 낙상을 가져오는 증상이다.

혈전성 뇌졸중은 혈관의 분기점에 주로 발생되는 죽상경화성 반(plaque) 형성과 관계가 깊다. 혈류를 지연시키거나 방해하고, 혈관의 직경을 협착시키는 죽상 경화성 반의 형성 과정이 궁극적으로 뇌졸중과 관련된 증상의 진행을 초래한다. 큰 혈관에서 만들어진 혈전이

분리되어 혈류를 타고 이동하다가 뇌에 이르러 색전성 뇌졸증을 일으킬 수 있는데, 혈전은 혈류를 저하시키며 소혈관에 머무르다가 분해되어 흩어지면 경미한 손상을 초래하거나 또는 손상이 거의 없을 수도 있다. 색전성 뇌졸증은 심근 경색증(myocardial infarction), 심방 세동 또는 부정맥과 함께 나타나기도 하며, 심근 경색증, 심방 세동 또는 부정맥의 증상이 발생된 후에 나타나기도 한다.

출혈성 뇌졸증은 뇌의 심부에 있는 혈관 파열로 혈류가 차단되고 뇌조직으로 혈액이 분출되어 급성 뇌신경계 증상인 혼수와 호흡기계 문제를 가져오는데 갑작스런 두통, 오심, 일시적 실신(syncope), 이명과 근육 약화가 출혈성 뇌졸중 초기에서 나타난다. 그 외에도 감각과 운동기능 상실, 사지 또는 안면 마비, 수용성 또는 표현성 실어증, 변실금 또는 요실금과 간질 등이 뇌졸중에 동반될 수 있다. 뇌졸중은 언어, 말하기, 감각-지각, 운동, 행동유형과 기억의 7가지 영역에 모두 영향을 미치게 된다.

급성 경막하 혈종은 손상 후 3-6시간, 아급성 경막하 혈종은 손상 후 24-36시간, 그리고 만성 경막하 혈종은 손상 후 6주 정도에 신경계 손상에 의한 증상이 나타난다. 급성 경막하 혈종은 사망률은 50%에 이르나 만성 경막하 혈종은 사망률이 10%정도에 이르게 된다. 경막하 혈종은 주로 걸음보조 장애나 균형장애가 있는 노인이나 낙상의 위험성이 잇는 사람에게 발생될 가능성이 높다. 만성 경막하 혈종은 알코홀리즘 또는 혈액응고 지연작용이 있는 사람에게 발생될 가능성이 높다.

임상적 증상

실어증(aphasia)에는 표현성 실어증과 수용성 실어증의 두 가지가 있다. 표현성 실어증*(Broca's expressive aphasia)은 전두엽 하부의 손상으로 나타나며 Broca's area의 파괴는 문법에 어긋난 말을 하는 등 말하기에 어려움을 가져오지만 Broca area가 파괴된 경우에도 노래는 머뭇거림 없이 멋지게 부를 수도 있다. 수용성 실어증*(Wernicke's receptive aphasia)은 지시대로 수행해 보라는 요구를 통해 쉽게 확인할 수 있는데(예를 들면 컵을 집거나, 문을 닫거나…) 언어가 의미하는 상징성을 이해하지 못하면 언어적 지시를 수행하기가 어렵다. 수용성 실어증은 측두엽의 좌측 대뇌반구 피질에 손상이 있을 때 나타난다. 신경섬유 다발인 궁상속(arcuate fasciculus)이 Broca's area와 Wernicke's area를 연결시켜주고 있다. Wernicke's area는 말하기, 읽기와 쓰기의 언어 이해에 필수적이므로 Wernicke씨 실어증에서는 모든 분야의 언어 사용이 방해된다. 표현성 실어증은 검사자가 지시하는 물건의 이름을 제시하도록 요구하여 사정할 수 있다. 간호사가 지시한 사물에 대해 정확하지는 않지만 비슷한 사물로 대체할 수 있다면 즉 스웨터를 셔츠나 코트라고 부르는 경우에는 경증 표현성 실어증이라고 볼 수 있다.

말하기는 대뇌반구의 좌측과 우측 손상과 관련이 있는데 말하기에 사용되는 근육에 영향을 주는 신경의 손상은 실어증(수용성 실어증, 표현성 실어증과 두 가지가 함께 나타나는 실어증 포함), 구음장애, 연하곤란증을 초래한다. 구음장애(dysarthria)는 발음과 관련된 문제로 단어가 의미하는 상징은 적절히 이해하나 발음에 관련된 운동 조절이 어려워 발음이 명확하지 않거나 왜곡된다. 흔히 좌측 편마비에서 말하기가 어려운 현상이 나타나며, 우측 편마비에서는 구음장애와 단어 찾기에 어려움을 갖는다. 연하곤란증은 혀와 인두의 운동조절 장애로 나타나며 최토반사가 소실되므로 먹거나 삼킬 때 흡인의 문제가 따를 수 있다.

* 표현성 실어증 : Broca's 실어증이라고도 하며 France의 외과 의사이자 인류학자인 Broca의 이름을 따서 전두엽 하부를 Broca's area* 라고 부르기도 한다. 운동성 언어 중추로 말하기에 필요한 혀와 입술의 운동을 조절하는 곳으로 이곳이 손상을 받게 되면 말하고 싶지만 발음을 할 수 없는 운동성 실어증(motor aphasia)이 나타난다.
* 수용성 실어증 : Wernicke's area는 흔히 각회(angular gyrus)와 청각 피질(primary auditary cortex) 사이에 존재하는 영역으로 이 부위에 청각성 언어 중추가 존재한다. 청각성 언어 중추는 귀로 들어온 말을 판단하는 곳으로 청각성 언어 중추가 침해되면 말은 들리지만 어떤 내용의 이야기를 하는지 분간을 못한다.
* 단어가 대한 소리가 만들어질 때 Wernicke 영역에서 신호가 처리되어야만 들을 수 있다. 소리에 대한 반응이 주어지면 단어가 Broca area까지 전달되며 이어서 발음에 대한 프로그램을 만들게 된다. 발음 프로그램이 운동성 피질에 전달되면 이어서 입술, 혀, 후두에 있는 근육을 자극하여 단어를 발음하게 된다. Broca's area와 Wernicke's area의 두 영역에 손상이 있게 되면 말하기와 쓰기에 사용되는 단어의 이해에 어려움을 느끼게 된다.

감각장애는 대뇌반구의 좌측 손상과 우측 손상 모두에서 나타나는데 특히 손상 받은 쪽의 시력에 문제가 생기거나 시야가 좁아지는 것을 반맹증(hemianopsia)이라고 한다. 시력에 문제가 생기거나 시야가 좁아지는 반맹증이 한쪽 눈은 물론 양쪽 눈에 나타날 수 있으며, 좌측 또는 우측의 어느 한 부분이 보이지 않게 되며 시야 결손이 동반되기도 한다. 이러한 시각장애는 깊이의 판단과 환경 내에서의 수직 감각과 수평 감각의 판단을 어렵게 한다. 통증, 온도, 자극 감수성(proprioception)이 저하되지만 심부 통증 감각에는 변화가 없다. 자극 감각 또는 고유 감각(proprioception)이란 위치 및 운동 감각에 의해 근운동을 조절하고 평형을 유지하는 감각이다. 따라서 자극감수성(proprioception)이 변화되면 관절이나 사지의 위치 감각 인식에 어려움이 생기며 결국은 피부의 손상 가능성을 높게 해준다.

뇌졸중이 있는 노인은 마비 현상 때문에 초기에 손상 받은 쪽이 이완되거나 늘어지나, 점차로 손상 부위는 점차 연축되거나 구축된다. 뇌졸중에서는 실행 도착증(apraxia*)이 나타날 수 있는데 환자는 계속 병전의 상태로 돌아가려고 애쓰지만 먹기 및 옷입기에 어려움을 느끼거나 학습을 통해서 습득할 수 있는 목적성 있는 행위의 수행 능력을 상실하면 심한 좌절과 우울에 빠지게 된다.

* apraxia : 실행증이라고도 하며 인식장애로 인해 평상시 해왔던 운동이나 감각기능을 수행할 수 없는 것

행동 양식의 변화는 흔히 감정적 불안정 형태로 나타나는데 예를 들면 부적절하게 울거나 웃거나 하는 등이다. 좌측 편마비의 경우 전형적으로 감정 반응이 지나치게 빠르고 충동적이며 과장이 심한 현상이 나타난다. 걸을 수 있고 가끔 무엇인가를 찾는 것처럼 보이기도 하지만 감시하지 않으면 배회를 하거나 헤맬 수 있고, 강박적이고 의식적인 행동이 주요 증상으로 나타나기도 한다. 우측 편마비에서는 자신의 능력에 대해 과소평가하는 경향이 있다. 병전 성격에 대한 사회적, 행동적 건강력을 철저히 파악하여 적절하고 실제적인 간호중재를 계획해야 한다.

우측반구에 손상을 받으면 새로운 언어 형성에 대한 기억력 장애가 오게 된다. 따라서 우측반구의 손상으로 나타나는 좌측 편마비에서는 당면한 환경에 대한 새로운 정보, 예를 들면 "변기가 어디에 있는지 … 또는 화장실이 어디에 있는지 …"와 같이 새로운 환경에서 익혀야하는 정보를 기억하는 것이 어렵다.

치료 및 간호중재

컴퓨터 단층촬영(CT scanning, computed tomography)을 통해 혈종의 위치와 크기를 확인한 후 혈종을 제거하기 위해 두개골 절개술을 하게 된다. 항혈전 용해 치료와 함께 두개내압 사정, 심장 감시법, 수액 및 전해질 균형 유지 등을 해준다. 증상 발현 후 3시간 이내에 tissue plasminogen activator를 투약하는 경우 신체적 기능상태의 회복에 도움이 된다. 발작을 예방하기 위해 phenytoin, phenobarbital과 같은 항경련제, 뇌압상승을 예방하기 위해 대변 연하제(stool softner), 뇌부종을 예방하기 위해 corticosteroids, 항고혈압제, 뇌허혈을 예방하기 위한 혈관 확장제 그리고 두통 완화를 위한 진통제 등이 투약된다. 수술 전에는 활력 증후군, 수분 및 전해질 균형유지 등에 초점을 두나 수술 후에는 수술 후의 합병증 발생, 신경적 결손, 감염, 출혈, 수분 및 전해질 불균형에 초점을 둔다.

뇌졸중 환자에 대한 간호중재는 다음과 같다.

- 기도유지, 호흡 및 순환(ABCs)을 파악한다.
- 수술 후 첫 72시간 동안 뇌압 및 의식 수준을 관찰한다.
- 뇌압 상승을 예방하기 위해 침상머리를 30-45° 정도 올려준다.
- 복압상승으로 뇌압상승을 초래할 수 있는 고관절 굴곡, 등척성 운동(isometric muscle contraction) 및 Valsalva's maneuver 등을 피하도록 교육한다.

· 1-2 시간마다 체위 변경하여 폐렴을 예방한다.
· 수용성 실어증(Wernicke's receptive aphasia)인 경우 간단한 문장으로 천천히 이야기 하고, 몸짓이나 그림 등을 이용하여 의사소통한다.
· 표현성 실어증(Broca's expressive aphasia) 인 경우 말하는 것에 어려움을 느끼므로 말할 시간을 충분히 주고 필요한 일상적 요구에 그림 등을 이용하도록 한다.
· Glasgow scale을 이용하여 의식수준(Level of Consciousness)을 사정한다.
· 두통이 시작되거나 심해지는 경우 지체 없이 의사 및 간호사에게 알리도록 교육한다.
· 침상의 난간을 올려준다.
· 뇌압상승 및 뇌경색 등의 합병증 발생을 관찰한다.
· 시야 결손이 나타난 경우 시야 결손이 있는 부분으로 보도록 격려한다.
· 임박한 뇌졸중 증상-심한 두통, 가면, 혼동 및 어지럼증 같은 증상에 대해 교육한다.
· 뇌졸중의 재발을 막기 위해 금연, 당뇨 관리 및 고혈압 관리의 중요성을 설명한다. 또한 일상적 활동을 격려하고, 장기화된 침상안정을 피하고, 스트레스를 최소화한다.
· 저콜레스테롤 식이와 저염식이를 취한다.

파킨슨씨 질환(Parkinson's disease)

병생리 및 원인

파킨슨씨 질환은 노인에게 주로 나타나는 신경계 질환으로 50세 이상의 성인 100중 1명이 파킨슨씨 질환으로 진단을 받고 있으며 파킨슨씨 병으로 진단을 받은 사람의 50% 이상은 70세 이상이다. 미국의 경우 매년 50,000명의 새로운 환자가 파킨슨씨 질환으로 진단을 받고 있는데 남성에게 더 많이 나타나며 대개 50대 이후 에서 가장 많은 발병율을 보이고 있다. 한국의 경우 1995년 50세 이상의 인구집단에서 220명이 파킨슨씨 병으로 사망하여 아직 이환율이 높지는 않은 질병이다. 파킨슨씨 질환의 원인은 중금속 중독, 뇌염, 뇌졸중과 동맥 경화증 등이며, 인체의 운동을 조절하는 중추신경계의 기능에 영향을 미친다.

파킨슨씨 질환에서는 기저핵(basal ganglia)과 추체외로의 운동 체계가 손상을 받는데 기저핵은 근육의 긴장도를 조절하고 유연한 수의적 운동(smooth voluntary movement)을 지배하고 있다. 근육의 긴장도를 조절하고 유연한 수의적 운동이라는 두 가지 기능의 균형은 기저핵에 대한 망상 체계(reticular system)의 흥분 효과와 dopamine의 억제 효과에 의해 나타난다. 즉 dopamine의 수준이 저하될 때 기저핵(basal ganglia)의 과활동으로 파킨슨씨 질환의 여러 증상들이 나타난다.

회백질인 흑질(substantia nigra)의 신경세포 감소는 dopamine 결핍에 의한 파킨슨씨 질환에서 볼 수 있는 운동장애를 일으키게 된다. 선조체(Corpus striatum)도 신체적 운동에 중요한 영향을 미치는데 선조체의 병변은 근육의 경직도, 진전, 불수의적 운동, 운동 서행증(bradycardia) 등의 퇴행성 신경계 질병의 증거가 되기도 한다.

임상적 증상

파킨슨씨 질환의 첫 번째 징후는 장기간에 걸쳐 점진적으로 진행되는 미약한 진전(tremor)인데 초기에 나타나는 진전은 목적성 있는 동작을 할 때 대개 사라진다. 침을 흘리고(drooling) 삼키기가 어렵고, 말이 느리고, 단조로운 어조로 말하는 등의 주증상이 나타난 후 근육 경직과 근육의 약화가 나타난다. 식욕은 증가할 수 있으며 정서적 불안정과 우울이 나타날 수도 있다. 파킨슨씨 질환이 진행되면서 특징적인 가면양 얼굴(masklike face), 환약제조양 운동(pill-rolling*), 몸이 전방으로 기울어지며, 발을 질질 끌면서 걷게 되며(shuffling gait) 걸을 때 걸음 속도가 증가되어 수의적으로 걸음을 멈추기가 어려워지는 가속보조가 나타나며 질병이 한층 심해지면 아예 걷지 못하게 된다.

파킨슨씨 질환은 평균 10년 정도 계속해서 진행되며 폐렴, 호흡기 부전과 같은 합병증으로 사망하게 되는데 사실상 이 질환의 진단은 쉽지 않다. 앞서 서술한대로 얼굴 표정이 한 가지로 고정되어 나타나는 가면양 얼굴, 팔과 손에 나타나는 진전은 진동수가 적으며 거의 회전성을 보이며, 진전은 팔다리가 쉬고 있으며 목적성 있는 동작을 중단할 때 매우 심해진다. 수동적 사지 운동과 치륜상 경직*이 교대로 나타나며, 어떤 동작의 첫 시도가 어려우며, 걷고 말하는 것과 같은 모든 수의적 활동이 비정상적으로 지연되며 진행 중인 동작도 정지되곤 한다. 파킨슨씨 질환의 진단을 위한 결정적인 검사는 없으므로 여러 징후와 증상을 관찰하는 것이 필요하다.

* Pill-rolling(환제 제조 양운동) : 환약제를 만들 때의 운동과 유사한 진전운동으로 추체외로 운동계의 중추, 즉 선조체에 병변이 있을 때 나타난다.
* 치륜상 경직(cogwheel rigidity) : 근육이 수동적으로 신전될 때 연축현상을 보이면서 긴장 상태를 보이는 현상

치료 및 간호중재

파킨슨씨 질환의 치료는 다학문적 접근을 통해 이루어져야 한다. dopamine은 혈액 수액 관문(BBB*)을 통과하지 못하므로 dopamine의 투여는 효과가 없으나 dopamine의 선구물질인 levodopa는 혈액 수액 관문을 통과하여 기저핵에서 dopamine으로 변환된다. 파킨슨 씨 질환 발병 후 첫 수년 동안에 levodopa 투약 효과가 좋아 근육경직, 가속보조, 침흘리기, 느린 동작 등이 현저히 좋아진다. 그러나 levodopa의 부작용으로 위장장애, 심혈관 장애, 혈구

감소증, 불면증, 우울증, 환각 및 착란 등의 증상이 나타날 수 있기 때문에 levodopa의 용량을 최소화하기 위해 levodopa와 carbidopa* 또는 bromocriptine* 등을 병행하여 투약한다. MAO 억제제인 selegiline을 levodopa 및 carbidopa와 병행하기도 한다.

부감신경 차단제(anticholinergics)는 진전 및 근육의 경직도를 완화시키기 위해 levdopa와 병행하며, 항히스타민제제(antihistamines)는 진정 작용과 중추 신경에 대한 부교감 신경 차단 효과로 진전을 완화시키기 위해 투약한다. 항우울제(antidepressants)는 파킨스씨 병에 동반되는 우울을 완화시키기 위해 투약하는데 주로 삼환식 항우울제가 사용된다. 물리치료, 보조기구, 옷입기, 몸치장하기, 걷기, 먹기와 일상생활 동작은 환자의 신체적 독립 수준을 증진시키는 데에 도움이 된다. 내과의사, 물리치료사, 작업치료사, 언어치료사, 간호사가 파킨스씨 병의 치료에 함께 협조해야 한다. 파키스씨 병 환자는 합병증으로 궤양, 우울 및 구축 등이 나타나며 궁극적으로 사망하게 된다.

* 혈액 수액 관문(blood -brain barrier, BBB) : 뇌의 시상 하부를 제외한 모든 조직에 존재하며 혈액과 뇌실질 조직을 경계지어 분할하는 장벽으로 물, 산소, 이산화탄소, 포도당, 알코올과 전신마취제는 투과가 용이하나 전해질과 이온화 물질은 소량이 투과될 뿐이다. 특히 소분자의 아미노산은 특수 이동기전에 의해서만 관문을 통과할 수 있을 뿐이다.
* Carbidopa : BBB를 통과하지 못하나 말초조직에서 levodopa의 카르복실기가 분해되는 것을 억제해주는 약물로 투약된 levodopa가 파괴되지 않고 뇌조직으로 유입되도록 도와준다.
* Bromocriptine : dopamine과 친화력이 크며 dopamine의 생리적 효과가 최대로 나타나도록 도와주는 dopamine 동근제이다.

파킨스씨 병 환자에 대한 간호중재는 다음과 같다.

· 독립적 활동을 증진시키기 위해 스스로 할 수 있는 일상생활동작을 최대로 지지해 준다.
· 독립적 활동에 필요한 보조기구 - 지팡이 및 보행기 등을 사용법을 교육한다.
· 사용 약물의 부작용을 관찰한다.
· 피로는 독립적 활동을 방해하므로 신체적 활동 후에는 충분한 휴식을 제공한다.
· 일정 시간에의 배변 격려, 2L/일 정도의 수분 섭취, 고섬유질 음식 섭취 및 규칙적인 일상 활동으로 규칙적인 배변 습관을 키워준다.
· 근육의 힘을 키워주고, 경직도를 완화시키며, 구축을 예방하고 운동의 조화력을 증진시키기 위한 운동으로 유연성 운동, 자세 유지 운동, 수영 및 고정식 자전거 타기 등을 포함시킨다.
· 더운 물 목욕으로 근육을 이완시키고 근경련을 완화시킨다.
· 침상의 난간을 올려주고 걸을 때 옆에서 지지해 주어 낙상을 예방한다.

4. 건강 예방

일차 예방

건강증진 모델을 이용하여 신체적, 기능적, 인지-의사소통, 감각-지각, 심리적 관점에서 간호전략과 간호중재를 규명해야 한다.

교육

교육은 1차 예방활동 중 가장 중요한 요소이다. 뇌졸중은 노인에게 이환률과 사망률이 높은 주요 원인이 되고 있으므로 뇌졸중의 위험 요인과 예방에 초점을 둔 교육 프로그램이 중요하다. 흡연, 당뇨병과 고혈압은 노인에게 뇌졸중 또는 죽상 혈전성 뇌경색(ABI : atherothrombotic brain infarction)의 가능성을 높여주는 위험 인자이다. 고콜레스테롤 혈증, type A* 성격, 비만, 수의적 운동 결핍과 가족력은 뇌졸중의 위험성에 영향을 미칠 뿐만 아니라 질병의 진행 속도에도 영향을 미친다. 관상동맥성 질환을 가진 노인, 심근경색증을 가진 여성은 뇌졸증에 대한 위험이 높지만 좌심실 비대증은 뇌졸중의 위험 요인으로 크게 영향을 미치고 있지는 않는다고 한다.

1차 예방은 개인의 식이를 포함한 건강생활 유형에 초점을 두어야 한다. 건강생활 유형이란 식이에서는 지방, 소금과 설탕이 적게 함유된 음식을 섭취하며, 규칙적인 운동이 포함된 일상생활을 의미한다. 가족력을 변화시킬 수는 없지만 노인에게 고혈압과 당뇨병의 관리 방법을 학습시키는 것은 가능하다. 규칙적으로 혈압을 측정하고 항고혈압 약물을 복용하는 것이 뇌졸증의 위험성을 감소시킬 수 있는 중요한 자가간호 방법이다. 당뇨 관리는 이 조절과 insulin 용량의 조절은 물론 규칙적인 혈당 측정을 포함한다.

1차 예방으로서의 건강한 생활양식은 흡연을 감소시키는 교육 프로그램도 포함한다. 흡연자(cigarette smoker)는 비흡연자(nonsmoker)에 비해 심장과 혈관계 질환이 2배나 많이 발생된다. 또한 TIA의 중요 증상과 TIA가 발생될 때 어떤 현상이 초래될 수 있는가를 아는 것이 노인이 TIA에 신속하게 대처하도록 도와줄 수 있다.

항고혈압제 투약과 관련된 환자 교육에 포함시킬 내용은 첫째 노인이 계속하여 투약 지침을 이행할 수 있기 위한 기억 보조물품의 이용, 둘째 항고혈압제와 이뇨제의 투약으로 나타날 수 있는 부작용, 셋째 정확한 용량과 시간표에 의한 약물 투약 등이다. 체위성 저혈압과 같은 합병증은 노인의 자기간호능력을 저하시키고, 불구의 가능성을 높게 하며, 궁극적으로는 질병이 악화될 가능성을 높이므로 특별히 강조하고 예방해야 한다.

* Type A 성격 : 극도로 정확하고, 경쟁적이며 공격적이고 적의감이 많은 성격으로 심질환의 발생이 높은 성격이다.

* Type B 성격 : type A와 거의 반대가 되는 성격 유형으로 시간에 대해 철저하지 못하고, 경쟁적이지 않으며 적의감이 없는 성격 유형이다.

이차 예방

이차 예방의 간호목표는 신경계 문제가 나타날 때 사정하고 진단하고 목표를 세우고 중재하여 추가적인 건강 상실을 예방하고 최대의 신체기능 상태로 되돌아 갈 수 있도록 돕는 데에 있다.

간호 사정

사정이란 정확한 진단, 목표 설정과 중재의 기초가 되고 있다. 신경계 장애의 신체적 사정에는 감각, 운동 협조 기능(coordination), 뇌기능, 반사와 뇌신경에 대한 검사가 포함된다. 뇌졸중과 파킨슨씨 병은 가끔 신경계 장애 증상이 유사하므로 질병의 진행과정 보다는 특별한 장애에 대한 사정, 진단, 목표 설정과 중재에 초점을 두어야 한다. 학습내용 지침과 퇴원계획도 뇌졸중과 파킨슨씨병을 가진 노인에게 나타날 수 있는 특별 장애 및 건강 문제에 관심을 두어야 한다.

일단 뇌졸중의 경험이 있다면 죽상 경화증의 발생을 최대한 지연시키는 것이 뇌졸중의 회복에 필수적이다. 뇌졸중 재활의 일차 목표는 신체적 안정, 기능 상태 증진, 남아있는 생존 전 기간에 걸쳐 장애에 대한 환자와 가족의 적응에 있다. 뇌졸중이 나타났을 때 세운 초기 재활이 2차적 합병증을 예방하는데 필수적이다. 급성 뇌졸중의 재활은 기도유지, 적절한 영양유지, 적절한 체위와 수동적 ROM과 같은 신체적 간호에 초점을 둔다.

체위와 운동(Position and Exercise)

체위란 구축, 욕창, 통증과 같은 이차적 문제를 예방하기 위해 마비가 온 사지를 지지해 주는 것도 포함한다. 사지마비는 정맥 환류를 방해하여 인체 어느 한 부위에 수분 축적을 초래하며, 수분 축적은 각 세포로의 영양 공급을 막아 조직의 파괴를 이끌게 된다. 체위 유지란 간호 대상자가 적절한 신체적 기능과 상태를 유지하도록 돌려 눕히는 것을 포함한다. 급성기 동안의 체위유지는 비손상 부위는 1회에 2시간 정도, 손상 부위는 1회에 20분이 초과하지 않도록 한다.

수동적 ROM 운동은 CVA 후의 구축과 부종을 감소시킬 수 있다. 운동 스케줄은 간호계획에 포함되어 있어야 하며, 운동스케줄은 물리 치료사가 세우며 빈도와 반복 횟수 등도 명확히 제시되어 있어야 한다.

노인의 운동 시행 지침은 다음과 같다.

- 운동에 대한 내성(tolerance)과 지구력(endurance)이 증가하면 운동의 강도를 증가시킨다.
- 손상 부위와 비손상 부위를 모두 운동시킨다.
- 저항을 느끼는 수준까지만 운동을 수행하며 그 이상의 범위를 넘어서지 않는다.
- 간호사는 환자의 운동수행 능력을 평가한다.
- 신체적으로 안정되고 활동 내성이 증가하면 운동하기, 목욕하기, 음식 먹기, 이동하기와 일어서 기와 같은 일상생활동작으로 바꾸도록 한다.

뇌졸증과 신경학적 결손

뇌졸증과 신경학적 결손의 사정에는 신체적, 기능적 그리고 인지적 능력, 의사소통과 심리적 수준, 건강력 모두를 포함한다. 좌측 뇌손상이 있는 노인에게는 점차로 우측 편마비, 실어증, 연하곤란증, 기억장애와 느리면서 조심성 있는 행동유형이 나타나게 된다. 우측 뇌손상이 있는 노인에게는 좌측 편마비, 공간적 지각장애, 기억장애와 일시적 충동성 등이 나타난다.

뇌손상에서 나타나는 일반적 특성에는 불안정한 감정, 무운동증, 경련, 손상 부위의 감각이상장애, 변실금과 요실금, 신체상과 기능상실, 역할 변화와 생화학적 요소의 변화에 대한 반응으로 우울이 나타난다. 우울은 흔히 좌측 대뇌반구의 손상으로 나타난 뇌졸중에서 볼 수 있으며, 우측 대뇌반구의 뇌졸중에서는 심한 감정적 불안감이 나타나는데 불안감은 가끔 조증(mania)의 상태를 취하기도 한다.

파킨슨씨 병과 신경학적 결손

파킨슨씨 병의 주요 증상은 서동증, 경직, 진전과 자세기전의 상실이다. 그 외에도 목, 무릎, 둔부와 팔꿈치의 굴곡으로 관절의 ROM이 상실되어 웅크린 자세(stooped body posture)를 취하고, 발을 질질 끌면서 걷기, 가속 보조(propulsive or repropulsive movement), 걸을 때 전후로 팔 흔드는 동작이 없어짐(absent arm-swing), 가면양 얼굴, 침 흘리기, 변이나 소변 정체 또는 실금 등이 나타난다. 수면장애, 망상으로 진행될 수 있는 환시, 지남력 장애 등은 파킨슨씨 병의 말기 증상이며, 파킨슨씨 병에서 나타나는 자아개념과 사회적 상호작용의 변화는 삶의 질을 저하시킨다.

환자가 최적의 기동력과 기능 수준을 유지하고, 가족과 환자가 자가간호의 제한점과 역할 변화에 대처해 가도록 돕는 것이 도전해야 할 간호 목표이다. 신체적 기능 장애가 점진적으로 악화되고 기능이 황폐화 되어감에 따라 증상에 대한 지속적인 평가를 하며 새로운 간호 목표를 세워나간다. 신체적 운동, 감각기능, 심리적 평가를 포함한 사정은 간호중재를 위한 기초자료를 제공하게 된다.

신경장애를 가진 노인의 퇴원계획

퇴원계획은 환자가 의료시설기관에 입원할 때에 세우며 퇴원계획 설정의 목표는 환자가 최적의 기능수준을 유지하고 독립적인 생활로 돌아오도록 하는 데에 있다. 물론 기동하고 일상생활에 필요한 동작을 하는 데에 도움이 필요한 환자에게는 비의료시설기관이나 지역사회로 돌아가는 것이 비현실적인 목표가 될 수도 있다.

자가간호요구를 처리할 수 있는 노인이 집으로 돌아갈 수 있는 최상의 후보자가 된다. 기동과 일상생활 수행에 있어서 완전한 독립성을 유지하기 위해서는 지역사회의 사회적 지지가 필요하다. 간호사는 투약, 영양관리, 환자 교육과 관련된 전반적인 간호를 제공하며 보조자들은 개인적 신체 관리, 위생과 가사 등도 도와줄 수 있다. 이러한 간호 서비스의 균형과 조화는 환자의 기능수준을 기초로 하며 기능적 수준이 저하되고 정서적, 심리적 지지원이 제한을 받게 되면 시설기관의 도움을 받아야 한다.

간호기록 사항(documentation)

뇌졸중과 파킨슨씨 병을 가진 노인에게 있어서 특별기록 사항은 신체적 기능, 기동과 심리적 문제이다. 기능, 기동과 심리적 사정도구를 이용하여 위생, 신체관리, 음식 먹기, 방광능력과 배변능력, 안전과 피부관리까지도 쉽게 규명해 낼 수 있다. Katz Index of ADLs(제2장 참조)은 목욕하기, 옷입기, 화장실 출입 등과 같은 일상생활 활동에 대한 기능적 독립성 또는 기능적 의존성을 평가할 수 있다.

인지상태와 우울과 같은 심리적 상태를 확인하여 부가 자료를 제공해 준다(표 10-2). 이용할 수 있는 사회적 지지를 결정하는 것은 퇴원 계획에서 대단히 중요한데 이러한 social support는 노인이 계속적인 간호를 받고 의지할 수 있는 자원을 가지고 있는가를 말해주기 때문이다. 심리적 사정은 간호사로 하여금 어느 범위까지 상담이 필요한가를 결정하도록 도와준다.

환자의 의존 수준을 평가하는 것은 간호사와 다른 분야의 팀원들에게 필요한 장비와 공급 물품에 관심을 갖도록 해준다. 환자와 가족들이 안전하고 기능적인 가정환경을 만들며, 필요한 환경의 변화를 가져올 수 있도록 가정환경의 배려도 퇴원계획에 포함시킨다. 전적으로 타인에게 의존하고 있는 노인은 장기간의 시설기관이나 가정 내에서 24시간 간호를 필요로 한다.

<표 10-2> 노인 우울척도(Short form Geriatric Depression Scale)

최근에 기분이 어떠한지 답하여 주십시오.

문항	(예)	(아니오)
1. 기본적으로 자신의 생활에 만족하십니까?	0	1
2. 전에 하던 취미 생활이나 활동을 많이 중단했습니까?	1	0
3. 생활이 공허하다고 느낍니까?	1	0
4. 자주 지루하다고 느낍니까?	1	0
5. 보통 기분이 좋은 상태입니까?	0	1
6. 앞으로 불행한 일이 생길 것을 염려합니까?	1	0
7. 대부분의 경우 행복하다고 느낍니까?	0	1
8. 자주 자신이 무력하다고 느낍니까?	1	0
9. 다른 사람보다 더 기억력에 문제가 있다고 생각하십니까?	1	0
10. 살아있는 것이 행복한 일이라고 생각하십니까?	0	1
11. 자신이 가치없는 인생이라고 생각하십니까?	1	0
12. 힘이 넘치는 상태입니까?	0	1
13. 자신의 상태가 희망이 없는 상태라고 느낍니까?	1	0
14. 다른 사람들이 당신보다 나은 상태라고 생각하십니까?	1	0

* 위의 노인 우울척도 도구는 Sheikh & Yesavage(1986)에 의해 개발된 것으로 변비, 식욕부진 등의 문항이 제외되어 노인만을 위한 도구로서의 타당도가 높습니다. 위 도구의 경계 점수는 11점이며, 5점 이상을 우울상태라고 판단할 수 있습니다.

간호 중재

노인의 신경장애에서 나타나는 간호 문제는 뇌졸중으로 인한 뇌부종과 혈류 차단(표 10-3), 기도 장애 (표 10-4), 저작장애 또는 연하곤란으로 인한 영양장애(표 10-5)이다.

<표10-3> CVA로 인한 뇌부종과 혈류 차단에 대한 간호 중재

중재 목표	· 적절한 의식 수준 유지 · 추가되는 뇌손상 예방
간호중재	· 신경학적 자료 수집 : 정신상태, 기억력, 인지 상태, 지남력, 의사소통 능력, 동공반사에 대한 자료수집은 1시간 마다, 변화가 있으면 더 자주, 안정되면 4시간 마다 한다. · 신경학적 상태 변화를 주치의에게 알림 : 의식수준, 혈압, 체온, 호흡과 동공 반사의 변화, 언어 구사가 어눌해지고 시야 결손이 생길 때 · 수분섭취 배설량, 동맥혈 가스분압, 요비중 확인 · 활동과 처치 후 휴식과 수면을 제공 : 조용하고, 소음이 없고, 조명이 너무 밝지 않도록

<표 10-4> 기도 장애

중재 목표
· 적절한 체중 유지 · 혈장 단백질, 혈장내 단백 농도 유지 · 적어도 소변 배설량이 30ml/hr 이상(24시간 배뇨량이 400ml 이하일 때 핍뇨이다.)
간호 중재
·입원시 체중과 신장 측정 : 입원 후 1주에 1회씩 체중 측정 ·연하곤란증이 있는 경우 수분과 음식 섭취 평가를 위해 언어 치료사에게 의뢰 ·체중, 1일 섭취량(단백질 지방 수분)의 평가를 위해 영양사에게 의뢰 ·수분섭취 배설량은 8시간 마다, 영양 섭취 평가는 3일 마다, ·탄수화물, 단백질, 지방 등의 요구량을 사정 ·영양 섭취량이 필요량의 50%에 미치지 못하면서 연하 곤란증이 있다면 의사에게 report ·퇴원하기 전의 교육 : 음식을 잘게 써는 것, 식사는 소량 씩 자주하기, 흡인기 사용

<표 10-5> 저작장애 또는 연하곤란으로 인한 영양장애

중재 목표
· 기도유지 · 호흡곤란시 신속한 처치
간호 중재
· 기도장애의 징후와 증상을 관찰 · 연하곤란증과 운동 장애가 있는 경우 언어치료사에게 의뢰 · 액체나 유동식의 구강 섭취 전 연하 능력과 최토 반사(gag reflex)를 사정 · 연하능력이 있다면 식사와 가벼운 스넥 제공 · 음식 제공시 침상의 머리 쪽을 40-45° 정도 올려주고 흡인기 준비 · 흡인성 폐렴의 징후와 증상 관찰 : 1°F 이상의 체온 상승, 기침, 비정상적 호흡음

삼차 예방(tertiary prevention)

삼차 예방의 목표는 질병과 손상의 영향을 최대로 감소시키는 데에 있다. 3차 예방 시기는 질병으로부터 회복기에 도달하는 대로 가능하면 일찍부터 시작한다. 재활기 동안에 기능, 기동력, 심리적 적응을 증진시키기 위해 환자와 가족에 대한 건강 교육을 한다. 제한점과 결손의 문제점을 가지고도 생산력 있게 살아갈 수 있도록 돕고 남아있는 장애를 최소화시켜야 한다. 3차 예방을 통해 삶의 의미를 찾고 삶의 질을 증진시켜 줄 수 있다.

노인 재활(geriatric rehabilitation)

재활이란 각 개인이 최적의 기능수준으로 되돌아오는 것에 목표를 두고 있는 회복적인 치료로 노인 재활에서 고려해야 할 요소는 신경계의 정상적 노화와 새로운 학습에 요구되는 시간이다. 노인은 신체적, 경제적, 정신적 상실을 경험하기도 하므로 자존감과 존엄성의 증진이 성공적인 재활 프로그램의 기초가 되고 있다. 대처기술과 장애의 영향이 신체상과 역할 변화에 대한 적응에 영향을 미친다. 내재해 있는 제한점을 가지고도 신체적 활동을 증진시키려는 재활의 노력이 합병증과 이차적인 불구를 예방할 수 있다.

뇌졸증 재활(stroke rehabilitation)

뇌졸증의 재활은 노인 재활의 목표를 포함하고 있으며, 뇌졸중 재활의 기대 결과는 합병증의 예방과 합병증의 결과로써 나타나는 이차적 제한점의 예방에 있으며, 노인이 제한점과 장애를 가지고도 삶의 의미를 찾고 삶의 질적 수준을 증진시켜 가도록 돕는 데에 있다.

일상생활 활동(activities of daily living)

뇌졸증 재활 프로그램은 체위변경과 ROM Exercise외에도 일상생활활동에 초점을 두고 있다. 일상생활 활동은 음식을 먹고, 신체적 관리를 하고, 위생 및 목욕과 같은 일상적 생활기능 유지와 관련된 자가간호 계획을 포함하고 있어야 한다. 물리치료와 작업치료를 통합한 간호중재를 계획한다. 감각운동 수준의 평가, 관절 부위의 ROM 측정과 근육의 힘(muscle strength)을 측정하여 평가하며 자극 감수성(proprioception), 감각기능, 근긴장도와 신경장애 등도 평가해야 한다. 목욕하고, 옷입고, 먹고, 화장실을 출입하고 이동할 수 있는가 또는 없는가 하는 능력도 이러한 사정 자료에 포함한다. 또한 장기능과 방광기능 상태도 간호중재 계획에 중요한 정보가 되며 시각과 청각 기능도 사정한다.

일단 재활 팀이 노인에 대한 사정을 끝내면 구체적인 목표와 환자가 필요로 하는 도움을 포함하는 계획을 세우는데 기대와 목표는 현실적이어야 하고 측정할 수 있어야 한다. 환자가 프로그램을 통하여 진전이 되면 새로운 과업도 도입해야 한다. 새로운 과업을 도입할 경우 단순한 지침을 사용해야 하며 한 번에 하나의 과업만을 주어야 한다. 환자의 치료 프로그램 진행은 일관성이 있어야 하며. 일관성을 통해 환자는 새로운 기술과 새로운 과업을 학습할 수 있게 된다. 재활의 일차적 목적은 환자가 할 수 있는 과업을 수행할 수 있는 기회를 지속적으로 제공하므로써 환자의 독립성을 증진시키는 데에 있다. 간호사는 간호 실무와 재활 치료를 조화시키며 노인의 잠재력을 최대한 이용하여 재활을 도와주는 중요한 역할을 하고 있다.

인지와 의사소통

뇌졸중의 후유증으로 혼동, 지남력 장애와 의사소통 문제가 나타난다. 의사소통 문제는 대개 실어증, 구음장애 또는 연하곤란증을 경험하는 환자에게 나타나는데 간호사는 실어증과 구음장애를 가진 환자가 쉽게 이해할 수 있는 의사소통 기법을 사용해야 한다. 이러한 의사소통 기법에는 천천히 말하고, 간략하게 이야기하고, 산만한 요소를 제거하고 적극적으로 경청하는 것이 모두 포함된다. 또한 단어와 사물을 연결시키고, 반복하고, 충분히 설명하고, 환자가 입원 전에 가지고 있었던 작고 친숙한 물건들을 병원으로 가져와 그들의 이름을 말하도록 해주는 것도 의사소통을 증진시킬 수 있다. 한글 글자판, 타자기와 컴퓨터 프로그램을 이용하면 주변 환경을 이해하도록 도와줄 수 있다. 시력과 청력을 평가하는 것도 의사소통 문제를 추적하는 데에 도움이 되며 시력과 청력의 문제가 교정되면 의사소통 문제가 급격히 없어진다.

심리적 지지

노인은 뇌졸중과 함께 신체상, 인체기능과 역할 변화를 포함한 많은 상실을 경험한다. 심리적 지지의 목표는 성공적인 적응과 조정을 격려하여 상실에 대처해 가도록 돕는 데에 있다. 현실적 목표는 간호사가 환자의 병전 생활 패턴, 성격 유형, 대처 행위와 업무 활동 등을 사정한 후에 비로소 세워질 수 있다. 문제해결과 의사결정을 위한 상황을 제공하므로써 환자 자신이 환경을 조절할 수 있는 기회를 주게 된다. 문제해결과 의사결정을 위한 상황의 제공이란 두 가지 활동 중 어느 하나를 선택하도록 해주고, 치료받는 시간을 선택하며, 옷을 선택하고 식사를 선택할 수 있는 것이 모두 포함된다. 장애나 결손 자체에 초점을 두기보다는 힘과 능력에 초점을 두는 것이 환자의 희망을 격려하게 된다.

우울이란 신체기능의 상실, 신체상과 역할 변화에서 나타나는데 노인은 흔히 고립감과 따돌림을 받는 듯한 느낌을 경험할 수 있다. 가족에 대한 정서적 및 심리적 지지를 제공하여 노인 환자에게 나타난 상실이 무엇을 의미하고 있는가를 가족들도 이해할 수 있도록 도와주어야 한다. 환자에 대한 가족 지지가 결핍되면 환자는 자살의 위험성에 처하게 될 수도 있다. 가족에게 우울, 자살의 징후와 증상에 대해 명확한 정보를 주는 것이 중요하다.

뇌졸중 후에 정서적 불안감과 폭발이 일어날 수 있다. 의사소통 전략을 학습하고, 잠재적 유발 상황에 대한 역할극을 통해 해결 방법을 학습한 가족은 뇌졸중 환자의 간호에 더욱 자신감을 갖게 된다. 뇌졸중 재활에 대한 성공 여부는 최대의 독립 수준을 만들어주고 장애성 만성 질환으로부터 초래될 수 있는 2차적 합병증의 발생을 예방하는 간호중재에 달려있다.

References

가톨릭 중앙의료원 (1995). 원내 상용의약품 편람.

대한 영양사회(2002). 임상영양관리 지침서.

범진필(2002). 임상 약리학. 청구문화사

통계청(2002) 사망원인 통계 연보

Cahil M (1996). Mastreing Geriatric Care. Springhouse Corporation, Springhouse, Pennsylvania. 141-160.

Caruthers DD (1990). Infectious pneumonia in the elderly. AJN 90:56.

Cunha BA, Gingrich D and Rosenbaum GS (1990). Pneumonia syndromes : A clinical approach in the elderly. Geriatrics 45:49.

Hazzard WR, Blass JP, Halter JB, Ouslander JG & Tinetti M(2003). Principles of Geriatric Medicine and Gerontology. McGraw-Hill Professional. 5th edition.

Kane RL. Ouslander JG. Abrass IB. ,Kane R, Ouslander J, Abrass I (2003). Essentials of Clinical Geriatrics. McGraw-Hill Professional. 5th edition.

Kovach CR and Shore B (1991). Managing a tuberculosis outbreak. Geriatr Nurs 12:29.

Krumpe PE et al (1985). The aging respiratory system. Clin Geriatr 1:143.

Pender(1987). Health promotion in Nursing Practice.Appleton & Lange ,Norwalk, CT.

Reed Elsevier Company.

Reuben DB, Herr K, Pacala JT, Potter JF, Semla TP & Small GW(2001). Geriatrics at your fingertips.

Roussel LA (1995). The Neurological System and its problems in the elderly. In Stanley M and Beare PG : Gerontological Nursing , F. A. Davis Company, Philadelphia . 174-188.

Stanley M and Beare PG(1999). Gerontological Nursing: A health promotion/ Protection Approach. F. A. Davis Company, Philadelphia.

제11장
신장계의 노화

건강한 노인은 노화와 함께 신기능의 변화가 나타나지만 인체의 정상적 요구에 대해서는 적절히 대처해 갈 수 있다. 그러나 스트레스 상황이나 신장계 질환에 노출되면 노화된 신장은 기능장애에 직면하기 쉽다.

1. 신장계의 노화

네프론의 노화

신장계는 신장, 요관, 방광과 요도로 구성되어 있으며 요관, 방광과 요도는 신장에서 만들어진 소변을 체외로 배설하는 수송 체계이다. 신장은 노폐물을 배설하고, 수분과 전해질을 조절하고, 산-염기의 균형을 유지하고, 1,25 dihydrooxyvitamin D_3, insulin의 기능을 저하시키는 insulance*, renin*, prostaglandin*과 erythropoietin*을 생산하여 인체의 항상성을 유지해 간다.

* renin : 혈압이 저하될 때 juxtamedullary cell에서 분비된 후 Angiotensinogen을 Angiotension I 과 Angiotension II로 전환시키는 역할을 한다. 레닌에 의해 만들어진 Angiotension II은 강력한 혈관수축 작용을 하여 혈압을 상승시키며 부신으로부터의 aldosterone 분비도 자극한다.
* prostaglandin : 혈관이완과 모세혈관의 투과성을 높이고 평활근을 수축시키고, 염증 반응 과정 중 체온 상승과 통증을 유발시킨다.
* erythropoietin : 골수에서 혈구로 분화되는 1차 간세포(stem cell)를 자극하여 적혈구 아세포(erythro-blast)로 전환시킨다.
* insulance : insulin을 분해해서 비활성화시키는 효소로 간과 신장에 분포하고 있다.
* 1,25 dihydroxyvitamin D_3 : 1,25 dihydroxyvitamin D_3는 신장에서 분비되는 호르몬으로 1,25 dihydroxy cholecalciferol이 라고도 하며 소장에서 Ca의 흡수를 도와준다.

젊은 성인의 경우 신장의 피질과 수질에 약 200만개의 네프론이 존재하나 노인기에 이르면 그 수가 1/2로 줄어들며 그나마 남아 있는 네프론도 젊은 성인에 비해 기형인 경우가 많다. 그러나 노화의 영향을 받는 나이에도 2개의 신장 중 하나를 타인에게 주고 하나의 신장으로 별다른 후유증 없이 건강하게 지낼 수 있다는 사실은 노인에서의 네프론 상실이 그다지 문제가 되지 않는다는 것을 보여준다. 노화로 인한 혈류 변화는 네프론의 기능에 영향을 미치며, 노화에 의한 네프론 자체의 변화는 신장의 조절기능, 배설기능과 대사기능에 영향을 미친다.

대동맥을 떠난 혈액은 신동맥과 구심성 소동맥(afferent arteriole)을 거쳐 사구체로 들어온다. 심박출량의 약 20-25%가 신장으로 들어오며 1분에 100-125㎖의 속도로 사구체를 통해 여과된다. 여과과정 동안 단백질과 적혈구를 제외한 모든 물질이 여과되며, 단백질과 적혈구가 제거된 혈액은 혈장과 유사하다. 여과되지 않은 적혈구와 단백질의 농도가 보다 높은 혈액은 원심성 동맥에 이르고 세뇨관을 둘러싸고 있는 직혈관으로 들어온다.

사구체를 통해 여과된 혈장과 유사한 혈액은 보우만씨 낭(Bowman's capsule)을 통과하여 근위 곡세뇨관, 헨레 루프, 원위 곡세뇨관 및 집합관으로 구성되어 있는 세뇨관으로 들어온다. 세뇨관 조직이 직혈관에 그물처럼 얽혀있는데 세뇨관과 직혈관간에 수분, 전해질 및 다른 물질의 교환이 이루어진다. 항상성 유지에 필요한 수분과 전해질은 혈관상(vascular bed : 총혈관부)을 통해 신정맥으로 되돌아와 순환에 합류되고, 소변의 생성에 필요한 물질은 집합관을 통해 요관으로 운반되는데 사구체 여과물 중 대부분의 수분과 용질이 재흡수 되고 하루에 1.5ℓ만이 소변으로 배설된다.

사구체와 순환기계의 노화

인체는 대략 40세 이후부터 신장의 기능이 감소되기 시작하며 약 90세 정도에 이르면 신기능의 약 50% 정도가 감소되며 사구체 여과율이 저하되는 등의 변화가 나타난다. 노화와 함께 심박출량이 감소되고 혈관계의 죽상경화성 변화로 신혈류의 약 50% 정도가 저하되며, 네프론과 순환기계의 노화는 노폐물 교환 과정에 영향을 미치는데 사구체와 세뇨관에서 주로 노화에 의한 변화가 일어난다. 노화와 함께 사구체의 기저막(basement membrane)이 두꺼워지고 경화되면 사구체의 전체 표면적은 감소하여 혈액을 효과적으로 여과할 수 없게 된다. 노화와 함께 근위 곡세뇨관의 길이와 용적이 모두 감소하며, 원위 곡세뇨관에는 게실이 형성되어 파괴된 조직이 게실에 축적되기도 하는데 세뇨관의 변화는 노폐물 교환 과정에 관여하는 세뇨관의 표면적을 감소시킨다.

노화로 심박출량이 저하되고, 혈관의 내경이 좁아지고 경화되며, 신혈관상의 크기가 저하되기 때문에 신혈관에도 변화가 나타난다. 노화에 의해 신피질의 사구체가 상실되며, 구심성 소동맥이 실질적으로 끊기지만 신수질에 인접해 있는 사구체의 상실은 구심성 소동맥과 원심성 소동맥간에 측로를 만들기 때문에 사구체 자체가 상실된 이후에도 순환의 유지는 이루어진다. 그러나 네프론의 85%가 신피질에 위치하므로 사구체 상실로 여과될 수 있는 혈액의 양이 적어지며, 노폐물 교환 과정은 비효율적·비효과적으로 되어 사구체 상실이 신장기계 순환에 미치는 영향은 매우 크다.

사구체 여과율(GFR, glomerular filtration rate)

젊은 성인의 경우 사구체 여과율은 100-125㎖/min이며 대개는 혈장내 크레아티닌(serum creatinine*) 또는 크레아티닌 청소율(creatinine clearance)을 통해 측정한다. 사구체 여과율은 혈장내 크레아티닌이나 크레아티닌 청소율을 통해 계산할 수 있으며 크레아티닌의 생산은 인체 근육의 양과 직접적으로 관련되어 있다. 성인에 비해 노인은 근량이 적으며, 크레아티닌은 근대사의 부산물이므로 나이가 많아짐에 따라 크레아티닌의 생산은 저하된다.

신장이 정화 기능을 적절히 수행하고 있다면 혈장내 크레아티닌의 수준도 이에 상응하여 낮아지므로 노인의 혈장내 크레아티닌 수준이 정상 수준보다 높으면 사구체 여과율의 심각한 저하를 의미한다. 정상적 수준의 혈장내 크레아티닌과 혈액내 요소 질소(blood urea nitrogen, BUN)를 유지하는 건강하고 기동력이 있는 노인의 상당수에서 사구체 여과율이 1분당 60㎖ 정도라는 보고도 있다. 따라서 노인에게는 크레아티닌 청소율이 혈장내 크레아티닌이나 BUN*의 측정에 비해 사구체 여과율의 정확한 지표가 될 수 있다.

* creatinine : 근 대사의 최종 대사산물로 단백질 섭취의 영향을 받지 않아 BUN 보다 신기능의 지표로 신뢰도가 높다. 성인의 정상치는 0.6-1.5mg/dl이다.
* creatinine clearance : 크레아티닌 5g을 섭취시킨 후 소변을 통해 배설되고 혈장에 남아있는 크레아티닌을 의미한다.
* blood urea nitrogen(BUN) : urea는 근 대사와 식이에서의 단백질 섭취를 포함한 단백질 대사의 최종 산물이다. amino acid로부터 생성된 ammonia가 혈류로 흡수된 후 urea로 전환되어 소변을 통해 배설된다. 성인의 정상치는 10-20mg/dl이다.

건강한 노인을 대상으로 한 종단적 연구에서 나이가 많아짐에 따라 creatinine clearance가 감소하여 80세가 되면 평균 사구체 여과율은 1분에 97ml로 감소된다. 80세 노인의 약 ⅓ 정도는 사구체 여과율에 변화가 없다.

농축과 희석 기전(concentration-dilution mechanisms)

신장의 정상적 노화 과정(표 11-1)은 세뇨관의 농축-희석기전에 변화를 초래하는데 성인은 물론 노인의 소변의 농축 기능저하는 흔히 네프론의 전체적 수가 감소하여 나타난다. 노화에 관련된 농축 및 희석기전에 대한 첫 번째 이론은 네프론의 상실은 남아있는 네프론에 대한 용질의 희석 부담을 증가시키고, 용질을 희석시키기 위해 보다 많은 양의 수분을 요구하므로 궁극적으로는 수분이 소변으로 더 많이 배설되는 것으로 설명된다.

두 번째 이론은 노화에 따른 네프론의 상실은 남아있는 네프론에 대해 상대적인 혈류의 증가를 가져오고 그 결과 네프론의 정상적 수분 재흡수 능력이 저하되어 보다 많은 양의 수분이 소변으로 배설된다. 원인에 관계없이 노화와 함께 소변의 농축 기능이 저하되고 소변이 희석되어 소변의 색깔이 보다 연한 노란 색을 띄게 된다. 노인에게 빈번히 볼 수 있는 야뇨는 소변의 희석과 관련된 현상으로 농축기능이 감소됨에 따라 소변량이 많아지기 때문이다.

<표 11-1> 신장기계에서의 노화관련 변화

구조적 변화	기능적 변화
· 신사구체의 기저막이 비후화 됨 · 신사구체 전체 표면적의 감소 · 근위 곡세뇨관의 길이와 용적이 감소 · 원위 곡세뇨관에 게실이 나타남 · 신장 순환이 저하됨	· 신사구체 여과율의 저하, 소변농축 능력의 저하 · 야뇨가 나타남 · 염분 상실 경향이 있음 · Calcium과 Vit D 대사에 문제가 나타남 · 항상성 기전에 문제가 나타남

2. 신장기계의 건강문제 예방

일차 예방

건강한 노인의 신장기능 저하에 대한 일차적 예방은 신장기능의 사정, 검토와 교육적인 간호활동 모두를 포함한다. 노화에도 불구하고 신장기능이 거의 정상으로 유지되지만 신장예비능력(renal reserve)은 감소하여 사소한 생리적 상태의 변화와 질병에도 신장 기능이 쉽게 조정되지 못한다. 간호 중재의 일차적 목표는 신장예비능력(renal reserve capacity)을 초과할 수 있는 위기 상황을 예방하고 최소화하는 데에 있다. 수분섭취 균형과 식습관에 대한 사정과 검토가 중요하다.

간호사정

수분 불균형 사정

수분과 전해질 불균형의 사정은 노인과 성인이 거의 비슷하나 예외가 있는 경우도 있다. 수분 결핍의 지표가 되는 피부 긴장도(turgor)의 경우 노인에서는 피부 탄력성이 저하되기 때문에 정확하지 않을 수 있다. 그러나 이마나 흉골 부위의 피부는 탄력성의 저하가 비교적 적기 때문에 노인의 피부 긴장도 사정을 위해 이용할 수 있다. 발등 위의 정맥을 눌러 정맥의 혈류를 막았다가 다시 정맥의 혈류가 얼마나 빠른 속도로 회복되는지를 파악하여 노인의 수분 공급 적절성의 지표로 삼을 수 있다.

노인의 경우 수분상실과 염증과정을 알려주는 체온 반응에 장애가 나타날 수 있으므로 탈수의 지표로써 구강체온을 측정하는 것은 적절하지 못하다. 그러나 노인의 수분과잉을 사정하는 것은 용이한데 피부의 탄력성 감소와 근량의 저하로 부종을 보다 명백히 읽을 수 있으며, 목과 손의 정맥 팽대 사정도 용이하다.

노인에게 있어서 수분섭취의 균형은 중요한데 첫째 근육은 지방보다 수분 보유량이 더 많으나 노화와 함께 근량이 감소하고, 근량의 감소에 따른 전체 체지방은 증가하므로 체내 전체 수분량은 감소하고, 둘째 정상적 노화 과정에 따라 세포 간질액이 감소하며, 셋째 노인에게는 수분상실에 대한 보상기전이 저하되기 때문이다. 즉 성인의 경우 소변 농축, 갈증 감각 증가와 항이뇨 호르몬(antidiuretic hormone, ADH) 분비 등으로 수분상실에 대한 보상작용을 한다. 그러나 노인의 경우 네프론의 소변 농축 기능이 저하되고, 항이뇨 호르몬에 대한 분비 반응이 비효율적이어서 갈증을 덜 느끼거나 또는 전혀 느끼지 못할 수도 있다. 즉 노인의 경우 과도한 수분상실과 항상성(homeostasis)이 방해된 상태에서 보상기전이 비효율적, 비효과적이므로 수분상실이 보다 심각해질 수 있다.

성인의 수분섭취는 하루에 적어도 1500ml 이상이어야 하며 특별히 수분섭취를 제한할 필요가 없는 경우 2000~3000ml가 적절하다. 노인에게 상실된 수분을 보충할 경우 수분 보충은 주의깊게 이루어져야 하며 무분별한 정맥내 수액보충 치료는 혈량과다증(hypervolemia)이나 저삼투압성 균형장애(hypoosmolar imbalance)를 초래할 수 있다.

전해질 불균형 사정

노화는 신장의 소디윰(sodium, Na) 조절 능력에도 영향을 미쳐 젊은 성인과 비교해 볼 때 염분 제한 식이를 취해야 하는 노인의 염분 보유능력은 저하된다. 신장의 노화에 따른 염분 상실의 원인은 혈장내 레닌(renin)의 활동 저하로 인한 알도스테론(aldosterone) 분비 저하와 네프론(nephron)의 용질 처리기능이 저하되기 때문이다. 또한 염분 제한 식이에서 나타나는 소티윰의 감소, 즉 저나트륨혈증(hyponatremia)은 고칼륨혈증(hyperkalemia)을 초래하는 경우가 많다. 고나트륨혈증이 빈번하지는 않으나 충분한 수분섭취 없이 염분섭취를 많이 할 경우 초래되며, 염분과 수분의 과도한 섭취는 혈량 과다를 초래할 수 있다.

정신상태 사정

노인의 정신상태 변화는 수분 및 전해질 불균형, 섬망, 우울 및 치매에 대한 초기 증상이므로 정신상태 사정(MMSE 인지 측정도구, 제15장 참조)으로 수분과 전해질 불균형의 초기 경고 증상을 파악할 수 있다. 건강한 노인에게 갑작스런 혼동과 지남력 장애가 나타나면 노인의 수분공급 상황과 기능적 요실금을 주의 깊게 관찰해야 한다.

식이 사정

칼슘의 적절한 섭취는 골다공증의 예방에 중요하므로 섭취량의 적절성을 사정한다. 골다공증의 초기 증상은 골밀도 측정으로 얻을 수 있으며, 척추 후만증이나 다발성 골절과 같은 임상적 증상이 나타나면 골다공증은 이미 상당히 진전된 상태이다. 노화와 함께 분비가 저하되며 신장에서 분비되는 1,25-dihydroxyvitamin D_3 호르몬은 소장에서 Ca의 흡수를 도와주는 활동성 Vitamin D의 합성에 관여한다. 따라서 1,25-dihydroxy vitamin D 호르몬의 분비 저하는 소화기계에서의 칼슘 흡수를 저하시켜 골다공증을 악화시킬 수 있는 요인이 된다.

노화에 따른 1,25-dihydroxyvitamin D_3의 분비 저하와 소화기계에서의 칼슘 흡수의 저하는 혈중 부갑상선 호르몬의 농도를 증가시킨다. 혈중 부갑상선 호르몬의 증가는 뼈로부터 칼슘을 동원시켜 혈중 칼슘 농도를 정상으로 유지시키지만 이러한 보상기전이 오히려 노인성 골다공증(senile osteoporosis)의 발병을 초래하게 된다.

간호중재

노화 관련 신장예비능력 감소

노화 관련 신장예비능력 감소에 따른 일반적 간호중재는 다음과 같다.

- 수분은 매일 2000-3000mL 정도를 섭취한다.
- 수분은 하루 전체를 통해 고르게 섭취한다.
- 신체적 운동을 하는 동안 평상시보다 자주, 많이 마시고 목마르기 전에 마신다.
- 날씨가 더운 경우, 특히 하루 중 가장 더울 때에는 운동 및 신체적 활동을 피한다.
- 설사를 하거나, 열이 나고 식욕이 없을 때에도 하루에 적어도 1.5ℓ($1\frac{1}{2}$ quarts) 정도의 수분을 섭취한다. 소변 색깔이 짙으면 더 많은 양의 수분을 섭취한다.
- 야뇨나 밤동안의 요실금이 우려된다면 전체 수분량을 감소시키기보다는 낮동안 수분 섭취를 많이 하고 취침전의 수분 섭취를 피한다.
- 저염식이의 경우 처방된 최저 염분량보다 더 적게 취하지 않는다.

- 특별히 저염식이를 취할 필요가 없는 경우에도 염분을 과도하게 섭취하지 않는다. 다른 양념으로 대치하도록 한다.
- 투약 약물이 있다면 용량과 투약시간을 잘 지키도록 한다.
- 평소보다 다리에 부종이 심하고 소변에서 거품이 일면 의사의 진료를 받는다.

신체적 운동

노인이 골프, 정원 가꾸기, 에어로빅 운동, 오랫동안 걷거나 뛰는 등 땀을 많이 흘릴 수 있는 신체적 활동이나 운동을 할 때에는 수분 결핍의 가능성을 조심해야 한다. 덥고 습한 날씨에 수분결핍의 가능성이 많다. 수분 상실에 대한 수분 보충은 신중하고 조심스럽게 해야 하는데 시간 간격을 길게 하고 다량의 수분을 일시에 섭취하기보다는 소량의 수분을 자주 섭취하는 것이 좋다.

가벼운 질환

가정에서 쉽게 관리할 수 있는 설사, 구도, 감기와 가벼운 바이러스성 질병도 수분상실이 심한 노인에게는 심각한 문제가 될 수 있다. 가벼운 질병이 있는 경우에도 수분상실이 되지 않도록 주의하고 최소한의 수분 섭취량으로 1일 1500mL를 유지시켜야 한다. 노인에게는 이러한 가벼운 질병이 장기간 지속되면 탈수 또는 저혈량증으로 발전할 가능성이 있으므로 주의깊게 관찰해야한다.

수분과 염분 섭취

소디움(Na)은 주로 식사로부터 소금의 형태로 섭취되며 소금은 약 40%의 소디움을 포함하고 있는데 즉 소금 2500mg에는 1000mg 정도의 소디움을 포함하고 있다. 건강한 성인의 하루 소금 섭취 권장량은 2.5-8g (1000-3200mg)이나 한국의 건강한 성인이 취하는 하루 식사에는 약 10-20g의 소금을 함유하고 있어 소금을 과다 섭취하는 경향이 있다. 흔히 저염식이는 하루 소디움의 섭취량을 2000mg(소금 : 5g) 정도로 제한하게 된다.

노인에게는 적절한 수분과 염분섭취의 균형이 중요한데 노인 스스로가 고혈압 예방을 위해 자발적으로 염분을 제한하는 경우도 있다. 고혈압의 진단을 받고 저염 식이의 처방을 받은 경우 저염식이가 혈압을 현저히 저하시킬 수 있다는 생각으로 염분의 섭취를 지나치게 제한하기도 한다. 그러나 노인의 정상적 신장기능 자체가 염분을 상실하는 경향이 있어 저나트륨혈증(hyponatremia)이 나타날 수 있다. 반면 노화와 함께 짠맛에 대한 미각 저하로 더욱 많은 소금을 사용함으로써 노인에게 고나트륨혈증(hypernatremia)에 의한 염분과 수분의 불균형도 나타날 수 있다. 짠맛에 대한 미각 저하에 의한 소금의 과잉 섭취를 막기 위해 식초나 다른 양념을 사용한다.

하루 수분 섭취량은 적어도 1500mL 정도(30mL/Kg)를 섭취해야 하나 요실금이 있는 경우 요실금을 피하기 위해 수분 섭취를 지나치게 제한하기도 한다. 밤 동안 요실금이 발생되는 막기 위해 저녁식사 후부터 잠자리에 들기 전에는 수분 섭취를 제한하나 낮 동안 충분한 수분 섭취를 통해 하루에 필요한 수분량을 충분히 충족시킬 수 있도록 격려한다. 노화에 의해 야뇨가 나타날 수 있으며 야뇨 자체가 커다란 건강 문제는 아니지만 낙상을 유발할 수 있으므로 야뇨로 인한 낙상을 예방하기 위해 철야등을 켜놓거나 화장실로 가는 통로에 방해물이 없도록 한다.

이차 예방

노인에게서 흔히 볼 수 있는 신장 관련 건강문제는 약물, 감염과 고혈압 때문에 나타난다. 이차 예방에서 다루어야 할 영역은 신장외의 다른 부위의 치료나 진단과정에 동반될 수 있는 신장의 의원성 합병증(iatrogenic complication)과 노화된 신장계에 직접적으로 영향을 미쳐 신장애를 가져올 수 있는 신장기계 질병이다.

의원성 합병증

노인의 경우 약물의 흡수, 대사, 분포와 배설이 젊은 건강한 성인과 다를 수 있다. 대부분의 약물은 신장을 통해 배설되나 노화된 신장기계의 변화된 생리는 투약 용량과 투약 간격에 조정을 요구한다. 젊은 성인에 비해 노인이 더 많은 약물을 소비하고 있지만 시력장애로 약물 사용서를 정확히 읽지 못하고, 투약 지침이 복잡하여 투약시의 주의점을 지키지 못하거나 또는 여러 종류의 약물을 동시에 복용하여 약물중독과 부작용의 위험성이 크다.

glycoside 계열 약물

사구체 여과율의 저하는 수용성 약물의 체외 배설을 억제하여 특정 약물의 혈중 농도가 의도한 수준보다 높아지게 된다. 특히 glycoside* 계열 약물은 네프론의 곡세뇨관에 독성이 큰 것으로 알려져 있는데 강심성 배당체와 아미노산 배당체의 2가지가 있다(표 11-2).

* glycoside : 천연으로 존재하는 복합 탄수화물의 총칭으로 강심성 배당체(cardiac glycoside)와 아미노산 배당체(aminoglycoside)의 두 가지가 있다.

강심성 배당체인 digoxine은 간에서 비활성화 되지만 신장을 통해 체외로 배설되며, 아미노산 배당체인 gentamicin과 kanamicin과 같은 항생제도 신장을 통해 체외로 배설된다. 따라서 사구체 여과율의 저하로 digoxine, gentamicin 및 kanamicin의 혈중 농도가 증가하게 되면 신장의 곡세뇨관에 대한 독성이 높아지게 된다. 그 외에도 사구체 여과율이 저하되면

tetracycline, vancomycin, chlorpropamide, procainamide, cimetidine 및 cephalosporin 등의 투약 용량을 저하시켜야 한다.

<표 11-2> 강심성 배당체와 아미노산 배당체

분 류	약물종류	특 성
cardiac glycoside	digitoxin digoxin ouabain	치료량과 중독량의 차이가 크지 않은 약물 중의 하나로 중독을 쉽게 일으킬 수 있다. 체내 축적 효과가 있으므로 간질환, 신질환 및 노인에게 디지털리스 중독이 나타나기 쉽다.
aminoglycoside	streptomycin neomycin kanamycin viomycin gentamycin tobramycin	구강 및 직장을 통한 소화기계의 흡수는 1% 정도이나 근육주사를 통한 흡수는 대단히 신속하다. 체내로 흡수된 aminoglycoside는 사구체의 여과를 통해 체외로 배설된다. 약물의 부작용으로 청신경 독작용 및 신독성이 크다.

이뇨제, 향정신성 약물 및 항염제

칼륨 보유 이뇨제(spironolactone)는 신장에서의 포타슘(K) 배설을 억제하여 고칼륨혈증* 을 가져온다. 또한 β-blocker, heparin 및 안지오텐신 전환효소* 억제제는 원위 곡세뇨관에서의 알도스테론 분비를 억제하여 포타슘의 체외 배설을 억제하고 비스테로이드계 항염제는 신혈류를 저하시켜 포타슘을 체내에 보유시키게 되어 고칼륨혈증을 초래할 수 있다. 물론 포타슘 보충제와 포타슘을 포함하는 염분 대체제가 노인에게 고칼륨혈증을 초래할 수 있는 반면 대변 매복(fecal impaction)이 있거나 하제를 남용하는 경우에 저칼륨혈증*이 나타날 수 있다.

* angiotensin-converting enzyme : 혈관수축기능을 하는 angiotensin II의 생성에 필요한 효소를 뜻한다. 신장에서 생산된 renin은 혈량 globulin의 일종인 angiotensinogen에 작용하여 10개의 aminoacid로 이루어지는 agiotensin I 를 생성한다. angiotensin-coverting enzyme은 agiotensin I 을 agiotensin II 로 전환시키게 된다.
* 저칼륨혈증(hypokalemia)과 고칼륨혈증(hyperkalemia) : 혈장내 포타슘의 정상치는 3.5-5.0 mEq/L로 3.5 mEq/L 이하인 경우를 저칼륨혈증, 5.0 mEq/L 이상인 경우를 고칼륨혈증이라고 한다. 그러나 혈장내 포타슘의 정상치는 2.5 mEq/L이하로 저하되거나 7.0 mEq/L 이상으로 상승되면 심장기능에 영향을 미쳐 심장마비를 초래할 수 있다.

항이뇨 호르몬(antidiuretic hormone)의 분비에 영향을 미치는 약물도 노인의 신장에 영향을 미치는데 항이뇨 호르몬의 분비가 저하될 경우 저나트륨혈증이 나타나기 때문이다. 저나트륨혈증을 가져올 수 있는 약물에는 항정신성 약물, chlorpropamide, carbamazepine, aspirin, acetaminophen, barbiturates, haloperidol, vincristine 및 thiazide 이뇨제(표 11-3) 등이 있다.

<표 11-3> 이뇨제의 종류

분 류	약리 기전	적응증	부작용
thiazide 이뇨제 hydrochlorothiazide (Hydrodiuril) chlorthalidone(Hygrotone) indapamide(Lozol)	원위곡세뇨관에서 Na 재흡수 억제	고혈압 신부전에 의한 부종 울혈성 심부전	저칼륨혈증 고요산혈증 고혈당
Loop 이뇨제 furosemide(Lasix) ethacrynic acid(Edecrin)	상행헨레루프에서 Na재흡수 억제, 이뇨효과가 강함	신부전에 의한 부종 간경변에 의한 부종 울혈성 심장애 고혈압	저칼륨혈증 고요산혈증 탈수, 고혈당
칼륨저류성 이뇨제 항 aldosterone 제제 spironolactone(Aldactone)	aldosterone억제로 Na재흡수 억제, 포타슘 배설 억제	고혈압 울혈성 심부전 부종(간경변증) 저칼륨혈증	고칼륨혈증 운동실조 설사 저나트륨혈증
탄산탈수 효소 억제제 acetazolamide(Diamox) dichlorpheanamide(Daranide)	H_2CO_3를 H^+와 $HCO3^-$로 분해하는 탄산탈수 효소의 억제로 H^+저하와 함께 Na^+ 재흡수 억제 탄산탈수 효소는 신장 및 눈의 모양체에 존재	울혈성 심부전 녹내장 항경련제	졸리움, 식욕부진 대사성산성증
삼투성 이뇨제 mannitol	세뇨관에서 물의 재흡수 방해	급성 신장애 안압상승 뇌압상승, 뇌부종	전해질불균형 고열 탈수 청력상실

정맥내 수액 공급(parenteral fluid administration)

노인에게 나타나는 급성 질병은 정맥을 통한 수액 공급을 요구하며 대개 수액은 등장성, 저장성 또는 고장성 수액이며 수액 자체가 문제 발생의 가능성을 가지고 있다. 노인에게 나타나는 수분과 전해질의 불균형은 신속히 치료해야 하며, 노인은 수분상태 변화에 대해 매우 민감하므로 정맥내 수액 공급을 할 경우에 부작용 발생을 주의한다. 특히 정맥내 수액요법이 느린 속도로 이루어지고 있는 경우 갑자기 수액 속도를 빠르게 하지 않는다. 왜냐하면 갑자기 빠른 속도로 정맥내 수액공급을 할 경우 신장에서의 수분 배설이 지연되어 혈량 불균형 또는 삼투성 불균형을 초래하여 저나트륨혈증으로 악화될 수 있기 때문이다. 저삼투성 불균형을 치료하기 위해 고장성 수액을 공급하는 것은 폐부종의 위험이 따르므로 주의 깊은 관찰이 필요하다.

진단적 검사와 비뇨기계 문제

수분제한, 장세척 및 조영제* 사용이 따르는 진단적 검사가 노인에게 신장계 문제를 야기할 수 있다. 진단적 검사를 받는 노인은 질병이 경한 상태에서 심각한 상태까지 다양할 수 있으며, 진단적 검사가 신장 기능의 항상성에 변화를 가져올 수 있다.

탈수, 위장관 장애 또는 순환 장애가 검사 전에 이미 나타난 경우도 있지만 이러한 문제들이 진단적 검사로 인해 새로이 나타나기도 하며 검사 전에 발생했던 수분과 전해질 불균형은 진단적 검사와 함께 더욱 악화될 수 있다. 경한 탈수 증상을 보이는 노인에게 관장과 함께 수분섭취의 제한은 저혈량증을 초래할 수 있다.

일부 방사선 투과 촬영술(radiography)에 사용되는 조영제는 고삼투성 효과를 가지고 있어 조영제 투여에 따르는 삼투성 이뇨 현상으로 심각한 수분 상실을 가져올 수 있다. 세포외액의 증가도 순환에 부담을 줄 수 있으며 신장 질환의 진단에 중요한 정맥성 신우 촬영술 검사는 노인에게 신장의 손상을 가져올 위험성이 높다. 왜냐하면 정맥성 신우 촬영술(IntraVenous Pyelography, IVP)을 시행하기 전 약간의 탈수를 유도하여 신장 및 요로계의 해부학적 구조를 정확히 관찰하기 위해 대개 8-10시간 정도 구강내 수분 및 음식 섭취를 제한하기 때문에 검사 전에 수분 부족이 나타날 수 있으며 검사 후에는 조영제 투여에 의한 삼투성 이뇨 효과가 활발해져 탈수가 심각해 질 수 있기 때문이다.

* 조영제(radiographical contrast agent) : 장기의 윤곽을 선명히 보기 위한 목적으로 사용하는 물질을 조영제라고 하며 보다 선명한 상을 얻기 위해 대개 조영제 사용 전에 수분섭취를 제한하는 경우가 많다. 장기와 X-선 감약도가 다른 물질을 인체의 장기 내부 또는 장기 주위에 주입하면 주입된 물질을 통해 X-선상에서 장기의 윤곽을 볼 수가 있다. 조영제는 황산바륨제제와 요오드 제제가 있으며 황산바륨은 소화관 조영에 이용되며 요오드 제제는 담낭, 기관지, 자궁난관, 척수강, 용로 및 혈관의 조영술에 광범위하게 이용된다.

약물 부작용 및 진단적 검사에 대한 간호 중재

노인은 대개 심혈관계와 고혈압 질환, 근골격계 질환, 우울과 당뇨병 등의 질환과 관련된 약물 투약이 많은데 이러한 약물의 대부분은 신장기능 자체에 영향을 미치거나 노화와 관련된 신기능의 변화에 영향을 미칠 수 있으므로 사용 약물의 용량, 약물간 상호작용, 약물 부작용 및 약물의 부적절한 사용에 대해 사정한다.

약물 투약으로 정신상태에 변화가 나타날 있으므로 주의 깊은 관찰이 필요하다. 식욕부진 및 오심이 기면(lethargy) 및 지남력 장애와 함께 나타나면 저나트륨성 수분 전해질 균형 장애를 의심할 수 있다. 근육 약화는 저칼륨혈증의 증상이 될 수 있으므로 혈중 포타슘 수준 검사와 심전도에 대한 검사가 필요하다.

수분섭취를 제한하는 검사 또는 장청결 처치가 요구되는 검사를 하기 전에는 수분공급을 충분히 하며 특히 조영제를 사용하는 검사를 한 후에는 고삼투성 이뇨에 따른 탈수 증상이 있는가를 관찰한다. 정맥성 신우 촬영술(IntraVenous Pyelography, IVP)을 시행하기 전 약간의 탈수를 유도하면 신장 및 요로계의 정확한 관찰이 가능하므로 대개 8-10시간 정도 구강내 수분 및 음식 섭취를 금하게 된다. 따라서 노인에게 정맥성 신우 촬영술을 할 경우 급격한 탈수에 의해 급성 신부전과 쇽이 나타날 수 있다는 위험성을 고려해야 한다.

노인의 신장기능을 평가하기 위해 조영제가 필요 없는 초음파 검사법이나 컴퓨터 단층촬영법이 이용되기도 하지만 컴퓨터 단층촬영법도 보다 선명한 영상을 얻기 위해 대부분 조영제를 사용한다. 위장관 일련검사(GI series)와 담낭조영술(cholecystogram)과 같은 검사가 단기간에 걸쳐 연속적으로 이루어지면 조영제에 의한 신손상의 가능성이 높으므로 주의한다.

신장기계의 질병

신장염은 신장의 염증 과정이며, 신증후군(nephrotic syndrome)은 사구체의 기저막 세포에 병변이 나타나면서 단백뇨, 저알부민혈증, 고콜레스테롤 혈증과 부종 등의 증상이 함께 무리져서 나타나는 질환이다. 그러나 노인의 경우 신장질환 증상이 거의 없거나 모호하거나 비특이적인 경우가 많고, 다른 질병이 신질환의 증상을 은폐하여 발견되지 못하는 경우도 있다. 또한 노인과 젊은 성인의 경우 신장질환의 진행 과정이 거의 유사하나 신장 질환의 증상은 서로 다를 수 있기 때문이다. 단백뇨는 신병변 외의 다른 원인으로도 나타날 수 있으며, 농뇨와 혈뇨는 신장 자체에 병변이 있음을 시사하는 경우가 많다.

신장기계의 병변은 대개 사구체 질환, 신우신장염 질환, 혈관성 병변과 폐쇄성 병변의 4가지 종류로 분류할 수 있다.

" 65세 이상의 노인 363명을 대상으로 한 신장 생검 검사에서 75%는 사구체질환, 11%는 신혈관질환, 7%는 신우신장염(tubulo-interstitial disease), 5%는 급성 세뇨관 괴사로 나타났다."

사구체 질환(glomerular disease)

과거에는 노인에게 신사구체염의 발생이 드물다고 생각했지만 최근에는 신사구체염의 발생이 적지 않은 것으로 알려졌다. 노인의 급성 신사구체염은 전신성 홍반성 낭창, 바이러스와 폐구균 감염, 그리고 피부 감염증 후에 나타날 수 있음은 물론 원발성 사구체 질환 인 경우도 있다.

노인에게도 사구체 질환의 증상이 성인과 유사하여 초기에는 식욕부진, 오심, 구토와 근육통이 시작되었다가 점차 혈뇨, 단백뇨, 질소혈증(azotemia)과 고혈압으로 발전해 간다. 나이가 많은 노인의 경우 이러한 증상들이 다른 염증성 질환이나 울혈성 심부전과 같은 심혈관계 질환의 악화로 나타나기 때문에 사구체 질환의 진단이 늦어지고 심지어는 사망 후에도 정확한 진단을 내리지 못하는 경우도 있다. 사구체 질환의 경우 젊은 성인에 비해 노인들의 예후는 좋지 않으며 신증후군은 당뇨병으로 초래될 수도 있다.

신우신장염(pyelonephritis)

신우신장염은 세뇨관과 신장의 간질조직 질환으로 급성은 물론 만성으로 진행된다. 급성 신우신장염은 그람음성 세균혈증(bacteremia)과 관련되어 나타나는 경우가 많으며 면역체계의 약화와 감염에 대한 저항력이 낮아질 경우 신우 신장염의 발생이 높은 것으로 알려져 있다. 만성 신우신장염은 종종 노인에게는 증상이 나타나지 않다가 요독증(uremia)으로 악화된 후에야 진단이 내려지기도 한다.

노인의 경우 요로계 감염(urinary tract infections, UTI)이 종종 세균뇨증과 함께 나타나는데 요로계 감염이 신우신장염의 원인이 되기도 한다. 요로계 감염의 전형적인 증상은 빈뇨, 긴박뇨와 배뇨 불편감 등인데 요로계 감염의 전형적인 증상이 노인에게 나타나지 않는 경우가 많다. 노인에게는 요로계 감염의 전형적인 증상 대신에 정신상태 변화, 오심 및 구토, 복부 압통과 호흡곤란이 나타나기도 한다. 주목해야 할 점은 노인에게는 종종 무증상적 세균뇨가 나타나 치료받을 기회를 놓치게 되며 특히 노인의 경우 패혈증(septicemia)의 중요한 원인이 요로계 감염이라는 점이다. 유치 도뇨관 사용자, 당뇨병이나 신경계 손상으로 인한 이완성 방광, 전립선 질환, 부동(immobility) 등도 신우신장염의 발생과 관련이 깊다.

신혈관 질환(renal vascular disease)

노인에게 나타나는 동맥경화증은 신장의 신동맥에도 영향을 미친다. 특히 동맥경화증과 고혈압이 함께 나타나면 혈류의 저하를 더욱 악화시켜 신장경화증과 함께 사구체의 파괴와 신장의 괴사로 악화된다. 신혈관 질환의 원인으로 고혈압, 심근경색증, 심방세동(atrial fibrillation), 신동맥 혈전 및 색전, 그리고 심장 수술 등이 있다. 콜레스테롤 색전(cholesterol emboli)은 죽상경화증(atherosclerosis)에서 발생하기 쉽고, 자연적으로 발생할 수도 있으나 혈관수술이나 혈관 조영술이 원인이 되기도 한다.

요로 폐쇄성 질환

노인 남성의 경우 요로 폐쇄성 질환의 일반적 원인은 양성 전립선 비대증 또는 전립선 악성질환이며, 노인 여성의 경우 자궁탈(uterine prolapse), 자궁의 섬유성 질환 또는 자궁의 악성 질환 등이다. 노인 여성보다는 노인 남성에게 신결석증이 빈번하며 평균 수명이 길어짐에 따라 특히 노인 남성의 신결석 빈도가 급격히 증가하고 있다.

급성 신장애(acute renal failure, ARF)

의원성 합병증, 신장질환, 다른 전신성 질환은 물론 수분상실을 동반하는 질병이 노인의 급성 신장애를 촉발하는 원인이 될 수 있다. 노인에게 신부전이 빈번히 나타나는 이유는 노화와 함께 다른 질병이 함께 발생될 가능성이 많고, 여러 종류의 약물을 동시에 투약하는 다발성 투약이 많기 때문이다. 노인에게는 만성 신부전보다는 급성신부전이 갑자기 발생할 가능성이 많다. 70세 이상의 노인에게 나타나는 급성신부전의 원인이 1960년대에는 탈수와 전해질 불균형으로 보고되어 있지만, 1980년에는 급성 세뇨관의 괴사를 초래할 수 있는 쇼과 신장에 독성이 강한 아미노산 배당체 계열의 항생제(aminoglycoside antibiotics)가 급성 신장애의 일반적 원인이 되고 있는 것으로 밝혀졌다.

노인은 급성 신장애로부터의 회복에 많은 시간이 걸리고 또 회복이 완전치 못한 경우도 있지만 급성 신장애에 이환된 후 신속하고 적절한 치료를 통해 신장 기능이 비교적 정상적으로 회복되는 경우가 많음을 주목해야 한다. 물론 노인들의 경우 성인에 비해 급성 신장애로 인한 사망율도 높은 편이며 급성 신장애에 걸린 노인은 폐렴과 같은 감염성 질환에 잘 이환된다.

급성 신장애의 병생리와 원인은 성인과 노인이 거의 동일하지만 노인은 성인에 비해 급성 신장애에 대한 관리가 더욱 복잡한데 혈액 투석 또는 복막 투석 등의 적극적인 치료를 해야 한다. 특히 수분 불균형에 대한 철저한 관리는 울혈성 심부전을 예방할 수 있으며, 근량이 감소되어 있거나 신투석을 받고 있는 노인에게는 구강 또는 구강외 영양공급을 급성 신장애 초기에 시작해야 한다.

신장기계 질환에 대한 간호중재

간호중재의 목표는 널리 알려져 있는 신장 질환의 증상은 물론 중요시되지 않는 증상도 관찰하여 급성 신장애의 원인을 차단하는 예방에 초점을 둔다. 신장의 기능장애가 없어도 노화된 신장은 인체의 항상성(homeostasis) 불균형에 민감하여 급성 신장애가 쉽게 촉발될 수 있다. 약물 사용의 사정, 신체적 활동의 사정, 감기와 같은 대수롭지 않은 질환에도 주의하고, 요도를 통한 세균의 체내 침입을 예방하는 일상적인 위생관리능력, 노인에게 흔한 심장질환 또는 다른 질환에 대한 사정이 필요하다. 대개 신장애의 명백한 증상은 신장애 과정의 말기에나 나타나므로 노인의 경우 현행의 건강상태나 질병상태에 관계없이 신장애에 대한 가능성을 고려해야 한다.

급성 신장애의 2차적 예방을 위한 치료 및 간호중재는 다음과 같다.

약물사용

- 급성 신장애 촉발 가능성이 있는 약물의 투약을 중단한다.
- 처방약물과 비처방 약물의 투약 상황을 자주 확인한다.
- 정신상태에 변화가 있는가를 평가한다.
- 투약 약물에 대한 설명을 명확히 읽고 이해할 수 있는가를 확인한다.
- 투약 약물에 대한 부작용이 나타나는가를 사정한다.
- 조영제 투여를 피한다.

구강내 수분공급

- 수분섭취량과 수분 배설량을 사정한다.
- 30-60분 정도에 걸쳐 500-1000mL 정도의 수액 공급을 한 후 별다른 반응이 없는 경우 furosemide 100-400mg을 정맥으로 투여한다.
- 활력증후를 측정한다.
- 치료 계획에 있는 대로 정맥내 수액을 제공한다.
- 수액량과 삼투압 불균형의 징후와 증상을 사정한다.
- 불감성 수분 손실량은 500mL 정도로 계산하여 1일 전체 수분 배설량에 500mL를 가하여 수분 섭취량을 계산한다.

진단을 위한 검사

- 수분섭취 배설량을 사정한다.
- 소변의 색깔과 일반적인 수분상태를 사정한다.
- 수분섭취의 제한과 수분상실을 동반하는 검사가 초래할 수 있는 결과를 평가한다.
- 조영제를 사용하는 검사 후 노인의 반응을 관찰한다.

신질환

- 급성 또는 만성 다른 질병과 신장기능 장애의 관련 가능성을 고려한다.
- 신장과 관련된 비특이적인 증상이 있는가를 평가한다.

삼차 예방

노인의 경우 젊은 성인에 비해 만성 신장애가 빈번하지는 않다. 노인에게 발생되는 만성 신장애(chronic renal failure, CRF)의 주요 원인은 혈관성 질환, 만성 사구체염, 만성 신우신염, 당뇨병, 다발성 골수종과 전립선 비대 등이다. 결국은 만성 신장애가 말기 신장애(end-stage renal disease, ESRD)로 발전해 간다.

노인은 젊은 성인의 경우와 마찬가지로 만성 신장애의 초기 증상이 특이하지 않지만 신사구체 투과율이 8~10ml/min으로 저하될 수 있다. 그러나 노인의 근량이 감소되어 있고, 특히 만성 신장애와 함께 동반되는 영양결핍 때문에 젊은 성인의 만성 신장애 에서처럼 혈중 크레아티닌이 높아지지 않는다는 점에 주목한다. 말기 신장애 노인은 투석(dialysis) 또는 신장이식 수술을 선택해야 하지만 대개 노인은 신장이식 수술보다는 투석 치료를 하는 경우가 많다.

투석은 고칼륨혈증(7.5~8.0 mEq/L 이상), 산성증, 과다혈량 또는 요독증 증상이 나타날 때 고려된다. 혈액 투석과 복막 투석은 가정이나 또는 투석센타에서 수행할 수 있지만 장소의 선택에는 많은 요인들이 영향을 미친다. 관절염 또는 신경계 결손과 같이 공존하는 질병이 있는 경우 손의 사용을 방해하므로 가족이나 다른 누군가의 도움이 없다면 가정에서 복막 투석을 하는 것이 불가능하다. 또한 교통수단의 이용이 어려울 경우 혈액투석 센타를 자주 방문한다는 것도 어렵다. 노인에게 투석을 지속적으로 한다는 것이 어렵지만 젊은 성인보다는 노인이 투석 치료법에 쉽게 적응할 수 있다.

대개 노인은 다양한 스트레스원에 적응해 가는 다양한 삶을 체험해 왔고 이러한 적응 과정이 가능했던 것은 다양한 대처기술을 체득해 왔기 때문이다. 특히 투석 센타에서 간호사와 노인 환자 간에 이루어지는 사회화 과정은 사회적인 접촉 기회를 박탈당하기 쉬운 노인에게는 사회화 과정을 체험할 수 있는 좋은 기회이다.

"노인 환자가 직장에서 은퇴를 하였다면 큰 문제가 아니지만 투석은 사실상 시간 소비가 많은 치료과정이다. 투석을 받고 있는 노인에게 우울도 발생하지만 뜻밖에도 삶의 질이 높은 것으로 나타났다."

Morgan, 1990.

복막 투석(peritoneal dialysis)

심장예비능력이 감소되어 있거나 심장질환 노인에게는 혈액 투석 보다는 복막 투석이 유리하다. 복막투석에서는 수분과 용질교환이 보다 긴 시간에 걸쳐 이루어지기 때문에 심장에 대한 부담이 적어진다. 노인이 복막 투석에서 얻을 수 있는 이점은 항고혈압제의 사용 없이도 고혈압의 관리가 가능하고, 고농도의 헤마토크리트 관리가 가능하고, 항응고제의 사용이 필요 없다는 점이다. 그러나 복막 투석 과정 중 지속적으로 복부가 불룩해져 혈액순환을 방해하여 말초 혈관성 질환이 악화됨은 물론 복부 팽만감으로 하부 요통과 식욕부진이 악화될 수 있다.

혈액 투석(hemodialysis)

노인의 혈액 투석은 수분-용질 교환 과정 중 뜻하지 않게 저혈압을 발생시킬 수 있고 또한 나이가 많은 노인이 혈액 투석을 받게 될 경우 위장관 출혈의 가능성이 더 높아진다. 장기간의 혈액투석 치료를 받는 노인에게 골격계 질환의 발생이 많아지는데 이러한 현상은 혈액 투석과 관련하여 관절부위에 유전분증*이 발생하기 때문인 것으로 알려져 있다. 또한 혈액 투석을 받는 노인에게는 체중 증가와 폐부종이 흔히 나타나며 또한 노화에 따른 혈관의 변화로 혈액투석을 위한 누공부를 만들기가 어려운 경우도 있다.

* 유전분증(amyloidosis) : 당단백질의 일종으로 광선을 굴절시키는 반투명 무혈성 물질인 amyloid가 변성을 일으켜 장기에 침착하는 질병

신질환과 영양

말기 신장질환을 가진 노인은 사구체 여과율이 감소되어 단백질 대사산물인 질소 화합물의 배설이 저하되고 혈중 농도가 상승한다. 따라서 남아있는 신장기능을 유지하기 위해 단백질 섭취량을 제한하는데 대개 사구체 여과율을 기준으로 하여 결정한다(표 11-4).

<표 11-4> 신부전에서의 영양관리

사구체여과율 (mL/min)	단백질 권장량 g/kg	나트륨(염분) mg/day	수분 섭취량 mL/day	에너지 kcal/kg
>25 20-25 15-20 10-15 5-10	제한없음 1.3 1.0 0.7 0.5-0.6	1200mg (식염 3g)	1) 1일 소변 및 구토량, 불감성 증발 소실량 900mL를 합하여 1일 전체 수분량 계산 2) 1일 전체 수분량에서 인체대사 중 생성된 수분 250mL을 감하여 1일 수분 섭취량 계산	35-40kcal/kg
5< 투석을 해야함	1.2-1.4	2000-3000	투석간의 체중 증가가 건체중의 4-6% 이내로 조절	30-35kcal/kg

노화의 정상적 과정으로 미각기능이 저하되어 있을 경우 염분제한 식이를 한다는 것은 더욱 어렵다. 철분 보충제와 인 제제가 처방될 경우 변비가 심해질 수 있는데 이런 경우 일상적인 식이에서 섬유소의 추가공급이 중요하다. 투석치료를 받는 노인은 신체적 에너지가 부족하여 운동을 하기가 어렵지만 가벼운 운동이라도 하도록 격려하고 지지해 준다.

정상적 노화과정과 공존하는 질병 상태가 노인의 혈액 투석 또는 복막 투석의 관리에 다양한 영향을 미치고 있다. 생리학적, 심리적인 상태, 사회적 지지원, 소득수준에 대한 개별적인 사정을 통해 적절한 간호중재 계획을 세운다. 투석 방법의 선택은 노인과 가족이 함께 참여하여 결정한다.

References

가톨릭 중앙의료원 (1995). 원내 상용의약품 편람.

대한 영양사회(2002). 임상영양관리 지침서.

범진필(2002). 임상 약리학. 청구문화사

장유경, 이보경, 김미라, 황금희(1999) 임상영양관리. 효일문화사.

통계청(2002). 사망원인 통계 연보 141-160.

Abrutyn E et al (1991). Epidemiology of asymptomatic bacteriuria in elderly women. J Am Geriatr Soc 39(4):388.

Breitenbucher RB (1990). UTI : Managing the most common nursing home infection. Geriatrics 45(5):68.

Cahil M (1996). Mastreing Geriatric Care. Springhouse Corporation, Springhouse, Pennsylvania.

Caruthers DD (1990). Infectious pneumonia in the elderly. AJN 90:56.

Cunha BA, Gingrich D and Rosenbaum GS (1990). Pneumonia syndromes : A clinical approach in the elderly. Geriatrics 45:49.

De Castro JM (1992). Age related changes in natural spontaneous fluid ingestion thirst in humans. J Gerontol 47(5):321.

Gloth FM et al (1991). Is the recommended daily allowance for vitamin D too low for the homebound elderly? J Am Geriatr Soc 39(2):137.

Hazzard WR, Blass JP, Halter JB, Ouslander JG & Tinetti M(2003). Principles of Geriatric Medicine and Gerontology. McGraw-Hill Professional. 5th edition.

Hoffman NB (1991). Dehydration in the elderly : Insidious and manageable. Geriatrics 46(6):35.

Kane RL. Ouslander JG. Abrass IB. ,Kane R, Ouslander J, Abrass I (2003). Essentials of Clinical Geriatrics. McGraw-Hill Professional. 5th edition.

Kochersberger G, Westlund R and Lyles KW (1991). The metabolic effects of calcium supplementation in the elderly. J Am Geriatr Soc 39(2):192.

Lonergan ET (1988). Aging and the kidney : Adjusting treatment to physiologic change. Geriatrics 43(3):27.

McMahor M, Peterson C and Schilke J (1992). Osteoporosis : Identifying high-risk persons. Journal of Gerontological Nursing 18(10):19.

Nickel JC and Pidutti R (1992). A rational approach to urinary infections in older patients. Geriatrics 47(10):49.

Preston RA et al (1990). Renal biopsy in patients 65 years of age or older : An analysis of the results of 334 biopsies. J Am Geriatr Soc 38(6):669.

Reuben DB, Herr K, Pacala JT, Potter JF, Semla TP & Small GW(2001). Geriatrics at your fingertips. Reed Elsevier Company.

Roussel LA (1995). The Renal System and its problems in the elderly. In Stanley M and Beare PG : Gerontological Nursing , F. A. Davis Company, Philadelphia. 228.

Stanley M and Beare PG(1999). Gerontological Nursing: A health promotion/ Protection Approach. F. A. Davis Company, Philadelphia. 201-209.

Weder AB (1991). The renally compromised older hypertensive : Therapeutic considerations. Geriatrics 46(2):36.

제12장
내분비계의 노화

1970년에 약1% 미만에 불과했던 당뇨병 유병률은 인구 1,000명 당 25.52명(남자 26.25명, 여자 24.83명)으로 증가하였으며 40세 이후 유병률이 급증하기 시작하여 60~69세에서 가장 높게 나타나고 있다. 당뇨병의 사망률은 1994년 인구 10만명 당 17명에서 2003년 25명으로 증가하였으며, 60~69세 인구 집단의 경우 당뇨병이 세번째 사망원인(인구 십만명당 95.1명)이 되며 70세 이상의 경우 다섯번째로 많은 사망원인(인구 십만명당 291.8명)이 되는 등 60세 이상의 노령인구에서 당뇨병으로 인한 사망이 많음을 알 수 있다.

이와같이 당뇨병은 노인에게 나타나는 만성 질환중의 하나로 당뇨병을 가지고 있는 노인은 자가간호와 자가 혈당 조절에 적극적으로 참여해야 한다. 노화로 인한 신체적 변화가 자가간호 이행을 어렵게 만들지만 노인의 자가간호 수행 능력을 증진시켜 노화로 나타나는 결손 부분을 보상해 주어야 한다.

1. 당뇨병

노화와 당뇨병

정상적 노화과정

1994년 세계적으로 약 1억 1,040만명의 당뇨 환자가 있었으나 2010년도에는 2억 3,920 만명의 당뇨 환자가 발생할 것으로 예측하고 있다. 이와 같이 당뇨환자가 기하급수적으로 증가하는 이유로써 비만이 중요한 요인이 되고 있다. 우리나라의 경우 전 인구 중 6-8%가 당뇨를 가지고 있는 것으로 추측되나 식생활의 서구화와 고령화 등으로 향후 10년 이내에 당뇨 환자가 기하급수적으로 증가하여 1,200만명 정도가 당뇨 합병증에 의한 직간접 피해를 입을 것으로 예측하고 있다.

노화로 인해 영양상태와 내분비 기능에 변화가 나타나 10년씩 나이가 증가할 때마다 당뇨병에 걸릴 가능성은 2배로 증가한다. 나이의 증가에 따른 체중 증가는 열량을 소모하지 못하기 때문이 아니라 지방-근육 조직의 비율 변화와 기초 대사율의 감소로 나타나는 현상이다. 생애 전체를 통해 정상 체중을 유지했던 사람도 나이가 많아짐에 따라 체중이 증가함을 볼 수 있다. 영양의 불균형이 인체의 각 기관에 영향을 미치며 에너지의 불필요한 축적이 당뇨병의 유발인자가 될 수 있다. 오랫동안 당뇨병의 진단 기준으로 공복시 혈당이 140 mg/dℓ 이상이거나 식후 2시간 이내의 혈당이 200 mg/dℓ 이상이며, 음식 섭취후 8시간 지난후의 공복시 혈당이 126 mg/dℓ 이상으로 정의되고 있다. 또한 포도당 내성 장애의 진단 기준은 공복시 혈당은 140 mg/dℓ 이하이고 식후 2시간 이내의 혈당이 140-200 mg/dℓ 인 경우로 정의하였으나 최근 당뇨병의 진단 기준이 매우 엄격해졌다(표 12-1). 공복시 혈당시 110-126 mg/dℓ 인 경우 공복시 혈당장애라고 한다.

<표 12-1> 당뇨병의 진단기준 변화

공복시 혈당	식후 2시간 혈당	WHO, 1980	KDA, 2003
<110 mg/dℓ	<140 mg/dℓ		정상
110-125 mg/dℓ	<140 mg/dℓ		공복혈당 장애
110-125 mg/dℓ	140-199 mg/dℓ		내당능 장애
>126 mg/dℓ	>200 mg/dℓ		당뇨
<140 mg/dℓ	140-200 mg/dℓ	내당능 장애	
>140 mg/dℓ	>200mg/dℓ	당뇨	

나이가 많아짐에 따라 혈중 포도당 수준에도 변화가 나타나는데 노인의 경우 식후 2시간 이내의 정상적인 혈당은 140-200 mg/dℓ 이며, 공복시 혈당은 140 mg/dℓ 이하 이어야 한다. 신장과 방광 기능도 나이가 많아짐에 따라 쇠퇴하여 65세 이상의 노인에게는 소변을 통한 당뇨 검사의 신뢰도가 저하되는 경향이 있으므로 당뇨병의 검사 결과를 판독할 때에는 나이를 고려해야 한다.

노년에게 나타나는 신체적 기능 변화가 당뇨의 징후와 증상을 은폐하여 노인으로 하여금 당뇨병의 치료를 어렵게 하기도 한다. 심한 피로감, 야뇨와 빈번한 감염증이 사실상 당뇨의 증상이 될 수 있지만 대부분의 노인과 가족들은 노화 과정으로 간주하여 소홀한 경우가 많기 때문이다.

당뇨병의 병생리

당뇨병은 포도당 대사장애 질환으로 혈관, 신장, 신경계와 시각계에 영향을 미쳐 각 기관의 기능을 위태롭게 한다. 당뇨병은 인체에서 요구하는 인슈린을 충분히 생산하지 못할 때 나타나는 인슈린 의존성 당뇨병(IDDM, insulin dependent diabetes mellitus, 제 1형 당뇨병)과 인슈린 생산 능력이 없다기 보다는 비만과 관계가 깊은 인슈린 비의존성 당뇨병(non-insulin-dependent diabetes mellitus, NIDDM, 제2형 당뇨병)의 2가지 유형이 있다. 제 1형은 주로 젊은 성인에게, 제 2형은 주로 노인에게 나타나는데 제 1형에 비해 제 2형의 발생빈도가 높아 제 2형이 전체 당뇨병의 85-90%를 차지하고 있다.

혈중 인슈린이 근육 세포 및 지방조직 세포의 세포막에 존재하는 인슐린 감수성 세포의 인슈린 수용체와 결합하여 세포내부로 유입되면 수 초 후에 포도당, 아미노산 및 K이 인슈린 감수성 세포 내부로 이동한다. 이어서 수분 후에 단백질 합성이 촉진되고 단백질 분해가 억제되며 글라이코겐이 합성되고 해당작용 효소가 활성화되며 수시간 후에 지방 조직이 생성된다. 세포내로 들어온 포도당의 50%는 에너지원으로 사용되고, 30-40%는 지방으로 전환되며 10% 정도는 글라이코겐으로 전환된다. 그러나 비만한 사람의 경우 혈중 인슈린 농도가 낮고 인슈린 수용체의 수도 적고 인슈린과 수용체의 친화력도 낮으며, 포도당 수송자와 포도당의 친화력도 감소되어 있어 세포내로의 포도당 수송에 어려움이 있다.

제 2형 당뇨병의 원인은 인슈린 분비 장애와 인슈린 저항의 두 가지인데 인슈린 저항이란 인슈린에 대한 표적 조직에서의 감수성이 저하되는 것을 의미한다. 노화가 진행되면서 인슈린 수용체의 수가 약간 감소하지만 인슈린 저항은 인슈린과 인슈린 수용체가 결합한 후에 세포내에서 이루어지게 된다. 인슈린이 표적 조직의 세포 표면에 있는 인슈린 수용체에 결합하면 세포내에서 일련의 포도당 대사가 일어나나 인슈린 저항이 있게 되면 세포내에서의 포도당 대사가 저하된다. 인슈린 저항으로 세포내에서의 포도당 대사가 저하되면 조직에서의 포도당 이용이 비효과적으로 된다. 또한 인슈린을 분비하는 췌장의 베타 세포는 인체의 고혈당 상황에 대한 감수성이 저하되면서 인슈린 생산이 지연된다.

당뇨병의 급성 합병증으로는 당뇨병성 케톤산증, 당뇨병성 고삼투압성 혼수 및 저혈당 등이 있다. 만성 합병증으로는 당뇨병성 망막증, 당뇨병성 신증 및 당뇨병성 신경병증 같은 미세혈관 합병증과 뇌졸중, 관상동맥질환 및 족부 괴저와 같은 대혈관 합병증이 있다. 노인에게 나타나는 제2형 당뇨병이 노인의 전반적인 건강을 위협하고 있다. 첫째 시력, 순환, 신경계와 배뇨기능과 관련된 만성적 당뇨 합병증이 이미 노화에 의해 기능 감퇴를 경험하고 있는 인체에 과중한 부담을 주고 있다. 둘째 고혈당성 고삼투압 비케톤성 증후군에서 고혈당, 혈중 삼투압의 증가, 탈수와 같이 생명을 위협하는 당뇨의 합병증이 더 빈번하게 발생되기 때문이다.

당뇨병의 임상적 증상

제2형 당뇨병의 초기 징후와 증상은 모호하고 비특이적이기 때문에 당뇨병의 조기 발견을 어렵게 하여 당뇨병이 많이 악화된 후에야 당뇨병이라는 진단을 받게 된다. 제 2형 당뇨병의 일반적 증상에는 다뇨, 갈증, 쇠약, 피로감, 질염 및 소양감 등이 있으며 제 1형 당뇨병의 대표적 증상인 다식, 체중감소와 야뇨증이 나타나지 않는 경우가 많다. 안저 검사, 미세 단백뇨 검사, 신경 전도검사 또는 심전도 검사 등이 당뇨병의 합병증을 파악하여 제 2형 당뇨병의 진단 기회가 되기도 한다.

노인의 평상시 건강 상태에 대한 지속적인 변화도 검토 대상인데 예를 들면 소변량이 많아지는 다뇨(polyuria), 구갈증(polydipsia), 다식증(polyphagia)과 곰팡이류(yeast)와 같은 진균에 민감해지는 현상은 나이에 관계없이 당뇨병의 일반적인 증상이다. 그러나 노인의 경우 구갈 감각이 저하되므로 당뇨병의 고전적 증상인 구갈증이 노인에게 나타나지 않는 경우도 있다.

식욕부진, 요실금 및 시력저하가 나타나며 가족이나 간호제공자들은 당뇨 노인에게 가끔 혼동이나 섬망이 나타나는 경우를 볼 수도 있다. 위장관의 긴장도가 저하되면서 변비 및 복부 팽만감을 느끼기도 한다. 수정체에 대한 고혈당증의 영향으로 시야가 흐리고 뿌옇게 되는 현상도 시력 감퇴로 오해받아 당뇨병 증상으로 인식되지 못하는 경우가 있다. 당뇨병이 있는 경우 안검사에서 망막변성 또는 백내장 등이 발견되기도 하며 탈수로 인해 피부의 긴장도가 저하되며 점막이 건조해지기도 한다. 맥박이 저하되며, 피부가 차가워지고 말초 부위의 통증이나 무감각 현상이 나타나며 체위성 저혈압이 나타나기도 한다.

당뇨병의 치료 및 간호중재

일차 예방

제2형 당뇨병의 위험인자는 다음과 같으며(표 12-2) 제2형 당뇨병 위험인자를 가지고 있는 경우 적극적인 일차 예방이 필요하다. 제 2형 당뇨병을 예방하기 위해 건강한 식사습관, 비만 예방 및 신체적 활동이 중요하다.

<표 12-2> 당뇨병의 위험인자 및 고혈당 유발약물

제 2형 당뇨병의 위험인자	고혈당 유발 약물	저혈당 유발 약물
· 당뇨병 가족력 · 비만(BMI가 25 이상인 경우) · 신체적 활동 저하 · 공복혈당 장애 또는 내당능장애 · 고혈압(140/90mmHg) · HDL이 35mg/dL 이하 · 중성지방이 250mg/dL 이상 · 체중 4kG 이상의 신생아 분만 · 남성 · 고령 · 도시화 · 상반신비만(요부/둔부비의 증가)	· 항고혈압제: 이뇨제, β_2 교감성 동근제 α_2 동근제, 칼슘 채널 차단제 · glucocorticoids · 니코틴산 · 경구피임약(estrogen, progesterone) · pentamidine · phenytoin	· β_2 교감성 동근제 · Salicylates · Indomethacin · ACE 억제제 · Theophylline · Sulfonamides · Tetracycine · Ethanol · pentamidine (단기효과)

제 2형 당뇨병의 65-80%는 건강 영양 식단으로 어느 정도 예방될 수 있다. 정상적 체중 유지는 관절에 대한 긴장과 압박을 제거하고 관절의 가동성을 강화시켜 줄 뿐 아니라 당뇨병의 예방에도 중요하다.

노인기 동안에 적절한 영양섭취와 운동을 통해 체중 조절이 가능한데 10%의 지방, 15%의 단백질과 75%의 복합 탄수화물로 구성되는 식단이 당뇨병 예방에 도움이 된다. 지방섭취는 총에너지 섭취량의 25% 이하로 하는데 저지방 식이는 죽상경화증의 예방은 물론 인슈린 수용체의 활동을 증가시킨다.

당뇨병 예방을 위해 적절한 운동이 필요한데 현재의 활동 수준과 선호하는 생활유형을 사정하여 성공적으로 수행할 수 있는 운동을 결정한다. 비교적 충격 효과가 적은 걷기와 수영은 운동을 새로이 시작하는 사람에게 훌륭한 운동이 될 수 있으며 가볍게 걷는 것과 같은 보통 강도로 1주에 150분 정도의 운동이 당뇨병 예방에 도움이 된다. 노인은 신체적 운동을 시작하기 전에 운동내력검사*를 통해 어느 수준에서 운동을 시작할 수 있는가를 결정해야 한다.

* 운동 내력 검사(exercise tolerance test) : 심장 기능을 사정하는 비침해적 방법으로 흉부통의 원인, 심근 경색증 또는 심장 수술 후의 심장 기능과 심질환 약물 사용의 효과를 사정하고, 신체적 활동 후의 부정맥을 규명하고 개인에게 적절한 운동수준의 프로그램을 계획하기 위해 이루어진다. 방법은 treadmill 위를 걷거나 고정되어 있는 자전거의 페달을 밟거나 또는 정해진 계단을 오르는 것으로 보행 속도를 빠르게 하거나 treadmill의 경사를 높이거나 페달의 저항을 증가시켜 운동의 강도를 높여간다. 운동 전후의 심전도, 혈압, 맥박, 흉부통과 신체적 외관을 관찰한다. 운동 내력 검사 중 흉부통 또는 심한 피로감을 경험하거나 혈압 또는 맥박이 저하되면 즉시 검사를 중단한다.

이차 예방

당뇨병의 이차 예방은 진행 중인 당뇨병을 조기에 진단하고 치료하는 것으로 조기 진단을 위해 정확한 검사가 필요하다. 또한 조기 진단된 당뇨병 치료에 영양관리, 운동 및 약물관리를 통해 당뇨 합병증을 예방할 수 있다.

검사 및 진단

당뇨에 대한 신속한 검진과 초기 중재는 노인에게 나타나는 제2형 당뇨병의 심각한 후유증을 예방하는 데에 도움이 된다. 주의 깊은 병력 청취는 노인의 제2형 당뇨병 가능성에 대한 지표를 제시함은 물론 현재의 건강상태에 대한 정보를 제공해 준다. 특히 당뇨병의 가족력이 있는 비만한 노인에게는 당뇨병의 징후와 증상에 대해 세심하게 질문한다.

정규적 신체 검진 동안에 시력변화, 정상적 피부기능 상실, 잦은 감염, 체중 변화, 순환상태의 변화, 심혈관계 질환, 구갈증, 식욕 증가와 다뇨 등의 고혈당증 증상이 있으면 당뇨병의 진단을 위해 정밀 검사를 한다. 당뇨병에서는 소변검사에서 요의 비중이 증가하고, 소변량이 증가하는 경우가 많다. 요당 검사는 식후 보다 공복 시에 하는 것이 바람직한데 식후에 혈당이 상승하여 혈당이 170mg/dL 이상이 되면 세뇨관에서의 포도당 재흡수가 억제되어 소변으로 당이 배설될 수 있기 때문이다. 공복시 요당에서 양성 반응을 보이면 혈당검사를 병행한다.

당뇨검사에서는 중요한 기본적인 검사는 식후 12시간 후의 공복시 혈당검사(FBS, fasting blood sugar)인데 다른 검사에 비추어 볼 때 음성 반응을 보여도 당뇨의 가능성이 없다는 결론을 내리기는 어렵다. 공복시 정상인의 혈당치는 70-100mg/dL이지만 경증 당뇨병의 경우 140-300mg/dL, 중증 당뇨병인 경우 300mg/dL 이상이 된다.

구강 포도당 내성검사(oral glucose tolerance test, OGTT)가 공복시의 혈당검사에 비해 더 예민하고 신뢰도가 높은 지표가 되므로 제2형 당뇨병의 진단과 치료에 기본적 자료로 포함시켜야 한다. 식후 12시간 경과 후 공복 상태에서 정맥혈 5-7mL을 채취한 후 성인의 경우 포도당 용액 100g을 구강을 통해 섭취한 후 30분, 60분, 90분 및 120분에 혈액을 채취하여 혈당을 측정한다. 공복시 혈당이 160mg/dL 이상이면 구강 포도당 내성검사를 수행할 필요는 없다. 포도당 용액 100g을 섭취하면 섭취 후 30분-1시간 후에 혈당 농도는 최고조에 달한 후 3시간 후에 정상범위로 돌아오게 된다.

치료 및 간호중재

당뇨병의 기본적 치료는 고혈당을 예방하고 정상 혈당을 유지하여 당뇨병 합병증을 예방할 수 있다. 일단 제2형 당뇨병으로 진단이 내려지면 치료는 당뇨 조절을 위한 일상생활 활동에 초점을 두어야 하며 노인이 당뇨조절 이행에 적극적으로 참여할수록 당뇨에 대한 치료 효과도 증진된다. 제2형 당뇨병은 영양 섭취의 조절, 규칙적인 운동, 처방 약물의 투약, 약물 부작용의 관찰과 합병증을 예방함으로써 최적의 건강상태를 누릴 수 있다. 65세 이상의 노인 환자에게 적절한 혈당조절 목표는 식사 전 공복 혈당은 80-120mg/dL, 취침 공복 시 혈당은 100-140mg/dL, 그리고 식후 혈당은 200mg/dL 정도이며, HbA1C는 7% 이하에 두며 노인은 저혈당에 대한 내성이 낮으므로 저혈당을 피해야 한다.

영양관리

영양관리의 첫 번째 시작은 현재의 영양섭취 유형에 대한 사정이며, 과체중이 있다면 추후의 계획은 점차적이며 안전한 체중 감량 선략을 세우는 것이다. 노인이 식사량을 줄이거나 음식물 대체재의 사용, 투약 또는 단식을 하는 것이 현실적인 접근법은 아니며 특히 제2형 당뇨병을 가진 노인에게는 생명을 위협할 수도 있다.

노인의 식단을 계획할 때 경제적 측면도 고려해야 하며, 치아가 없거나 미각의 변화는 음식의 기호도에 변화를 가져올 수 있다. 당뇨병을 가진 노인의 1일 섭취 열량은 1,800-2,200 kcal 정도를 유지하며, 인슈린 또는 구강 항당뇨제를 투약받고 있다면 저혈당 예방을 위해 1일 섭취 열량을 하루 전체에 걸쳐 적절히 나누어 섭취한다.

영양사가 당뇨를 위한 식단과 교환 식단을 짜지만 간호사는 노인이 식단 또는 교환식단을 일상생활에 적용할 수 있도록 도와준다. 일부 노인들은 편리함과 경제적 이유로 고정적인 식단을 고수하는 경향이 있기 때문이다. 간호사는 노인의 식단 짜기를 도와주면서 건전한 영양섭취에 대한 일반적 원리를 교육할 수 있다. 노인의 과도한 염분 섭취와 지방 섭취를 피하기 위해 식품의 설명서를 읽고, 매일의 영양섭취에 추천된 음식을 사용하고, 저콜레스테롤 음식을 선택하며 식이에는 적절한 섬유질이 포함되어 있어야 함을 강조한다. 당뇨병 노인에게는 특히 영양섭취 방법에 대한 교육이 중요하다. 간호사가 건강한 식습관이 평안감을 증진시킬 수 있다는 내용에 대해서 강조한다면 노인은 요구되는 식습관의 변화를 보다 긍정적인 시각에서 볼 수 있게 될 것이다. 철저한 식단계획과 함께 알코올성 음료, 아이스크림과 당도가 높은 음식을 먹지 않도록 교육한다. 간호사와 노인과의 합리적이고 협력적인 접근에 비해 영양섭취에 대해 지나치게 경직된 통제와 박탈은 오히려 당뇨병 치료의 이행도를 향상시키지 못한다.

운동

신체적 활동은 세포로의 당의 이동과 표적 세포의 인슈린 감수성을 개선하고 체중 감량을 유도한다. 따라서 제2형 당뇨병이 있는 노인에게 있어서 규칙적인 운동은 혈당을 낮추고, 신체적 지구력과 정서적인 평안감을 증진시키고, 순환을 증진시켜 생리적 기능을 직접적으로 강화시킬 수 있으며, 체중 감소에 도움이 될 수 있다. 따라서 운동 프로그램은 계획성 있게 짜여져야 하며 충동적이어서는 안 된다. 운동직전의 혈당이 250 mg/dℓ 이상인 경우 신체적 운동과 함께 혈당이 급격히 상승할 수도 있으므로 일단 혈당이 250mg/dL 이하로 안정되고 다른 건강문제도 조절된 후 점차적으로 신체적 활동을 증가시키는 계획을 짜야 한다. 이때에는 운동에 대한 노인의 한계 능력을 파악한 후 운동프로그램을 시행하기 위한 단기 목표와 장기 목표를 세운다. 제2형 당뇨병을 가진 노인에게는 수영과 가볍게 걷기(brisk walking) 등이 적절한 운동이며 특히 유산소 운동이 큰 도움이 되는데 당뇨병에서의 기본적인 운동 처방은 다음의 <표 12-3>과 같다.

<표 12-3> 당뇨병에서의 기본적 운동 처방

분 류	내 용
· 운동 횟수	· 첫 운동은 근육통 및 피로 발생하므로 격일로 한다. 하루 운동하고 하루 휴식을 취하나 적응이 되면 1주에 4-7회 정도로 점진적으로 늘려간다. · 운동을 통한 혈당 조절 능력의 향상은 2-3일 정도 지속된다.
· 운동 시간	· 단시간 동안 고강도 운동을 하기보다는 저강도의 운동을 한다. · 준비운동과 정리운동을 제외한 본 운동은 20-60분 정도가 되도록 한다.
· 운동 종류	· 유산소 운동을 중심으로 근력운동과 유연성 운동을 한다. · 유산소 운동의 종류 : 걷기, 빨리 걷기, 달리기, 수중 걷기, 수영, 자전거 타기, 가벼운 등산
· 운동강도	· 고강도 운동은 심장과 혈관에 부담을 주며 오히려 혈당이 올라 갈 수 있다. · 최대 심박수법에 의해 40-50%의 저강도 운동에서 시작한 후 점차적으로 강도를 높여 60-80% 강도에 이르도록 한다. · 운동 강도계산법 최대심박수 이용법 : 목표 심박수 = 최대 심박수(220-나이) * 운동 강도(%) 운동 강도 50%에서 60세의 최대 심박수 계산법 : 목표 심박수 : (220-60)*0.5=80회/분 안정시 심박수 이용법 : 목표심박수= {(220-나이)-안정시 맥박수}*운동강도+안정시 심박수 운동강도 50%, 안정시 심박수(60회/분), 60세의 최대 심박수 계산법: 목표심박수={(220-60)-60}*0.5+60=100회/분

투약

제2형 당뇨병은 인슈린 생산 능력이 약간 있으므로 식이 조절을 통해 당뇨를 성공적으로 조절할 수 있지만 노인이 당뇨 식이를 이행하기가 어렵거나 당뇨가 초기에 발견되지 못한 경우 췌장에서의 인슈린 분비를 자극하기 위해 경구투약 약물을 처방하기도 한다(표 12-4).

제2형 당뇨병의 치료에 효과적인 약물은 설폰 요소제(sulfonylureas)이며, 설폰 요소제와 유사한 약물로 chlorpropamide가 있지만 작용시간이 길어 저혈당의 위험 가능성이 크기 때문에 노인에게는 사용하지 않는다. 노인에게는 간을 통해 배설되는 설폰 요소제가 많이 이용되는데 설폰 요소제의 부작용은 위장장애와 알코올과의 반응이다.

<표 12-4> 혈당 개선제

약 물	작용기전 및 적응증	부작용	금기 및 특이 사항
제 1세대 sulfonylurea · chlorpropamide (Diabenese) · tolbutamide(Orinase) · tolizamide(Tolinase)	기전 : 췌장자극으로 인슈린 분비 적응증 : 식이요법에 실패한 제2형 당뇨병	저혈당, 간기능 이상, 체중증가, 수분저류, 고인슐린혈증	금기 : 1형 당뇨병, 임산부, 수유부, 신질환, 감염증, 케톤산혈증 chlorpropamide : 반감기가 길어 노인에게 저혈당 유발
제 2세대 sulfonylurea · glyburide(Diabeta) · lipizide(Glucotrol)	기전 : 췌장자극으로 인슈린 분비 적응증 : 식이요법에 실패한 제2형 당뇨병	저혈당, 간기능 이상, 체중증가, 수분저류, 고인슐린혈증	glipizide는 glyburide에 비해 반감기가 짧아 노인의 저혈당 유발 가능성이 적음
Meglitinide	기전 : 췌장자극으로 인슈린 분비 적응증 : 식후 고혈당, sulfonylurea에 의한 저혈당 위험, 신장애에서도 사용 가능		
biguanide · metformin	기전 : 간에서의 당 신생억제, 식욕저하 적응증 : 비만, 대사성 증후군 공복 고혈당	설사, 위불편감, 오심, 금속성 냄새, 식욕저하	금기 : 간장애 및 신장애, 심근 경색증, 패혈증
α-glucosidase 억제제 · acarbose · boglibose	기전: 장에서 전분 및 이당류 흡수 방해 적응증 : 식후 고혈당		

차세대 설폰 요소제로써 현재 Glyburide(Micronase and DiaBeta)와 Glipizine(Glucotrol)이 시판되고 있는데 이들 약물은 선세대 설폰 요소제에 비해 약물작용이 100-200배 정도나

강력하기 때문에 소량을 투여해도 되며 하루 1회만 투약해도 된다. 제 2형 당뇨병의 조절을 위해 경구로 항당뇨제를 투약할 경우 영양섭취가 조절되지 못한다면 저혈당증의 위험이 따른다. 경구 당뇨투약자에게 나타나는 혼동, 발한, 예민해지고 피부색이 창백해지고 호흡이 얕아지는 것과 같은 저혈당성 반응을 나타내는 경우가 많다.

Insulin

앞에서 설명한 식이, 운동과 경구 항당뇨제의 투약이 혈당 수준과 당뇨병의 증상 완화에 별다른 효과가 없으면 인체에서 생산하는 인슈린 공급량을 보충해 주는 인슈린 치료를 시작한다(표 12-5). 인슈린 치료의 목표는 정상적 혈당을 유지하여 당뇨의 심각한 합병증을 예방하는 데에 있다. 적절한 혈당과 저혈당 간의 균형을 유지하기 위해 많은 조정이 필요하며, 노인이 저혈당의 위험에 노출되는 것을 막기 위해 혈당수준을 정상보다 약간 올려주는 방법이 주로 이용된다.

혈당 수준이 안정될 수 있도록 인슈린 투약의 시기와 빈도를 조정하며, 투약 경로로 주로 이용하는 곳은 피하이다. 인슈린을 경구 항당뇨제와 함께 이용하기도 하지만 아직 임상적 측면에서 효과가 실증되지는 못했다. 인슈린 투약의 교육에 포함시켜야 할 내용은 가정에서 인슈린 및 주사기 보관법, 사용해야 할 인슈린의 종류, 농도(u-100), 약물효과 발현시간, 처방 용량, 운동과 질병을 고려한 인슈린 처방 용량의 근거, 인슈린 치료에 대한 부작용 등이다.

<표 12-5> 인슈린

분 류	종 류	종 류	작용시간
인슈린	속효성 인슈린	· Regular insulin(DS insulin) Semilente insulin	작용발현 : 0.5-1시간 지속시간 : 6시간
	중간형 인슈린	· Isophane insulin(NPH 인슈린) · Lente insulin	작용발현 : 1-1.5시간 지속시간 : 8-12시간
	지속형 인슈린	· Ultralente insulin	작용발현 : 0.5-1시간 지속시간 : 6시간
인슈린 작용기전	대사 증진 : 탄수화물 대사, 지방대사, 단백질 대사, 수분 및 전해질 대사 증진, DNA, RNA 및 ATP 형성 자극 인슈린 길항제 : 성장호르몬, catecholamine, 갑상선 호르몬, 부신피질 호르몬, ACTH		

당뇨병 노인은 저혈당에 대한 부신의 경고 신호 상실과 정상적 노화로 저혈당에 대한 민감도가 감소되므로 저혈당의 징후와 증상에 대해 알고 있어야 한다. 주사 방법에 대한 교육은 정확한 투약량, 주사 부위의 선택과 교대, 주사 부위의 준비, 주사기의 재사용 및 처리과정과 약물주입에 초점을 둔다.

당뇨병 교육

당뇨병 치료로 식이 요법, 운동 요법 및 약물 요법 외에 당뇨 교육은 대단히 중요하며, 당뇨 교육은 건강 소비자 본인, 가족 및 간호제공자를 포함하여 이루어져야 한다. 자신의 질병에 대한 학습 능력과 치료 이행 능력은 건강 소비자의 인지능력, 기억과 관심도는 물론 우울 및 불안, 시력장애 및 청력장애에 의한 영향을 받게 된다. 특히 당뇨질환은 시력감퇴를 가져와 독서를 어렵게 하고 타인과의 상호작용을 제한함은 물론 생명을 위협하는 만성질환의 대처를 어렵게 하고 불안감을 가중시키므로 합병증 예방 교육이 매우 중요하다.

1회의 교육으로 당뇨관리에 대한 모든 것을 교육시키려 한다면 실패하기 쉽다. 교육 매체를 이용하면 학습이 보다 성공적으로 이루어질 수 있다. 제2형 당뇨를 가진 노인 환자의 교육에는 영양, 투약, 운동, 혈당조절, 발의 관리와 당뇨의 합병증 예방에 필요한 지침을 포함시킨다.

당뇨 교육에서 고려할 일반적 학습 내용은 다음과 같다.

- 당뇨교육은 4-6주에 걸쳐 당뇨에 대한 일반적 지식을 제공하고, 심리 사회적 기능의 강화와 증진에 초점을 둔다.
- 교육 중재 전에 노인의 시력, 기민성, 기억력과 기동성에 대한 철저한 평가가 이루어져야 한다.
- 학습내용에 대해 얼마나 많이 이해하고 있는가를 알기 위해 개방형 질문을 던진다.
  "이제 아침식사의 음식을 바꾸어야 하는데 아침식사로 무엇을 드시려고 합니까?"
  "아침에 insulin 주사 준비를 하는 방법에 대해 설명해 보십시오."
- 첫 번째 우선 순위는 당뇨식단 짜기와 투약에 대한 학습이며 노인 환자와 가족을 교육대상에 포함시킨다.
- 건강증진과 건강유지를 위한 교육은 노인 개개인의 요구를 반영하여 수행한다.
- 질병과정 및 처방된 치료계획 이행의 중요성을 강조한다.
- 건강소비자의 요구 및 능력을 사정하여 개별화된 교육을 제공한다.
- 식이, 투약, 운동, 위생, 고혈당 및 저혈당의 예방, 인식, 치료법에 대해 설명한다.

- 병원 방문 날짜에 대한 약속을 지키고 목표 혈당치를 유지하도록 격려한다.
- 노인의 당뇨에 대한 기초 지식과 추가적인 학습 요구를 지속적으로 평가한다.

당뇨병 관련 신체적 자가간호 활동과 관련된 교육 내용은 다음과 같다.

- 합병증 예방을 위한 자가간호 방법을 교육한다.
- 발간호를 강조한다.
- 감기, 독감 및 위장 불편감 등이 있을 때 가정용 혈당 측정계를 사용하여 8시간 마다 혈당을 측정한다.
- 독거노인의 경우 하루에 수회씩 누군가가 노인의 신체적 상태를 확인하도록 한다.
- 당섭취의 조절을 위해 간호대상자와 가족에게 식이조절과 교환식품 목록의 활용을 교육한다.
- 간호 대상자와 가족에게 혈당측정계의 사용법을 교육한다.
- 매년 안검사와 당뇨성 신병변 검사를 받도록 한다.
- 당뇨성 신경병변의 증상을 설명하고 감각 저하가 신체적 손상을 은폐 시킬 수 있음을 강조한다.
- 심한 오심, 구토, 심한 설사 또는 고열이 있는 경우 오렌지 쥬스, 토마토 쥬스, 국, 녹차, 커피 또는 콜라 등의 음료를 10-15분마다 조그만 티스푼으로 떠먹는다. 계속 오심 및 구토, 설사를 하게 되면 병원을 방문한다.
- 음식 및 음료를 전혀 섭취할 수 없을 때, 24시간 이상 정상적 음식 섭취를 할 수 없을 때, 열이 있을 때는 병원을 방문한다.

당뇨병의 합병증 예방

당뇨병 합병증으로 케톤산증, 말초신경 병변, 말초혈관 질환, 심혈관계 질환, 망막 질환, 그리고 구강 항당뇨제 또는 인슈린 치료에 의한 저혈당증 등이 있다. 당뇨병이 있는 경우 당뇨병이 없는 경우에 비해 고혈압의 발생이 10배나 되기 때문에 TIA, 뇌졸중, 관상혈관 질환, 심근 경색증, 뇌죽상 경화증, 망막 질환, 신경 질환 및 인지장애에 대한 위험성이 높다(표 12-6). 고혈당 상태에서는 피부 및 소변 등에 포도당이 많아 세균 증식이 용이하므로 피부 및 요로계 감염증과 질염에 잘 걸리게 된다.

<표 12-6> 당뇨병 합병증 예방

합병증	예 방 법
심장 혈관계	· 정상 체중을 유지한다. · 규칙적인 운동을 한다. · 저지방 식이, 고섬유질 식이를 통해 혈중 콜레스테롤 수준을 낮춘다.
눈	· 1년에 1회 안과진찰로 눈의 질병을 조기 치료하여 실명을 예방한다.
치아	· 잇몸 질환 및 잇몸 농양과 같은 치과질환을 예방하기 위해 정규적으로 치과를 방문하고 가정에서의 치아 위생을 강조한다. · 잇몸이나 치아에서 출혈, 통증 및 궤양이 있으면 치과를 방문한다. · 매 식사 후 칫솔질을 하며 치실을 사용한다.
피부	· 칼에 베이거나 자극적 부위는 매일 피부 상태를 관찰한다. · 따스한 물, 순한 비누로 목욕한 후 물기는 타월로 두드려가며 건조시킨다. · 면제품의 속옷을 입는다.
신장	· 성규석으로 단백뇨 검사를 한다. · 요로 감염증(배뇨곤란증, 혈뇨, 농뇨)이 나타나는 즉시 의사를 방문한다.
발	간호중재에서 발의 간호 참조

저혈당증 예방

저혈당의 원인 및 증상

대부분의 건강한 사람의 경우 저혈당이란 전혈의 포도당 농도가 50mg/dL인 경우로 정의하는데 건강한 사람은 전혈의 포도당 농도가 55mg/dL이하로 되는 경우 인지기능이 저하되는 데에 근거를 두고 있다. 당뇨 환자의 1/3에서 저혈당을 경험하며 저혈당 경험자 중 55%에서 야간 수면 중에 저혈당을 경험한다고 한다. 정상적 성인은 식후에 약 70g의 글리코겐을 간에 축적시키며 이 글리코겐은 분해되어 공복시 24-48시간 동안 포도당을 공급할 수 있다. 따라서 공복 후 24-48시간이 지나면 간에 저장되어있던 글리코겐은 점차로 소실되고 그 후 혈당의 유지는 아미노산 및 지방으로 부터 포도당의 신합성에 의존하여 이루어진다.

뇌의 신경세포가 포도당을 충분히 공급받지 못하면 신경세포의 포도당 결핍에 의한 신경세포의 기능저하로 의식저하 및 운동기능 저하 등이 나타난다. 저혈당은 흔히 인슈린이나 경구혈당 강하제 투여 중 식사를 거르거나 평소에 비해 식사 시간이 지연되거나 식사량이 적은 경우, 식사량에 비해 활동량 및 운동량이 지나치게 많을 때, 인슈린이나 경구혈당 강하제 투여량이 과도할 때 그리고 알코올 섭취 후에 나타난다. 제 2형 당뇨병이 있는 노인에게 나타나는 저혈당증은 대개 음식 섭취를 충분히 하지 못했을 때, 무리한 운동을 했거나 또는 인슈린 투약량이 지나치게 많을 때에 나타난다.

노인에게는 저혈당의 일반적 증상인 빈맥, 발한(perspiration)과 불안이 잘 나타나지 않는 반면 행동장애, 경련, 혼동(confusion), 지남력 장애(disorientation), 불면, 야간 두통, 무의식과 말이 둔해지는 현상이 잘 나타난다(표 12-7).

<표 12-7> 저혈당 증상

종 류	증 상
자율신경계	· 진전, 발한, 빈맥 · 심계항진, · 사지의 저림
신경포도당 결핍증	· 사고지연, 시야가 흐려짐, · 말이 느려짐, 부조화, · 어지러움증, 피로/수면
기타	· 배고픔, 오심, · 기력약화, 두통

저혈당의 치료 및 간호중재

저혈당을 경험하는 당뇨병 환자 중 50% 정도가 야간 저혈당을 경험하며 야간 저혈당의 원인은 계획성 없는 과도한 운동이나 신체적 활동을 하는 경우이다. 야간 저혈당이 있는 경우 인슈린 투여량을 줄이거나 취침전 혈당이 126mg/dL 이하인 경우 1일 섭취 열량의 10% 정도를 취침전 간식으로 섭취하도록 한다(표 12-8).

<표 12-8> 야간 저혈당 예방법

- 취침전 처방된 간식을 먹는다.
- 취침전 정기적으로 자가 혈당 측정을 한다.
- 취침전 혈당이 126mg/dL 이하인 경우 탄수화물이 포함된 간식을 한다.
- 주간에 과격한 신체적 활동이나 운동을 한 경우 야간에 탄수화물 간식을 추가한다.
- 야간 저혈당이 발생하면 주 1회 새벽 3시경에 혈당을 측정한다.

저혈당 치료는 혈당이 72mg/dL 이하이거나 경미한 저혈당의 초기 증상이 있을 때 시작하는데 5g의 포도당은 15mg/dL의 혈당을 증가시킬 수 있으므로 10-20g의 당질을 섭취하면 혈당이 30-60mg/dL 정도 상승하므로 혈당이 50mg/dL 이하의 저혈당에서는 20-30g의 탄수화물이 필요하게 된다(표 12-9).

지방 함유량이 높은 아이스크림, 피자 및 도너츠 등은 혈당 상승에 대한 신속한 효과가 없어 권장하지 않으며 당질 함유가 적은 식품인 경우 양을 보다 많이 주도록 하여 포도당의 공급을 증가시킨다. 저혈당 치료 후 인지능력의 회복에는 45-75분 이상이 소요되므로 저혈당 치료 직후 수영 및 운전 등의 위험한 운동이나 활동은 제한하여야 한다.

<표 12-9> 탄수화물 15g 포함 음식

- 클라씩 콜라, 과일쥬스 1/2 컵(125mL)
- 짭짭한 크래커 6개
- 빵 1개 또는 토스트 한 조각
- 꿀 또는 설탕 큰 수푼 1개(13g)
- 아이스크림 또는 야쿠르트 1/2컵(125mL)

"혈당이 60mg/dL 인 사람이 10g의 당질을 섭취하고 약 30분 후 혈당이 97mg/dL로 상승하고, 혈당이 58mg/dL 인 사람이 20g의 당질을 섭취한 후 약 45분 후에 122mg/dL으로 상승된 후 60분 후에는 다시 혈당이 감소되기 시작한다."

노인의 저혈당 치료는 신속해야 하며, 의식이 있다면 당의 흡수가 신속히 이루어질 수 있는 쥬스나 설탕물을 공급한 후 탄수화물과 단백질 식품을 공급한다. 우선 흡수가 신속한 당류로 혈당을 증가시킨 후에 공급된 탄수화물과 단백질은 저혈당의 재발을 예방해 준다. 당뇨병 노인과 가족에게는 저혈당의 예방, 노인 자신이 당뇨병 환자임을 인식할 것과 항상 신속하게 먹을 수 있는 당류를 몸에 지니고 있어야 할 필요성과 중요성에 대해 교육시킨다.

노인에게 의식이 없다면 글루카곤(glucagon) 0.5-1.0mg을 피내 또는 근육주사 하는데 가족에게 글루카곤 주사 방법도 기본적인 당뇨교육 내용에 포함시킨다. 글루카곤 주사가 여의치 못할 경우 각설탕이나 꿀과 같은 젤 형태의 포도당을 구강 안쪽에 놓은 후 맛 사지를 해주면 구강 점막을 통한 당의 흡수를 도와준다. 무의식에 빠졌던 노인이 의식을 완전히 회복하면 탄수화물과 단백질 식품이나 스낵을 준다. 무의식에 빠진 노인에게 일단 포도당을 투여하면 빈맥, 부정맥, 심근경색증 또는 뇌졸중을 예방할 수도 있으며 혹시 고혈당으로 무의식에 빠졌다 하여도 커다란 피해를 초래하지는 않는다.

혈당의 자가조절

당뇨병 노인의 간호중재는 당뇨병 합병증 예방에 초점을 두며 합병증 예방의 첫걸음은 혈당 수준의 자가조절이다. 혈당 자가조절에 이용되는 방법은 혈당 수준을 직접적으로 측정하는 혈당계의 사용인데 혈당계 사용은 소변 검사에 비해 이점이 많으나 사용자의 시력이 정상이어야 하며 혈당계를 사용할 수 있는 체력과 근운동의 조화가 따라야 한다. 혈당검사는 공복시, 식간, 식후 1-2시간에 교대로 실시하여 측정한 혈당 수준을 치료 계획에 반영해야 한다. 혈당계는 첨단기계를 이용한 것으로 노인에게는 생소할 수 있으므로 사용방법을 상세하게 가르쳐 준다. 제2형 당뇨병의 합병증을 예방하기 위해 1년에 1회 정도 안과를 방문하며, 피부와 발관리를 하며, 1년에 1회 정도 신장기능을 평가하기 위해 단백뇨 검사와 요분석 검사를 한다.

간호사는 제2형 당뇨병을 가진 노인에 대한 조정자로써 제2형 당뇨병의 진단과 안정화 초기에는 간호사의 역할이 보다 적극적이고 활발하지만 간호중재의 중요한 목적은 노인 스스로가 자가간호에 필요한 간호기술을 습득하도록 교육시키는 데에 있다. 자가 간호 교육은 급성치료기관에서 시작되지만 가정에서 실제적으로 적용할 수 있게 이루어져야 한다. 간호사는 노인 스스로가 자신의 건강에 대해 책임 의식을 갖고 당뇨 식단을 짜고, 항당뇨제를 투약하고, 신체적 운동을 하고, 혈당을 자가 조절할 수 있도록 격려해 준다. 당뇨에 대한 간호활동은 간호사 단독으로 하기보다 당뇨병의 가진 노인과 함께 함으로써 당뇨 합병증을 효과적으로 예방할 수 있다.

노인 당뇨병에서의 일반적 간호중재

당뇨병이 모든 연령에서 유사하게 관리되지만 노인에게 고려해야 할 사항이 있다.

- 활력증후, 체중, 수분 섭취, 배뇨량 및 열량섭취량을 정확하게 기록한다.
  6-8주마다 혈당 또는 glycosylated hemoglobin 수준을 조사하여 당뇨치료 계획에 반영한다.
- 당뇨병 치료에 동반되는 저혈당증과 같은 급성 합병증의 발생 여부를 관찰한다.
- 뇌졸중, 관상혈관질환, 및 말초혈관 장애와 같은 심혈관계 합병증이 있는 경우 손이나 발의 무감각 및 통증, footdrop과 신경원성 방광 등이 있는가를 관찰한다. 이러한 증상은 당뇨병성 신경병변을 의미한다.
- 요로감염증 또는 질염 등이 있는가를 관찰한다.

- 가정내 환경을 주의깊게 사정하여 시력저하로 인한 안전사고를 사전에 예방한다. 시력 결손을 보상해 줄 수 있는 렌즈와 안경의 사용과 수술도 고려한다.
- 당뇨에서 나타나는 사지의 순환 감소와 감각 저하는 화상이나 상해에 노출될 가능성이 높다. 목욕전 목욕물의 온도를 확인하고, 날씨가 추울 경우 보온을 해야 한다. 꽉 끼이는 신발이나 스타킹은 피한다.
- 노화로 미각이 저하되면 더 많은 양의 소금을 사용하며 치아 상실은 식품의 선택을 제한하여 영양장애를 야기할 수도 있다.
- 투약과 혈당 수준을 매일 기록하여 병원 방문시 기록 내용을 가지고 오도록 한다. 기록내용을 검토하여 노인의 혈당관리 상태를 사정하고 교육 자료로 이용할 수 있다.
- 사지의 혈액 순환저하로 발의 건강을 유지하고 증진시키기 위한 교육이 필요하다(표 12-10). 특히 엄지발톱 관리, 감염증 예방, 면 스타킹 사용, 꽉 끼이지 않는 구두와 신발의 착용, 발에 상처를 줄 수 있는 상황을 피해야 함을 강조한다. 특히 티눈이나 활액낭염이 있으면 치료를 받는다.
- 만성질환에 대처해 가는 심리 사회적 태도가 가장 중요하다. 생존 전체 기간을 통해 치료계획을 고수해야 한다는 부담감은 불안, 무기력함, 우울 등을 초래하게 된다. 불안, 무기력함과 우울을 경험하면 그 후 자신의 건강에 소홀해지며 당뇨를 악화시키는 과식이나 투약 거부와 같은 불건강한 습관으로 발전하기도 한다.
- 당뇨의 진단과 함께 지속적인 주사와 같은 약물투약 및 음식물의 섭취 제한에 대한 이행 또는 당뇨 합병증에 대한 부담감으로 불안, 공포와 우울을 경험하기도 한다. 심각한 정신 건강문제나 우울이 나타나면 전문가의 도움이 필요하다.

당뇨 치료의 이행에 실패하면 일련의 신체적 합병증을 초래하여 정서적으로 더욱 불안해진다. 많은 노인들은 배우자, 친구, 또는 이웃이 당뇨로 고통을 받고 있을 때 당뇨를 간접적으로 경험하는데 이와 같은 당뇨의 간접적인 경험이 당뇨에 대한 오해와 추후의 대처를 불가능하게 하는 공포를 조장시키기도 한다. 당뇨에 대한 대처전략을 지속적으로 증진시키고 새로운 대처방법을 제시해주는 간호중재는 노인이 건강한 생활양식을 즐길 수 있다는 확신을 심어줄 수 있다. 가족, 친구와 다른 당뇨 경험자로부터 받게 되는 지지는 간호사의 노력을 덜어줄 수 있다.

<표 12-10> 당뇨병 노인의 발간호

- 발은 매일 닦으며 발가락 사이는 건조시킨다.
  - 발을 물에 오래 담그면 발이 지나치게 건조해 지므로 발을 물에 담그지 않는다.
- 발은 따뜻하고 건조하게 유지시킨다.
  - 면양말은 습기를 품고 있지 않으므로 좋다.
  - 발에는 뜨거운 물병, heater 또는 battery에 의해 작동되는 보온기를 사용하지 않는다.
- 건조한 발에는 로션을 발라주나 발가락 사이에는 바르지 않는다.
  - 발가락 사이가 건조하지 않으면 진균 감염의 가능성이 높기 때문이다.
- 발에 땀이 많이 나면 발가락 사이에 베이비 파우다를 사용한다.
- 손톱이나 발톱은 10-15분 정도 물에 담갔다가 깍는다.
  - 손톱깍기를 이용하여 발톱을 둥글게 깍지 않고 일자로 자른다.
  - 발톱이 너무 두꺼워서 깍기가 어렵다면 의사의 도움을 받는다.
- 발을 긁히거나 베이고, 발에 발적이 되거나 물집이 생기면 즉시 적당한 치료를 받는다.
- 편안하고, 끼이지 않는 구두를 착용한다.
  - 질이 좋고 편안한 운동화가 발의 안전을 극대화시켜 줄 수 있다.
- 새 구두나 새 운동화는 처음부터 장시간 신지 않는다.
  - 처음에는 하루에 1시간 정도 신다가 점차 착용시간을 길게 한다.
- 신발을 신기 전 신발 속에 들어있던 모래나 돌멩이를 제거하여 발의 손상을 피한다.
- 실내에서도 맨발로 다니지 않는다.
  - 해변에서는 뜨거운 모래 또는 날카로운 물체에 의한 손상을 피하기 위해 샌들을 착용한다.
- 흡연은 발과 다리의 혈액 순환을 저하시키므로 흡연을 하지 않는다.
- 티눈을 스스로 가정에서 제거하려 하지 말고 의사의 도움을 받는다.
- 발이나 하지에 압통, 열감, 발적, 분비물, 무좀과 통증이 있거나 발톱이 내부를 향해 자라면 병원을 방문한다.
- 하지의 혈류 차단을 예방하기 위해 꼭 조이는 스타킹이나 거들의 착용을 피하고 다리를 장시간 꼬고 있지 않는다.

간호기록 사항

간호사와 당뇨병 노인 모두는 치료과정의 진행 사항을 기록해 둔다. 혈당수치, 투약용량, 건강상태도 환자 스스로가 확인하고 기록해 둔다. 간호사는 환자에 대한 교육내용, 전략, 교육이 환자의 지식과 자가간호 이행도를 증진시켰는가에 대한 결과도 기록한다. 치료계획의 변경에 대한 노인의 반응은 물론 치료계획도 기록하며 다른 건강관리 전문가의 자문과 의뢰에 대한 결과도 기초적인 자료로 포함시킨다.

퇴원계획

의료기관에 머무르는 동안 당뇨로 진단을 받고 자가간호 관리에 대한 교육을 받으면 간호사는 환자가 받은 자가간호 관리 내용을 가정상황에 적용할 수 있도록 도와준다. 퇴원전 주사기의 구매, 투약, 식단 준비와 추후간호를 위한 병원 방문날짜에 대한 정보를 제공한다. 위기상황에서 취해야 할 대처 행동과 전화번호를 포함한 응급간호에 대해 환자는 물론 환자를 간호하게 될 가족과 함께 검토하고 의논한다.

삼차 예방

당뇨병 노인에 대한 삼차 예방 간호중재의 목표는 신속한 재활과 정상적인 생활유형의 회복에 있다. 노인에게 있어서 적절한 형태의 언어적, 청각적, 촉각적 신호로서의 감각 자극은 타인과의 상호작용을 증진시킬 뿐만 아니라 일상생활의 활동을 강화시킬 수 있다. 만성질환 노인이 자신의 질병 관리 및 치료에 대해 책임감을 갖도록 지지해준다. 간호사는 노인의 신체적 관리는 물론 의사결정에 노인을 포함시키고, 노인에게 자가간호에 기여할 수 있는 능력이 있음을 격려해준다.

혈당수준의 정상적 유지는 당뇨의 합병증을 예방해 주고 또한 진행 중인 합병증의 악화를 예방해 줄 수 있으므로 혈당조절이 매우 중요하다. 발, 눈과 피부 간호중재는 당뇨병 치료의 중요한 부분으로 가능하면 적절한 시기에 환자에게 위임해 준다. 또한 간호사는 노인이 인플루엔자와 폐렴에 대한 예방접종을 하고, 심혈관의 기능유지를 위한 운동과 안전한 가정 환경을 조성하는 것과 같은 건강증진 전략에서 선취권을 갖도록 격려해준다.

노인이 외과적 수술을 요구하는 심각한 순환장애를 가지고 있다면 재활 프로그램이 필요하다. 당뇨 노인에게 말초혈관 장애가 나타나면 사지절단수술을 하는데 노인에게 주로 행해지는 사지 절단술은 주로 무릎 위 절단술이다. 일단 수술 후 급성기가 지나면 간호사는 노인이 사지 절단술이라는 신체적 상황과 신체의 일부분을 잃었다는 정서적 상황에 적응할 수 있도록 도와준다.

하지 절단술을 받은 당뇨병 노인 환자의 재활을 위해 흔히 4 단계의 접근법을 이용할 수 있다. 첫 단계는 수술 상처로부터 적절히 회복할 수 있는 안전하고 조용한 환경 속에서 휴식을 취하고 적절한 영양을 공급받는다. 특히 절제된 사지부위에서 느끼는 환상통(phantom pain)에 의한 통증과 불편감으로부터 벗어날 수 있도록 배려해준다. 두 번째 단계는 회복과정 동안에 사지 절단부(stump)에 합병증이 나타나는가를 관찰한다. 세 번째 단계는 환자가 보조기구를 이용하여 걸을 수 있도록 준비해주는 조직적인 운동 프로그램을 세우고 환자의 움직임이 증가함에 따라 운동 프로그램을 강화시켜 간다. 마지막 네 번째 단계에서는 노인이 하지 절제술을 받기 전의 자신과 다리를 상실한 후의 자신을 비교하며 슬퍼하고 비탄에 빠질 때 지지해주고 도와준다. 사지절제술을 성공적으로 해결한 경험자를 만나도록 배려하는 것도 도움이 된다. 가족 구성원이 환자를 지지해주고 언어로 표현되는 분노와 실망의 감정을 이해하도록 교육시킨다.

2. 갑상선 질환

노화와 갑상선 질환

갑상선의 정상적 노화

갑상선은 기관 앞쪽에 있는 나비 모양의 내분비선으로 무게는 20-30g 정도이며, 내분비선 중 가장 먼저 알려진 호르몬이다. 이미 1850년 Curling은 갑상선 호르몬의 저하로 나타나는 크레틴병(cretinism)에 대한 보고를 하였다. 갑상선은 수많은 여포로 이루어져 있고 여포는 교질용액으로 채워져 있으며, 교질 용액의 주성분은 thyroglobulin이다. thyroglobulin은 thyroxine과 단백질의 결합체로 thyroglobulin으로부터 지속적으로 thyroxine이 유리되어 혈액 중으로 방출된다.

갑상선에서 분비되는 주요 호르몬에는 thyroxine과 triiodothyroxin의 두 가지가 있다. 아미노산 tyrosine에 4분자의 iodine이 결합하여 만들어진 thyroxine을 T_4, 아미노산 tyrosine에 3분자의 iodine이 결합하여 만들어진 triiodotyroxine을 T_3 라고 한다. tyrosine 염기와 1개의 요오드가 결합된 것을 MIT(monoiodotyrosine), tyrosine 염기와 2개의 요오드가 결합된 것을 DIT(diioiodotyrosine)라고 하는데 두 분자의 DIT는 축합 반응에 의해 T_4가 형성되며, MIT와 DIT의 축합반응으로 T_3가 생성된다. T_4와 T_3의 화학적 구조가 유사하며 인체조직에 대한 생리 효과는 동일하나 생리 효과가 나타나는 속도는 다르다(표 12-11).

노화와 함께 갑상선은 섬유화가 증가하고, 포상세포의 충실성과 크기가 저하되고 결절형성이 증가한다. 개개인에 따라 갑상선의 크기가 작아지기도 하고 커지기도 하지만 건강한 노인의 경우 갑상선의 기본적 기능과 생리적 예비능력은 대개 정상이다. 그러나 나이가 많아짐에 따라 신체적 활동이 저하되면서 T_3와 T_4의 혈장 농도가 40-50% 정도로 감소한다. 나이가 많아짐에 따라 갑상선 기능저하증의 이환율은 1-4% 정도인 반면 비독성 결절성 갑상선종(nontoxic modulor goiter)의 이환율은 증가한다. 갑상선 질환에는 크게 갑상선 기능항진증과 갑상선 기능저하증의 두 가지가 있다.

<표 12-11> 갑상선 호르몬 T_4와 T_3의 비교

종류	단백질 결합력	혈중 유리농도	강도	작용효과
T_3	1	1	3-5	신속 : 수시간 이내에 효과, 2주 정도 지속
T_4	3	1/3	1	지연 : 48시간 정도에 효과, 2주에 최고, 6주 정도 지속

갑상선 기능 항진증(갑상선 중독증)

갑상선 기능항진증은 갑상선 호르몬의 과도한 생산과 과도한 방출을 뜻하며, 유사하게 사용하는 갑상선 중독증(thyrotoxicosis)은 과량의 갑상선 호르몬에 의해 초래되는 생화학적·생리적 변화를 포함하는 복합적 개념이다. 60세 이상의 노인에게 식욕이 없고, 움직이기 싫고, 타인과의 접촉을 기피하는 무감동성 갑상선 기능항신증(apathetic hyperthyroidism)이 나타나기도 한다. 갑상선 기능항진증이 있는 노인의 50% 정도에서는 임상적 증상으로 빈맥, 심방 세동(atrial fibrillation), 별다른 이유 없는 체중감소와 정신증을 보인다.

Grave씨 병은 갑상선 중독증의 일반적 유형으로 유발인자는 성과 가계적 소인이며 여성이 남성에 비해 3-10배 정도 이환율이 높은데 원인은 면역체계 기능의 유전적 결함인 것으로 알려져 있다.

Grave씨 병은 자가 면역성 질환으로 인체에서 생산되는 갑상선 자극 호르몬 수용항체(TSH receptor antibody, thyroid stimulating hormone)가 갑상선과 결합하여 갑상선을 자극하면 T_3와 T_4의 과도한 분비를 초래한다. 다른 면역성 질환과 마찬가지로 Grave씨 질환도 악화와 일시적 회복이 주기적으로 반복된다.

Grave씨 병에서는 갑상선 기능을 자극하고 높은 수준의 T_3 농도에 의해서도 방해를 받지 않는 LATS(long-acting thyroid stimulator)가 나타난다. 갑상선 중독증의 효과는 catecholamine 중 특히 epinephrine에 의해 유도되는 현상과 매우 유사하며, 갑상선 중독증에서 나타나는 부신의 과활동은 갑상선 호르몬의 직접적 효과 또는 catecholamine의 부가효과 때문인 것으로 알려져 있다.

임상적 증상

Grave씨 질환은 인체의 모든 기관에 영향을 미쳐 다양한 임상 증상을 가져온다. 임상 증상을 가져오는 생리기전이 완전히 밝혀지지는 않았지만 원인은 catecholamine에 대한 민감도의 증가인 것으로 알려져 있다.

피부와 머리카락

갑상선 호르몬의 과도 분비는 인체 대사의 증가와 열생산의 증가를 가져오는데 열생산이 증가하면서 체온이 상승하므로 땀을 많이 흘리거나 말초혈관이 이완되는 현상이 나타난다. 손은 대개 축축하고 붉은 색을 띠고 있으며, 얼굴빛은 불그스레하며 쉽게 붉어진다. 과량의 갑상선 호르몬은 단백질과 지방의 합성과 파괴를 증가시키지만 파괴가 합성을 능가한다. 따라서 갑상선 중독증에서는 피부가 매우 얇아지고 머리카락은 가늘어져 곱슬곱슬한 퍼머머리를 유지할 수 없게 된다.

손톱도 얇고 약해지며 손톱의 가장자리 바깥쪽 부분은 조상(nailbed)으로부터 떨어져 나가고, 연결부위가 불규칙하고 오목하게 패이는(Plummer's nail) 특징적인 모습을 보이게 된다. 또한 손톱 밑에 때가 잘 끼고 때가 잘 빠지지를 않아 손톱 밑이 더러워진다.

피부는 색소 침착 부위가 증가하거나 반점성 백반(patch vitiligo)이 나타나는데 색소 침착은 갑상선 호르몬이 부신피질에서 분비되는 코티졸(cortisol)의 대사를 증가시키기 때문에 나타난다. 뇌의 시상하부(hypothalamus)는 코티졸의 수준이 저하되면 뇌하수체 전엽을 자극하여 ACTH(adrenocorico trophic hormone)를 방출시키며, ACTH 호르몬은 부신피질에서의 코티졸 방출을 자극한다. 그러나 ACTH가 과도하게 방출될 때 뇌하수체 전엽에서 분비되는 MSH(melanocyte-stimulating hormone)도 과도하게 분비되기 때문에 피부에 색소 침착이 나타난다.

근육

과량의 갑상선 호르몬은 단백질의 합성과 파괴를 증가시키나 파괴가 합성을 능가하여 근육의 약화와 피로감을 초래한다. 근육의 약화는 사지의 근위부에서 보다 두드러져 계단을 오르거나 다리를 신전시키는 데에 어려움을 갖는다. 심한 경우 사지의 근위부에서 근소모가 심해 전체 체중과 사지 근위부가 불균형을 이루기도 한다.

심혈관계

갑상선 중독증 노인에게는 심혈관계의 증상이 두드러지게 나타나는데 대사항진으로 과도하게 생산된 열을 처리하기 위해 순환계의 부담이 커지므로 심박출량(stroke volume)과 심박동수가 모두 증가한다. 대사 요구의 증가와 갑상선 호르몬의 직접적인 효과로 인해 휴식을 취하고 있을 때조차 빈맥이 나타난다. 수면을 취하는 동안 맥박을 측정하면 갑상선 중독증에 의한 빈맥과 정신적 스트레스에 의한 빈맥을 식별할 수 있다. 갑상선 중독증으로 빈맥이 나타날 경우 휴식 중의 맥박수가 적어도 1분에 90회 이상이 된다. 심장에 대한 갑상선 호르몬의 효과는 아드레날린(adrenaline)과 유사하여 심장의 수축력을 증가시켜 수축기압을 상승시키고 심계항진을 초래한다. 심음이 커지고 때때로 수축기에 마찰음이 들리기도 하며, 단백질 대사의 변화로 승모판막이 손상을 받기도 한다.

기외 상실성 빈맥(paroxysmal supraventricular tachycardia)과 심방 세동(atrial fibrillation)과 같은 부정맥도 나타난다. 대사가 항진되며 카테콜라민(catecholamine)에 대한 심장의 민감도가 증가하나 이러한 부정맥을 지지해 줄 수 있을 정도로 심장 예비능력이 충분하지 못하며 심장 예비능력의 저하는 울혈성 심부전을 초래한다. 특히 과도한 갑상선 호르몬은 강심제의 대사를 촉진시켜 강심제에 대한 심장 반응은 매우 저하된다. 단백질의 파괴가 단백질의 합성을 능가하여 혈관의 단백질의 함량이 낮아지고 모세혈관이 약해져 점상출혈(petechia)이 잘 나타나고 피부에 멍이 잘 든다.

호흡기계

갑상선 중독증에서의 단백질 변성은 호흡근의 변성과 약화를 초래하여 폐활량(vital capacity)의 감소를 초래한다. 그러나 인체의 대사량은 증가하여 보다 많은 O_2가 필요하고 대사과정에서 발생되는 CO_2는 더욱 증가하게 된다. 따라서 증가된 CO_2를 처리하기 위해 호흡수도 빨라지면서 심하면 호흡곤란이 나타나기도 한다.

소화기계

갑상선 중독증에서 나타나는 대사항진, 단백질과 지방의 분해는 식욕의 증가와 음식섭취의 증가를 초래한다. 그럼에도 불구하고 위장관 운동의 증가로 영양소의 흡수가 저하되거나 열량 섭취가 충분히 이루어지지 못할 경우 체중 감소가 나타난다.

갑상선 중독증 노인의 2/3에서는 식욕이 증가되고 1/3에서는 식욕부진이 나타난다. 위장관의 운동항진으로 미완성된 대변을 보게 되며, 지방 흡수장애가 나타나기도 하지만 위장관 기능항진의 기전은 아직도 정확히 알려지지 않았다. 자가 항체는 염산과 B_{12}의 흡수에 필수적인 내인성 인자를 분비하는 방세포(parietal cell)의 기능을 억제하여 염산과 내인성 인자의 분비가 저하된다. B_{12}는 적혈구의 생성에 필수적이므로 B_{12}의 흡수장애는 악성 빈혈을 초래한다. 악성빈혈에서 만들어진 적혈구는 미성숙하고 크기가 큰데 미세순환(micro circulation)으로 들어오면서 파괴되어 빌리루빈을 방출하여 황달을 초래한다.

신경계

갑상선 중독증에서 나타나는 신경계의 변화 기전이 명백하지는 않으나 부신기능의 활동항진에 의해 나타나는 것으로 추정된다. 갑상선 중독증에서는 흔히 신경과민(nervousness),

정서적 불안정(emotional lability)과 피로를 느낀다. 어떤 상황에 잠시 관심을 갖다가 곧 무관심해지며 다른 상황에서도 이와 같은 관심과 무관심을 반복해 가는 불안정한 행동(restlessness)을 보여준다.

눈

안검에 경련성 움직임이 있으며 눈을 감았을 때 안검에 미세한 진전(tremor)이 있는데 이러한 증상은 부신의 활동 증가와 관련된 것으로 추정된다.

Grave씨 병의 특징적인 증상은 안구돌출증으로 외안근이 붓고 후안와 지방(retro-orbital fat)이 증가하기 때문에 눈이 돌출된다. 눈의 자극성이 심하여 결막충혈과 함께 눈물이 흐르며, 잠자는 동안에도 안검이 완전히 닫히지 않아 결막이 건조해져 각막 궤양이나 각막염이 나타나기도 한다.

안구돌출증은 양안에 동시에 나타날 수도 있으나 대개는 비대칭성으로 나타난다. 외안근의 부종으로 초점을 맞추기가 어렵거나 복시(diplopia)가 초래되는데 이러한 현상은 외안근의 부종으로 응시하는 물체에 양쪽 눈의 초점이 동시에 향하는 폭주(convergence)가 어렵기 때문에 나타나는 현상이다.

칼슘(calcium)과 인(phosphorus)

갑상선 중독증에서는 소변과 대변을 통해 칼슘과 인의 배설이 증가되는데 이때 인체는 더 많은 양의 부갑상선 호르몬을 방출하고, 부갑상선 호르몬은 혈청내 Ca 수준을 정상으로 유지하기 위해 뼈조직으로부터 calcium을 이탈시킨다. 뼈조직의 Ca 이탈은 뼈조직의 무기질 감소를 초래하여 병리적 골절의 원인이 된다.

내분비계

갑상선 호르몬은 인슈린 대사를 증가시켜 포도당 비내성(glucose intolerence) 또는 진성당뇨(frank diabetes mellitus)가 나타나기도 한다. 따라서 당뇨와 갑상선 중독증이 동반된 경우 당뇨의 조절이 매우 어렵다.

약물 치료 및 간호중재

약물 치료

갑상선 중독증에 일반적으로 투약되는 약물은 Propylthiouracial(PTU)과 Methylmercaptoimidazole(Methimazole, MMI)이다. PTU와 MMI 모두 thyroglobulin과 iodotyronine이 요오드로 전환되는 것을 방해하여 혈중 T_3와 T_4의 양을 감소시킨다. 경미한 갑상선 중독증

상태에서는 PTU를 하루 100-300mg을 투약하고, 중증 상태에서는 300-800mg, 매우 심한 상태에서는 800-1200mg을 투약한다.

PTU의 투약과 함께 β-blocker도 사용하는데 β-blocker는 흔히 부신에 대한 갑상선 호르몬의 효과를 차단하여 갑상선 중독증의 증상을 신속히 완화시킬 수 있으며 보통 Propranolol이 많이 사용된다. Propranolol은 갑상선 중독증의 심각성에 따라 8시간마다 20-80mg을 투약하는데, β-blocker 약물의 투약 목적은 맥박을 1분에 80회 이하로 회복시키며, 빈맥에 대해 주관적으로도 회복되었다는 느낌을 갖도록 해주는 데에 있다.

방사성 요오드 치료

노인의 경우 갑상선 중독증의 치료로 갑상선 절제술을 하기가 어려운 경우 갑상선 세포를 파괴하기 위해 방사선 요오드 요법을 이용한다. 방사선 요오드 요법에 의한 사망률이 갑상선 절제술과 항갑상선 약물의 구강투여로 인한 사망률에 비해 낮은 것으로 알려져 있다. I^{131}을 흔히 구강으로 투여하며 용량은 갑상선 중독증의 심한 정도와 검사 결과에 따라 결정된다. 갑상선은 구강으로 투여된 I^{131}을 흡수하며 갑상선으로 모인 I^{131}은 베타 입자(β-particle)를 방출하여 갑상선 세포를 파괴한다. I^{131}의 투여로 갑상선 세포가 파괴되어 갑상선의 기능이 정상적으로 돌아오는 기간은 대개 약물 투여 후 12주 이내이다.

I^{131}의 과량 투약은 갑상선 조직을 과도하게 파괴하여 갑상선 기능저하증을 가져올 수 있으므로 갑상선 기능저하증의 출현 여부에 대해 철저히 관찰한다. I^{131}에 의한 갑상선 세포의 파괴는 영구적이므로 생존해 있는 전 기간을 통해 갑상선 호르몬을 지속적으로 투여해야 한다.

환경 관리 및 맥박 측정

갑상선 중독증을 가진 노인에게는 조용한 환경을 유지해주고 휴식을 취하도록 격려하고 대개 더워하므로 실내 온도는 서늘하게 해준다. 땀을 많이 흘리므로 위생관리가 필요하며, 손톱은 때가 잘 끼므로 잠시 물에 담갔다가 손톱 때를 제거한다. 각막의 건조를 박기 위해 인공 누액을 투여하거나 찬 습포를 해준다.

빈맥과 심방 세동이 주요 증상이므로 맥박을 자주 측정한다. 대사가 항진되므로 고단백질과 고열량 식이를 격려하며 신경과민이 나타나므로 caffeine 섭취는 제한한다. 갑상선 중독증에서는 신경기능 장애, 골다공증과 함께 체력이 약화되어 상해를 입을 위험이 크므로 낙상, 뜨거운 음식과 알코올에 의한 상해를 예방할 수 있는 안전한 환경 유지를 간호계획에 포함시킨다.

위기상태의 갑상선 중독증(thyrotoxic crisis, thyroid storm)

간호사는 갑상선 중독증 환자가 위기상태에 빠질 가능성에 대해 세심히 관찰한다. thyrotoxic crisis 또는 thyroid storm이란 갑상선 기능항진증이 극단적으로 악화되는 상태로 갑상선 중독증의 진단을 받지 못했거나 또는 진단을 받은 후에도 갑상선 중독증을 치료하지 않은 경우에 나타난다. 또한 항갑상선 약물을 규칙적으로 투약하지 않은 경우에도 발생 위험이 매우 높다.

thyrotoxic crisis를 촉발시킬 수 있는 생리적 요인은 인체 내의 염증 또는 당뇨성 케토시스(diabetic ketoacidosis*)이며 무감동성 갑상선 기능항진증(apathetic hyperthyroidism)의 합병증으로도 나타난다. thyrotoxic crisis의 증상은 감정이 없고 식욕이 없는 갑상선 중독증에서 빈맥과 함께 울혈성 심부전이 나타나고 이어서 수면에 들어간 후 혼수에 빠지게 된다.

thyrotoxic crisis의 치료는 propranolol 1-3mg을 4시간마다 수액 제제와 혼합하여 느린 속도로 정맥내 투여하며, hydrocortison은 12시간마다 100-500mg을 정맥으로 투여한다. PTU는 100-200mg을 매 4시간마다 구강으로 투여하고, potassium iodine 포화용액 5 방울을 하루에 3번 구강으로 투여한다. 또한 경한 진정제, 수액보충, 산소투여와 함께 실내 온도를 낮추어주고 항생제 투여 등의 지지요법을 한다. 그러나 aspirin은 혈청단백과 결합되어 있던 갑상선 호르몬의 결합을 끊어 활동성이 강한 유리 갑상선 호르몬의 양을 증가시키므로 투여하지 않는다.

* diabetic ketoacidosis : Insulin의 결핍은 탄수화물의 분해 산물인 glucose를 glycogen의 형태로 저장하지 못하고 고혈당과 당뇨를 보이면서 체외로 배설하여 탄수화물을 에너지원으로 사용할 수 없게 된다. 한편 지방은 지방산과 glycerol로 분해되며 지방산은 간에서 최종 대사산물인 산성의 Ketone body로 전환된다. 저장된 glycogen의 부족은 지방을 과도하게 에너지원으로 사용하게 되고 그 결과 지방의 최종 대사산물인 ketone body가 과량으로 생성되며 ketoacidosis가 나타난다.

갑상선 기능저하증

갑상선 호르몬인 T_3와 T_4의 생산저하로 나타나는 갑상선 기능저하증은 갑상선 조직의 상실 및 위축이나 시상하부의 병변으로 시상하부에서 분비되는 thyrotropin releasing hormone (TRH)의 생산이 저하되어 나타난다. thyrotropin releasing hormone(TRH)의 생산 저하는 뇌하수체에서 분비되는 thyroid stimulating hormone(TSH)의 생산을 저하시켜 갑상선 호르몬인 T_3와 T_4의 분비 저하로 이어지면서 갑상선 기능 저하증이 나타난다.

갑상선 기능저하증의 특이한 증상이 없기 때문에 노인의 경우 조기 발견이 어려운데 중증의 갑상선 기능저하증은 젊은 사람보다 노인에게 많이 볼 수 있다. 노인에게 나타나는 갑상선 기능저하증의 증상은 antidiuretic hormone(ADH)의 상승과 고콜레스테롤혈증이다.

임상적 증상

외피계

갑상선 호르몬의 저하로 인한 인체 대사율의 저하로 hyaluronic acid*와 mucopoly saccharides*를 함유하는 점액성 다당류를 생산하게 된다. Hyaluronic acid와 mucopoly saccharides는 수분을 끌어들여 물과 결합하면 부종이 나타나 외모가 비대해지고 부석부석 해지는데(puffy) 이것을 점액수종(myxedema)이라고 부른다.

점액수종에서의 부종은 습하고 축축한 느낌이 드나 부종부위를 손가락으로 누르면 일시적으로 오목하게 패이는(pitting edema) 현상이 나타나지 않는다. 부종부위를 손가락으로 누르면 일시적으로 오목하게 패이는 현상은 일반적인 수분의 축적으로 나타나는 부종에서 볼 수 있다. 부종은 눈 주위, 발등과 손등에서 심하며, 혀가 비대해지고 인후두 점막이 비후화 되어 언어 표현 시 발음이 불명확하고 말이 느려지며 쉰 목소리가 나게 된다.

* hyaluronic acid : acetyl-glucosamine과 glucuronic acid가 중합된 점액성 다당류
* mucopolysaccharides : glucosamine을 함유하고 있는 다당류

대사 저하로 열생산이 감소되므로 체열의 상실을 막고 체온을 보존하기 위해 피부에 분포하는 혈관은 수축하므로 피부는 창백하고 차갑게 된다. 물론 대사 저하에서 초래된 빈혈로 피부가 창백해 질 수 있으며, 대사의 지연은 Vit A의 선구물질인 카로틴(carotene)의 대사를 저하시켜 피부가 오렌지색으로 나타나는 고카로틴혈증(hypercarotemia)이 나타날 수 있다. 한선과 피지선의 기능저하로 피부는 건조하고 거칠어진다.

단백질 합성 기능을 하는 갑상선 호르몬의 분비가 저하되면 피부, 머리카락과 혈관에서의 단백질 합성이 저하된다. 따라서 피부 두께가 얇아지고 피부의 상처 회복이 지연되며, 모세혈관이 약화되기 때문에 쉽게 파열되어 멍이 잘 든다. 또한 머리카락을 비롯한 인체 내의 모든 체모가 건조하고 잘 부스러지며 빠지며 체모의 성장 속도가 느리며 손톱도 더디 자라는 경향이 있다.

근육계

근육에의 수분 침윤으로 근육통과 근육이 뻣뻣해진다. 근수축과 근이완의 지연으로 동작이 느려지며 건반사(tendon rcflex)기 지연된다.

심혈관계 및 호흡기계

갑상선 호르몬의 분비저하는 부신의 기능을 저하시켜 에피네프린(epinephrine)의 분비 저하로 이어지며 심박동수가 감소한다. 에피네프린의 분비 저하는 심장의 변력성(inotropic : 근수축력을 변화시키는 능력)과 변시성(chronotropic : 심장의 박동수를 변화시키는 능력)의 상실을 초래하여 심박출량이 저하되고 혈압도 저하된다. 체온유지를 위해 말초혈관이 수축하면 맥압(pulse pressure)이 더욱 감소한다.

피부의 혈액순환이 감소하여 피부는 차갑고 창백해지며 추위에 대단히 민감해진다. 단백질과 mucopolysaccharides가 심낭으로 누출되면 심음의 소리가 작아진다. 심낭으로의 단백질과 mucopolysaccharides 누출은 심전도의 변화를 가져와 PR interval, low-P wave amplitude와 QRS complex를 지연시키게 된다. mucopolysaccharides의 증가로 흉막 삼출이 일어나는데 호흡근에까지 흉막 삼출이 일어나면 호흡부전이 초래되기도 한다.

소화기계

갑상선 기능 저하에서 나타나는 체중 증가의 원인은 대사 저하에 따른 에너지의 소비 저하도 있지만 대사 저하로 인한 mucopolysaccharide의 생산 증가가 더 큰 원인이 되고 있다. 조직에 축적되어 있는 polysaccharide는 물과 친화력이 강해 조직 내에 수분을 축적시키며, 장조직에 수분이 축적되면 장의 활동이 지연되어 변비가 나타난다. 위점막의 수분 축적은 무위염산에 의한 Vit. B_{12}의 흡수를 방해하여 악성빈혈을 일으킨다.

신경계

갑상선 호르몬은 중추 신경계의 성장과 기능 유지에 필수적이므로 갑상선 기능저하증에서는 사고력, 기억력 및 언어와 같은 모든 지적기능이 저하된다. 심박출량의 저하로 뇌혈류가 감소하여 의식이 몽롱해지며 비몽사몽에 빠지거나 기면(lethargy)에 빠지기도 한다. 갑상선 기능 저하가 있는 노인의 정신착오가 흔히 노인성 치매(senile dementia)로 오해를 받기도 한다.

중추신경계와 말초신경계에도 부종이 나타나 정중신경(median nerve)의 기능저하로 인한 carpal tunnel syndrome, 사지가 저리거나 또는 무운동증(ataxia)이 나타나기도 한다.

혈액계

노인의 대사 저하는 인체의 산소 요구량을 저하시키고 그 결과 erythropoietin*이 현저히 감소된다. 앞서 설명한 갑상선 기능저하증에서 나타나는 Vit B_{12} 결핍과 erythropoietin의 감소는 적혈구의 감소를 가져와 빈혈을 초래한다.

* 신장에서 생산되는 erythropoietinogen이 활성화 되어 erythropoietin이 된다. erythropoietin은 당단백질의 일종이며 골수에서 적아구의 성숙을 촉진하는 호르몬양 물질이다.

다른 내분비 호르몬에의 효과

갑상선 호르몬의 저하는 ADH와 Insulin의 대사를 저하시킨다. 따라서 갑상선 기능저하증에서는 ADH가 증가하며 더 많은 양의 수분을 재흡수하여 저나트륨혈증(hyponatremia)이 나타나고 요량은 매우 감소한다. 또한 Insulin 대사 저하로 나타나는 혈중 Insulin 수준의 증가는 저혈당증을 초래하기도 한다.

갑상선 기능저하증 치료 및 간호중재

갑상선 기능저하증과 갑상선 기능항진증은 자가 면역성 질환으로 예방을 할 수 없으나 갑상선종(goiter)은 iodine 섭취가 부족할 때 나타나는 것으로 예방이 가능하다. goiter는 갑상선 세포의 비후(hyperplasia)와 비대(hypertrophy)로 나타나는 갑상선의 종대이다. Iodine은 갑상선 호르몬인 T_3와 T_4의 합성에 필수적인 요소이나 식이를 통해 충분한 양의 iodine을 섭취하지 못하여 T_3와 T_4의 충분한 생산이 어렵게 될 때 저하된 iodine 수준을 보상하고 혈장내의 제한된 iodine과의 응집력을 증가시키기 위하여 갑상선 세포의 수와 크기가 증가된다. 한국에서의 경우 미역 등의 해초를 통해 iodine이 어느 정도 공급되기 때문에 갑상선종의 발생율이 높지는 않다. 갑상선 종의 일반적 증상에는 갑상선이 종대되어 갑상선 주위에 있는 식도를 압박하여 연하곤란증이 나타날 수 있다.

갑상선 질환에 대한 검사 및 진단

갑상선 질환에 의한 심각한 후유증과 합병증을 최소화하기 위해 조기 진단과 조기 치료가 매우 중요하다. 병력 청취와 신체적 건강사정은 갑상선 기능저하증과 갑상선 중독증을 발견할 수 있는 내용을 포함하고 있어야 한다. T_3와 T_4는 단백질과 결합하지 않은 갑상선 호르몬으로 혈장 내에 존재하는데 방사선 면역검사(radioimmune assay)에 의한 T_3의 정상치는 75-195ng/dl이며 T_4는 4-12μg/dl인데 갑상선 중독증에서는 T_3과 T_4가 증가하고 갑상선 기능저하증에서는 T_3과 T_4가 감소한다.

TSH(thyroid stimulating hormone) 수준의 측정으로 갑상선 호르몬의 문제가 갑상선 자체, 시상하부 또는 뇌하수체 전엽의 병변인지를 결정할 수 있다. TSH의 정상 수준은 0.5-5 U/ml 인데 TSH가 낮고, T_3와 T_4의 수준이 낮으면 뇌하수체 전엽에서 기인한 갑상선 기능저하증이다. 반면 TSH, T_3와 T_4의 수준이 모두 높으면 뇌하수체 전엽의 병변으로 나타나는 갑상선 중독증이다.

TSH가 높고 T_3와 T_4가 낮으면 갑상선에 우선적인 문제가 있는 갑상선 기능저하증이다. 흔히 갑상선이 정상적으로 갑상선 호르몬을 생산하지 못할 때 뇌하수체 전엽과 시상하부는 기능이 저하된 갑상선을 자극하여 갑상선 호르몬의 생산을 증가시키려 하기 때문에 TSH는 증가한다. TSH의 수준이 낮고 T_3와 T_4의 수준이 높을 경우 갑상선에 문제가 있는 갑상선 중독증을 나타낸다. TSH의 수준이 낮은 것은 시상하부와 뇌하수체 전엽이 혈장내 갑상선 호르몬의 증가에 대한 negative feedback을 통해 갑상선 호르몬을 저하시키려 하기 때문에 나타나는 현상이다.

TRH(thyrotropin releasing hormone)을 투여한 후 TSH와 T_4 수준을 측정하는데 뇌하수체 전엽에서 TSH와 T_4 수준을 증가시키는 반응이 나타나면 시상하부에 문제가 있음을 시사한다. 그러나 TSH와 T_4의 방출이 거의 없다면 뇌하수체 전엽에 문제가 있음을 시사한다.

방사선 동위원소 흡수(radioactive iodine intake) 검사는 방사선 동위원소를 체내로 투여한 후 갑상선으로 흡수되는 방사선 동위원소의 양을 측정하는 검사인데, 방사선 동위원소 투여 후 24시간이 지나면 방사선 동위체(radioisotope) 탐지기가 갑상선 호르몬이 흡수한 동위원소의 양을 측정해 낸다. 방사선 동위원소의 흡수가 증가되면 갑상선 중독증이며, 흡수가 저하되면 갑상선 기능저하증이다.

치료 및 간호중재

갑상선 호르몬제로 사용되는 약물은 L-thyroxine이며 매일 1.5-2.0μg*/1Kg을 투여한다. 갑상선 기능저하가 심할 경우 L-thyroxine을 하루에 0.0125-0.025mg 까지 투여한다. 그러나 갑작스런 대사율의 증가와 심박출량의 증가는 협심증, 심근경색증, 울혈성 심부전 및 부정맥을 초래할 수 있으므로 주의한다. L-thyroxine의 사용 후 6주가 지나도 특별한 심장 보상 증상이 보이지 않는다면 용량을 0.025mg/day로 증가시킨다.

* mg : 10-3 g(milli gram) - 1000분의 1그램
μg : 10-6 g(micro gram) - 100만분의 1그램. 보통 γ라고 함
ng : 10-9 g(nano gram) - 10억분의 1그램. millimicrogramdlfkrheh 함

갑상선 기능저하증이 있는 노인은 피로를 예방하기 위해 충분한 휴식을 취하고 낙상을 방지하기 위한 안전수칙을 잘 지켜야 한다. 부종, 한선과 피지선의 활동 저하로 피부의 손상이 나타날 수 있으므로 욕창이 발생하기 쉬운 부위를 자주 관찰하고 피부를 청결하게 유지한다. 담뇨와 이불을 두툼하게 덮어 체열 상실을 막아주며 변비를 예방하기 위해 섬유질의 섭취를 증가시킨다. 장의 운동과 장음(bowel sound)도 매일 사정하며, 맥박수와 맥박의 리듬도 주의 깊게 관찰한다.

약물 대사는 갑상선 호르몬의 양에 따라 결정되는데 강심제 digitalis를 사용하고 있는 갑상선 기능저하증에서는 사용량을 감소시켜야 한다. 갑상선 호르몬 치료가 시작될 때 치료효과를 유지할 수 있을 정도의 갑상선 호르몬을 투여해야 한다. 특히 Insulin 투여를 받고 있는 갑상선 기능저하증 노인의 경우 갑상선 호르몬 치료를 받으면 Insulin 대사가 증가하므로 더 많은 양의 Insulin을 투여해야 한다. 따라서 당뇨를 가지고 있는 갑상선 기능 저하증에서 갑상선 호르몬 치료를 하게 될 경우 혈당 수준을 자주 측정한다.

또한 호흡근의 약화가 있으므로 호흡곤란을 자주 사정한다. 마취제, barbiturates와 정온제 등의 호흡을 억제 약물은 신중하게 투여해야 한다. 갑상선 기능저하증에서는 마취제, barbiturates와 같은 약물의 체내 대사가 저하되어 약물 효과의 작용시간이 지연되고 약물 작용이 강하게 나타나기 때문이다.

노인에게 치료받지 않은 갑상선 기능저하증의 마지막 단계로서 생명을 위협하는 점액수종 혼수(myxedema coma)의 증상이 나타나는가를 관찰한다. 점액수종 혼수에서는 저체온증, 서맥, 저혈압과 의식수준의 저하 증상이 우선적으로 나타나며 Insulin 대사의 저하로 혈중 Insulin의 수준이 증가하여 저혈당증을 초래할 수 있다. 특히 갑상선 기능저하증에서 심한 추위, 감염, 외상, 수술과 심한 스트레스에 노출되거나 갑상선 호르몬 치료를 중단하면 혼수가 나타날 수 있다. 갑상선 기능저하증에서는 약물에 대한 감수성이 증가하므로 아편, barbiturates와 마취제에 의한 부작용이 나타날 수 있다.

퇴원계획

갑상선 중독증 환자에게는 갑상선 기능 항진증의 징후와 증상을 교육시키며, 또한 Grave씨 병의 치료 시에는 갑상선 기능저하를 가져오므로 갑상선 기능저하의 징후와 증상에 대한 교육도 시킨다. 갑상선 호르몬의 투약이 필요한 갑상선 기능저하증에서 갑상선 중독증이 나타날 수 있고 또 약물 투여를 중단할 때에도 갑상선 기능저하증이 나타날 수 있으므로 갑상선 기능항진증과 갑상선 기능저하증의 징후와 증상에 대한 교육이 필요하다.

또한 생존해 있는 전 기간을 통해 갑상선 기능을 평가하기 위한 정규적인 추후 진료의 중요성과 갑상선의 정상적 기능유지를 위해 사용하는 약물의 이름, 처방, 용량과 부작용에 대한 설명도 퇴원교육에 포함시킨다.

갑상선 질환으로 진단을 받은 노인은 재활과 정상적인 건강한 생활양식의 회복을 증진시킴으로써 건강한 상태를 유지할 수 있다. 갑상선 기능의 변화가 심하므로 정규적인 follow up을 받도록 격려하며 환자 개개인의 증상을 고려한 개별적 간호계획은 노인에게 최상의 안녕을 제공해 줄 수 있다.

References

가톨릭 중앙의료원 (2004). 원내 상용의약품 편람

간호학 대사전(1995). 대한 간호학회편. 한국사전연구사.

대한당뇨병학회(2005). 당뇨병, 29(2).

대한 운동사회(2004). 스포츠 건강 의학, 15.

범진필(2002). 임상 약리학. 청구문화사

보건복지부, 한국보건사회연구원(2002). 2001년도 국민건강·영양조사-만성질병편.

보건복지부, 한국보건사회연구원(2003). 2002년도 국민건강·영양조사-만성질병편.

사망원인통계연보(2002). 통계청.

장유경, 이보경, 김미라, 황금희(1999) 임상영양관리. 효일문화사.통계청(2002) 사망원인 통계 연보

Cahill M (1996).Mastreing Geriatric Care. Springhouse Corporation, Springhouse, Pennsylvania. 247-260.

Dellasega C, Yonushonis MEH, Johnson D(1995). The Endocrine System and its problems in the elderly. In Stanley M and Beare PG : Gerontological Nursing, F. A. Davis Company, Philadelphia. 210-227.

Geriatrics Panel Discussion (1990). Practical nutritional advice for the elderly. Part II : Modification and motivation. Geriatrics 45(11):45.

Gilden J et al (1990). Effects of self-monitoring of blood glucose on quality of life in elderly diabetic patients. J Am Geriatr Soc 38:511.

Gray D (1985). Elderly diabetics and urine-testing. Geriatr Nurs 6(6):332.

Grobin W (1989). A longitudinal study of impaired glucose tolerance and diabetes mellitus in the aged. J Am Geriatr Soc 37(12):1127.

Hazzard WR, Blass JP, Halter JB, Ouslander JG & Tinetti M(2003). Principles of Geriatric Medicine and Gerontology. McGraw-Hill Professional. 5th edition.

Kane RL. Ouslander JG. Abrass IB. ,Kane R, Ouslander J, Abrass I (2003). Essentials of Clinical Geriatrics. McGraw-Hill Professional. 5th edition.

Marchesseault L (1983). Diabetes mellitus and the elderly. Nurs Clin North Am 18(4) : 791.

Osterman H and Pinzur M (1987). Amputation, last resort or new beginning? Geriatr Nurs 8(5) : 246.

Reed Elsevier Company.

Reuben DB, Herr K, Pacala JT, Potter JF, Semla TP & Small GW(2001). Geriatrics at your fingertips.

Riddle M (1990). Diabetic neuropathies in the elderly : Management update. Geriatrics 45(9) : 32.

Schwartz R (1990). Exercise training in the treatment of diabetes mellitus in eiderly parients. Diabets Care 13(2)(Suppl 2) : 77.

Stanley M and Beare PG(1999). Gerontological Nursing: A health promotion/ Protection Approach. F. A. Davis Company, Philadelphia. 201-209.

Walter R (1990). Hypoglycemia : Still a risk in the elderly. Geriatrics 45(3) : 69,74.

제13장
여성 생식기계의 노화

1995년 우리나라 사람의 평균수명은 71.5세이나 남성은 68.2세, 여성은 75.0세로 여성이 남성에 비해 6.8년이나 더 수명이 길며, 65세 이상의 노인 중 여성 노인이 차지하는 비율은 65%나 되고 있다. 대개 폐경은 약 50세 정도에 오므로 여성은 인생의 1/3 이상을 폐경기와 더불어 살고 있으며 이러한 현상은 폐경기에 있는 노인 여성들의 건강 요구가 높다는 것을 의미하고 있다.

젊은 성인 여성에 대한 사회적 관심으로 여성 생식기계의 기능, 검사와 치료 방법에 대한 많은 발전이 따랐다. 그러나 노인 여성의 경우 생식기계의 정상적 기능에 대해 알려진 것은 많지 않다. 65세 이상의 여성은 Papanicolaou smear 검사를 정규적으로 하지 않음은 물론 부인과의 정기적인 방문도 소홀히 하고 있다. 한때 폐경이 질병으로 간주되기도 했으며 폐경이 여성 생식기계의 전반적인 기능 감소, 우울, 불안 및 비만과 관련이 있는 것으로 알려져 있다. 그러나 요즈음의 여성과 건강 제공자들은 폐경기에 대한 평가를 새로이 하여 폐경을 정상적인 노화 현상으로 간주하고 있다.

1. 정상적 노화과정

노화와 함께 자연적인 폐경을 이끄는 중요한 생리적 원인은 여성 호르몬의 감소인데 즉 혈중 순환 에스트로겐(estrogen)이 감소하고, 상대적으로 안드로젠이 증가함으로써 생식기 및 유방의 위축, 골량의 감소와 죽상경화증의 발병 가능성이 높아진다.

대음순, 소음순, 음핵과 질전정을 포함하는 외음은 위축되고 피하지방층이 얇아지고, 음모는 감소하며, 외음의 피부가 얇아지고 이완되며 긴장도는 저하된다. 에스트로겐이 감소되어감에 따라 질의 상피세포는 얇아지고 혈관 분포도와 탄력성이 저하되어 창백하고 건조해지며, 질분비물이 감소되어 질내부의 윤활기능이 저하된다.

자궁 경부는 축소되고 퇴축하여 가끔 질벽과 동일한 평면이 되기도 하며 생식력이 있는 기간에 비해 자궁의 크기는 작아지고 난소도 위축되어 복부 촉진에서 난소의 촉진이 어려워지기도 한다. 지지적 결합조직은 물론 질과 골반저부의 근육도 위축되어 골반내 장기의 적절한 지지가 어려워지기도 한다.

생식기 동안 섬유성 결합조직과 유선조직으로 구성되었던 유방조직은 폐경 후 점차로 위축되고 지방으로 대체되며 노화된 유방에는 지방조직이 많아 유방암의 감별 진단에 혼란을 가져오기도 한다. 유두도 위축되어 똑바로 서지 못하고 밑으로 쳐지게 되며 지방조직의 위축과 유방조직을 지지해 주는 인대의 탄력성 감소는 유방의 크기와 모양을 변화시키게 된다.

2. 여성 생식기계 질환

외음부 질환

외음 소양증(pruritus vulva)은 외음부 피부와 점막의 가려움증으로 당뇨병과 같은 전신성 질환, 접촉성 피부염과 감염에서 나타난다. 질점막의 건조, 탄력성 감소와 퇴축은 폐경과 관련된 에스트로겐 감소가 원인이므로 외음 소양증에서는 일차적으로 에스트로겐 크림을 직접 외음에 도포 한다.

외음부 이영양증(vulvar dystrophy)은 상피세포가 얇아지면서 육안적으로 회백색의 반점을 가져오는 각화증, 피부 궤양 또는 피부 열상 등이 모두 포함된다. 증상은 외음부에 가려움증이 있고 건조하며 통증이 있다. 병변의 악성 여부를 파악하기 위해 생검을 하지만 아직도 외음부 이영양증의 정확한 원인은 밝혀지지 않았다. 치료는 증상 완화를 위해 에스트로겐 연고의 국소적 도포, 특정 염증에 대한 치료 등이다.

외음부의 악성암은 생식기계 악성암의 5% 이상을 차지하고 있으며 65세 이상에서 발생빈도가 높으며 외음부 악성암의 80%는 편평세포에서 나타나고 서서히 진행하며 말기에 주변 조직으로 전이된다. 증상은 장기간의 외음부 소양증, 몽우리의 출현, 궤양 또는 사마귀성 병변을 모두 포함한다. 방사선 치료가 이용되기도 하나 일차적 치료는 외과적 절제이다.

위축성 질염

위축성 질염(atrophic vaginitis)은 에스트로겐의 감소로 질상피 세포의 탄력성이 감소하고 질상피 세포층이 얇아지기 때문에 발생한다. 또한 질분비물이 감소하고 질조직은 염증에 매우 약하여 일상적인 부부 관계 또는 미미한 충격에도 쉽게 손상을 받기도 한다. 에스트로겐 결핍이 질염과 관련되어 있다고는 하지만 niacin과 같은 비타민의 부족, 위생 불량, 알러지와 세균 감염도 원인이 될 수 있다. 위축성 질염의 증상에는 질의 가려움증과 따가움, 빈뇨와 긴박뇨, 질분비물에 혈액이 섞이거나 질분비물이 많아지는 백대하(leukorrhea)와 이상 성감증(dysparenia)이 있다. 치료는 에스트로겐의 국소적 도포이다.

캔디다성 질염 및 트리코모나스 질염

Candida 또는 Trichomonas에 의한 질염이 위축성 질염과 함께 나타나기도 하는데 Candida 감염증은 당뇨병에서 나타나거나 항생제 치료의 부작용으로 나타나는 경우가 많다. 질 정상균인 Doderlein bacillus는 질점막에서 분비되는 글라이코겐을 분해하여 pH 4.5 정도의 유산을 생산하며, 유산은 질내의 산도를 유지하여 질내에서 다른 진균과 같은 미생물이 성장하거나 증식하는 것을 막아주지만 당뇨병과 같이 탄수화물이 풍부한 환경에서는 진균이 잘 자라게 된다. 또한 항생제 치료의 부작용으로 질내 정상균인 Doderlein bacillus가 제거되어 유산이 생성되지 않을 경우 질의 산도가 저하되며 질점막은 진균이 증식할 수 있는 배지로 이용되어 질염의 발생 가능성이 높다.

Candida 감염증의 증상에는 질과 외음부 통증, 이상 성감증, 걸쭉한 치즈와 같은 질 분비물, 소양증과 요로기계 감염증이 있다. 치료는 gentian-violet 용액을 질과 회음부에 국소적으로 도포하고 Nystatin 질징을 2-3주 사용하여, miconazole nitrate cream을 실 회음부에 도포하기도 한다.

Protozoa균 감염으로 나타나는 Trichomonas 감염증은 성접촉을 통해 전달된다. 편모를 가지고 있는 protozoa는 질내부가 정상 산도를 유지하고 있을 때에는 부요도선(paraurethral gland, Skene's gland)에 잠복해 있다가 질의 산도가 떨어져 알칼리화 되면 성장하고 증식하여 감염을 일으킨다. 거품성의 노란색 질 분비물이 많아지면서 소양증이 심하고 불편감과 함께 이상 성감증이 나타난다. 치료는 7-10일간 Flagyl(metronidazole) 질정이나 연고를 이용하며 배우자가 있다면 함께 치료해야 한다.

노인 여성이 성접촉을 통해 성관련 질병에 걸리는 경우는 흔하지 않지만 성적으로 문란하면 클라미도 박테리아증(chlamydia), 연성 하감, 임질, 생식기 우췌(genital warts), Mycoplasma infection, 골반성 염증질환 또는 옴(scabies)에 걸릴 가능성이 높으므로 적절한 위생관리를 지키도록 교육한다.

골반층 병변

질 전방벽의 탈출은 방광류 또는 요도류를 가져오는 반면 질 후방벽의 탈출은 직장류를 가져오는데 심하면 자궁이 질 입구까지 탈출되기도 한다. 방광, 자궁 및 직장 등의 골반내 장기들은 다양한 인대, 골반내 근막 및 거근 등의 지지조직에 의해 지지되고 있다. 골반내 장기의 지지 조직이 약해지거나 손상을 받는 중요한 이유는 흔히 출산, 해부학적 소인, 결합조직의 위축이나 약화, 또는 손상인데 방광 요도탈(cystourethrocele)의 증상에는 복압성 요실금, 골반이나 질 부근의 압박이나 불편감 등이 있다.

자궁탈은 걸을 때 골반이나 질에 압박을 주거나 불편감을 주는데 자궁탈이 경미한 경우 골반 지지근육을 강화시키기 위해 Kegel exercise를 하며, 비만한 여성은 체중 조절을 하고, 복압 상승이 될 수 있는 상황(기침, 무거운 것 들기…)을 피한다. 중증 이상의 자궁탈은 질식 또는 복식 자궁절제술을 받아야 하며 방광탈이나 직장탈의 증상은 자궁절제술과 함께 완화된다.

자궁절제술을 해야 하는 경우 난소암을 예방하기 위해 난소절제술을 함께 하지만 아직도 논쟁의 여지가 많다. 난소에 별다른 병변이 없는 경우 여성 호르몬인 에스트로겐을 계속하여 생산할 수 있지만 에스트로겐 호르몬은 노화와 함께 난소암의 발생 가능성이 높다는 문제점이 있다. 의사의 의견이나 선호도, 여성의 나이와 자궁의 기능을 고려하여 난소절제술을 결정한다.

자궁경부 및 자궁질환

노인 여성의 자궁경부 질환 중 가장 많은 것이 자궁 경부암이지만 최근 Papanicolaou smear 검사와 여성의 건강의식 향상에 힘입어 폐경기 여성의 자궁암 발견이 용이하다. 자궁경부암의 중요한 원인은 human papilloma virus로 성접촉을 통해 전파되는 것으로 알려져 있다. 자궁암은 진행과정이 매우 느린데 초기에는 미미한 이형성증(dysplasia)에서 시작하여 상피내암(carcinoma in situ)으로 되었다가 특별한 치료를 받지 않으면 침윤암(invasive cancer)으로 진행된다.

자궁 경부암의 초기 증상은 질분비물이 증가하거나, 속옷에 혈액이 묻어나거나 또는 질출혈 등이 있다. 자궁 경부암의 위험 요인은 초경이 이를 때, 성경험이 너무 이를 때, 성 배우자가 많을 때, 출산 경험이 많고, 출산 연령이 이를 때, 성병의 경험이 있을 때, 흡연과 노령 등이다. 치료는 자궁 적출술과 방사선 치료이다.

자궁내막성 암은 75세 이상 노인 여성의 암관련 사망요인 중 5번째를 차지하고 있으며 자궁내막성 암의 위험 요인은 비만, 당뇨, 고혈압, 간질환과 난소 종양이다. 자궁 내막성 암의 원인으로 에스트로겐에 의한 과도한 자극 등이 될 수 있으며 특히 에스트로겐 투여와 같은 외인성 에스트로겐이 자궁내막성 암에 대한 위험성을 증가시킨다. 폐경 후 비정상적 질출혈은 자궁내막성 암의 중요한 초기 증상이지만 자궁내막성 암은 초기 진단이 가능하므로 치료율이 높다. 치료는 수술과 방사선 치료요법 등이 있다.

난소 및 유방질환

난소암의 이환율은 낮으나 사망율이 높으며 대개 77세 정도에서 이환율이 가장 높으며 일반적 난소 종양은 난소의 중피 표면에 발생하는 상피종이다. 난소암의 초기 증상은 거의 나타나지 않으며 복부 팽만, 복부 불편감과 통증이 나타나면 난소암은 초기 단계를 지나서 증상이 진행된 상태이다. 난소암의 치료는 수술, 방사선 요법과 항암제 투여 등이다.

유방암은 노인 여성에게 발생하는 암질환중 유병율이 가장 높은데, 65세 이상 노인 여성의 유방암 이환율은 45-64세 여성의 유방암 이환율의 2배가 되며 80세 이후까지 계속해서 증가하는데 노인에게 가장 흔한 것은 침윤성 유관암이다.

여성의 80%에서 유방에 잡히는 조그만 덩어리가 유방암의 첫 번째 징후인데 유방암의 증상에는 유두 퇴축, 분비물, 가려움증, 유방을 잡아당기는 듯한 느낌과 유방의 부분적인 압통이 있다. 유방암의 위험 요인은 유방암에 대한 가족력(부모와 형제), 초경이 너무 이를 때, 폐경이 너무 늦을 때, 35세 이후의 첫 임신, 비만과 고지방 식이 등이며 치료는 수술, 방사선 치료와 항암제 투약이다.

3. 여성생식기계 질환에 관련된 간호 중재

일차 예방

부인과적 질병 예방에서 중요한 것은 건강교육과 건강증진으로 간호사는 여성의 정상적 노화와 최적의 건강증진에 필요한 정규적 검진에 대해 교육시켜야 한다(표 13-1). 부인과 문제에 대한 건강 교육은 노인의 총체적 건강과 분리시켜 별도로 다루기보다는 함께 연관시켜 구체화해야 한다. 여성 생식기계에 대한 건강예방 전략으로 여성생식기계와 관련된 질병을 예방할 수 있다.

일차적 예방 전략은 건강한 생활유형 유지, 자가간호, 정상적 노화과정 이해 및 여성생식기계 영역에 대한 계속적 관리의 중요성이 포함된 건강교육이다. 균형잡힌 식사와 규칙적인 운동과 같은 건강한 생활 유형 행위는 질병 예방에 도움이 된다.

적절한 체중유지와 저지방 식이는 유방과 자궁내막성 암질환의 예방 전략에서 중요하며 운동은 신체적, 정신적 건강의 유지 효과가 매우 크다. 또한 규칙적인 운동 프로그램의 일부분으로서 골반저 근육의 이완을 예방하기 위한 질회음근 운동도 생애 전 기간을 통해서 지속적으로 해야 한다.

회음부의 적절한 위생관리도 자가간호 내용에 포함시킨다(표 13-2). 많은 여성들이 질염, 성병과 요로계 감염증과 같은 질병을 초래하는 비위생적 행위에 대해 알지 못하는 경우가 많다. 여성에게 유방 자가검진은 자가간호의 중요한 부분으로 노인은 유방암에 대한 가능성이 많으므로 매달 1회 정도 유방 자가검진을 하도록 교육한다.

<표 13-1> 60세 이상의 여성을 위한 건강예방 전략

항목	주기
· 신체적 검진	75세 까지는 1~3년에 1회, 그 후 1년에 1회
· 포괄적인 기능적 검사	80세 전에 1회, 그 후 1~2년마다 1회. 특별한 문제가 있을 때마다
· 골반 검사	1년에 1회
· pap smear	1년에 1회, 연속 2회 음성이면 그 후 적어도 3년에 1회
· 유방자가검진	매달 1회
· 의사에 의한 유방 검진	1년에 1회
· 유방 X 선 검사	85세까지는 적어도 1~2년에 1회.
· 직장 검사	1년에 1회
· 대변 잠혈검사	1년에 1회
· S-자 결장경 검사법	1년 간격으로 2회 연속 음성이면 그 후 3~5년에 1회
· 혈압	매 6개월마다
· 눈 검사	2년에 1회
· 녹내장 검사	2년에 1회
· 투약약물 검토	2년에 1회
· 치과검사	1년에 1회
· 청력검사	2~5년에 1회
· 예방접종	
flu 예방접종	1년에 1회
폐렴 예방접종	65세 이후에 1회
파상풍 추가접종	10년에 1회

다양한 건강증진 행위에 대한 정보를 제공하여 노화로 나타나는 불가피한 퇴화나 감퇴 등의 노화 현상에 대비하도록 도와준다. 특히 사용하지 않으면 기능이 약화되어 상실된다는 이론은 뼈의 건강유지, 근량유지, 심혈관계 기능유지, 기억과 성기능의 유지에서 매우 중요하다. 여성에게 정상적 노화에 대한 교육을 하는 동안 골반검사, 파파니콜라우 염색(Papanicolaou's smear), 유방조영술(mammo graphy) 및 결장직장 검사와 같은 건강검진의 필요성과 정규적 검진의 중요성을 강조한다.

<표 13-2> 노인여성들의 회음부 위생관리 지침

- 그림을 이용하여 직장, 요도구와 질의 해부학적 관계를 설명하고 이해를 도와준다.
- 회음부를 닦을 때에는 앞에서 뒤 즉 요도구에서 항문 쪽으로 닦는다.
- 회음부에는 알칼리가 강하거나 냄새가 짙은 비누 또는 방취제의 사용을 피한다.
- 회음부가 헐거나 진무른 경우 타올이나 모발 건조기로 건조시키고 자극하지 않는다.
- 비만한 여성의 경우 외부 생식기 주위에 피부가 접혀질 수 있는 서혜부, 대음순과 대퇴부를 건조하게 유지한다.
- 위생상 회음부 세척은 하지 않는 것이 오히려 낫다.
- 면섬유의 흰 속팬티를 입으며, 꽉 조이는 바지와 팬티 스타킹은 피한다.
  요실금으로 생리대를 사용하고 있다면 자주 교환한다.
- 질도포 크림은 약물 흡수를 최대화하고 손실을 막기 위해 잠자리에 들기직전 사용한다.
- 부부관계를 하기 전 수용성 윤활제를 사용한다.
- 자궁탈로 인해 pessary를 사용하는 경우 질출혈이나 화농성 분비물이 있다면 의사 또는 간호사에게 알리며 pessary는 1년에 1회 정도 교환을 한다.
- 질에서 출혈이나 냄새나는 분비물이 있으면 즉시 건강 전문가에게 알린다.

에스트로겐* 대체 치료(estrogen replacement therapy)의 목적은 골다공증 예방, 폐경 증후군의 증상 완화, 혈청지질상의 개선 및 심혈관계 질환의 위험성 저하 등에 있다. 갱년기란 40대부터 10년 정도에 걸쳐 여성의 난소 기능이 자연적으로 감퇴되는 기간으로 정의되며 이 기간 동안 에스트라디올의 분비가 감소되면서 무배란 월경이 나타난다. 에스트라디올의 분비 감소와 무배란 월경은 비기능성 자궁출혈로 과다 월경을 일으키며 수태력은 감소된다. 갱년기에 나타나는 폐경 증후군에는 우울증 및 과민성 등의 심리적 증상과 함께 피로, 불면, 두통, 성욕감퇴 및 안면 홍조 등을 경험한다. 에스트로겐 결핍의 말기 증상에는 질 건조, 부부 관계시 불편감, 비뇨생식기계 위축, 빈뇨 및 요실금과 함께 골다공증이 가속화되어 골절의 위험성이 높아지며 고밀도 지단백에 대한 저밀도 지질 단백의 비가 증가하여 죽상 동맥 경화증의 위험도가 증가한다.

에스트로겐 대체 치료에 대한 논란이 있기는 하지만 에스트로겐 투여는 일차적 예방 전략에서 중요하다. 에스트로겐 호르몬제 투여는 여성 생식기계와 유방의 위축, 골다공증, 폐경과 관련된 열감 또는 화끈거림 등의 혈관계 증상(vasomoter symptom)과 죽상 경화증을 감소시킬 수 있다. 그러나 에스트로겐 치료로 유방 및 자궁 내막성 암질환의 위험성이 높아지고 심혈관계 질환에 의한 사망 위험이 높고 고혈압, 혈전 및 색전성이 나타날 수 있다.

* estrogen hormone : estrogen은 주로 난소와 태반에서 생산되는 스테로이드 호르몬을 총칭하는 것으로 난포 호르몬이라고도 한다. estrogen에는 estradiol, esterone 및 estriol 등이 있다.

여성은 estrogen 감소에 의한 골량 상실에 매우 취약하므로 골량 상실이 가속화되기 전에 가능하면 폐경이 시작된 직후에 에스트로겐 대체 요법(estrogen replacement therapy, ERT)을 받는 것이 바람직하다. 에스트로겐 대체 요법은 골량의 상실을 지연시키고 골절을 예방하기 위한 목적으로 1970년대부터 시작되었으나 에스트로겐 대체 요법이 자궁 내막성 암질환과 관련이 깊다는 것이 알려진 후 자궁 내막 조직의 정상적 기능을 위해 estrogen에 progesterone을 추가시키는 호르몬 대체 요법으로 변경되었다. 즉 estrogen의 유방 및 자궁성 암질환 발생과 같은 부작용을 완화시킬 목적으로 progesterone을 추가하게 되었다. 호르몬 대체 요법은 혈관 운동의 불완전성과 질 및 요로계의 위축을 완화시키며, 골다공증, 심혈관계 질환 및 알츠하이머 질환의 발생율을 감소시키는 효과가 있는 것으로 알려져 있다.

estrogen이 인체에서의 뼈의 재흡수를 감소시켜 골량의 상실을 예방해주지만 골량을 증가시키지는 못한다. estrogen의 장기간 투약은 유방과 자궁내막의 신생물 질환을 유발시킬 수 있으므로 호르몬 대체 요법을 받는 동안에 유방 검진은 1달에 1회, Papanicolaou smear을 포함한 골반 검사는 1년에 2회 정도 해야 한다. 최근 호르몬 대체 요법의 투약 기간을 5년 이하로 제한하도록 권장하고 있다.

그러나 호르몬 대체 요법에 따른 심혈관계 질환 및 여성 생식기계 암질환 발생에 대한 위험 부담이 있다는 새로운 연구결과로 호르몬 대체 요법에 대한 찬반 논쟁이 활발하다.

여성들이여, 호르몬 치료 환상 버려라 / 이종구심장클리닉 원장

"2002년 미국의학협회지(JAMA)에 발표된 여성건강연구(WHI) 결과에 따르면 장기간의 여성 호르몬 치료는 관상동맥질환 29% 증가, 유방암 26% 증가, 뇌졸중 41% 증가, 폐동맥 혈전증 213% 증가, 직장암·대장암 27% 감소, 대퇴골절 34% 감소, 총체적 사망률 2% 감소 등의 효과가 있다. 여성건강연구는 또 2003년에 여성 호르몬 치료가 고혈압이나 연령 등과 상관없이 뇌출혈과 뇌경색 위험을 높인다고 JAMA에 보고했으며, 2004년엔 자궁적출수술을 받고 에스트로겐만 투여 받는 여성을 조사했더니 심혈관 질환을 높이지는 않지만 뇌졸중은 39% 높인다고 역시 JAMA에 보고했다.

이 연구 결과들이 발표된 후 미국의 산부인과 학회는 여성호르몬치료는 가능한 단기간 시행할 것을 권장하고 있으며, FDA는 이를 심혈관 질환의 예방목적으로 사용할 수 없다고 결론 지었다. 그러나 어찌된 일인지 한국 의학계는 이 지침을 받아들이지 않고 있다. 한국여성의 심혈관 질환의 유병률과 사망률이 서구국가보다 현저히 낮다는 이유에서다."

이 종구의 "여성호르몬 대체 요법"에서 2005년 9월 6일 조선일보 반면 호르몬 대체 요법의 부작용이 지나치게 과장되어 있다며 50대 여성에게 에스트로겐의 저용량 투여는 골다공증 및 폐경 증상에 효과적이기 때문에 호르몬 대체 요법이 필요하다는 주장도 있다.

호르몬 치료 겁낼 것 없다, 당장 시작하라 /박기현 연세대의대 산부인과 교수

지난 2002년 미국 국립보건원(NIH)은 폐경 여성에게 여성 호르몬을 투여하면 관상동맥질환이 29%, 뇌졸중이 41% 증가한다는 충격적인 연구 결과를 발표했다. 호르몬 대체 요법이 심장병이나 뇌졸중을 예방하는 것으로 알고 있던 전 세계 의학계는 충격에 휩싸였다. 그러나 의학에서 어느 한 가지 연구결과를 전적으로 신뢰하고 '단선적(單線的)'으로 판단하는 것은 매우 위험한 일이다. NIH 연구 결과를 접했다면 그보다 조금 앞서 발표된, 연구대상자가 모두 간호사였기 때문에 '간호사연구(NHS·Nurse's Health Study)'라고도 불리우는 그로스타인의 연구결과를 참고해야 균형감각을 찾을 수 있다.

그로스타인은 호르몬 대체요법을 받은 폐경 여성 7만533명을 1973~1996년까지 23년간 관찰하여 저용량에서는 관상동맥질환 42% 감소, 뇌졸중 46% 감소했고, 표준용량에서는 관상동맥질환 46% 감소, 뇌졸중은 35% 증가한 것으로 보고하여 사용하는 여성 호르몬의 용량에 따라 다른 결과가 나타나는 것으로 보고했다. 미국과 유럽 등지에선 대규모로 행해진 NIH 연구와 NHS 연구의 상반된 결과를 여성 호르몬의 투여시점(나이)과 투여 용량의 차이 때문으로 이해하고 있다. 즉 저용량일 수록, 비교적 젊은 폐경여성에게 투여할수록 부작용보다 효과가 크며, 반대로 대용량이거나 나이많은 여성에게 투여할 수록 합병증이 커진다는 것이다. NIH 연구의 대상자는 평균 연령은 63세, NHS는 51세였다.

세계적인 생식내분비학 교수인 미국 컬럼비아대학의 로보 교수는 평균 53세 폐경 여성 4065명에게 여성 호르몬치료를 한 결과 심혈관질환이 증가하지 않았다고 2004년 보고했다. 2005년 봄에 출간된 미국 생식내분비학 교과서는 여성호르몬 치료를 하더라도 폐경 후 10년간은 심장병 발병률이 증가하지 않지만, 폐경 후 20년 이상인 경우는 약 71%의 환자에게서 발병률이 증가한다고 기술하고 있다. 이를 토대로 이 교과서는 호르몬 치료가 젊은 폐경여성에겐 위험하지 않으며, 따라서 2002년 NIH 연구결과를 모든 폐경 여성에게 적용하는 것은 무리라는 점을 시사했다. 약제의 투여용량과 투여기간에 따라 서로 다른 결과가 나타나며 효과가 좋은 약도 용량에 따라 해가 될 수 있으며, 투여하는 연령도 매우 중요하다. 예를 들어 어린이의 키를 성장시키기 위해 투여하는 성장호르몬은 10대 초반이 지나면 약효가 없고, 유방발육을 위해서는 10대 중반을 넘어서면 효과가 없다. 이와 마찬가지로 여성 호르몬은 폐경 여성이 집중적으로 폐경 증후군을 앓는 50대에 투여할 때 가장 효과적이다.

박기현의 호르몬 치료 겁낼 것 없다, 당장 시작하라. 조선일보 2005. 09. 20.

위축성 질염과 관련된 통증과 소양증

위축성 질염에서 나타나는 증상으로는 질부위의 발적, 질출혈, 가려움증, 따가움증(burning), 질분비물 그리고, 부부관계시의 통증 등이 있다.

위축성 질염과 관련된 통증과 소양증에 대한 간호중재는 다음과 같다.

- 외음부와 질에 에스트로겐 크림을 도포한다.
- 좌욕을 한다.
- 앞서 설명한 회음부 위생관리를 한다.
- 질세척, 자극성이 심한 비누, 방취제의 사용을 피한다.
- 면으로 된 속옷을 착용하고, 팬티스타킹, 조이는 바지와 하의를 여러 개 입는 것을 피한다.
- 이상성감증(dyspareunia*)을 경험하면 원인을 설명하고 치료법을 지지해 준다. 또한 건강한 성생활의 필요성을 설명한다.
- 부부 관계시에 수용성 윤활제를 이용한다.
- 성병을 가진 여성에게는 성에 대한 안전 교육을 한다.
- 의식이 혼미하거나 의사소통이 되지 않고 안절부절하고 있는가를 주목하라. 회음부의 긁힌 자극은 질회음부의 자극이나 소양증을 의미한다.

* 이상성감증(dyspareunia) : difficult or painful coitus in women

유방과 생식기계 신생물 질환에 대한 지식 부족

유방과 생식기계 신생물 질환의 지식 부족에 대한 간호중재는 다음과 같다.

- 유방 자가검진 방법을 설명하고 자가검진을 규칙적으로 실시하도록 교육한다.
- 교육용 자료를 이용하여 검진과 관련된 공포와 불안을 완화시킨다.
- 유방 및 생식기계 검사를 하도록 격려한다.
- 유방 및 생식기계 검사를 거부할 경우 검사를 거부하는 요인을 파악한다.
- 병원방문횟수를 최소화하기 위해 예정된 검사와 정규적 방문이 함께 이루어지도록 한다.

이차 예방

유방암과 자궁경부 및 자궁암에 대한 검사가 중요하고 필요하지만 대부분의 여성이 소홀히 하는 경향이 있다. 이렇게 검사를 등한시하는 이유는 건강관리체계, 건강관리 제공자와 노인 여성 모두에게 내재해 있는 복합적이고 다차원적인 문제 때문이다. 간혹 검사 비용이 많이 들거나 검사에 따르는 불편감, 또는 암 질환에 걸릴 가능성을 과소평가하여 검사를 소홀히 하기도 한다. 대개 폐경기 여성들은 부인과 의사를 찾지 않고 다른 분야의 의사를 찾아가는 경우가 많으므로 노인 여성을 접하는 간호사와 의사는 노인 여성에게 필요한 검사를 안내해야 된다.

"젊은 여성에 비해 65세 이상의 노인이 유방 검진을 소홀히 하는데 50세 이상의 여성중 5%만이 유방검진을 한다는 보고도 있다. 여성의 77.4%는 의사가 한 번도 Pap smear나 mammogram과 같은 검사를 권한 적이 없다는 보고도 있다. 급성질환에 중점을 두는 의료상황은 지방거주자, 저소득층, 지역사회 환경까지의 건강관리 확대를 방해하고 있다."

사정

부인과적 건강문제를 사정하는 간호사는 병력청취, 특히 여성생식기계와 유방에 대한 질문을 던질 때 프라이버시를 지켜주고 정서적으로 편안한 환경을 제공해 주는 것이 필요하다. 산과적, 부인과적 상황에 대한 질문으로 병력 청취를 시작하는데 일부 노인은 폐경에 대한 정확히게 기억하지 못하며 자궁절제술을 했지만 이때 난소절제술도 함께 행해졌는지를 알지 못하는 경우도 있다.

에스트로겐 호르몬 치료의 경험 여부, 현재의 치료 여부를 확인한다. 노인 여성에게 나타나는 비뇨 생식기계 증상은 소양증과 이상성감증이므로 질의 분비물, 속옷에 간간이 혈액이 묻거나, 질출혈이 있거나, 건조하거나, 가려움증, 골반이나 질의 압박감이나 팽만감, 부부관계시의 통증에 대해 질문을 한다. 성에 대한 질문을 통해 성활동은 노인의 일상생활기능에 있어서 정상적 부분임을 강조해 준다. 변비 또는 배변시 불편감은 물론 요실금에 관해 질문한다.

유방에 대한 병력 청취에서 유방암에 대한 가족력, 유방의 압통, 덩어리 유무, 유두의 가려움증이나 분비물, 매달 유방 자가검진 실시 여부에 대해 질문한다. 부인과적 검사가 여성에게 불안감을 유발할 수 있으므로 간호사는 노인이 부인과적 검사를 준비할 수 있도록 도와주며 검사에 따르는 불편감, 당황감과 검사 절차에 대한 불안을 완화시키도록 지지 해준다. 검사를 위한 체위를 잡거나 검사 기법에 있어서 신경학적, 근신경계, 골격계 질환을 가진 노인의 편의를 도모해야 한다.

삼차 예방

여성생식기계 간호중재에 있어서의 삼차 예방은 여성이 노후에까지 적절한 신체적 기능을 유지하도록 도와준다. 80세 이상의 노인 여성은 요실금, 질의 건조, 질 탈출(vaginal prolapse)과 같은 건강문제를 노화의 불가피한 건강문제로 간주하여 건강관리 제공자들에게 보고하지 않는 경향이 있다. 노인 여성은 오래 살다 보면 암질환의 가능성이 많아진다고 생각하여 일차적 또는 이차적 예방을 무시하기도 한다. 건강문제를 치료하지 않고 방치하면 사회적으로 격리되고, 전체적인 건강기능과 평안감(well-being)을 잃게 된다.

References

Cahill M (1996). Mastreing Geriatric Care. Springhouse Corporation, Springhouse, Pennsylvania. 333-356.

Denny MS, Koren ME and Wisby M (1989). Gynecological health needs of elderly women. Journal of Gerontological Nursing 15:33.

Dougherty JD, Knutesen P(1995). The Female Reproductive System and its problems in the elderly. In Celentano DD (1988). Updated approach to screening for cervical cancer in older women. Geriatrics 43:37.

Hall FM (1986). Screening mammography-potential problem on the horizon. N Engl J Med 314:53.

O'Rourke N and Hamilton P (1979). Gynecological exams : A must for older women. AJN 11:2004.

Robie PW (1989). Cancer screening in the elderly. J Am Geriatr Soc 37:888.

Rybolt AH and Waterbury L (1989). Breast cancer in older women : Trends in diagnosis. Geriatrics 44:69.

Stanley M and Beare PG (1995): Gerontological Nursing , F. A. Davis Company, Philadelphia. 255-264.

Stanley M and Beare PG (1999): Gerontological Nursing: A Health promotion/protection approach, F. A. Davis Company, Philadelphia. 183-192.

Talashek ML, Tichy AM and Epping H (1990). Sexually transmitted diseases in the elderly : Issues and recommendations. Journal of Gerontological Nursing 16:33.

Weinberger M et al (1991). Breast cancer screening in older women : Practices and barriers reported by primary care physicians. J Am Geriatr Soc 39:22.

Wheat ME, Mandelblatt JS and Kunitz G (1988). Pap smear screening in women 65 and older. J Am Geriatr Soc 36:827.

제14장
소화기계의 노화

음식물의 저작, 운반 또는 흡수장애는 영양상태, 에너지 수준과 건강에 영향을 미치는데 노화에 수반되는 생활양식의 변화가 위장관의 기능에 영향을 미친다. 앉아 지내는 시간이 많아지면서 동반되는 활동수준의 저하는 소화기계 기능을 저하시켜 노인에게 만성적 소화불량, 변비 및 비흡수군 증상을 가져온다. 사회적 격리, 슬픔과 인지장애도 불량한 식습관을 유발하여 소화기계 문제로 발전되며, 경제적 어려움으로 영양섭취의 문제가 나타나기도 한다. 노인은 약물투약에 민감하여 오심, 구토, 설사와 변비 등의 약물 부작용을 경험하기도 한다.

1. 소화기계의 정상적 노화과정

구강

건강한 구강 점막과 건강한 치아는 신체적 외모, 의사소통능력과 영양섭취에 중요한데, 치아의 상실이 자연스런 노화 현상은 아니지만 일부 노인에게서 치아의 일부 또는 전체가 상실되는 것을 볼 수 있다. 상아질 생성이 저하되면서 에나멜질은 점점 더 얇아지고 치아는 쉽게 깨지며, 치은 퇴축에 따른 치수의 축소와 섬유화증, 치근막 질환과 골밀도의 감소는 치아 상실을 초래하게 된다. 우식치는 구강 위생불량, 영양불량과 칼슘섭취 부족으로 나타난다.

노화와 함께 노인의 구강 점막은 위축되며 상피세포가 얇아지고 각질화 되며 입술과 치은은 얇아지며 구강 점막의 혈관 분포가 감소하고, 모세혈관의 공급이 감소하여 치은은 창백해 보인다. 약 9,000개의 미뢰가 혀의 가장자리와 뒤쪽, 연구개, 인두와 후두에 위치하는데, 미뢰는 삶의 전체 기간을 통해 지속적으로 재생되지만 대개 40세 정도부터 위축되기 시작한다. 노화와 함께 4가지 기본 미각의 민감도가 저하되며 소금, 설탕과 일부 아미노산에 대한 미각 역치가 증가하기도 한다.

식도와 최토 반사

노화와 함께 최토 반사는 약화되며, 식도는 약간 이완되거나 확장되며 운동성이 저하되는데 특히 식도의 하부 괄약근(분문 괄약근)의 긴장도가 저하된다. 이와 같은 복합적 현상들이 노인에게 폐흡인 가능성을 증가시키며 열공성 탈장이 있는 경우 연하곤란증과 흉골 주변의 통증이 나타나기도 한다.

위, 소장과 대장

소화불량은 대개 위점막의 위축과 위운동의 저하로 나타나는데 위점막의 위축은 염산의 분비저하와 함께 철분, 칼슘과 Vit B_{12}의 흡수를 감소시킨다. 위운동의 저하로 위에서 소화된 음식을 소장으로 밀어내는 운동이 지연된다. 노화에 의한 소장과 대장의 변화는 미미하나 장운동이 느려진다.

담도계, 간, 담낭과 췌장

소화기계의 노화에도 불구하고 간기능은 정상 수준을 유지하지만 70세가 지나면 간의 크기가 작아지면서 간의 단백질 합성과 저장능력도 감소되며, 췌장에서는 소화효소의 분비가 감소된다. 특히 노화와 함께 lipase의 생산이 감소되어 지방흡수 장애의 원인이 된다. 250~300㎎/dℓ의 고혈당에서는 insulin의 분비가 정상이지만 120~200㎎/dℓ의 저혈당에서는 insulin 분비가 감소되는 현상을 볼 수 있다. 노화와 함께 cholesterol의 분비가 증가되며, 비만이 심한 노인에게 노화와 관련된 변화들이 현저히 나타난다.

2. 정상적 영양상태

노화는 노인의 영양요구 및 영양상태와 관련이 깊어 노인에게 영양불량이 나타날 가능성이 높다. 생리적 측면에서 나이가 많아지면 기초대사율이 저하되고 신체적 활동이 감소되어 에너지 요구량이 저하된다. 65세~75세의 노인은 1일 2,300kcal의 에너지를 필요로 하나 75세 이상이 되면 2,050kcal의 에너지가 필요하다. 1일 섭취하는 에너지의 58%는 복합 탄수화물, 30% 정도는 지방 그리고 나머지는 단백질로 충당하는 것이 좋다. 노인의 영양문제와 관련된 생리적 요인은 후각 저하, 미뢰 상실과 cholecystokinin*의 증가인데 이러한 생리적 변화가 식욕을 저하시키고 포만감을 증가시킬 수 있다.

노화로 인한 위축성 위염은 무염산증을 초래하며, 무염산증은 Vit B_{12}, 철분, 아연(zinc)과 칼슘의 흡수를 저하시킨다. 24세 이상 성인의 1일 칼슘 섭취 권장량은 800mg이나 일부 노인 여성들의 1일 칼슘 섭취량이 475mg에 불과한 것으로 나타나 칼슘의 추가 보충이 필요하다. 한편 칼슘의 종류에 따라 체내 흡수에 필요한 산도가 다른데 저염산증 또는_무염산증 상태에서는 구연산* 칼슘(calcium citrate malate)의 흡수가 가능하다. 또한 노인들의 골다공증을 예방하고_노화에 따른 골량의 상실을 둔화시키기 위해 Vit D, Vit B_6와 칼슘의 섭취량을 증가시킨다.

* cholecystokinin : 장점막에서 분비되는 호르몬으로 담낭 운동을 항진시킨다.
* 구연산(citric acid) : 감귤류에서 발견되는 tricarboxylic acid로 괴혈병을 막아주고 이뇨의 기능을 한다.

정상적 노화와 함께 인체내 지방조직이 증가되며, 지방조직의 증가는 비지방 조직의 감소와 체내 전체 수분량의 감소를 동반하며 과도한 체지방은 노인에게 당뇨병, 고혈압과 관상동맥질환에의 노출을 증가시킨다. 만성질환과 다양한 약물사용은 물론 심리적, 사회적 그리고 경제적 요인이 노인의 영양불량을 초래하거나 영양불량의 잠재 요인이 된다.

사회적 격리와 저소득과 같은 사회 경제적 요인이 노인의 영양문제를 초래하는데 저소득과 관련된 영양문제는 흔히 단백질 섭취 부족이다. 단백질 섭취 부족은 상처의 회복을 지연시키고, 빈혈을 가져오고, 면역반응을 저하시켜 질병에의 노출을 증가시킨다. 많은 노인이 치아가 결손되어 있거나, 의치가 꼭 들어맞지 않거나 또는 치근막 질환으로 어려움을 겪고 있으나 치과 치료를 받을 만한 경제적 여유가 없는 경우도 많다. 치아와 관련된 건강문제가 단백질 및 칼로리의 섭취를 방해함은 물론 과일과 채소를 씹고 삼키기가 어렵게 하며 우울은 과식 또는 소식을 초래하여 영양불량을 초래하기도 한다.

이뇨제 및 하제의 오용은 물론 노화로 인한 신장에서의 네프론의 수적 감소는 수분 및 전해질 불균형을 더욱 악화시킬 수 있다. 노인의 경우 인체 대사가 저하되고, 여러 종류의 약물 투약을 많이 하는 경향이 있기 때문에 건강한 젊은 성인에 비해 약물-영양 간의 해로운 상호작용에 보다 민감해 질 수 있다. 약물사용에 따른 부작용에는 지나치게 왕성한 식욕 또는 식욕 저하, 변비, 오심 및 구토, 영양소의 흡수 저하 등이 있다. 알코올은 Vit B와 엽산염의 흡수를 방해하며, 신경이완제와 항히스타민제제는 식욕을 저하시키며, 하제로 이용되는 광유는 지용성 Vit A, Vit D 및 Vit K의 흡수를 방해한다.

노인의 영양상태 평가에서 고려해야 하는 요인은 다음과 같다.

- 질병 : 소화장애 및 흡수장애, 소모성 질환, 제한 식이
- 불량한 식습관

- 치아결손과 구강통
- 양질의 영양가 높은 음식 섭취 여부
- 경제적 어려움
- 사회적 접촉 저하, 우울증
- 다발성 약물 투약(multiple medicines)
- 불수의적 체중 증가 또는 감소
- 신체적 기능 장애로 장보기 및 식사 준비 어려움
- 80세 이상의 나이

노인에게는 영양적 측면에서 바람직한 식이를 추천하는데 예를 들면 신체적 활동과 함께 1200~1500mg의 칼슘 섭취로 골격량의 감소를 최소화 시킬 수 있으며, 복합 탄수화물과 섬유질이 충분한 식이는 포도당 내성*에 유익함은 물론 비타민과 무기질의 섭취도 증가시켜 줄 수 있다. 식이성 섬유질은 정상적인 장기능 유지에 도움이 되며 암질환의 예방, 변비의 예방과 치료에 효과가 있다. 미국의 암협회에서는 암질환 예방을 위해 하루 10~15g의 섬유질을 섭취할 것을 권장하고 있다. 그러나 식이성 섬유질을 급하게 먹을 경우 과도한 팽만감과 포만감을 가져올 수 있으므로 서서히 먹어야 한다.

대부분의 노인이 노화와 관련하여 영양 상태가 어떻게 변화되었는가를 알지 못하고 있는 경우가 많으며 영양에 관련된 지식과 정보의 부족이 영양문제를 초래한다. 가공 처리된 저장 음식은 대개 소금, 지방과 칼로리가 높아 노인에게는 적절하지 못한 경우가 많다. 일부 노인은 정서적 우울이 심할 때 또는 혼자서 식사하는 것을 싫어하기 때문에 음식을 먹지 않기도 한다. 신체적 제한 및 신체적 장애가 있는 노인은 장을 보거나 음식의 조리가 어려워질 수 있으며, 노인의 시력장애는 음식의 설명서에 있는 여러 가지 정보를 얻는 것을 방해한다.

* 포도당 내성(glucose tolerance) : 다량의 당분을 섭취해도 당뇨가 나타나지 않는 상태

영양불량(malnutrition)에 대한 기준은 상황에 따라 다양하며(표 14-1) 혈장 단백은 흔히 외상, 패혈증 또는 감염증 등이 있을 때 현저히 저하될 수 있다. 알부민의 반감기는 18-20일, transferrin의 반감기는 7일 그리고 prealbumin의 반감기는 48시간 정도이다. 따라서 알부민은 영양불량의 예후 지표로 그리고 prealbumin은 영양상태의 회복 지수로 유용하다.

<표 14-1> 영양불량의 기준

상 황	기 준
지역사회거주	· 체중 감소 : 6개월 동안 4.5Kg 이상, 1년 동안 체중의 4% 이상 · 신체지수 : BMI가 27 이상 또는 22 이하 · 저알부민증 : 3.8 mg/dL 이하 · 저콜레스테롤증 : 160 mg/dL 이하 · 특정 비타민 결핍
병원 입원	· 음식섭취 : 필요 에너지 요구량의 50% 이하 · 저알부민증 : 3.5 mg/dL 이하 · 저콜레스테롤증 : 160 mg/dL 이하
요양기관 거주	· 체중 감소 : 최근 1개월 동안 체중의 5% 이상, 6개월 동안 체중의 10% 이상 · 음식섭취 : 제공된 식사량의 75% 이하

3. 노화와 관련된 소화기계 질환

치근막 질환(periodontal disease)

임상적 증상

치은염과 치근막염을 포함한 치근막 질환은 치아를 지지해 주는 조직의 염증으로 결국은 뼈조직의 파괴를 초래한다. 뼈조직의 파괴는 결국은 치아를 지지해주지 못하여 치아가 빠지게 된다. 한편 프라그에 존재하는 세균은 치은염과 치근막염을 일으키게 된다. 치은염은 잇몸의 겉표면에 나타나는 염증으로 흔히 구강의 위생상태가 불량할 때 발생하며, 치은염의 첫 징후는 잇몸이 붉은 색을 띠고 붓게 되며 칫솔질을 할 때 출혈이 있다. 치은의 염증이 진행되면서 잇몸 주위에 고름이 형성되거나 입에서 역한 맛을 느끼거나 구취증을 경험한다. 구강내 염증, 부정교합(malocclusion), 영양불량, 당뇨, 의치가 맞지 않아 나타날 수 있는 국소적 자극은 치근막 질환(periodontal disease)을 악화시킬 수 있다.

치료 및 간호

치근막 질환(periodontal disease)의 일차적 예방은 적절한 칫솔질과 치실사용(flossing), 1년에 1~2회 정도 프라그나 치석의 제거가 중요하며, 부분적 의치를 가지고 있다면 정규적으로 치과를 방문해야 한다. 간호사는 노인의 정규적인 치과방문 여부와 가장 최근에 받은 치과 검사시기를 확인한다.

치조의 표면과 잇몸선 아래에 있는 세균과 치석(tartar)을 제거하여 잇몸의 청결을 유지해 주고, 치근막 염증이 심하면 항생제의 투여가 필요한 경우도 있다. 치아를 지지하는 뼈와 조직의 파괴가 따르면 수술을 통해 교정하기도 하지만 조기 치료를 통해 치근막염은 대개 치료가 된다. 치아 결손과 잇몸 질환이 심하면 구강외과의 도움을 받아야 한다. 치근막 질환에 대한 예방 교육 내용은 다음과 같다(표 14-2).

<표 14-2> 치근막 질환의 예방 교육

- 다양한 음식을 포함한, 균형이 잡힌 식사를 한다.
- 식후마다 칫솔질을 한다.
- 매일 치실을 사용한다.
- 정규적인 구강검사는 6개월에 1회 정도 하여 형성된 프라그를 제거해 준다.
- 다음의 증상이 나타날 대 치과를 방문한다.
  잇몸에 궤양이 생기거나 붉은 색을 띨 때
  잇몸에서 출혈이 있거나 농이 흐를 때
  치통이 있을 때,
  치아가 흔들리거나 빠질 때, 치아 사이에 틈이 많이 생길 때,

연하곤란증(dysphagia)

임상적 증상

연하곤란증도 한때 정상적인 노화과정으로 간주하였으나 최근에는 조직, 혈관과 신경성 병변에 의한 병리적 현상으로 간주한다. 원인에 관계없이 연하곤란증은 음식물의 식도내 정체를 유발하여 식도점막을 자극하고 가슴앓이(heartburn)나 흉부 통증을 초래한다. 식도내에 구조적 병변이 있는 경우 액체보다 고형 음식물을 쉽게 삼킬 수 있으며 연하곤란증에서는 음식물을 삼키는 동안 기침이 나며, 목구멍에 음식이 달라붙고 음식물의 역류와 폐흡인 등이 나타난다.

연하곤란증의 원인은 인후두 마비, 인후두 자극, 약물 부작용, 종양이나 협착 등의 구조적 병변, 이완불능증(achalasia) 및 범발성 식도연축(diffuse esophageal spasm) 등이 있다. 파킨슨씨병, 회백수염, 중증 근무력증, 갑상선 기능항진증, 근위축성 측삭경화증(amyotrophic lateral sclerosis) 등의 신경-근육성 병변과 중풍도 연하곤란증의 원인이 될 수 있다. 대동맥류 또는 대동맥 이완도 연하곤란증의 원인이 되고 있다.

치료 및 간호

연하곤란증의 사정은 주의 깊게 병력을 파악하는 것에서부터 출발한다. 간호사는 노인의 식사과정을 관찰하고 액체와 딱딱한 고형음식을 어떻게 삼키는지를 관찰한다. 연하곤란증 사정에서 타액량과 특성도 중요한데 적절한 양의 타액은 음식물의 연하에 도움이 되지만 점착성이 높은 타액은 오히려 음식물의 연하를 방해한다. 또한 구강건조증(xerostomia)과 같이 구강이 건조한 상태에서는 음식물이 구강 내에서 부스러지기만 하므로 기도를 폐쇄하여 질식시킬 우려가 있다. 간호사는 노인과 대화를 하면서 노인의 언어 유형과 어조에 문제가 있는 가도 관찰한다. 구개와 구인두의 마비는 심한 비음을 유발시키며 애성(hoarsness)은 제10 뇌신경(미주신경)의 부분적 마비로 나타날 수 있다. 노인의 연하능력 증진(표 14-3)과 간호중재(표 14-4)는 위내용물의 역류와 흡인을 예방하는 첫 단계이다.

연하곤란증과 관련하여 다음과 같은 사항에 대해 질문한다.

- 고형식이 또는 유동식이 중 어느 것이 연하곤란증을 유발시키는가?
- 연하곤란증이 지속적으로 나타나는가? 아니면 간헐적으로 나타나는가?
- 가슴앓이(heartburn)가 연하곤란증과 관련하여 나타나는가?
- 연하곤란증이 언제부터 시작되었는가?
- 흉부 통증, 야간에만 나타나는 다른 증상들이 있는가?
- 애성, 코를 통한 음식물의 역류 또는 흡인등이 일어난 적이 있는가?

<표 14-3> 연하능력 증진 방법

- 노인 자신이 거울을 보며 혀를 구개에 놓을 수 있도록 격려한다.
- 차가운 얼음물에 적신 면봉으로 구개궁을 문질러 인두근육의 수축 훈련을 시킨다.
- 인두반사가 회복된 후 계란찜과 같은 부드러운 음식을 삼키도록 시도한다.
- 식사 중 목부분을 약간 전방-굴곡시켜(chin-tuck swallow) 흡인의 가능성을 예방한다. 목의 굴곡은 기관을 닫아주고 식도를 열어주어 음식물이 식도를 따라 내려가도록 해 준다.
- 연하곤란증에서는 묽은 액체 음식 보다는 걸쭉한 음식물을 삼키는 것이 용이하다. 묽은 국물 및 물과 음식을 각각 주기 보다는 음식에 약간의 물을 섞어 혼합하여 준다.

<표 14-4> 연하곤란증에 대한 간호중재

- 연하능력을 사정한다.
- 직립자세(upright position)로 편안한 체위를 취해주고, 목을 전방으로 굴곡시킨다.
- 필요한 경우 즉시 흡인기를 사용할 수 있도록 준비한다.
- 구강 속에 점액이 고여 있으면 흡인해 낸다.
- 한 번에 소량의 음식을 먹도록 하며 필요하다면 티스픈이나 주사기를 사용한다.
- 액체 음식을 먹을 수 있다면 수분이 많은 액체 음식과 고형 음식을 번갈아 먹는다.
- 음식물은 뒷어금니 가까이, 혀 위에 올려놓는다.
  만일 편마비(hemiplegia)가 있다면 마비가 없는 쪽에 음식을 놓는다.
- 위・아래 입술을 꼭 붙여 입을 다물 수 있도록 한다.
- 식사 후 식도로 넘기지 못한 음식이 뺨의 안쪽에 축적되지 않도록 한다.
- 갑자기 숨막혀 하면 턱을 가슴에 대고 허리를 전방으로 굴곡시킨다.
- 식후 30분 정도는 침상머리를 올리거나 앉아 있는다.
- 음식물의 통과를 용이하게 하기 위해서 직립 자세를 취한다.
- 지나치게 맵고, 차고, 시고, 둘러붙거나 또는 차겁거나 뜨거운 음식은 피한다.
- 1일 필요한 수분량(30mL/kg)을 충분히 마실 수 있도록 격려한다.
- 정규적으로 체중을 측정한다. 체중감소 또는 식욕저하는 간호사에게 알리도록 한다.

연하반사를 평가하는 방법은 다음과 같다.

- 음식물 연하 능력을 평가하기 위해 혀를 구개에 놓을 수 있는가를 사정한다.
- 축축한 면봉을 이용하여 구개궁과 연구개의 감각 여부를 사정한다.
  음식물의 연하가 이루어지려면 구개궁과 연구개의 감각이 있어야 한다.
- 면봉으로 구개궁을 자극하여 정상적 인두 수축이 나타나는가를 관찰한다. 인두수축을 유도하기 위해 면봉을 차가운 레몬 얼음물에 담갔다가 사용한다.

연하곤란증이 있는 경우 체중감소 또는 탈수가 있는가를 관찰하며, 일정한 기간 간격으로 체중을 측정한다. 음식물의 흡인을 경험한 노인은 숨막힘이나 질식에 대한 두려움으로 음식물과 수분의 섭취를 피하기도 한다.

식사 중 폐흡인이 되는 경우 언제든지 흡인기를 사용할 수 있도록 준비한다. 식도 점막염으로 인한 통증이 있는 경우 식사 전에 diphenydramine, lidocaine 및 Maalox 혼합물로 구강내로 함수한 후 뱉어낸다. 구취증이 심한 경우 항균 용액으로 구강을 세척하거나 metronidazole(Flagyl) 250-500mg을 1일 3회 구강 투여하거나 0.75% 국소적 젤 용제를 사용한다.

연하곤란증의 발생과 진행 과정을 문서화하여 기록하며, 현재의 연하곤란증에 대한 문제점도 서술해 놓는다. 음식과 수분섭취의 장애를 나타내는 탈수와 체중감소 여부, 연하곤란증의 설명에 대한 노인의 반응도 기록해 놓는다. 파킨슨씨병, 중증 근무력증, 회백수염과 갑상선 기능장애에서 나타나는 연하곤란증은 내과적 치료로, 중풍에 의한 연하곤란증은 재활을 통해 도움을 받을 수 있다.

열공성 탈장과 위식도 역류

원인

위식도 역류(gastroesophageal reflux)란 위액이 식도로 넘어오는 현상으로 노인의 식도벽은 건강한 성인에 비해 얇고 예민하며, 하부 식도 괄약근(lower esophageal sphincter)의 이완과 하부 식도 확장은 역류의 가능성을 높게 한다. 열공성 탈장은 하부 식도 괄약근의 압력 저하와 관련이 있지만 노인은 열공성 탈장없이도 역류 증상이 나타나는 경우가 많다.

열공성 탈장(hiatal hernia)이란 위장과 위주변의 장기가 횡격막의 식도 열공을 통해 흉강으로 돌출되는 현상인데 열공성 탈장의 40~60%는 60세 이상의 노인에게 나타난다. 열공성 탈장에는 약간 확대된 횡격막 열공을 통해 위가 상방으로 돌출되는 활주성 탈장(sliding hernia)과 위의 일부가 식도 옆으로 탈출하여 위식도 접합부를 지나쳐 위치하는 식도방 탈장(paraesophageal hernia)의 2가지가 있다.

임상적 증상

식도성 역류의 증상이 없을 수도 있으며 개인에 따라 가슴앓이(heartburn), 역류(regurigitation), 신트림(sour stomach), 연하곤란증(dysphagia)과 음식물을 삼킬 때에 통증을 호소하기도 한다. 가슴앓이는 위분문부에서 식도에 걸쳐 역연동 운동이 일어나는 것으로 식후에 허리를 구부리거나 누웠을 때 흉골 뒷부분에서 나타난다.

대부분의 열공성 탈장은 증상이 거의 없지만 가슴앓이, 팽만감(flatulence), 트림, 연하곤란증, 특정 음식을 먹은 후 위에 불편감이 나타나기도 한다. 열공성 탈장에 동반되는 식도성 역류에서는 위액이 식도의 하부로 역류되어 식도의 점막을 자극하여 역류성 식도염이 나타나며, 심할 경우 식도의 소화성 궤양과 협착으로 발전하기도 한다. 식도성 역류에 의한 통증과 협심증에서 나타나는 통증을 구별해야 하는데 식도성 역류에서 나타나는 통증은 흔히 음식 섭취 또는 식후 앙와위로 누워있는 체위와 관련이 있으나 활력 증후의 변화에는 영향을 미치지 않는다.

따라서 병력청취를 할 때 가슴앓이, 연하곤란증, 신트림(sour stomach) 또는 역류 등의 증상이 있는가를 질문한다. 특히 증상을 완화 또는 악화시키는 특정 종류의 음식과 활동, 예를 들면 웅크리거나(stooping), 앞으로 구부렸을 때 또는 누웠을 때 나타나는 증상에 대해 상세히 확인한다.

치료 및 간호

식도성 역류 또는 열공성 탈장을 가진 노인의 간호중재는 현 상태의 사정, 환자 교육, 치료에 대한 반응 평가 등을 모두 포함한다(표 14-5). 생활유형의 수정이나 강화가 연하곤란증의 완화에 도움이 되므로 복압을 감소시키고 소화를 도와주며, 처방된 약물 투약과 약물 부작용을 상세히 설명해 준다.

특히 식도성 역류 증상을 초래하는 음식물을 피한다. 식도 하부의 압력을 저하시켜 식도성 역류를 초래할 수 있는 식품 및 약물에는 알코올 음료, 커피, 초콜릿, 니코틴, 지방 음식, 박하, 부교감신경 차단제, β-adrenergic 차단제, Estrogen, Calcium channel 차단제, Meperidine(demerol), Progesterone, Theophylline(이뇨제), Diazepam(valium)이 있다.

<표 14-5> 노인과 가족을 대상으로 한 열공성 탈장 교육

- 복압을 증가시키는 활동을 피한다.
  조이는 옷을 입거나 무거운 것을 들어올리면 복압이 증가되어 식도성 역류가 악화된다.
- 침상머리를 10~15㎝ 올려주거나 베개를 이용하여 머리와 가슴을 약간 올려준다.
- 잠자리에 들기 2~3시간 전에는 먹는 것이나 마시는 것을 피한다.
- 비만이 있다면 체중 조절을 한다.
- 음식은 소량씩 자주 그리고 천천히 먹고 충분히 씹은 후 삼킨다.
- 식사 중 그리고 식후 1시간 동안 상체를 직립 상태로 유지한다.
- 처방된 제산제를 먹는다.
- 지방 식품, 커피, 초콜릿, 박하, 알코올성 음료와 같은 식도성 역류 촉발 음식을 피한다.
- 식후의 걷기는 중력의 힘으로 식도와 위저부를 비우는 데에 도움이 된다.
- 부교감 신경 차단제(anticholinergics)의 사용을 피한다.

흡수장애 질환

원인

노인에게 나타나는 소장의 흡수장애(malabsorbtive disease)가 정상적인 노화과정은 아니다. 흡수장애의 원인은 소장 절제술, 소장내 박테리아의 과성장, 박테리아성 소장염, 췌장액의 분비저하를 초래하는 만성 췌장염, 한국인에게는 희귀하나 백인에게는 흔한 복강내 질환(adult celiac disease)과 장간막의 국소적 빈혈 등이다.

소장내 박테리아 과성장의 원인은 위산 분비 감소, 제산제, 장운동을 지연시키는 진통제와 부교감 신경 차단제의 만성적 사용이다. 박테리아성 만성 소장염에서는 장의 면역기전 장애로 설사와 비흡수 장애 증상이 심하게 나타난다. 성인 복강내 질환(adult celiac disease or gluten enteropathy)은 gluten 단백질이 소장의 융모를 위축시켜 영양소 흡수에 필요한 소장 융모의 표면적을 감소시켜 비흡수 증상이 나타난다. 장간막의 국소적 빈혈(mesenteric ischemia)에서는 장으로 들어가는 혈류장애로 소장 기능의 효율성이 감소되어 비흡수 증상을 초래할 수 있다. 비흡수 상태는 소장 게실증, 장의 협착과 부분적 위절제술에 따른 장내용물의 정체 때문에 자주 나타난다.

임상적 증상

장의 염증과 관련하여 나타나는 비흡수 장애의 징후와 증상은 설사, 복통과 직장출혈이다. 복강내 질환과 관련하여 Vit D의 흡수장애와 대변으로의 비정상적 칼슘의 상실에 의한 골연화승이 나타난다. 질병이 진행됨에 따라 점차 체중이 줄고 몸이 마르며 점막은 창백해지고 피부는 건조해지고 비듬이 생긴다. 장내에서 박테리아의 과성장이 있다면 혈압이 저하되고 열이 날 수 있다.

비흡수 장애의 일차적 예방 목적은 비흡수 장애의 원인을 제거하는 데에 있다. 따라서 박테리아 과성장을 초래하는 제산제의 과도한 사용을 피하며, 약물로 인한 장운동의 저하를 예방하기 위한 약물 복용에 대한 교육이 필요하다. 약물 복용시 설명서를 읽으며, 소화 장애를 가져올 수 있는 우유 및 유제품을 제한하도록 교육한다. 요구르트와 같은 발효 유제품은 단순 유제품보다 소화가 잘 된다.

치료 및 간호

사회적 격리와 스트레스성 생활환경으로 비흡수 장애가 나타날 수 있으므로 노인의 생활환경에 잠재해 있는 스트레스를 완화시켜 편안한 환경에서 소화가 잘 되는 음식을 제공한다. 사회적 접촉과 지지를 통해 건강한 식습관을 유지시켜 줄 수 있다.

평상시의 음식 섭취와 배설에 대한 습관과 양상에 대해 질문을 하고, 설사의 특성, 냄새, 색깔과 경도에 대해 주목한다. 건강 사정은 체중 측정, 점막 상태와 체위성 저혈압을 평가하여 탈수와 전해질 불균형의 징후와 증상을 관찰한다. 과거의 식이습관 파악은 해로운 식이습관 수정의 토대가 되므로 중요하다. 비흡수 장애가 있는 경우 gluten과 lactose가 함유된 음식물의 섭취를 피한 후 비흡수 장애의 증상이 완화되면 소량의 gluten이나 lactose를 시작한다. 빈혈, 설사와 체중감소가 비흡수 장애의 유일한 단서가 될 수도 있으므로 심각해 보이지 않는 빈혈, 설사, 체중감소와 같은 증상도 관찰하여 비흡수 장애를 찾아 낼 수 있다. 노인에게는 사소한 증상도 무시하지 않는 것이 중요하다는 것을 강조한다.

게실증(diverticulosis)

임상적 증상

게실은 노인에게 흔하며 80대 노인의 40%가 게실증을 경험하고 있다는 보고도 있는데 게실증(diverticulosis)은 식이에서 섬유소의 섭취가 부족하기 때문에 나타난다. 노인 환자의 50~60%는 게실이 S-자상 결장에 나타나며, 심한 경우 게실이 결장 점막을 통해 돌출되기도 한다.

대부분의 게실증은 증상이 없지만 변비, 복부 불편감과 복부 팽만감이 나타나기도 한다. 급성 게실염의 합병증에는 게실의 파열, 출혈과 폐쇄 등이 있다. 게실의 미세한 천공과 장 내용물이 게실 주변의 조직으로 누출될 때 게실염이 나타나며 이때 복부의 통증, 복부 압통, 고열과 복부 촉진에서 덩어리가 만져진다. 게실의 15% 이상에서 하부 위장관 출혈이 있으며 복부 통증의 동반 없이도 출혈이 나타날 수 있다. 노인의 장운동 저하는 게실 형성의 촉발 인자가 되기도 하는데, 게실의 파열은 응급으로 일시적 결장누공술 또는 개복술을 요구하며 생명을 위협하기도 한다. 장폐색과 게실증은 노인 인구의 위장관 관련 질환 중 사망의 중요한 원인이 되고 있다.

게실의 발생을 예방하기 위해 1년에 1회 정도 대변 잠혈 검사(fecal occult blood testing)를 하며 적절한 섬유소의 섭취와 함께 균형이 잡힌 식이를 섭취해야 한다. 위장관 출혈이 있거나 위장관 습관에 변화가 나타나면 병원을 방문한다. 운동과 의미있는 사회적 접촉은 보다 건강한 식습관과 배설 습관을 증진시켜주므로 운동과 사회적 접촉에 대한 적극적인 생활 태도를 격려해준다. 특히 설사와 변비가 반복하여 교대로 나타나다가 오심과 구토가 나타나면 게실의 파열 또는 장폐색의 신호가 된다. 노인의 식습관, 영양상태와 질병의 진행 과정을 사정한다.

치료 및 간호

간호중재는 통증관리와 식이조정에 초점을 두지만 마약성 진통제(opiates)는 S-자상 결장 내압을 증가시키므로 사용하지 않는다. 식이 조정 관리는 노인 환자와 가족에게 섬유성 식이의 중요성을 강조하고, 자극성 양념을 피하고, 강력한 하제의 사용 없이도 변비를 조절할 수 있도록 교육한다.

대변 색깔, 경도, 대변의 양과 빈도를 관찰하며, 복부 사정을 통해 장음, 통증의 위치, 압통, 경직 정도, 과도한 복부 팽만감(excessive bloating 또는 flatus), 식이 섭취 습관과 배설 습관의 자료를 수집한다.

장폐색

임상적 증상 및 예방

장폐색이란 장의 내부가 차단되어 장내용물의 전진운동이 부분적 또는 전체적으로 중단되는 것으로 원인은 수술 합병증인 장유착, 종양, 축념증(volvulus), 장중적증(intussusception), 마비성 장폐색(paralytic ileus), 장의 허혈성 질환과 결장암 등이다.

장은 하루에 전해질이 충분한 7000~8000ml의 장액을 분비한 후 재흡수 하는데 장폐색이 나타나면 장이 분비한 다량의 수분, 세균과 공기가 폐색된 장의 근위부에 축적되며 이때 오심, 구토와 복부 팽만감이 나타난다. 모세혈관의 투과성이 증가되면서 수분이 복강 내로 이동되거나 심한 경우 장내용물이 복강으로 유출되기도 한다.

장폐색의 초기 징후와 증상은 장폐색을 해결하려는 인체의 보상작용으로 나타난다. 초기에는 장의 내부에 축적되는 장내용물을 항문을 향해 신속히 이동시키기 위해 연동운동은 빨라지므로 고음의 장음과 경련성 통증(cramping pain)이 나타난다. 그러나 점차로 장폐색이 진행됨에 따라 장음은 약해지고, 복부의 팽만이 나타나고 투사성 구토(projectile vomiting)가 나타난다. 그러나 원위부 결장에 머물러 있는 장내용물을 비워야 하므로 장폐색이 나타난 경우에도 여전히 장의 운동은 유지된다. 장폐색의 급성 증상이 나타나기 전 경한 탈수가 있었던 노인은 심한 탈수에 빠지며 장내용물이 복강으로 유출되면서 패혈증(sepsis)으로 발전된다.

장폐색은 주로 결장암(colon cancer)에 의한 기계적인 폐쇄로 일어나므로 장폐색을 예방하기 위해 결장암의 위험 증상에 대한 교육이 필요하다. 주기적인 대변 잠혈 검사, 결장암에 대한 가족력 청취와 건강하지 못한 식습관 등에 대한 교육이 필요하다(표 14-6).

<표 14-6> 결장암의 위험 요인

· 40세 이상의 나이	· 대변을 통한 출혈
· 만성 염증성 장질환	· 직장이나 결장 용종의 병력
· 결장암 또는 결장 폴립의 가족력	
· 선종성 용종(adenomatous polyp)이나 융모성 선종(villous adenomas)의 병력	
· 지방, 단백질과 소고기 식품의 섭취가 많고 섬유질의 섭취가 적을 때	

치료 및 간호

간호사정에서는 복통의 경험여부를 주시하고, 장음을 청진하고 복부를 촉진한다. 전해질 불균형, 혈액농축과 수분상실로 혈색소(hemoglobin)과 헤마토크릿(hematocrit)의 상승이 나타나며 급성 패혈증이 발생되면 체온이 상승한다.

간호중재는 구토와 비위관 배액을 통해 상실된 수분과 전해질 보충에 초점을 두며 급성기 동안 침상 안정을 취하나, 침상 안정에 따른 부동(immobility)의 합병증 예방에 유의한다. 장폐색이 48시간 이내에 해결되지 않으면 수액을 통해 영양공급을 해준다.

간호기록에 포함시킬 내용은 장음, 복부 팽만감과 복통의 여부, 복통의 위치와 강도이다. 수분결핍, 전해질 불균형, 패혈증의 증상은 물론 장운동, 오조증(emesis)과 투사성 구토(projectile vomiting)의 증상도 기록한다. 비위관을 통한 배액의 양, 색깔과 냄새를 기록하는데 비위관 배액량이 많아지는 경우 분변 냄새가 나기도 한다. 체중은 영양상태의 지표가 되기도 한다.

개복술과 결장누공술의 경우 절개부나 누공부로부터 배액되는 분비물의 양상을 기록한다. 개구부(stoma)의 색깔, 습한 정도와 배출액 등도 관찰한다. 개구부 색깔이 핑크 빛이고 축축한 정도의 습기가 유지되고, 개구부 주변의 봉합이 잘 유지되고 있는가를 관찰한다. 수술후 회복기 동안 간호사는 결장 누공부의 자가 간호와 관리 방법, 결장 누공술에 대한 대처 전략법과 가족의 지지에 대한 교육 내용도 기록한다.

퇴원전 환자에게 장폐색의 초기 징후와 증상을 교육하고 변비 예방을 위한 구체적인 방법을 설명해 준다. 결장누공술을 받은 환자에게는 퇴원후의 내원 계획이나 가정간호사의 방문이 가능할 경우 가정간호 방문일에 대한 약속을 해둔다. 특히 영구적 결장누공술을 받은 노인에게는 장세척에 대한 교육과 함께 장세척에 사용되는 물품에 대한 정보를 제공한다.

변비

증상

연동운동(peristalsis)은 교감신경, 부교감신경, 위신경과 중추신경의 복잡하고 총체적인 기능에 달려있는데 음식, 활동, 투약과 정서적 상태가 모두 연동운동에 영향을 끼친다. 변비란 장운동의 빈도가 저하되어 대변의 통과가 지연되고 배변이 어려운 상태로 장운동의 감소, 장을 구성하고 있는 근육의 긴장도 및 힘이 저하되어 나타난다. 흔히 수분과 섬유소의 섭취가 부족하면 변비가 초래되지만 노인의 경우 수분과 섬유소의 섭취 부족 이외에도 신경감각의 둔화, 장을 완전히 비우지 못하거나 또는 배변 신호를 감지하지 못하여 변비가 나타나는 경우가 많다.

배변 횟수는 1일에 1-2회에서 3~5일에 1회 정도로 다양할 수 있는데 이러한 다양성은 장근육의 긴장도, 장의 활동수준 그리고 음식 섭취에 달려있다. 변비가 있는 것으로 판단되면 배변 상황에 대한 세심한 사정이 필요하다. 식이습관 즉 섬유소 식품과 수분 섭취, 섭취 유형(양, 빈도), 활동 및 운동수준, 투약, 하제(laxatives) 또는 설사제(cathartics) 사용, 치질 여부, 변비 또는 설사 여부, 배변 시의 통증이나 출혈 여부 등에 대해 질문한다. 기동력 저하로 초래되는 변비는 섬유소가 많은 식품 예를 들면 현미, 고구마, 과일 및 과일주스 등을 규칙적으로 섭취하도록 격려한다.

예방

변비 예방은 배변의 생리를 이해하도록 도와주는 것에서부터 출발한다(표 14-7). 부피가 크고(bulk) 섬유질이 많은 식이의 필요성을 설명하고 개개인의 수준에 적절한 규칙적인 운동 계획을 세워 건강한 배변 습관을 갖도록 도와준다. 특히 섬유소는 수분을 많이 함유하고 있으며 대변의 양을 많게 하고, 부드럽게 하여 대변의 통과를 용이하게 해주므로 변비 예방에 도움이 된다. 노인은 위장관 운동이 저하되기 때문에 건강한 성인에 비해 많은 양의 섬유소가 필요하다.

<표 14-7> 변비 예방법

- 일상적 식사에서 섬유소가 많은 음식을 섭취한다.
  신선하고 비가열 과일과 채소, 밀기울, 현미식품 등을 매일의 식사에 포함시킨다.
  섬유소가 많은 음식을 섭취 후 일시적으로 복부 팽만감이 나타날 수 있다.
- 물, 과일주스 등을 포함한 수분을 매일 적어도 10컵 또는 2000-2500ml을 섭취한다.
- 가능하면 하제의 사용과 관장을 피한다.
- 필요하다면 체적성 하제를 사용하는 것이 장운동의 규칙성을 유지해 줄 수 있다
- 배변 요구를 절대로 무시하지 않는다. 배변감을 느끼는 즉시 배변해야한다.
- 운동은 장의 운동을 자극하므로 운동을 규칙적으로 한다.

치료 및 간호

변비의 치료에 사용되는 약물에는 cathartics, laxatives와 purgatives가 있다(표 14-8). purgative는 대변을 지나치게 묽게 하고 장의 경련(cramping)을 유도하므로 많이 사용하지는 않는다. cathartics(설사제)는 대변을 부드럽게 해주나 복통을 동반하는 경우가 많다. laxative(완하제)는 주로 대장에 작용하며 종류로는 체적성(bulk-forming) 하제, 삼투성 하제, 계면활성 하제, 자극성 하제, 윤활성 하제, 좌약(suppository)과 관장(enema)으로 구분한다.

<표 14-8> 변비 완하제

분 류	기 전	종 류
체적성 하제	소장 내용물의 용적 증가로 장운동 자극	비소화성 당류: Lactuose(Duphalac) 비흡수 마그네슘제제
자극성 하제	장점막이나 부교감 신경 말단부 자극하여 장운동 항진	장점막 자극 : 피마자유 부교감신경 말단부 자극: Dulcolax
윤활성 하제	윤활작용	올리브 오일

수분, 특히 물은 천연의 대변 연화제이므로 매일 물을 마시도록(1500-2400ml) 격려해 준다. 그러나 coffee와 tea, 그리고 fruit juice(건더기가 없는 가공 쥬스)는 하제의 역할을 하기보다는 이뇨제 역할을 하여 오히려 장으로부터 수분을 빼앗아 가므로 대변을 더욱 딱딱하게 만든다. 아침에 마시는 coffee와 tea가 장운동을 자극하기도 하지만 이뇨제의 역할을 하여 변비를 초래할 수도 있다. coffee와 tea의 농도를 희석시키거나 caffeine의 섭취를 최소화하여야 한다.

운동은 변비의 예방에 매우 중요하다. 움직이지 않으면 장운동도 저하되는데 침상에서의 체위변경이나 침상에서 의자로 이동하는 것도 연동운동을 자극하는 효과가 있으므로 수동적 ROM 운동과 함께 일상활동의 증가도 변비의 예방에 매우 중요하다.

변비의 사정은 배변력 청취(bowel history)를 통해 변비의 유형을 파악하고, 변비 가능성이 있는 요인을 파악하고, 변비의 직접적 원인을 예방한다. 변비의 예방에서 중요한 것은 정상적 배변에 대한 교육이다. 적어도 2일에 1회 정도 배변할 수 있도록 목표를 세우고 수첩이나 달력에 배변 일시를 표시하도록 한다.

장기간 하제를 남용할 경우 하제의 사용을 중단하면 다시 변비가 발생된다. 변비가 있는 경우 배변할 때 적절한 프라이버시를 유지해주고 규칙적인 배변 습관을 가지도록 격려한다. 배변에 가장 좋은 시간은 아침 식사 후 1시간 정도이지만 저녁에 배변하는 습관을 가지고 있다면 저녁 식사 후 1시간 정도에 배변을 하는 것이 효과적일 수도 있다. 식사시 따뜻한 국물을 제공하고, 보다 편안한 직립자세에서 식사를 하는 것이 대변의 통과를 용이하게 해준다.

설사

임상적 증상 및 예방

설사는 장운동의 빈도가 증가하고 대변의 액체화로 배변의 억제가 어려운 상태로 대개 세균성 또는 바이러스성 감염, 대변 매복(fecal impactions), 위관영양과 과식 등에 의해 초래된다. 설사는 정상적인 일상생활은 물론 사회적 상호작용을 방해하며 와상환자 또는 기동이 어려운 환자의 경우 요로 감염증 또는 욕창을 초래하기도 한다.

만성적 설사는 비흡수 장애, 게실, 염증성 장병변, 제산제, 항생제, 항부정맥제와 항고혈압제와 같은 약물 투약이 원인이다. 갑상선 중독증, 간질환, 당뇨성 신경병변 및 요독증과 같은 전신성 질환은 설사가 동반된 허혈성 결장염을 초래할 수도 있다. 위절제술과 같은 외과적 수술과 정서적 문제가 설사를 일으키기도 한다.

설사 예방은 설사의 원인과 문제점, 균형이 잡힌 식이의 유지에 목표를 둔다. 물론 설사가 장폐색이나 악성 암질환과 같은 질환처럼 심각하지는 않지만 설사가 지속되면 적절한 해결책을 찾도록 도와준다.

치료 및 간호

노인의 급성 설사는 수분의 급격한 상실과 함께 체온 상승, 빈맥과 체위성 저혈압을 초래하며 피부 긴장도를 저하시킨다. 혈중 포타슘이 상승하고 소디움(sodium)은 감소하며 헤모글로빈과 헤마토크릿의 상승이 나타난다. 간호사는 먼저 대변 매복(fecal impaction)이 있는가를 파악하고 배변 횟수, 수분 섭취와 수분 배설을 측정하고 기록한다.

위관영양의 속도가 너무 빠르거나 삼투성(osmolarity*)이 높은 음식이 설사를 일으킬 수도 있다. 또한 설사의 원인이 복용 중인 약물의 부작용일 가능성을 검토한다. 복부사정을 통해 복통의 경험여부와 압통부위를 파악한다.

* 삼투성 설사(osmotic diarrhea) : 삼투성 설사는 장내에 비흡수성 용질이 축적되어 나타난다. 예를 들면 하제와 같은 비흡수성 용질의 섭취, 섭취 음식의 비소화, glucose와 같은 비전해질 물질이 삼투압에 의해 장내 흡수가 되지 못할 때 나타난다.

간호 중재의 초점은 설사의 원인을 찾아내어 제거하고, 적절한 영양 섭취와 전해질의 균형을 유지시키고 피부의 손상을 막는 데에 있다. 항문 주변의 피부손상을 예방하기 위해 설사 후에는 항문 주위를 순한 비누와 따뜻한 물로 씻고 물기를 닦은 후 베이비파우더 등을 발라 건조시켜준다. 노인의 영양불량은 설사의 원인이 될 수도 있지만 설사의 결과로 나타날 수도 있다. 위관을 통해 유리 아미노산 제제(free amino acid formula)를 시간당 20~30 ㎖ 정도로 서서히 공급하여 영양불량에 대처해 감은 물론 흡수를 증진시켜 줄 수 있다.

References

가톨릭 중앙의료원 (1995). 원내 상용의약품 편람.

범진필(2002). 임상 약리학. 청구문화사

Blair KA (1990). Agin : Physiological aspects and clinical implications. Nurs Pract 15:16.

Cahill M (1996). Mastreing Geriatric Care. Springhouse Corporation, Springhouse, Pennsylvania. 49-70.

Castell DO (1990). Esophageal disorders in the elderly. Gastroenterology Clinics of North America 19 : 235.

Groth K (1988). Age-related changes in the gastrointestinal tract. Geriatr Nurs 9:278.

Hazzard WR, Blass JP, Halter JB, Ouslander JG & Tinetti M(2003). Principles of Geriatric Medicine and Gerontology. McGraw-Hill Professional. 5th edition.

Hufler DH (1987). Helping your dysphagic patient eat. RN 50:36.

In Stanley M and Beare PG : Gerontological Nursing , F. A. Davis Company, Philadelphia. 241-253.

Joffrion LP, Leuszler LB (1995). The Gastrointestinall System and its problems in the elderly.

Kane RL. Ouslander JG. Abrass IB. ,Kane R, Ouslander J, Abrass I (2003). Essentials of Clinical Geriatrics. McGraw-Hill Professional. 5th edition.

Kane RL. Ouslander JG. Abrass IB. ,Kane R, Ouslander J, Abrass I (2003). Essentials of Clinical Geriatrics. McGraw-Hill Professional. 5th edition.

Lara LR (1990). The risk of urinary tract infection in bowel incontinent men. Journal of Gerontological Nursing 16:23.

McShane RE and McLane AM (1990). Constipation : Impact of etiological factors. Journal of Gerontological Nursing 16:31.

Reuben DB, Herr K, Pacala JT, Potter JF, Semla TP & Small GW(2001). Geriatrics at your fingertips. Reed Elsevier Company.

Stanley M and Beare PG (1999): Gerontological Nursing: A Health promotion/protection approach, F. A. Davis Company, Philadelphia. 102-111.

Yakabowich M (1990). Prescribe with care. The role of laxatives in the treatment of constipation. Journal of Gerontological Nursing 16:6.

Yen PK (1993). Beyond the basic four. Geriater Nurs 14:109.

제15장 치매 노인의 간호

65세 이상의 노인 모두가 인지능력을 상실하는 것은 아니지만 노인은 노화와 더불어 정신기능을 상실할 가능성이 높아진다. 본 장에서는 인지장애가 나타나는 치매에 대한 현재의 개념과 지식을 살펴보고자 한다. 치매의 원인은 60여 가지(표 15-1)나 되는 것으로 알려져 있다.

<표 15-1> 치매에 관련된 요인

혈관성 질환	혈액공급의 변화 경색증 Binswanger's disease* Tansient ischemic attacks	감염성 질환	결핵 매독 AIDS Creutzfeldt-Jacob disease*
대사성 질환	갑상선 질환, 부갑상선 질환 간장애, 신장애 비타민 결핍증, 전해질 장애 당뇨병	퇴행성 질환	Parkinson's disease Huntington's disease Pick's disorder* Progressive supranuclear palsy
구조적 뇌질환	뇌수종 뇌종양 뇌손상	정신 질환 및 약물 투약	우울증 정신증 Bromide 중독 알코홀리즘

* Binswanger's disease : 뇌피질의 백질 하부조직에 혈액을 공급해 주는 혈관의 경화성 병변으로 뇌피질 백질 하부조직에 수초 탈락이 오는 질환
* 크로이츠 펠드-야콥씨 질환(Creutzfeldt-Jacob disease) : 바이러스에 의한 피질 선조체 척수변성으로 전신권태, 근긴장, 운동완서, 협동운동장애, 연하곤란과 구음불능 등의 증상이 나타난다.
* Pick's disorder : 대뇌 피질의 국한성 위축으로 실어증과 진행성 치매를 초래한다.

1. 노화와 치매 및 인지장애와의 관계

노화와 더불어 뇌조직의 위축, 뉴런의 상실과 뇌실의 확장으로 뇌용적이 감소되는 등의 뇌조직에 구조적인 변화가 온다. 그러나 이러한 구조적 결함과 인지적, 기능적 변화간의 관계가 아직 명쾌히 밝혀지지는 않았는데 80세 이상의 노인 중 인지장애가 나타나지 않는 노인도 있지만 60세부터 인지장애가 나타나는 경우도 있기 때문이다.

유전자, 신체적 활동 및 지적기능을 건강하게 유지할 수 있는 방법도 아직 밝혀지지 않았다. 나이와 관련된 뇌조직의 변화에 대해 지식이 많이 발전했지만 인지장애의 관리와 예방, 일반적 변화와 병적 변화의 차이에 대해 연구되어야 할 부분들이 아직도 많이 남아있다.

노인에게 흔히 나타나는 인지장애와 정서장애는 치매, 섬망과 우울인데 이 세 가지 증상에 대한 병리적 차이를 구별하는 것은 간호중재에 매우 중요하나 위의 세 가지 증상에 대해 구별을 하지 못하는 경우도 있다. 이러한 이유는 노화와 관련된 인지능력의 특성에 대한 지식, 인간에 대한 생물학적 및 심리 사회적 자료가 부족하기 때문이다.

치매는 대개 잠행성이며, 점진적이며 지적능력 결핍의 선행 요인에 따라 비가역적일 수 있다. 치매가 있는 경우 섬망을 경험하거나 또는 동시에 우울을 경험하기 때문에 치매의 진단을 정확히 내리는 것이 어렵다. 치매란 특정한 질환이라기보다는 기억상실 외의 여러 가지 증상을 동반하는 임상적 증후군이며 결정적인 진단은 부검에 의해서 이루어진다. 치매의 진단에 뇌조직의 생검이 결정적인 단서가 되지만 생검은 침해적인 방법이므로 치매의 진단에 이용하기에는 위험 부담이 너무 높다. 미국 정신과 협회의 DSM-Ⅳ(Diagnostic and statistical Manual 4판 개정)이 치매에 대한 복합적 증상을 요약해 놓고 있어 섬망, 우울과 치매를 구분하는 데에 도움이 된다. DSM-Ⅳ에서는 치매를 "단기적 그리고 장기적 기억장애로써 주로 추상적인 사고장애, 판단장애, 고위 대뇌피질의 기능장애 또는 성격 변화가 동반되는 것"으로 서술하고 있다.

본 장에서는 치매의 한 종류로 널리 알려져 있는 알츠하이머 치매((dementia of the Alzheimer's type, DAT)에 대해서 설명하고자 한다. 다른 유형의 치매에서 나타나는 증상은 대개 알츠하이머 치매와 동일하거나 거의 유사하며 차이가 있다면 치매의 진행 과정, 증상 및 치료에 대한 반응이 약간 다를 뿐이다. 정확한 병력 청취, 신체적 검진과 여러 가지 진단 방법이 치매의 유형의 진단에 도움이 되기도 하지만 포괄적인 평가를 통해서도 치매의 유형을 밝혀내기가 어려운 경우가 많다.

알츠하이머 치매의 이환율은 나이와 관계가 깊은데 지역사회 거주 노인 중 65~74세 노인의 알츠하이머 치매의 이환율은 3.0%에 불과하지만 85세 이상 노인의 알츠하이머 치매의 이환율은 47.2%나 된다. 성인에게도 치매의 징후(sign)와 증상(symptom)이 나타나기는 하지만 40세 이전에서 나타나는 경우는 매우 드물다. 시설기관에서의 치매관리 비용은 지역사회에 비해 2배나 될 정도로 치매 환자의 관리 비용이 많이 든다. 알츠하이머 치매는 현재 미국과 캐나다에서 65세 이상 노인의 4번째 중요한 사인이며, 한국에서는 65세 이상 노인의 9번째 사인이 되고 있어 알츠하이머 치매가 65세 이상의 노인에게 중요한 건강 문제가 되고 있음을 볼 수 있다.

2. 알츠하이머 치매

병리적 기전

알츠하이머 치매는 치매 전체의 2/3 정도를 차지하고 있으며 유전적 요인과 관련이 깊은 것으로 알려져 있으나 아식 구체적인 원인은 밝혀지지 않았다. 1907년 독일의 Alois Alzheimer는 55세 이상의 노인을 대상으로 한 연구를 통해 알츠하이머 치매에서 중추 신경계의 특징적 변화는 신경섬유의 엉킴(neurofibrillary tangles)과 신경반(neuritic plaque)이라고 보고했다.

신경섬유의 엉킴과 신경반의 병변은 특히 신피질(neocortex)에서 잘 나타나는데 신피질은 주로 체감각(somatosensory), 운동(motor)과 시각을 담당하는 영역으로 가장 최근에 발견되었기 때문에 신피질이라고도 부른다. 신경섬유의 엉킴은 뇌손상 후 이차적으로 나타나는 뇌질환과 치매에서도 볼 수 있는데 뇌염의 후유증으로 인한 파킨스씨 병에서도 신경섬유의 엉킴과 신경반을 볼 수 있다. 세포외 조직에서의 신경반 형성은 뉴우런 간의 정보 전달을 방해하는데 정보 전달의 방해는 노화의 정상적 과정이나 치매에서 나타날 수 있는 수상가지(dendrite branch)의 상실로 더욱 악화된다. 신경반 주변의 신경섬유 엉킴은 뉴우런의 상실과 함께 뇌의 크기를 감소시키는 또 다른 원인이 되고 있다.

두정엽, 전두엽 그리고 측두엽 영역과 같은 특정 뇌조직의 위축과 뇌량의 감소가 알츠하이머 치매의 지표 요인이 되고 있다. 알츠하이머 치매로 고통을 겪고 있는 사람의 50% 이상은 컴퓨터 단층 촬영 검사에서 뇌피질이 얇아지고 편평해지고 측뇌실이 확장되어 있는 것으로 보고되어 있다. 알츠하이머 치매로 진단받은 사람들의 컴퓨터 단층 촬영 검사에서는 선조체(corpus striatum) 내에 있는 미상핵(caudate nucleus)의 전방 부위, 전두엽과 측두엽 부위의 조직 밀도가 매우 낮아져 있다. 그러나 컴퓨터 단층 촬영 검사에서 치매 노인과 건강한 노인의 뇌조직의 위축량 간에는 차이가 없어 뇌조직의 위축만으로 치매를 진단하기는 어렵다.

뉴우런의 정상적 상실은 choline acetyltransferase의 상실을 초래한다. 신경화학물질에 대한 연구를 주로 해온 Timiras는 알츠하이머 치매 환자의 사후 부검에서 신피질(neocortex*)과 해마(hippocampus*)에 있는 신경전달 물질에 생화학적 변화가 나타난 것을 확인했다. 알츠하이머 치매 환자의 신경전달 물질에 대한 다양한 생화학적 분석을 통해 신경반과 신경섬유의 엉킴이 많은 뇌조직에는 choline acetyltransferase, acetylcholine-esterase와 같은 효소가 현저히 저하되어 있음을 밝혀냈다.

Choline acetyltransferase는 acetylcoenzyme A를 이용하여 choline의 아세틸화를 촉진시키는데 이 과정이 cholinergic transmitter인 acetylcholine 합성의 최종 단계이다. 이러한 연구결과는 choline acetyltransferase, acetylcholine-esterase와 같은 화학적 물질이 알츠하이머 치매를 치료할 수 있다는 희망을 암시하기도 한다. 알츠하이머 치매환자에게 norepinephrine 및 dopamine과 같은 신경전달 물질이 저하되어 있지는 않은 것으로 알려져 있다.

* 신피질(neocortex) : 대뇌피질 표면의 대부분을 차지하며 동피질이라고도 하는데 대뇌 표면에서 가장 최근에 발견된 부위이기 때문에 붙여진 이름이다.
* 해마(hippocampus) : 측뇌실 내각구의 융기 부분으로 대뇌 변연계의 기능을 구성하는 중요 구성 요소이다. 변연계는 섭식, 투쟁, 개체보존과 종족보존을 위한 집단행동, 성행위 등의 본능적 행동에 관여한다.

알츠하이머 치매의 병생리를 설명하는 또 다른 가설도 있는데 치매에서 다소 공격적 양상을 보인 사람들의 대뇌 피질에서 호산구성 물질이 나타나며, 산소와 glucose의 사용이 저하되어 있는 것으로 알려져 있다.

> "Katzman과 Jackson은 사후 부검에서 알츠하이머 치매로 확인된 노인의 대뇌 피질에서 호산구성 물질(eosinophilic inclusion, Lewy bodies라고 불림)을 발견한 것으로 보아 호산구성 물질이 알츠하이머 치매와 깊은 관련을 맺고 있는 것으로 추측된다."

특정 병리 현상에서 치매가 나타나는 것으로 밝혀지기는 했지만 병리적 변화에 대한 구체적인 자극 요인에 대해서는 아직도 밝혀지지 않았다. 21번 염색체의 결함과 같은 유전적 요인의 가능성을 제시한 가설도 있다. 치매에 대한 가계적 이환율은 5~40%이상이며, 상염색체 우성형질(autosomal dominant pattern)을 따르며, 알츠하이머 치매의 발병율이 특별히 높은 가계가 있지만 아직 비교연구가 이루어지지는 못했다.

Heston은 알츠하이머 치매의 발생 연령이 낮고 증상이 매우 심한 127명의 알츠하이머 치매 환자의 친척들에게 알츠하이머 치매의 발생 가능성이 매우 높은 것을 발견했다. Heston은 알츠하이머 치매 환자의 친척들에게 Down's syndrome, 림프종과 면역체계 장애 환자의 발생율이 높은 것으로 보고했다(Heston L et al., 1981). 물론 알츠하이머 치매와 Down's syndrome과의 관계도 현재로서는 불명확하지만 Miniszek은 40세까지 생존했던 Down's syndrome 환자에게서 알츠하이머 치매에서 흔히 볼 수 있는 뇌병리 현상을 관찰했음을 보고했다. 또한 Ropper와 Williams는 30세 이후에 사망했던 20명의 Down's syndrome 환자 모두가 알츠하이머 치매와 관련이 있는 뇌조직의 병리현상을 나타냈지만 20명 중 3명만이 알츠하이머 치매의 증상을 나타냈다.

원인 및 예방

알츠하이머 치매의 원인으로는 바이러스 관련설, 자가면역 체계의 문제, serotonin-갑상선 상호작용에 의한 변화, 탈수, 과량 투약, 알루미늄의 과량 섭취 및 크로이츠 펠드-야콥씨 질환(Creutzfeldt -Jacob disease) 등이 있다(표15-2).

특히 치매와 바이러스와의 관련설은 치매의 또 다른 형태인 Creutzfeldt-Jacob disease가 매우 느린 속도로 성장하는 바이러스로부터 초래하는 것으로 알려졌기 때문이다. 이 두 가지 형태의 치매간에 나타나는 임상적 유사성과 병리 현상이 바이러스가 치매의 원인이 되고 있다는 사실을 이끌어 주고 있다. 치매가 치매환자 자신, 가족과 기타 간호제공자들에게 매우 큰 부담을 주고 있지만 아직도 알츠하이머 치매의 정확한 원인은 알려져 있지 않아 추후 많은 연구가 필요하다.

단계별 임상적 증상

치매환자 중 2/3 정도는 알츠하이머 치매가 차지하고 있어 알츠하이머 치매를 중심으로 임상적 증상을 살펴보고자 한다. 알츠하이머 치매의 특징적 증상은 기억상실이며 정신적 기능이 감퇴하고, 집중력이 저하되고, 타인과의 협조가 힘들며, 언어 능력과 응용력(praxis-skill)의 상실과 정서적 변화가 온다. 인지기능이 감퇴함에 따라 행동장애를 초래하는 여러 가지 정신적 증상이 치매환자의 30~50% 정도에서 나타나는 것을 볼 수 있다.

전형적인 정신적 증상은 환각, 망상, 신체적 폭력, 언어폭력(욕하기)과 우울 등이다. 감정 변화는 정서적 불안정, 분노 폭발과 눈물 흘리기 등이며 마지막에는 수동적인 복종 등이 나타난다. 일부 알츠하이머 치매 환자들은 자가 음식섭취와 같은 간단한 활동도 상실할 정도로 운동 능력이 황폐화되기도 한다. 황폐화 속도, 특이한 행동유형, 일상생활 수행문제와 이에 따른 간호 요구도는 알츠하이머 치매 환자 개개인에 따라 다양해진다.

알츠하이머 치매의 경우 질병 진행과정이나 증상이 개개인에 따라 매우 다양하나 대개 초기 단계, 중간 단계 및 말기 단계의 3단계로 구분하지만 각 단계 간에 증상이 중복되기도 한다(표 15-2). 알츠하이머 치매의 임상단계에 따라 간호중재가 다양해진다.

1단계 증상

첫 번째로 나타나는 명백한 변화는 기억상실과 일상생활 업무능력의 장애가 온다. 필요한 물건을 놓은 위치나 물건의 이름을 기억해 내기가 어려운데 불안이 심할 때 함께 동반된다. 이 기간에 간질성 발작(epileptic form seizures)과 불규칙한 근연축(muscular twitching)이 나타날 수 있다.

2단계 증상

1단계와 비교하여 볼 때 전두엽과 측두엽의 상실이 더욱 심하게 일어난다. 감각장애로 인해 실인증(agnosia)이 심해지며 감각 자극 투입에 대해 더 이상 의미를 두지 않는다. 지금까지 친숙해져 있었던 시각적, 접촉 지각적 그리고 청각적 물체나 자극을 인식하지 못하므로 이 시기를 혼동기(confusional phase)라고 명명하기도 한다. 혼동기에는 지남력과 집중력의 문제가 발생하며 단기 기억 또는 최근 기억(recent memory)의 결손을 경험할 수도 있으나 장기 기억 또는 과거 기억(remote memory)은 상대적으로 손상을 적게 받는다. 어휘력에는 큰 문제가 없으나 적절한 단어를 떠올리는 데에 어려움을 갖게 되며 거절과 불안이 심해진다.

3단계 증상

이 시기를 치매기(demented phase)라고도 하며 점차 인격적 황폐화가 심해지는데 예를 들면 배우자와 부모를 혼동하기도 하며, 다음에 무엇을 해야 하는가를 알기 위해 필요한 사고능력이 저하되어 인지성 무위증(cognitive abulia*)이 나타난다.

운동력 결손이 나타나며, 많이 먹어도 체중이 감소하며, 신체적으로 허약해지며, 요실금이 나타나고, 끊임없이 무엇인가를 씹는 것과 같은 구강 동작이 현저히 증가한다. 보속증(perseverance*)이 계속적으로 나타나 입술 핥기, 두드리기, 걷기와 반향양 언어증(echolalia)과 같은 반복적인 동작이 나타난다. 알츠하이머 치매 환자의 50% 정도에서 인지장애를 볼 수 있다.

알츠하이머 치매 환자의 간호 제공자는 정서적, 신체적으로 매우 지치는데 특히 마지막 3단계에서 소진이 심하게 된다. 간호 제공자가 알츠하이머 치매 환자를 24시간 동안 계속하여 관리해야 하며, 일상활동에 대한 모든 상황에서 도움을 주어야 한다는 스트레스와 함께 치매 환자를 돌보아야 하는 수 년동안 사회적 상호작용도 상실하게 된다. 대개 3단계 시기에 알츠하이머 치매 환자는 시설기관으로 입원을 하게 된다.

* 인지성 무위증(cognitive abulia) : 다음에 무엇을 해야 하는가를 알기 위해 필요한 사고능력이 저하되는 것으로 냉장고에서 우유를 꺼내기 위해 냉장고 문을 열었지만 갑자기 왜 냉장고 문을 열었는가를 잊어버리게 되는 현상을 뜻한다.
* 보속증(perseverance) : 자극이 정지해도 반응이 계속 나타나는 것.

<표 15-2> 치매의 단계별 주요 증상

초기 단계	중간 단계	말기 단계
· 정서 및 성격 변화 · 판단력 및 문제해결 장애 · 지남력장애(장소 및 시간) · 금전 및 영수증 등의 수개념장애 · 경한 anomia · 우울 및 위축	· 최근 및 과거 기억 장애 · 판단력 및 문제해결 장애 악화 · anomia, 실인증, · apraxia, aphasia · 지남력장애(장소 및 시간) 악화 · 인지장애 · impulse control 장애 · 불안, 안절부절한 배회, 보속증 · hyperorality · 의심, 망상 또는 환각 · 작화증 · 자가간호의 현저한 결핍 · 요실금의 시작 · 수면 및 각성 주기 장애	· 심한 인지 장애 · 가족 및 친구 등의 인식장애 · 심한 의사소통 장애 · 자가간호능력 장애 · 변실금 및 요실금 · 과다한 구강 및 손동작 · 식욕저하 · 연하곤란증 및 폐흡인 위험 · 면역장애성 우울 · 기동력 장애, 근육 경직 · sucking 및 grasp reflex · 철회 · 수면 및 각성 주기 장애 · 수면시간 길어짐

3. 알츠하이머 치매의 치료 및 간호

알츠하이머 치매 환자 간호에서 중요한 것은 가능한 최대의 독립성을 유지해주고, 신체적·사회적 기능과 정서적 반응을 유지할 수 있도록 돕는 것이다. 개인을 사정하여 얻은 신체적, 정서적, 인지능력을 토대로 개별적 간호중재를 제공한다. 현재 유지되고 있는 능력에 관심을 갖고 3차 예방에 초점을 두고 간호중재 수립의 기초를 이루게 된다. 배회, 낙상, 영양장애, 수면장애, 기동력 장애, 장기능과 방광기능의 장애가 신체적 관심사의 중요한 예가 된다. 정서적 관심사는 스트레스와 불안의 출처, 스트레스와 불안 때문에 나타날 수 있는 분노와 우울의 예상과 같은 것이 해당된다. 인지능력의 유지는 기억, 지남력, 감각과 인식의 증진과 밀접한 관계를 맺고 있다.

일차 예방

알츠하이머 치매는 나이가 증가함에 따라 이환율이 증가하는데 75-85세에서 발생 빈도가 높으며, 남성보다는 여성에게 그리고 다운 증후군과 파킨슨씨 병의 발생 빈도가 높은 가계, 두부 손상, 우울 및 갑상선 기능 저하증에서 발생 위험도가 높다(표 15-3). 교육 및 직업이 알츠하이머 치매의 증상 발현을 지연시키는 것으로 알려져 있는데 교육 연한이 짧을수록 알츠하이머 치매에 이환될 가능성이 높다고 한다. 인지기능이 저하된 경우 신체적 기능을 함께 사정하는 것이 필요한데 인지기능이 저하되면서 일상생활 활동의 독립성이 점차적으로 저하되기 때문이다.

"Snowdon 등(1989)은 Notre Dame 수녀원에 소속된 수녀들을 대상으로 노화와 알츠하이머 치매에 대한 종단적 역학조사 연구를 수행하였다. 수녀들은 대개 직업, 식이, 사회경제적 상태, 거주지 및 의료시설 이용이 유사하다는 특성을 가지고 있다. 이러한 수녀를 대상으로 22세 나이에 작성한 자기 소개서와 58년 후에 작성된 자기 소개서를 비교한 연구에서 삶의 초기 과정 동안의 언어능력이 노년기 동안의 알츠하이머 치매 발병과 인지기능 저하의 강력한 지표 인자가 되고 있는 것으로 보고했다."

<표 15-3> 알츠하이머 치매의 원인 및 예방

위험 요인 및 예방	요 소
확실한 위험요인	· 나이 · 가족력 · Down syndrome
가능성있는 위험요인	· 두부 손상 · 교육 수준이 낮은 경우 · 우울
예방	· 에스트로겐 · NSAIDs · 항산화제

이차 예방

알츠하이머 치매의 진단

알츠하이머 치매의 진단은 증상의 지속성과 비가역성에 대한 반복적인 관찰을 통해 내리게 된다. 신체적 그리고 정신적 상황이 일시적 인지장애의 원인이 되기도 한다. 가역성 인지장애의 원인에는 감염성 질환, 비타민 B_{12} 결핍, 영양 결핍, 약물의 독성이나 부작용, 알코올 과량 섭취, 빈혈 등이 있다. 알츠하이머 치매의 진단은 인지기능을 측정하고 인지기능 상실의 주요 원인이 되거나 또는 함께 공존하는 다른 질병의 진행 과정을 검토하기 위해 다양한 검사를 필요로 한다. 우울, 감염, 대사장애, 국소적 빈혈 변화 등도 알츠하이머 치매의 진단에서 고려해야 할 요소이다. DSM-Ⅳ에 의하면 알츠하이머 치매는 다음과 같은 증상이 있을 때 내려진다.

- 치매가 있을 때
- 2가지 이상의 인지영역에서 기능이 약화되거나 장애가 있을 때
  기억력, 언어능력, 시각 및 공간 지각, 계산력, 판단력 및 추상성 저하
  성격의 변화
- 나타난 의식장애의 수준에 변화가 없을 때
- 징후와 증상을 설명할 수 없는 뇌병변을 포함하여 전신적 질환을 규명할 수 없을 때

정확한 진단은 사실상 부검에서 조직적 병리검사를 통해서 내릴 수 있으며, 결정적 진단을 내릴 수 있는 구체적이고 예민한 검사는 아직 없다. 가족으로부터 얻게 되는 병력의 청취와 함께 진단이 시작된다. 환자 또는 가족이 과거의 인지기능과 현재의 인지기능을 비교하면서 인지기능 저하의 지표에 대한 정보를 제공해 줄 수 있기 때문이다. 철저한 신체적 검진이 인지장애의 원인을 찾는 데에 도움이 되며, 대개 인지장애의 원인에 대한 치료가 이루어지면 증상이 약화되거나 사라지기도 한다.

알츠하이머 치매의 진단에 이용되는 검사로써 뇌전도 검사에서는 치매 말기에 뇌파가 다소 지연되기도 한다. 뇌전도 검사이외에도 혈액검사(blood chemistry), 갑상선 검사, 요분석 검사(urinalysis), B_{12} 수준 검사, CT Brain scan, MRI(magnetic resonance imaging) 등이 있다.

신경 심리학적 검사도 알츠하이머 치매의 진단에 이용되는데 노인 우울척도(표 15-4), mini-mental status examination(표 15-5)가 알츠하이머 치매의 진단을 내리는 데에 도움이 된다. 또한 KATZ ADLs 척도는 알츠하이머 치매의 초기 과정에서 기능적 일상생활활동의 사정에 도움이 된다.

<표 15-4> 노인 우울척도

최근 당신의 기분이 어떠한지 답하여 주십시오.

내 용	예	아니오
1. 기본적으로 당신의 생활에 만족하십니까?	0	1
2. 전에 하던 취미 생활이나 활동을 많이 중단했습니까?	1	0
3. 생활이 공허하다고 느끼십니까?	1	0
4. 자주 지루하다고 느끼십니까?	1	0
5. 보통 기분이 좋은 상태입니까?	0	1
6. 앞으로 불행한 일이 생길 가능성을 염려합니까?	1	0
7. 대부분의 경우 행복하다고 느낍니까?	0	1
8. 자주 자신이 무력하다고 느낍니까?	1	0
9. 다른 사람보다 더 기억력에 문제가 있다고 느끼십니까?	1	0
10. 살아있는 것이 행복한 일이라고 생각하십니까?	0	1
11. 자신이 가치없는 인생이라고 생각하십니까?	1	0
12. 힘이 넘치는 상태입니까?	0	1
13. 자신의 상태가 희망이 없는 상태라고 느낍십니까?	1	0
14. 다른 사람들이 당신보다 보다 나은 상태에 있다고 생각하십니까?	1	0

* 위의 노인 우울 척도는 Sheikh & Yesavage(1986)가 개발한 도구로써 5점 이상을 우울상태라고 판정할 수 있다.

<표 15-5> 한국판 Mini-Mental State Examination(MMSE*-K)

지남력	(5)* 오늘은 년 월 일 요일 계절 (5) 당신의 주소는 도(특별시) 군(구) 면(동) 동 (1) 여기가 어디 입니까? (예 : 학교, 시장, 병원, 가정집 등) (1) 여기는 무엇을 하는 곳입니까? (마당, 안방, 화장실, 진찰실 등)
기억등록	(3) 물건 이름 세가지 (예 : 나무, 자동차, 모자)
기억회상	(3) 3분내지 5분위에 위의 물건 이름들을 회상
주의집중 및 계산	(5) 100에서 7씩 5번 감해가며 7씩 감할 때마다 그 답을 말한다. 100-7=93, 93-7=-87, 86-7=79, 79-7=77, 72-7=65("삼천리 강산"을 거꾸로 말하기)
언어기능	(2) 물건 이름 맞추기(연필, 시계) (3) 오른손으로 종이를 반으로 접어서 무릎 위에 놓기(3단계 명령) (1) 5각형 2개를 겹쳐 그리기 (1) "간장 공장 공장장"을 따라하기
이해 및 판단	(1) "옷은 왜 빨아서(세탁해서) 입습니까?"라고 질문 (1) "길에서 남의 주민등록증을 주었을 때 어떻게 하면 쉽게 주인에게 되돌려 줄 수 있겠습니까?"라고 질문한다.

* ( )안의 숫자는 각 문항의 점수를 뜻한다.
  전체점수 : _____ (24점이상 : 정상/ 20-23점 : 인지장애, 치매의심/ 19점 이하 : 과정적 치매)
  의식수준 : Alert, Drowsy, Stupor, Coma
* MMSE(Mini mental state examination)은 1975년 영국의 Folstein이 인지상애를 평가하기 위해 개발한 것으로 한국어로 번역하여 사용되고 있다.

알츠하이머 치매의 약물 치료

알츠하이머 치매의 진행 과정을 변화시키거나 정지시킬 수 있는 구체적인 치료 방법이나 회복 방법이 아직까지는 없기 때문에 알츠하이머 치매 환자 개개인에 따른 개별적 치료로 접근한다.

deprenyl과 비타민 E의 병합 투약이 알츠하이머 치매에 미치는 효과에 대한 연구가 진행 중인데 deprenyl은 뇌의 신경전달물질을 무력화시키는 효소를 억제하고 비타민 E는 유리기 산소의 파괴적 기능을 저하시키는 것으로 알려져 있다. tacrine(Cognex)는 cholinesterase 억제제로 미국 FDA가 알츠하이머 치매의 치료제로 공인한 첫 번째 약물로써 초기 및 중간 단계의 알츠하이머 치매의 치료에 효과가 있다. tacrine은 알츠하이머 초기 단계에서 증상의 진행과정을 지연시키는 효과가 있으나 성공률은 10% 정도에 불과하며 tacrine(Cognex)의 부작용으로 transaminase 등의 간효소 증가 및 위장관 불편감 등이 있다. 또한 donepezil hydrochoride(Aricept)는 신경전달 물질 acetylcholine을 파괴하는 효소 억제제인데 Aricept의 투약으로 뇌조직의 acetylcholine의 농도를 유지시켜 초기 및 중간 단계의 알츠하이머 치매 환자의 인지 능력, 신체적 기능 및 삶의 질을 향상시킨다고 한다. 뇌혈관을 확장시켜 뇌혈류를 증진시키는 약물로 Nimodipine*과 ergoloid mesylates*가 알츠하이머 치매 치료에 이용되기도 한다.

인지장애가 심한 알츠하이머 치매 환자에게서 choline acetyltransferase가 현저히 감소된 현상이 관찰되기 때문에 1980년대 초부터 Physostigmine에 대한 연구가 활발히 진행되어 왔다. Choline과 phosphatidylcholine은 acetylcholine의 선구 물질로 뇌조직 내의 acetylcholine을 증가시키는데 physostigmine은 인지기억 검사에서 기억을 증진시키는 것으로 나타났으며 Lecithin*도 관심을 끌고 있는 약물 중의 하나이다. 우울이 치매를 악화시키는 경우 항우울제와 methylphenidate 등이 알츠하이머 치매의 정서적 문제를 완화시키는데 이용되고 있다. 그 외 enkephalins와 naloxone 등이 알츠하이머 치매의 진행과정을 지연시키는 가능성에 대해 연구가 진행되고 있다.

* Lecithin : 난황속에 함유되어 있는 인지질로 acetylcholine의 전구물질로 뇌의 acetylcholine을 증가시켜 인지장애를 완화시킬 수 있을 것으로 추측되나 아직 분명하지는 않다.

* Nimodipine : 뇌혈관을 선택적으로 확장시키므로 허혈성 신경장애와 뇌기능 장애에 사용한다.

* Ergoloid mesylates : Ergot 제제로써 α-adrenergic 차단효과가 있으며 혈관확장, 대사촉진과 혈소판 응집 효과 억제작용이 있다. 뇌순환 장애, 말초혈관장애, 고혈압과 노인성 치매의 증상완화에 효과가 있다.

알츠하이머 치매 환자 간호

알츠하이머 치매에 대한 이차 예방의 목적은 지적능력의 감퇴에 맞서 삶의 질을 증진시키는 데에 있다. 대부분의 알츠하이머 치매 환자가 가족이나 사회복지기관의 도움을 받는다면 치매 2단계는 물론 치매 3단계까지도 자신의 집에 머무를 수 있다. 간호사는 치매 환자와 가족의 요구를 사정하고 규명하며 환자와 가족의 요구를 해결할 수 있는 서비스 단체 및 지지 단체와 연결을 시켜주는 중요한 위치에 있다. 알츠하이머 치매 환자에게 보다 많은 감시가 요구될 경우 장기요양기관에 머무르는 것이 필요하다. 치매환자에게 안전하고 치료적인 환경을 제공해야 하는데 안전하고 치료적인 환경을 구성하는 중요한 세 가지 요소는 스트레스를 피해주고, 신뢰관계를 발전시키고, 안전하고 구조적인 환경을 제공하는 것이다.

환경적 신호화

환경적 신호화(environmental cueing)는 모든 단계의 치매에서 이용할 수 있는 기법이다. 정상적인 노화에 의해 감각기관의 황폐화가 일어나지만 알츠하이머 치매에서는 정보를 대뇌피질로 전달하는 신경 경로에 장애가 생기기 때문에 감각 기관의 황폐화가 더욱 가중된다. 시각적 상의 인식변화와 망막변화 및 후각상실이 일어난다. 주변 환경에 대한 정보를 정확히 해독하지 못하기 때문에 감각장애라기 보다는 인지장애가 일어난다. 알츠하이머 치매 환자는 사건, 사물과 사람에 있어서 의미를 상실하고 업무수행 방법을 기억하지 못하기 때문에 환경의 자극을 잘못 인식하게 된다.

신호치료(cue theraphy)의 목적은 알츠하이머 치매 환자에게 환경에 대해 일관성있는 정보를 제공하는 데에 있는데 신호(cues)는 인간과 사회에 대한 정보를 제공해 준다. 신체적 신호는 지남력(orientation)과 예측력(predictability)을 제공하며, 사회적 신호는 개인들로 하여금 그들 자신을 정의하고, 자신과 타인과의 관계를 정의하도록 도와주고 있다.

예를 들면 노인의 방이 푸른색의 복도에 있다면 푸른색은 치매 환자로 하여금 자신의 방을 찾는 데에 도움을 준다. 붉은빛의 화살표나 층계는 식당의 위치를 찾도록 도와줄 수 있다. 방문에 큰 글씨로 **"박초롱"**과 같은 이름을 써 붙여놓는 것도 자신의 방을 찾는 데에 도움을 준다. 언어적 신호와 시각적 신호는 항상 환자에게 이름을 부르거나 눈을 마주치거나, 커다란 이름표를 달아주어 환자가 직접적으로 상호작용 할 수 있도록 도와줄 수 있다. 그 외에도 큰 글씨로 된 표지판 또는 간단한 메시지를 사용하는 것도 신호 치료의 예가 된다.

하루의 시간은 전구의 빛을 적절히 밝게 하거나 희미하게 함으로써 나타내 줄 수 있다. 시간과 장소에 대해 24시간 현실감 적응력(reality orientation)을 주고, 현실감 적응력을 구체적인 사회 활동과 연관시키는 사회적 신호는 현실감을 강화시켜 줄 수 있다. 예를 들면 낮 12시에는 점심 식사를 하고, 저녁 6시에는 뉴스를 볼 시간이라고 이야기해 줌으로써 간호사는 시간과 구체적인 사회 활동을 확인해 줄 수 있다.

환경적 스트레스 최소화하기

치매 환자가 경험하는 일반적인 스트레스는 흔히 의사결정(decision making) 때문에 초래하는 경우가 많다. 치매 노인에게 목욕을 하거나 어떤 활동에 참여하고 싶은 가를 묻기보다는 간호사가 간단히 "지금은 목욕을 할 시간입니다. 또는 운동을 할 시간입니다."라고 이야기함으로써 치매 노인에게 선택을 하거나 결정을 할 기회를 주지 않는다. 또 다른 일상생활의 스트레스 요인이 될 수 있는 것은 "어떤 옷을 입어야 하는가?" 하는 문제이다. 사실 정상인의 경우에도 외출준비를 하면서 어떤 옷을 입을 것인지를 생각하면서 스트레스를 받을 수 있다. 어떤 옷을 입을 것인가를 선택하고 결정하게 하기보다는 다른 모든 옷을 눈에 보이지 않게 치워놓고, 노인에게 가장 적당하고 좋아하는 것으로 생각되는 옷을 하나 꺼내 놓고 입도록 하는 것이 스트레스를 완화시켜 줄 수 있는 방법이 되기도 한다.

또 다른 스트레스원에는 인간적 또는 물리적 과잉자극과 자극부족, 하고 싶지 않은 일을 억지로 하는 것 등이 있다. 억제요법(technique of restraint) 보다는 전환요법(technique of distraction)이 더 효과적이며 노인의 기억력 상실이 오히려 간호사에게 유리한 경우가 많다.

예를 들어 "노인이 목욕하기를 거절한다면 일단은 미소를 띠고 '그렇게 하십시오' 라고 답한다. 잠시동안 그 방을 떠나 있다가 다시 들어가 '지금은 목욕할 시간입니다.' 라고 말한다."

대부분의 치매 노인들은 청각적 자극보다는 시각적 자극에 더 잘 반응을 한다. 예를 들면 노인에게 목욕에 대해 이야기하기보다는 타월 또는 비누 등을 보여주는 것이 효과적일 수 있다. 노인이 목욕실로 들어오기 전에 욕조에 물을 채워 놓고 필요한 물품을 준비해 놓으며, 목욕물의 온도와 목욕실의 실내 온도에 차이가 없도록 하며 옷을 벗긴 후에는 타월이나 시트 등으로 노인의 몸을 덮어준다. 치매 노인의 경우 목욕물이 지나치게 차갑거나 뜨거운 경우에도 표현을 하지 못하는 경우도 있다.

가족과 간호제공자들은 치매 환자의 부적절한 행동을 교정하려는 시도를 통해 무심코 스트레스를 줄 수 있다. 아버지가 딸에게 "그의 아내인 것"처럼 반응하는 것은 친밀감을 암시하는 것으로 교정해 주려고 하기보다는 전환요법을 사용하는 것이 필요하다. 아버지의 인식장애 행동을 교정하려는 시도는 오히려 상황을 악화시킬 수 있다. 병리적 상태가 진행되어감에 따라 학습 능력은 점차 유지되기 어려우므로 부드러운 음악으로 달래주거나 애완동물 요법(pet therapy), 방문시간 조절 등을 포함한 저자극 환경이 도움이 된다.

신뢰감 형성하기

감정적 불안정과 파국적 반응(catastrophic reaction)과 같은 성격 변화는 대개 과잉자극으로부터 초래되는데 정서적 과잉반응은 환자로 하여금 공격적 또는 호전적으로 되게 하거나 또는 욕쟁이가 되게 한다. 치매 노인에 대한 건강제공자의 지속성이 치매 환자의 신뢰감을 발전시켜 나가는 열쇠가 된다.

간호사는 치매 환자와의 신체적 접촉시 부드럽고 안심시키는 신체적 접촉을 제공해야 한다. 치매 환자에 따라 신체적 접촉에 매우 민감하거나 부정적 반응을 보이는 경우도 있지만 마사지, 포옹 또는 신체적 접촉에 매우 긍정적 반응을 보이거나 편안해 하는 경우도 있다. 치매 노인을 부르거나 신체적 접촉을 하게 될 때에는 뒤에서가 아니라 앞에서, 미소를 띠고, 신체적 접촉을 하기 전에 눈을 마주치고 접근하므로써 노인이 갑자기 놀라는 것을 막아줄 수 있다. 치매 환자의 손을 갑자기 덥석 잡기보다는 간호사는 손을 내밀고 환자로 하여금 간호사 손을 잡도록 한 후 가고자 하는 곳으로 손을 잡고 함께 이동한다. 수면장애가 있거나 야간에 불안해하는 경우 이불이나 베개 등의 침구류는 부드러운 면이나 실크 등이 도움이 된다. 이러한 기법은 치매 환자가 간호사를 간호제공자로써 신뢰할 수 있도록 도와줄 수 있다.

치매 노인과의 의사소통이 어렵기 때문에 간호사는 환자의 상태를 사정하는 데에 많은 시간을 할애해야 한다. 치매 환자와의 의사소통은 초점을 맞추고, 사려깊고 간단하게 함으로써 의사소통 자체가 치매 환자를 압도하거나 스트레스원이 되지 않도록 한다. 의사소통에 사용하는 단어는 노인의 나이와 사회적 배경에 적절해야 하며, 의사소통은 조용하고 명랑하며 상대방을 존중하며 성인과 의사소통하는 태도로 이루어져야 한다. 노인이 의사소통 내용을 이해하지 못하였다 하여도 조용하고 안심 시킬 수 있는 어조를 사용하여야 한다.

의사소통 중 의사결정을 요구하거나 이유를 묻는 질문을 피하는 것이 적절하다. "후식으로 무엇을 드시겠어요?"라고 묻기 보다는 "후식으로 사과를 드시겠어요?"라고 묻는 것이 바람직하다. 치매 노인들의 신체적 불평을 종종 이해하기가 어려우며 치매 환자는 통증이나 증상의 위치가 어느 곳에 있는가를 언어화하여 서술하기가 어렵다. 간호사의 관찰과 문제해결 능력은 환자와 가족과의 신뢰감을 증진시키는 중요한 요소이다.

안전한 환경 조성하기

정신기능이 상실됨에 따라 치매환자는 편안감을 얻기 위해 반복적 행동을 하게 된다. 따라서 치매환자에 대한 바람직한 프로그램은 다양성을 제공하기보다는 가능하면 동일하고 반복적인 스케줄을 따르며 적절한 신체적 활동을 제공할 수 있어야 한다. 활동이 진행되는 시간적 순서(time-consuming activities)에 따라 물리적 환경을 배열하는 것이 좋다. 환자의 활동은 목표가 있고 단순해야 한다.

예를 들면 "얽힌 실타래를 잘 풀어 둥글게 만들거나 다양한 색상의 실을 모아 더 큰 덩어리로 만든다. 반대로 큰 덩어리를 구성하고 있는 여러 색의 털실을 각각 단색으로 분류할 수도 있다."

지나치게 눈부시거나 그림자를 만드는 조명 기구는 피하며, 오후에 해질 무렵 어두워지기 시작하면 조광기(dimmer)를 이용하며 조도를 올려주면 썬다운 증후군의 증상을 완화시키는 데에 도움이 된다. 치매 환자들이 머무르는 공간이 지나치게 넓거나 많은 사람들로 비좁을 경우 위축되거나 압도되므로 장기요양시설 기관의 경우 넓은 공간 보다는 일반 가정과 유사한 공간의 식당이나 다용도실을 마련하여 가정과 유사한 분위기를 조성해주는 것이 필요하다. 장기 요양시설기관의 식당은 대개 12-16명 정도가 함께 식사할 수 있는 공간이면 적절하다.

치매 환자는 배회를 많이 하며, 쉽게 혼동에 빠지고, 다른 사람의 방으로 들어가 타인의 소지품을 뒤지기도 한다. 좋아하는 의자 또는 그림과 같은 친숙한 표지판들이 배회하는(wandering) 노인에게 그들의 방을 찾는 데에 도움을 줄 수 있다.

운동 기능의 조화 능력이 상실되기 때문에 낙상의 위험성이 있으므로 가능하면 화학적 또는 물리적 억제를 최소화하면서 안전한 환경을 제공해 주는 것이 중요한 간호활동이다. 왜냐하면 치매환자의 신체적 억제는 기동력을 저하시키기 때문이다. 침대는 가능하면 바닥과 가까워야 하고 미끄럽거나 잘 움직이는 깔개, 모서리가 날카로운 물건, 불안정한 의자와 같이 안전사고의 위험이 될 수 있는 상황을 사전에 점검하여 모두 제거해야 한다. 혼동과 지남력 장애는 용납되기 어려운 행동장애를 일으키기도 하는데 예를 들면 "옷을 함부로 벗거나 아무 곳에나 대소변을 보게 되는 경우"로 흔히 함께 살고 있는 다른 노인이나 가족들이 당황하고 분노를 갖게 하기도 한다.

알츠하이머 치매 노인을 위한 안전한 환경제공에 있어서 중요한 것은 노인이 안전하게 배회하고 돌아다닐 수 있는 환경의 제공이다. 담장이 쳐져있는 뜰도 안전한 환경이 되며 주차장이나 시설물을 저장하고 있는 장소는 위험하며 환자가 안전지대를 떠날 때 건강관리 요원들에게 알려줄 수 있는 경보장치가 필요하다.

간호 계획

다음은 치매환자에게 일반적으로 적용할 수 있는 간호진단과 간호중재이다.

배회와 관련된 위험요인

간호목표 : 배회하는 동안에 길을 잃거나 또는 손상을 입지 않아야 한다.

간호중재

- 물리적 억제를 피해준다.
- 배회할 수 있는 안전한 공간을 제공한다.
- 방을 그림이나 이름으로 표시해주고, 방에는 친숙한 소지품을 넣어준다.
- 피해야 할 외부공간과 위험 요인이 존재하는 곳에는 경보 장치를 시설한다.
- 계절에 맞는 적절한 옷을 입도록 도와준다.
- 낙상의 위험성을 사정한다.

지각장애, 신경손상, 비뇨기계 염증에 따른 배뇨 문제

간호목표 : 다섯 번 중 네번 정도 배뇨조절을 할 수 있다.

간호중재

- 화장실 문 앞에 남성용 또는 여성용의 표지판을 붙여둔다.
- 테이프나 화살표를 이용하여 화장실 가는 길을 표시해 둔다.
- 개인적 배뇨양상을 토대로 "즉시 배뇨" 하도록(prompted voiding) 배려한다.
- 식후, 잠자리에 들기 전, 또는 2-3시간마다 화장실로 데려가 배뇨를 시킨다.
- 수분섭취는 낮 동안 2시간마다 격려하나, 오후 6시 이후에는 제한한다.
- 요실금을 막고 요실금에 따른 당황감을 막기 위해 방수 팬티를 사용한다.
- 요의 감각을 인식할 수 있다면 방광이 가득 찼을 때 배뇨하도록 재학습시킨다.
- 요실금 관리를 이해하고 있는 경우 침구 용품과 소변관리 용품을 제공한다.
- 입고 벗기가 쉬운 옷을 제공한다.

치매진행에 따른 인지장애

간호목표 : 인지기능을 가능하면 최고 수준으로 유지시킨다.

간호중재

- 감각 보조용구 - 보청기, 안경과 같은 감각 보조용구를 제공한다.
- 짧고 간단한 문장을 사용하되 선택의 기회를 주지 않는다.
- 신체적 접촉으로 신뢰감을 증진시키며 목소리와 몸짓으로 위협하지 않는다.
- 바람직한 행동을 칭찬하고 부적절한 행동은 무시한다.
- 환자와 직원 모두에게 큰 글씨로 된 이름표를 달아준다.

- 방, 옷장과 설합장에는 환자의 이름표를 달아주고 환자의 이름을 불러준다.
- 간호를 제공할 때에는 조용하고 차분하며 서두르지 않는 태도로 접근한다.
- 간호제공을 하거나 상황에 처하기 전 간단하게 설명한다.
- 노인과 만날 때마다, 노인의 방에 들어갈 때마다 간호사 자신을 소개한다.
- 간호제공자가 수시로 바뀌지 않도록 한다.
- 친숙한 물건과 사진첩을 이용한 회상요법을 격려한다.

영양 장애

간호목표 : 영양장애가 없어야 한다.

간호중재

- 하루에 세 번 균형 잡힌 식사를 하며 특히 혼합성 탄수화물 식품을 격려한다.
- 가능하면 소금과 설탕 섭취를 제한한다.
- 2시간마다 수분을 제공하되 카페인 음료는 피한다.
- 배변에 도움이 되도록 과일과 섬유실이 많은 음식을 제공한다.
- 씹기에 수월한 음식 또는 손에 들고 다니며 먹을 수 있는 음식(finger food)을 제공한다.
- 환자가 흥분하면 finger food를 제공하거나 식사를 미루도록 한다.
- 매일 체중을 측정하며 단백질과 에너지 섭취 식이의 적절성을 사정한다.
- 배회를 많이 한다면 특히 체중유지에 필요한 스낵을 제공한다.

치매노인에 대한 자가식사법은 다음과 같다.

- 식사를 방해하거나 산만하지 않은 환경을 조성해 준다.
- 식탁에 앉힌다.
- 손가락을 이용하여 먹을 수 있는 음식을 준비한다.
- 음식은 노인 바로 앞에 직접 놓는다.
- 음식 제공 활동은 일관성 있게 한다.

수면장애

간호목표 : 밤에는 수면을 취하며 낮에는 깨어있도록 한다.

간호중재

- 늦은 오후의 낮잠은 수면 양상에 변화를 줄 수 있으므로 오전 낮잠으로 바꾼다.
- 앉아서 할 수 있는 운동, 걷기와 게임과 같은 낮동안의 활동에 많이 참여시킨다..

· 취침시의 탄수화물 스낵은 수면제의 대체제가 될 수 있다.
· 철야등(nightlight)은 지남력 유지에 도움이 된다.
· 진정제, 최면제, 신경안정제의 부작용 즉 불면증 또는 안절부절하는 행동 여부를 사정한다.

삼차 예방

치매의 초기 및 중간 과정 단계의 경우 가족이 간호를 하고 있는 경우가 대부분이며 알츠하이머 치매 환자의 70% 정도가 가정 내에서 가족의 간호를 받고 있다. 치매 환자에 대한 간호는 노인의 편안감, 삶의 질 및 인간 존중을 고려하여 제공해야 한다.

알츠하이머 치매는 배회, 폐흡인, 자가 폭력 행위 및 간호 제공자의 감독 소홀에 의한 상해, 운동 부족에 의한 폐렴 및 감염증, 식사를 거부하거나 잊어버리는 경우 영양불량 및 탈수 등의 합병증이 나타날 수 있다. 알츠하이머 치매의 삼차 예방의 목적은 알츠하이머 치매에 의한 배회, 자가폭력행위 및 간호제공자의 감독 소홀에 의한 상해, 폐렴 및 기타 감염증, 폐흡인, 영양불량 및 탈수 등의 합병증의 예방에 있다.

치매 관련 행동

치매 환자에게 나타나는 행동은 치매 환자 나름의 상황, 환경으로부터 유래하는 스트레스 또는 혼동에 의한 의미있는 반응으로 간호중재의 계획에 중요한 자료가 된다. 이러한 행동은 대부분 인지장애로 주변의 자극이나 환경을 이해하기 어렵고, 자신을 위협하는 것으로 인식되는 상황에 대처하기 위한 시도이지만 이러한 행동으로 치매 환자 자신이 상해를 입거나 또는 타인에게 상해를 입힐 수 있다.

"예를 들면 침상에서 휠체어로 이동되는 치매 환자는 자신이 공격을 받는 것으로 생각하여 저항을 하거나 주변 사람들에게 폭력을 휘두르기도 한다. 인지장애로 소음에 대한 분류 능력이 없어 전화벨이나 응급차의 사이렌 소리에 놀라 보다 편안하고 안전한 장소로 숨거나 건물 밖으로 뛰쳐나가려는 시도를 한다.

이러한 치매 관련 행동은 환경내 스트레스를 최소화시키고, 기본적 자가간호요구를 제공해주며 휴식과 활동의 균형을 유지해 줌으로써 예방할 수 있다.

배회와 움직임 동작

치매 환자들의 대부분은 배회를 하고, 몸을 앞뒤로 흔들거나 손을 흔드는 등의 행동을 보이는데 이러한 신체적 활동과 배회는 스트레스에 대한 일종의 대처기전으로 설명되고 있다. 특히 치매 환자에게 나타나는 반복적인 동작이나 언어적 표현을 통털어 보속증(persevarance)이라고 하는데 경한 보속증의 경우 조용한 리듬의 동작이나 언어적 표현, 근육의 이완 등이 나타난다. 경한 보속증은 일종의 대처 기전으로 지속시간이 30분 이상을 넘지 않고 움직임 동작이나 언어적 표현의 강도가 심해지지 않으면 별다른 중재가 필요 없다. 그러나 배회, 보속증, 여기저기를 뒤지거나 손동작 등의 신체적 움직임의 강도가 심해지면 다음과 같은 간호중재를 제공한다.

· 스트레스가 보다 적은 환경으로 이동시킨다.
· 안전한 배회 환경을 제공해 준다.
· 독립적 기동력이 없는 경우 걷는 것을 도와주거나 다른 신체적 활동에 참여하도록 격려한다.
· 흔들의자를 사용하도록 격려한다.
· 퍼즐, 큐브 및 공을 이용한 활동에 참여시킨다.
· 과거 기억을 회상할 수 있는 활동을 격려한다.
· 떡가루 또는 밀가루 반죽을 이용한 음식을 만든다.

초조 및 공격

초조는 대개 하루 중 오후 늦게 발생하는 일몰 증후군의 증상으로 공격은 신체적 또는 언어적인 행위로 자기 자신 또는 타인을 대상으로 이루어지게 된다.

이때의 간호중재는 다음과 같다.

· 환경적 스트레스를 최소화한다.
· 갈등, 좌절 또는 불편감을 사전에 예방할 수 있는 요구를 해결해준다.
· 배고픔, 목마름 그리고 기본적인 생리적 요구가 있는가를 사정한다.
· 언어적 안심시키기, 의자에 앉힌 후 부드러운 담요 및 베게 등으로 감싸주거나 덮어주어 안전감을 느낄 수 있도록 해준다.
· 간호제공 인력이 바뀌지 않도록 배려하고, 간호제공 일과 등에도 일관성을 유지해 주어 친숙함을 제공해준다.
· 공격을 악화시키는 상황을 파악하여 사전에 공격 악화 상황을 예방한다.
· 노인의 요구에 대해서는 전환요법 등을 이용하여 즐거운 상황으로 유도해 준다.
· 학습능력이 없으므로 야단을 치거나 교육이 도움이 되지 않을 수도 있다.
· 부드럽고 안심시키는 목소리를 사용하며 언어적 전달은 명료하고 단순하게 한다.

망상 및 환각

안경이나 보청기 등이 작동이 정상적인가를 확인한다. 망상이나 환각이 치매 노인이나 주변 사람에게 위험하지 않으면 특별한 치료가 필요하지 않다. 그러나 망상이나 환각으로 불안해하거나 공포를 느낀다면 망상이나 환각을 느끼는 환경을 방치하지 않아야 한다. 다른 장소로 치매 노인을 이동시키거나 불을 환하게 켜주어 조용하고 편안감을 느낄 수 있도록 배려하고 망상이나 환각이 심하면 정신과적 약물 투약이 필요하다. 치매 노인의 망상이나 환각에 대해 "옳다" 또는 "그르다"라고 언쟁을 하지 않는다. 다만 짤막하게 "조금 혼란스러웠다고 들었어요. 제가 편안하도록 도와드릴께요" 정도로 이야기 한다.

간호기록 사항

환자와의 신뢰감을 증진시키고 스트레스 감소에 도움이 되는 기법과 정보를 문서화하여 간호제공자와 가족에게 알려준다. 환자가 즐거워하며, 잘 견디고 참아 가는 활동은 계속하여 유지시킨다.

내과적 치료에 대한 반응과 기능감퇴 증상은 물론 다음의 사항을 기록한다.

- 인지상태 : 혼동의 증가, 지남력 장애의 증가
- 인지장애 : 환각과 망상
- 활력증후
- 배설
- 성격변화
- 투약 : 부작용, 치료반응의 효과 행동
- 위생상태, 목욕, 옷입기 등에 있어서의 자가간호 장애
- 수면 양상
- 식욕, 식습관과 탈수
- 행동변화
- 불안수준
- 활동과 운동

가족을 위한 알츠하이머 치매환자 간호지침

알츠하이머 치매의 정의

- 질병의 병리, 단계, 진행과정과 결과를 설명해준다.
- 문헌이나 책을 제시해준다.

치매와 관련된 기억장애

- 과거부터 유지해온 장기적 기억력은 유지되기도 하므로 이들에게 지나온 과거 삶의 경험을 돌이켜 회상하여 통합시킬 수 있는 기회를 제공한다.
- 질문을 하지 않는다.

공격성과 혼란성

- 주변을 조용히 유지시키며 전환요법을 사용한다.
- 의사소통 기술을 가르쳐준다.
- 치매 노인에게 소리를 지르는 것은 분노로 오해받을 소지가 크므로 피한다.
- 알츠하이머 치매 환자는 추상적 사고력이 없으므로 구체적으로 지시한다.

일상생활 활동에서의 안전

- 화장실에서 손잡이 난간을 이용하도록 한다.
- 미끄러지지 않는 깔개를 사용한다.
- 온수기의 온도 조절을 한다.
- 환자가 실외로 나갈 때 간호제공자들이 알아챌 수 있도록 문에 경보장치를 시설한다.
- 난로와 가스히터 등의 온도 조절과 안전관리를 철저히 한다.
- 일관성 있는 계획표를 지켜나간다.

대처

- 이용가능한 지지 집단에 대한 정보를 제공해 준다.
- 정서적 지지를 해준다.
- 다른 간호 제공자에 치매환자 간호를 맡기고 잠시라도 휴식을 취한다.
- 알츠하이머 치매 환자의 간호제공자들이 받는 스트레스원을 규명해 낸다.

Case study

사정

87세의 홍씨 할머니는 양호교사로써 30여년을 근무하다가 은퇴했고, 네 자녀의 어머니이며 남편과 사별했다. 홍씨 할머니는 세 딸과 한 명의 아들, 그리고 6명의 손자들을 두었다. 그 가족들은 8년 전에 그들의 어머니가 기억상실의 징후를 보이는 것에 주목했다. 서울에서 계속 살다가 5년 전 홍천에 살고 있는 첫째 딸의 집으로 간지 3개월 정도 지난 후 급성 혼동증상이 있어 단기간 병원에 입원한 후 점차로 치매 3기로 접어들었다. 홍씨 할머니는 지금 첫째 딸의 이름조차도 기억하고 있지 못하다.

치매 2기 동안에도 홍씨 할머니는 일기를 썼는데 이 일기를 쓰는 것이 글씨와 숫자를 기억하게 해주는데 도움이 되었다. 그러나 홍씨 할머니는 일기를 쓰는 목적을 더 이상 기억할 수 없게 된 후 일기를 쓰는 것이 점차로 어려워졌다. 가족들이 어머니의 이러한 변화를 알고는 있었지만 총명했고 자신을 늘 돌보아 주었던 어머니가 치매에 걸렸다는 것을 믿으려 하지 않았다. 첫째 딸은 "치매 2

기 동안에도 어머니는 송편을 만들기도 하였는데 가끔 송편 속에 두부를 넣기도 했다"고 회상했다. 치매수준이 3단계로 들어섰을 때까지도 첫째 딸이 홍씨 할머니를 돌보았다. 상태가 너무 심해져 최근 치매 환자를 위한 장기요양시설에 입원했다.

주관적인 자료-가족 중 딸로부터

- 어머니께서 2년 전에 차라리 돌아가시는 것이 더 나았을 것임
- 집에 어느 누구도 있다는 생각이 들지 않는다.
- 어머니가 그녀의 신체를 떠났다는 생각이 든다.
- 어머니를 집에 두고 있다는 것이 기분이 좋지 않다.

객관적인 자료 - 가족 중 딸로부터

- 천천히 지속적으로 걸으면서 몸을 떠는 행동
- 집밖을 배회하는 것
- 가족들을 알아보지 못함
- 식사 후에도 배고픔을 호소할 정도로 먹은 것을 기억하지 못하거나 또는 음식섭취를 해야 할 것을 기억하지 못함
- 목욕에 공포감을 가지며 거부함
- 화장실에 데려가거나 대소변을 보아야 한다고 가르쳐주어도 대변이나 소변을 참고 있음
- 음악을 잘 듣는 편이며 특히 찬송가를 즐겨 들음
- 보청기와 의치가 필요함

신체적 검진과 진단적 검사를 통해 부가적인 자료수집이 이루어졌으며 치매 중 알츠하이머 치매로 진단이 내려졌다고 가족들에게 통보되었다.

References

가톨릭 중앙의료원 (1995). 원내 상용의약품 편람.

범진필(2002). 임상 약리학. 청구문화사

사망원인통계연보(1996). 통계청.

Burgener SC, Shimer R and Murrell L (1993). Expressions of individuality in cognitively impaired elders need for individual assessment and care. Journal of Gerontological Nursing 19(4):13.

Cahill M.(1997) Mastering Geriatric Care. Springhouse Corporation, Sringhouse, Pennsylvania. 166-177.

Coughlin T and Liu K(1989). Health care costs of older persons with cognitive impairments. Gerontologist 29(2):173

Danner C et al (1993). Cognitively impaired elders : Using research findings to improve nursing care. Jorunal of Gerontological Nursing 19(4):5.

Davis KL et al (1992). A double-blind, placebo-controlled multi-center study of Tacrine for Alzheimer's disease. N Engl J Med 327:1253.

Elipoulos C(1995). Manual of Gerontologic Nursing. Cognitive and perceptual Processes, 236-273

Evans DA et al (1989). Prevatence of Alzheimer's disease in a community population of older persons. JAMA 262(18):2551.

Farlow M et al (1992). A controllKrause MV and Mahan LK(1984). Food Nutrition & Diet Theraphy. 7th Edition. W.B. Saunders Company. 654-670.ed trial of Tacrine in Alzheimer's disease. JAMA 268(18):2523.

Hazzard WR, Blass JP, Halter JB, Ouslander JG & Tinetti M(2003). Principles of Geriatric Medicine and Gerontology. McGraw-Hill Professional. 5th edition.

Heston L et al(1981). Dementia of the Alzheimer's type. Arch Gen Psychiatry 38(10):1085

Johnson LH and Johnson MA (1995). Dementia in the Elderly. In Stanlely M. and Beare PG : Gerontological Nursing, F.A. Davis Co, Philadelphia, 493

Kane RL. Ouslander JG. Abrass IB. ,Kane R, Ouslander J, Abrass I (2003). Essentials of Clinical Geriatrics. McGraw-Hill Professional. 5th edition.

Katzman R and Jackson J(1991). Alzheimer's disease : Basic and clinical advances. J Am Geriatr Soc 39(5):516.

Katzman R(1986). Alzheimer's disease. N Engl J Med 314:964.

Krause MV and Mahan LK(1984). Food Nutrition & Diet Theraphy. 7th Edition. W.B. Saunders Company. 654-670.

Reuben DB, Herr K, Pacala JT, Potter JF, Semla TP & Small GW(2001). Geriatrics at your fingertips. Reed Elsevier Company.

Ropper AH and Williams RS(1980). Relationship between plaques, tangles and dementia in Down syndrome, Neurology 30:639.

Scott RB(1993). Extraneuronal manifestations of Alzheimer's disease. J Am Geriatr Soc 41(3):268.

Souder E (1992). Diagnosing dementia : Current clinical concepts. Journal of Gerontological Nursing 18(2):5.

Stanley M and Beare PG (1999): Gerontological Nursing: A Health promotion/protection approach, F. A. Davis Company, Philadelphia. 120-129.

제16장
수면장애

노인의 관심사로 중요한 것은 건강증진이며, 건강증진에 있어서 수면유지는 대단히 중요하다. 수면은 인체의 기능이 최적의 수준으로 회복하고, 신체적, 정신적 피로를 회복시키고 에너지를 충전시켜 최상의 건강상태를 유지하며, 주어진 일상생활과 업무를 수행하고 질적으로 높은 수준의 삶을 즐길 수 있도록 도와준다.

대부분의 노인은 은퇴, 사회활동의 변화, 배우자, 친지 또는 친구의 죽음, 약물의 과다사용, 만성질환, 24시간 주기 리듬(circadian rhythms)의 변화로 수면장애의 가능성이 높다. 수면양상의 변화는 정상적 노화과정의 한 부분으로 간주되지만 수면장애가 노화를 동반하는 병리적 과정이라는 주장도 있다.

1. 수면의 생리

수면의 기능

수면은 인간이 경험하는 기본적 생리적 욕구로 수면을 통해 인간은 생리적, 정신적 기능을 회복한다. 수면 중추는 연수에 있고 각성 중추는 뇌간에 있는데 흔히 수면은 각성 중추의 활동이 저하되어 있거나 수면 중추의 활동이 항진될 때 나타난다.

정신적 면에서 보았을 때 수면이란 인간의 과업 성취에 필요한 명민함, 정신적 에너지와 평안감을 제공해 준다. 수면과 각성(wakefulness)이 방해를 받을 때 업무 수행력, 명민함, 활동 수준과 평안감이 저하된다. 평상시 수면시간이 너무 길거나 짧은 경우 또는 수면제를 사용할 경우 사망률이 높고, 하루에 7~8시간 정도의 수면을 취하는 사람들의 사망률이 가장 낮아 수면 시간이 인간의 사망률에 영향을 미치는 것으로 생각된다.

생리적 측면에서 신체의 건강유지에 요구되는 충분한 수면을 취하지 못하면 기억력이 저하되고, 혼동과 지남력 장애가 일어나는데 특히 장기간에 걸친 수면 박탈에서 기억력 저하, 혼동 및 지남력 장애가 더욱 심하게 나타난다. 혼동(confusion) 증상을 보이는 노인, 특히 알츠하이머 질환에서 수면 박탈이 되면 격앙(agitation), 배회(wandcring), 안절부절과 일몰 증후군(sundown syndrome)이 나타난다.

일몰 증후군은 알츠하이머 치매의 중·후반기 과정에서 오후부터 밤 동안에 섬망이 나타나지만 낮 동안에는 섬망이 사라지거나 완화되는 현상을 뜻한다. 외적 자극에 대한 집중력이 감소되고, 사고가 혼란스럽고, 언어의 사용이 불안정하고 초조해 한다. 인지장애로는 망상과 환각을 경험하고, 정서장애로는 불안, 공포, 분노가 나타나고 특히 위협적인 내용의 환각과 망상에 대해 2차적인 공포를 갖는다.

수면 단계 및 수면 주기

수면이란 리듬성과 주기성을 가지고 있는 행동양상으로 흔히 뇌전도, 안구운동과 근운동에 의해 평가된다. 수면은 4단계의 non rapid eye movement(NREM)와 rapid eye movement (REM)의 5단계로 구성되어 있다. REM 수면은 전체 수면시간의 20-25%, NREM 수면은 전체 수면시간의 75-80%를 차지하고 있으며, 70-120분에 걸쳐 REM과 NREM이 교대로 나타나며 하루밤 동안 4-6회의 주기를 갖는다.

각성 단계(awake stage)

정신적 활동을 하거나 무엇인가에 주의를 집중하는 것 없이 안정을 취한 상태에서 단순히 눈을 뜨고 있는 상태로, 각성 상태의 뇌파는 진폭이 30-60μV이며, 속파(fast wave with random)가 특징적이다.

NREM 수면 1단계

NREM(non-rapid eye movement)수면 1단계는 수면에 들어가는 초기 단계로써 졸리운 상태이며, 잠이 들려고 하는 단계에서 잠이 든 상태를 포함하지만 쉽게 깨어나며, 때때로 잠이 들었다는 것을 알지 못하며, 근연축(muscle twitching)이 나타나기도 한다. 수면 1단계의 뇌파는 진폭이 50μV 정도인 1초당 3~7회의 주기를 가진 θ파이며 수면 1단계는 수초 이내에 NREM수면 2단계로 이어진다.

NREM 수면 2단계와 3단계

NERM 수면의 1단계는 수초 이내에 2단계의 수면으로 이어지면서 점진적으로 수면이 깊어진다. 뇌파는 1초당 12~14회의 주기를 갖게 되며, 뇌전도 상에서 K 복합체로 알려진 고활동 전류와 방추체가 나타난다. NREM 수면의 2단계 이후의 수면이 진정한 의미에서의 수면이며, 2단계에서의 정신작용은 짧고 단편적이다. NREM 수면의 3단계는 2단계 이후 뒤따라 나타나며, NREM 수면 3단계의 깊이는 2단계와 4단계 수면 깊이의 중간 정도이다.

수면 4단계

NREM 수면의 4단계는 신체적 건강유지에 가장 중요하며 가장 깊은 단계의 수면으로 깨우는 것이 대단히 어려운데 노인의 경우 4단계 수면이 짧아지는 것으로 알려져 있다. 수면 4단계의 뇌파는 진폭이 50μV 이상으로 크고, 파형이 느린 서파가 특징적인 δ파로 4단계 수면을 서파 수면(slow wave sleeping) 이라고도 한다.

REM 수면

REM 수면은 NREM 수면 4단계 이후 뒤따르는데 밤의 수면 동안에 여러 번 나타나지만 특히 이른 아침에 우세하게 나타난다. REM 수면에서는 신체적 활동도가 높아지고 활력 증후가 활발해지는데 이때 정서적으로 흥분을 하거나 긴장을 분출하며 몸을 이리저리 뒤척거리고, 근연축이 나타나며 호흡수와 심박동수가 증가한다. 호흡수와 심박동수의 증가는 만성 심혈관계 질환자에게 위험 부담을 줄 수 있다. REM 수면은 긴장을 해소하고 중추신경계의 대사를 도와주지만 REM 수면 박탈은 자극 과민성(irritability)을 초래하고 불안을 증가시킨다. REM 수면의 뇌파는 각성상태에서 주의 집중을 하거나 지능 활동을 할 때 나타나는 속파로써, 톱니형태(sawtooth wave)의 모습을 보이고 불규칙적이며, 뇌활동의 운동이 매우 빠르다. 그러나 수면상태의 REM 단계로부터 각성시키기 위해 보다 큰 자극이 필요하므로 수면은 오히려 깊은 상태이다.

성인의 경우 약 90분 간격을 두고 REM 수면과 NREM 수면이 교대로 나타나는데 REM 수면으로부터 각성된 사람의 80%, 그리고 NREM 수면에서 각성된 사람의 5% 정도가 꿈을 꾼 것을 회상할 수 있었다. 특히 NREM 수면에서 깨어난 사람들의 60~80%는 꿈의 매우 단편적인 일부분만을 회상할 수 있었을 뿐이다.

수면 주기

무엇인가에 집중하고 정신적 활동을 할 때의 뇌파는 진폭이 작고, 빠른 파형이 나타나는 저진폭 속파 또는 β파가 나타난다. 그러나 잠자리에 들면서 완전히 안정상태로 단순히 눈만 뜨고 있는 각성 상태는 α파가 나타나는 이완된 각성 상태를 일차적으로 통과한 후 점차로 NREM 수면의 1단계, 2단계, 3단계, 4단계, 3단계, 2단계, REM의 수면 단계로 진행된다. 이때 수면에서 깨어나지 못하면 다시 2단계가 시작되며 3단계, 4단계…로 진행된다. 완전히 깨어난 후 다시 수면에 빠지는 상황은 노인에게 빈번한데 이때의 수면은 다시 1단계 수면부터 시작한다.

정상적인 수면 패턴의 경우 수면이 시작된 후 70~120분 정도가 소요되는데 야간수면 전 기간을 통해 첫 번째 REM 주기가 시작된 후 약 70~120분 주기로 NREM 수면이 나타난다. 따라서 밤동안 화장실 출입이나 간호처치로 인해 잠을 깨우는 것은 노인의 생리적, 정신적 기능에 해로운 영향을 미친다.

2. 노화에 따른 수면 변화

NREM 수면 4단계는 신체적 건강 유지에 매우 중요하다. 정확한 기전이 아직 밝혀지지 않았지만 노화와 함께 1단계 수면이 증가하고, 3단계와 4단계 수면의 깊이가 얕아지고 REM 수면에 방해를 받게 된다. 따라서 전체 수면시간은 길어지나 실제적인 수면시간은 짧아지기 때문에 수면의 효율성이 떨어진다(표16-1). 또한 잠드는데 시간이 많이 소요되며, 밤에 자주 잠에서 깨어나게 되고 깨어있는 시간이 많아지나 낮동안에는 졸음이 쏟아지고 낮잠을 자주 잔다. 특히 노인의 낮잠은 밤동안의 수면 시간을 짧게 하고 깊은 수면을 방해할 수 있다.

노화와 함께 자율신경 활동이 증가되고 외부 자극에 대한 민감성이 커져 수면을 방해받을 가능성이 높아지고, 환경적 요인에 의한 수면방해로 숙면을 취하지 못하는 경우가 많다.

<표 16-1> 노화에 따른 수면 변화

- 침상에 누워있는 시간은 길어지나 실제적인 수면시간은 감소한다.
- 잠드는데 시간이 많이 든다
- 밤에 깨어나는 빈도가 증가한다.
- REM 수면의 방해를 받는다.
- 1단계 수면이 길어진다.
- 3, 4단계 수면의 깊이가 얕아진다.
- 수면 효율성이 떨어진다.
- 환경적 요인에 의해 쉽게 수면을 방해받는다.
- 숙면을 취하지 못한다.
- 낮동안에는 졸립고 낮잠이 많아진다.

노인의 수면장애

노화와 관련된 병리적 과정이 수면 양상의 변화 즉 수면장애의 원인이 되는 것으로 알려져 있지만 최근 이러한 수면양상의 변화는 만성적 건강문제 및 치료와 관련이 높다는 보고도 있다. 지역사회에 거주하는 65세 이상 노인의 50%, 시설기관에 거주하는 노인의 66%가 수면장애를 경험하고 있다. 수면장애는 삶의 질을 저하시키며 사망률을 높이는 요인이 되고 있지만 회복할 수 있는 가능성이 높다.

노인의 수면양상을 어린아이와 비교해 볼 때 전형적인 변화가 나타난다. 노인에게 잠복성 수면(sleep latency : 잠드는데 소요되는 시간)이 길어지고, 새벽 잠이 없어지고, 낮잠을 많이 자며, 깊이 있게 잠자는 전체적 시간은 감소하게 된다. 잠자는 동안 자주 깨어나며 밤 동안 깨어있는 시간이 증가되어 24시간 주기의 수면 조절에 변화가 나타난다. 노인의 수면은 얕아지고 짧아지고 쉽게 중단되는 것이 특징이다.

건강한 노인의 경우 수면양상의 변화와 수면장애 증상이 거의 없는 경우도 있지만 신체적, 정신적 건강 문제로 고통을 받고 있는 노인의 상당수가 수면장애를 가지고 있다. 노인에게 흔히 나타나는 수면장애는 불면증, 과면증과 수면 무호흡증이며 수면장애를 동반할 수 있는 상태는 다양하다(표 16-2).

<표 16-2> 수면장애의 원인

- 정신과적 질환 중 특히 우울증
- Altzheimer 질환 및 신경성 퇴행질환
- 심혈관계 질환
- 상기도 기능 부전, 폐질환
- 통증
- 전립선 질환

불면증

불면증(insomnia)이란 수면을 취하고자 하는 열망에도 불구하고 수면을 취할 수 없는 상태를 뜻한다. 노인은 수면양상의 변화 특히 NREM 수면 4단계의 수면장애로 잠을 깊게 자지 못하는 불면증에 매우 예민하다. 불면증에서는 쉽사리 잠이 들지 못하며, 잠이 들었다가도 쉽게 깨게 된다. 따라서 불면증의 증상을 가져올 수 있는 좋지 못한 수면 습관은 물론 신체적, 정서적 그리고 건강문제를 주의 깊게 관찰하여 불면증의 원인을 찾아내는 것이 중요하다.

단기성 불면증은 1~2주정도 계속 되며 흔히 사랑하는 사람의 상실, 업무부담, 실직에 대한 두려움과 같은 일시적 스트레스를 경험할 때 초래된다. 대개 별다른 치료 없이 스트레스원에 대처하고 적응해 감으로써 해결된다. 일과성 불면증(transient insomnia)은 환경적 변화, 비행기 소리, 건설 현장의 소음으로 가끔 밤에 잠을 자지 못하는 것을 뜻한다.

만성 불면증은 3주 이상 또는 삶의 전체 기간동안 계속되는 불면증으로 좋지 못한 수면 습관, 심리적 문제, 수면제의 과다 사용, alcohol의 과량 섭취, 수면-각성 스케줄의 방해와 건강문제가 모두 포함된다. 만성 불면증의 50% 정도는 신체적 문제, 예를 들면 수면성 무호흡증, 불안정 하지 증후군(restless leg syndrome*)과 관절염 등의 만성 통증에 의해 발생된다. 만성적 불면증은 신경 정신과적 또는 내과적 치료를 받아야 한다.

* 불안정 하지증후군(restless leg syndrome) : 잠들려고 할 때 근연축이 나타나 다리가 저절로 움직이는 것

수면중 자극 반응 저하(parainsomnia)

수면중 자극 반응 저하는 중추 신경계의 활동이 활성화되거나, 자율 신경계 활동에 변화가 오거나 또는 골격근의 활동이 왕성해 지는 것이 특징적이다. 수면으로부터 깨어나기 어렵거나 수면 중에 걸어 다니는(sleeping walking) 각성장애, 수면 중 바람직하지 못한 신체적 현상에 의해 나타나는 수면 단계의 변환장애(sleep-wake transition disorder)와 REM 수면장애의 3가지로 나눌 수 있다. 흔히 REM 수면장애와 관련하여 가위눌림(nightmares)을 경험한다.

과면증(hypersomnia)

과면증은 하루 8~9시간 이상 잠을 자는 것이 특징인데 대개 잠을 너무 많이 자게 되는 것을 호소한다. 과면증의 원인이 명쾌하지는 않지만 활동 부족, 권태스런 일상생활, 우울과 관련되어 있다. 과면증에서는 낮동안에도 가면상태(drowsiness)를 보이거나 잠이 쏟아져 다른 일을 할 수 없거나, 약물에 취한 듯이 보이거나, 혼수상태에 빠진 듯 보이기도 한다. 흔히 뇌염의 후유증에서 가면상태를 경험하게 되며, 과면증에서는 개개인에 따라 피로, 허약, 기억장애와 학습장애가 나타나기도 한다.

수면 무호흡(sleep apnea)

수면 무호흡은 수면 동안 호흡이 정지되는 것으로 7시간 수면 동안 10초 이상의 호흡 정지가 30회 이상 나타나는 것으로 정의된다. 수면을 취하는 동안 호흡에 방해를 받으며 심한 경우 하루 저녁의 수면동안 무호흡이 300회로 보고된 경우도 있으며 호흡정지 시간도 10~90초까지로 다양하다. 수면 무호흡에서는 코를 골고(snoring) 적어도 10초 이상 호흡이 중단되며 낮동안의 수면(daytime sleepiness)에서 빈번하며, 흔히 코고는 소리가 매우 큰 것이 특징적이다.

수면성 무호흡은 가족적 소인이 있으며, 고혈압에서, 목이 짧고 굵으며, 비만한 남성에게 나타날 가능성이 높다.

수면 무호흡에서는 코고는 소리가 크고 주기적으로 코를 골며, 잠자다가 일어나거나 잠자면서 걸어 다니는 현상이 나타나며 빈번한 야뇨로 잠을 깨게 되며, 기억력의 감퇴가 나타나고, 우울에 빠지고, 낮 동안에 잠을 너무 많이 자고, 아침에 두통을 느낀다는 호소를 한다. 흔히 수면성 무호흡에서는 기좌호흡(orthopnea)이 나타난다.

수면 무호흡의 치료는 체중 조절과 함께 인두 부분의 과잉조직을 제거하는 인두 구개 성형술을 받는다. 수면 무호흡의 간호중재에는 각성을 방해하는 약물이나 alcohol의 섭취를 피하며, 의자에서 잠을 자거나 또는 여분의 베개를 이용하여 상체를 올려주고 수면을 취하도록 배려한다. 앙와위 보다는 측위에서 수면을 취한다. 심하면 Protriptyline(Vivactil)이나 Fluoxetine 등의 약물 치료, 기관절개술이 필요하다.

의원성 수면장애

의원성 수면장애는 건강문제 및 치료와 관련하여 나타나는 수면과 각성 장애로서 흔히 정신과적 문제, 신경과적 문제와 내과적 문제에 의해 나타나는 수면장애를 모두 포함한다. 특히 수면장애와 관련된 약물은 매우 다양하다(표 16-3).

<표 16-3> 수면장애 관련 약물

약물 형태	약물 종류	수면에 대한 영향
중추신경 억제제 Barbiturates	Phenobarbital, Nembutal, Seconal	REM 수면 억제
Narcotics	Demerol	REM 수면 억제
Benzodiazepines	Valium, Librium, Dalmane, Restoril, Halcion, Ativan, Serax	REM 수면 변화 정상적 수면양상 방해
Alcohol		REM 수면 감소, 운동억제
중추신경 흥분제	Amphetamine, Caffeine, Theophylline	잠복성 수면을 지연 REM 수면을 방해
항정신제	Mellaril, Haldol, Thorazine, Navane	낮동안의 가면상태(drowsiness)
자율신경계 약물	Nasalsplay, cough syrup	낮동안의 졸리움
항고혈압제	Methyldopa, Reserpine, Atenolol, Nifedipine	가면상태
Monoamine oxidase 억제제	Marplan, Nardel, Parnate	우울환자의 수면 증진
이뇨제	Aldactone, Lasix	야뇨로 수면 방해
Steroids	Dexamethasone, Solondo	수면방해

수면장애는 수술 창상부의 상처 회복은 물론 전반적 건강 회복을 지연시키며, 일시적 인지장애를 유발하고, 생리적으로 불안정을 초래하며 신체기능과 일상활동을 저하시켜 요양기관에 입원하는 결과를 가져오기도 한다. 수면장애에 관심을 갖고 수면장애를 일으키는 문제를 해결하기보다는 약물에 의존하여 수면장애를 해결하려는 경우가 종종 있다. 수면장애를 해결하기 위해 사용한 중추신경 억제제(표 16-3) 등이 오히려 수면장애를 악화시킬 수 있다.

3. 수면장애의 간호 중재

일차 예방

노인과 가족에게 수면이 안녕감 유지의 척도가 되고 있음을 가르쳐 준다. 적절한 수면유지는 신체를 이완시키고, 신체적 그리고 정신적으로 피로를 회복할 수 있도록 도와준다. 일상생활과 관련된 수면장애 예방 지침은 다음과 같다.

일상생활과 관련된 수면장애 예방 지침

- 휴식, 수면과 활동의 균형을 유지하고, 일상생활의 스트레스를 최소화한다.
- 건강과 원기회복에 필요한 만큼의 수면을 취한다.
- 잠자는 시간에만 침대 또는 이부자리에 눕는다. 침대에 누워있는 시간이 많으면 깊은 수면을 취하지 못하고 오히려 수면을 방해한다.
- 규칙적인 시간에 일어나면 생의 주기 리듬을 강화시켜 잠자리에 드는 시간도 규칙적으로 된다. 밤에 잠을 못 잤거나 또는 일시적으로 잠자리에 든 시간이 달라진 경우에도 아침에 일어나는 시간은 평상시의 일정 시간에 일어난다.
- 꾸준한 운동은 깊은 수면의 유도에 도움이 되며 오후나 초저녁에 가벼운 운동을 권장한다. 가끔 하는 운동이 밤동안의 수면 향상에 큰 도움이 되지는 않는다.
- 환경적 자극을 최소화하고 수면 유도 환경을 조정한다. 침실의 조도를 낮추고, 라디오나 TV 소리 및 소음을 최소화시켜 수면유지를 도와준다.
- 적절한 수면을 유지하기 위해 침실이 안락해야 한다. 덥거나 추우면 수면을 방해한다. 침실의 온도는 약간 선선한 듯한 20-22℃(75°F) 정도가 편안하다.
- 배가 고프면 수면을 방해하고 가벼운 간식은 수면을 도와준다. 잠자리에 들 때 열량섭취는 최소화하며 식사는 잠자리에 들기 3시간 이전에 끝내야 한다.

- 수면제가 수면유지에 도움이 되지만 만성적 사용은 대부분의 불면증에 도움이 되지 않는다.
- 오후에 커피를 마시면 수면이 방해된다.
- 알코올은 긴장성 성격의 사람들에게 술에 취한 상태에서 수면 유도를 도와주지만 술에서 깨어난 후 수면을 오히려 방해할 수 있다.
- 수면장애로 불안할 때 강박적으로 잠을 자려고 노력하기 보다는 침대나 이부자리를 떠나 잠이 올 때까지 책을 읽고 주변 환경을 조용히 유지시킨다.
- 만성적인 흡연은 수면을 방해한다.
- 침상이나 요의 바닥은 적절한 신체적 자세(alignment)의 유지에 중요하다.
- 밤동안의 화장실 출입으로 수면장애를 예방하기 위해 이뇨제는 오전에 투약한다. 투약 중인 처방약물 또는 비처방 약물이 수면에 미치는 영향을 검토한다.
- 침실에서 화장실로 가는 통로의 방해물을 치워 안전사고의 가능성을 예방한다.

이차 예방

수면에 대한 사정

노인의 건강한 수면유지를 도와주기 위해 표 16-4의 사항을 사정한다. 수면양상 사정에서 노인이 자가보고를 할 능력이 없으면 가족이나 다른 건강 제공자와 함께 사정 내용을 충분히 검토한다.

수면일지 작성은 수면양상을 사정할 수 있는 가장 좋은 방법이다. 수면일지로부터 나온 정보는 이미 발생한 과거의 수면 문제는 물론 추후에 발생할 가능성이 높은 수면 문제를 찾아낼 수 있도록 도와준다. 수면장애의 정확한 정보를 얻기 위해 수면일지는 3~4주정도 기록하며 다음의 내용을 확인해야 한다.

- 통증, 투약, 수면장애와 화장실 출입에 타인의 도움을 얼마나 받아야 하는가?
- 밤에 잠자는 동안 몇 번이나 잠을 깨는가?
- 혼동이나 지남력 장애가 있는가?
- 사용하고 있는 수면제의 투약 용량은 얼마나 되며 반복 사용하는가?
- 아침에 눈을 뜨는 정확한 시간은 몇 시인가?
- 언제 침상으로부터 일어나는가?

<표 16-4> 수면에 대한 간호사정

수면형태	· 밤에 몇 번이나 잠을 깨는가? · 몇 시에 잠자리에 들고 몇 시에 일어나는가?
잠자리에 들 때의 활동	· 잠자리에 들 때 어떤 ritual을 하는가? (씻기, 기도하기, 독서하기, 간식먹기, TV시청, 음악듣기) · 잠자리에 들 때 취하는 가장 좋아하는 자세는 무엇인가?
환경적 요인	· 어떠한 침실의 환경을 가장 좋아하는가? 조용하고 부드러운 음악, 희미한 전등, 어두움, 방문 닫기 · 실내 온도는 얼마나 되는가? · 환기는 잘되는가? · 소음은 없는가?
낮동안의 일상적 활동	· 낮동안 어떤 종류의 운동을 얼마나 하고 있는가? · 낮동안 어떠한 일상적 활동을 하는가? · 낮잠의 횟수와 낮잠 자는 시간이 얼마나 되는가? · 잠자리에 들기 수시간 전에 하는 활동은 무엇인가? · 취미생활에 얼마나 많은 시간을 투자하는가? · 건강상태와 삶에 대해 얼마나 만족하고 있는가?
질병요인과 투약	· 통증, 정서장애(우울, 불안, 건강염려증), 또는 불편감이 있는가? · 투약 중인 처방약물, 비처방 약물에는 어떠한 것이 있는가? (수면제, 이뇨제, 하제…) · 투약약물의 종류와 복용기간은 얼마나 되는가?
식이효과	· 카페인과 알코올의 섭취가 얼마나 되는가?

간호 중재

간호중재에서는 다음과 같은 사항들을 고려한다(표 16-5).

- 환경적 요인 및 bedtime ritual 등의 수면유도에 용이한 상황을 조성한다.
- 잠자리에 들기 전 등맛사지 또는 발마사지를 하며 가벼운 간식을 먹는다.
- 적절한 체위유지, 통증완화, 전기담요와 일반담요 등으로 보온을 시켜준다.
- 오후나 저녁에는 coffee, tea, 초콜릿과 같은 caffeine 함유 음식을 먹지 않는다.
- 수면제의 사용보다는 조용하고 부드러운 음악을 듣거나, 따뜻한 우유와 음료를 제공하거나 또는 실속있는 스낵을 제공한다. 포도주, 맥주 등을 잠자기 전에 마시면 약간 온기를 느끼면서 이완되며 쉽게 잠들 수 있다. 그러나 알코올 음료는 수면주기의 약 2/3정도만 지속된다.
- 낮잠은 건강에 좋은데 낮잠은 1-2시간이 적당하며 2시간을 초과하지 않는다.

- 매일의 운동은 수면의 증진에 도움이 되나 밤에는 격한 운동을 하지 않는다. 운동은 수면을 유도하여 졸리게 하기보다는 기분을 전환시키므로 잠자리에 들 시간에 운동을 하기 보다는 아침 일찍 운동을 하면 수면의 증진에 도움이 된다.
- 더운물 샤워 또는 목욕은 오후 늦게 또는 초저녁에 한다. 더운물 통목욕이 긴장완화에 도움이 되지만 어지럼증이 나타나므로 주의한다.

위에서 시도한 방법들이 수면의 증진에 실패할 경우 일정기간 동안의 수면제의 투약이 도움이 되지만 수면제 사용은 마지막 보루이다. 약물에 의한 수면장애 중재는 최후에, 일시적으로 사용하는 임시방편이다. 최저 용량에서부터 시작하며 1주에 2-4회 정도 간헐적으로 투약하며 3-4주 정도의 단기 투약을 하면서 점차로 투약을 중단한다. 수면제 사용의 중단으로 반동 현상에 의한 불면증이 나타나기도 한다.

흔히 사용하는 수면제로는 Benadryl(antihistamine), Vistaril, Halcion(benzodiazepine triazolam)과 Restoril(benzodiazepine temazepam) 등이 있다(표 16-5). 간호사는 노인의 수면제 사용에 관심을 가지며, 수면제 부작용으로 낮동안 가면상태에 빠지거나, 혼동, 지남력 장애, 악몽과 약물 반동현상*에 의한 불면증이 나타나는가를 사정한다. 이러한 부작용이 나타나면 약물 사용을 점차로 감소시키면서 중단하고 다시 비약물 치료 방법을 시도해 본다.

* 반동 현상(rebound phenomenon) : 억제 후에 도리어 흥분이 항진되어 나타나는 현상

기록 사항

노인의 수면 양상 기록에는 다음의 내용이 포함되어야 한다.

- 밤에는 몇 시에 잠자리에 드는가?
- 언제 잠이 오는가?
- 밤에 얼마나 자주 잠을 깨며 잠을 깨는 이유는 무엇인가?
  (ex, 너무 춥거나 더워서, 배가 고파서, 화장실에 가기 위해)
- 아침에는 몇 시쯤 잠을 깨는가?
- 수면제 투약의 경험이 있는가?
  투약 경험이 있었다면 언제쯤에? 반복적인 투약이 있었는가?
  그리고 몇 시쯤에 투약했는가?
- 잠은 푹 자는가? (거의 못 잔다, 충분히 못 잔다, 보통이다, 잘 잔다)

<표 16-5> 수면장애에 대한 간호 중재

정상적 수면 유지	· 평소의 잠자리에 드는 시간을 유지시켜 준다. · 밤 동안 2-3시간 이상 방해없이 수면을 취할 수 있도록 계획한다.
침상에서의 일상적 ritual 지지	· 간식을 제공한다. · 독서를 하거나 음악을 듣게 한다. · 샤워 또는 목욕 등의 개인 위생 활동을 지지해준다. · 기도를 하거나 투약 중인 약물을 먹는다.
수면 유도 환경 제공	· 소음을 최대한 줄여준다. · 환자가 좋아하는 실내 온도를 유지시킨다. · 필요한 경우 담요를 제공한다. · 환자가 원한다면 철야등을 켜놓는다. · 병원 환경내의 소음을 감소시키기 위해 조용한 음악을 제공한다.
낮동안의 일상적 활동 격려	· 낮 동안 활동과 휴식이 균형을 이루도록 한다. · 낮잠을 자지 않도록 유도한다. · 취미생활을 격려한다. · 사회적 활동을 증진시킨다.
수면 방해 약물 투약 중단 또는 최저량 투약	· 수면제의 사용은 최후의 수단이다. · 투약중인 수면방해 약물을 중단하거나 용량을 조절한다.(이뇨제, 하제…) · 투약 중인 약물이 2가지 이상일 때 약물간 약물효과 상승작용을 고려한다. · 수면 유도 또는 수면 촉진 약물을 사용한다. · 이뇨제는 잠자리에 들기 4시간 전에 투약한다.
식이효과	· 오후와 저녁에는 카페인과 알코올이 포함된 음료를 들지 않는다. · 탄수화물*과 Serotonin*의 선구물질인 Tryptophan*이 함유된 간식으로 따듯한 우유 또는 환자가 좋아하는 스낵을 제공한다. · 알코올 음료를 일반적으로 지양한다. · 잠자리에 들기 2-4시간 전에는 수분의 섭취를 최소화시킨다.
생리적 증진	· 필요하면 침대머리를 높여준다. · 환자가 원하면 베개를 더 사용하여 편안한 체위를 유지시킨다. · 기관지 확장제와 같은 처방약물이 있다면 잠자리에 들기 전 투약한다. · 잠자리에 들기 직전 소변을 본다.

* carbohydrate : 고탄수화물 식이는 insulin의 방출을 촉진시키며 방출된 insulin은 뇌조직의 tryptophan 흡수에 경쟁하는 tyrosine, phenylalanine, leucine과 methionine 같은 거대 중성 아미노산의 혈중 농도를 저하시키고 뇌조직의 tryptophan 흡수를 보다 용이하게 한다. 따라서 고탄수화물 식이와 tryptophan 식이가 함께 제공될 경우 뇌조직의 tryptophan 흡수가 촉진되어 serotonin의 생산이 증가된다.
* serotonin : 흔히 우울을 완화시키고 수면을 증진시키는 신경전달 물질로 혈소판과 유선세포에서 발견되며 정작 뇌에서는 전체 serotonin의 1-2%만이 발견될 뿐이다. 또한 serotonin(5-hydroxytryptamine : 5-HP)은 Blood-Brain Barrier을 통과하지 못하므로 뇌세포는 스스로 생산하여 자체 조달해야 한다.
* tryptophan : amino acid의 일종으로 serotonin의 전구물질이다. 뇌세포는 식이를 통해 제공된 혈중 Tryptophan을 흡수하여 복잡한 과정을 거쳐 serotonin을 생산한다.

<표 16-6> 수면 유도제의 종류

종 류	용량과 효과
L-Tryptophan	· 잠자리에 들기 직전 0.5-1g 투여 · 뇌에서 serotonin으로 전환되어 쉽게 수면을 유도
Sherry	· 잠자리에 들 때 소량 · 알코올은 중추신경 억제제로 소량의 알코올은 수면을 도와줌
Antihistamine diphenhydramine (Benadryl)	· 25-50mg 투약, 가면을 유도, · 근육이완 효과, 긴장과 불안완화
Anxiolytic hydroxyzine(Vistaril) Hypnotic chloral hydrate	· Vistaril은 50mg, Hypnotic chloral hydrate는 250-500mg · 가면상태를 유도하나 과잉 자극 효과를 유발하기도 한다.
Benzodiazepines Triazolam(Halcion) Temazepam(Restoril)	· 수면 유도 · 수면 양상 장애를 감소시킴
Melatonine	· 수면 유도

퇴원 계획

퇴원 계획에서 강조해야 할 내용은 다음과 같다.

- 수면장애를 위해 처방된 약물의 투약방법, 투약목적, 투약용량, 투약시간, 투약약물에 의한 반응과 부작용을 설명한다. 또한 약물 투약 후 수면양상의 사정시기에 대해 미리 알려 준다.
- 가정에서 정상적인 수면유지에 대한 수면지침을 교육한다.
- 수면양상 변화의 사정에 필수적인 수면일지를 작성하도록 안내한다.

삼차 예방

생명유지를 위협하는 수면성 무호흡이 계속하여 발생되면 호흡 경로를 방해하고 있는 구강이나 인두의 폐쇄 조직을 절제해 내는 수술이 필요하다.

4. 알츠하이머 질환에서의 수면장애와 일몰 증후군

노인의 10% 정도에서 치매가 나타나며 치매환자의 약 1/2 정도가 원인 모르게 뇌피질과 뇌피질 하부 조직의 뉴우런에 점진적인 퇴행성 병변이 나타나는 알츠하이머 치매(Alzheimer's disease)인 것으로 알려져 있다.

일몰 증후군(sundown syndrome)은 저녁이나 밤에 나타나는 섬망을 뜻하는데 섬망 증상이 낮동안에는 사라지거나 완화된다. 일몰 증후군에서 나타나는 일반적 증상에는 외적 자극에 대한 집중력이 감소되고, 사고 과정과 언어 사용이 와해되며, 불안정하고 초조하며, 착각 및 환각과 같은 지각장애, 인지장애와 함께 불안·공포·분노와 같은 정서장애가 있다. 흔히 공포는 위협적인 내용의 환각과 체계화되지 못한 망상의 결과로 경험하게 된다.

일몰 증후군은 알츠하이머 치매의 중·후반기에 나타나는데 일몰 증후군이 나타날 때에는 투약중인 약물의 중독반응, 염증 또는 전해질 불균형을 검토해야 한다. 치매의 증상을 보이는 환자에게 나타나는 일몰 증후군의 원인이 아직도 밝혀지지 않았지만 병원이나 장기요양시설에서 간호사가 관리해야 할 중요한 문제 중의 하나이다.

알츠하이머 치매와 수면장애

신경계 퇴행 및 수면장애 증상

알츠하이머 치매 환자는 흔히 수면장애와 수면-각성 리듬 장애를 보이는데 수면-각성 주기를 조절하는 뇌간(brainstem)과 신경전달경로는 물론 수면 동안에 EEG의 서파 활동를 관장하는 대뇌 피질 조직에 퇴행성 병변이 나타난다. 퇴행성 병변은 뇌간과 해마(hippocampus), 뇌교(pons)와 연수(medulla)의 뉴런에서 나타나는 것으로 미루어 보아 알츠하이머 치매의 수면장애는 수면을 시작하고 유지하는 신경전달경로의 손상이나 소실에 의한 것으로 보인다.

치매 환자의 수면장애 증상은 수면 중 빈번한 각성, REM 수면의 감소, 서파 수면인 4단계 수면의 현저한 감소이다. 물론 치매에서의 이러한 변화가 정상적인 노화과정에서 나타나는 변화와 유사하지만 치매의 증상이 심해짐에 따라 수면-각성 장애가 심해지는 것으로 알려져 있다.

알츠하이머 치매가 진행됨에 따라 인지능력이 저하(MMSE를 이용한 인지능력 평가)되는데 인지능력이 저하됨에 따라 REM 수면과 4단계 수면이 감소하며 정상적 수면 중 수면에서 깨어나는 빈도가 증가하며 깨어있는 시간이 길어진다. 또한 REM 수면과 서파 수면이 감소되는 현상과 함께 낮동안 깨어있고 밤동안 잠자는 정상적 수면 각성 주기에 변화가 나타난다. 즉 알츠하이머 치매 환자는 낮동안 낮잠을 자주 자고 밤에는 깨어있는 시간이 길어지는데 이러한 수면-각성 주기의 변화가 알츠하이머 치매의 중증에서는 물론 초기에서도 나타난다. 알츠하이머 치매가 진행됨에 따라 낮잠을 많이 자지만 낮잠을 자는 동안에는 REM 수면과 4단계의 서파 수면이 이루어지지 않으며 점차로 수면-각성 리듬의 변화가 심해진다.

알츠하이머 치매의 수면장애에 대한 간호 중재

알츠하이머 치매에서는 초기 증상에서도 4단계 수면(서파수면)이 소실되고 밤동안의 수면 중 각성되어 있는 시간이 길어진다. REM 수면의 경우 알츠하이머 치매 초기에는 별다른 변화가 없지만 후기에는 현저히 악화됨에 따라 수면- 각성 주기가 깨지면서 낮동안의 수면이 증가된다. 낮동안의 수면은 주로 1단계와 2단계 수면으로 구성되며 수면의 질이 낮으므로 밤동안의 수면에서 부족했던 REM 수면과 4단계의 서파 수면을 보충해 주지 못한다.

알츠하이머 치매 환자에 대한 간호 중재로써 주간 활동을 격려하고, 낮잠을 가능한 최소화하고 침상에 누워있는 시간을 제한하여 밤동안의 수면을 강화시켜 준다. 알츠하이머 치매의 수면장애를 조절하기 위해 진정 수면제를 사용하는 것은 안일한 방법이다. 물론 진정 수면제를 일과성 수면장애에 적절히 사용할 경우 유용할 수도 있으나 진정 수면제의 장기간 사용은 습관성을 야기하고, 약물의 효율성이 저하되고, 약물 의존성 불면증이 나타난다. 특히 장기간 사용하던 진정 수면제를 중단할 경우 반발성 불면증과 악몽(nightmare)이 나타나기도 한다. 수면제 투약으로 낮동안 나타날 수 있는 부작용에는 인지장애, 정신운동 기능의 지연과 낙상이 있다. 수면제 투약에 따른 이러한 부작용은 알츠하이머 치매를 더욱 악화시키게 된다.

젊은 성인에 비해 노인이 Benzodiazepine의 중추 신경계 효과에 대해 더욱 예민하다. 약물 효과가 장기간 지속되는 약물은 혼동, 무감동과 운동-정신 기능이 지연되고, 약물효과가 단시간 지속되는 약물은 불안을 증가시키는 것으로 알려졌다. 따라서 수면제는 일시적으로, 상황에 따라 간헐적으로 사용하는 것이 바람직하다.

References

가톨릭 중앙의료원 (1995). 원내 상용의약품 편람.

범진필(2002). 임상 약리학. 청구문화사.

조주연 외 (1998). 노인의학개론. 순천향대학교 교육매체제작센터.

통계청(1996). 사망원인통계연보.

Bahr Sr RT (1983). Sleep-wake patterns in the aged. Journal of Gerontological Nursing 9:534.

Bahr Sr RT and Gress L (1985). The 24 hour cycle : Rhythms of healthy sleep. Journal of Gerontological Nursing 8:323.

Bliwise Dl, Bevier Wc, Bliwise NG et al(1990). Systematic 24 hour behavioral observations of sleep and awkefulness in a skilled care nursing facility. Psycol Aging 5:16.

Cohen-Mansfield J, Marx Ms, Rosental AS(1988). A discription of agitation in a nursing home. J Gerontol 3: M77.

Cohen-Mansfield J, Watson V, Meade W et al(1989). Does sundowning occur in residents of an Alzheimer's unit. Intl J Geriatr psychiatry 4: 293.

Dement WC, Miles LE and Garskadon MA (1982). White paper on sleep and aging. J Gerontol 30:25.

Evans LK(1987). Sundown syndrome in institutionalized elderly. J Am Geriatric Soc 35:101.

Foreman MD, Wykle M(1995).Nursing standard -of- practice protocol : Sleep Disturbances in Elderly Patients. Geriatr Nurs 16:238.

Hazzard WR, Blass JP, Halter JB, Ouslander JG & Tinetti M(2003). Principles of Geriatric Medicine and Gerontology. McGraw-Hill Professional. 5th edition.

Hayter J (1985). To nap or not to nap. Geriatr Nurs 6:104.

Kane RL. Ouslander JG. Abrass IB. ,Kane R, Ouslander J, Abrass I (2003). Essentials of Clinical Geriatrics. McGraw-Hill Professional. 5th edition.

Jaquis J (1987). Obstructive sleep apnea syndrome. Nurse Pract 12:50.

Krause MV and Mahan LK(1984). Food Nutrition & Diet Theraphy. 7th Edition. W.B. Saunders Company. 654-670.

Lerner R (1982). Sleep loss in the aged : Implications for nursing research. Journal of Gerontological Nursing 8:323.

Reuben DB, Herr K, Pacala JT, Potter JF, Semla TP & Small GW(2001). Geriatrics at your fingertips. Reed Elsevier Company.

Stanley M and Beare PG(1999). Gerontological Nursing: A health promotion/ Protection Approach. F. A. Davis Company, Philadelphia.

Vitiollo MV, Bliwise DL, Prinz PN(1992). Sleep in Alzheimer's disease and the sundown syndrome. Neurology 42(Suppl 6) :83.

Hazzard WR, Blass JP, Halter JB, Ouslander JG & Tinetti M(2003). Principles of Geriatric Medicine and Gerontology. McGraw-Hill Professional. 5th edition.

Kane RL. Ouslander JG. Abrass IB. ,Kane R, Ouslander J, Abrass I (2003). Essentials of Clinical Geriatrics. McGraw-Hill Professional. 5th edition.

제17장
노화와 신체적 활동, 영양 및 성생활

한국은 물론 세계는 급속도로 늙어가고 있다. 한국의 경우 65세 이상의 노인인구가 1960년에는 전체 인구의 3.3%로 82만 2천명에 불과했으나, 1995년에는 전체 인구의 5.5%에 해당되는 240만으로 증가했고, 2020년이 되면 전체인구의 11.4%를 차지하는 약 580만명에 이를 것으로 추산되고 있다. 노인의 평균여명 증가는 만성질환에 이환을 증가시키고, 만성질병에의 이환률 증가는 건강비용을 증가시킨다.

인체는 30세 이후부터 신체적 기능이 매년 0.75-1.0%정도씩 감퇴해 가는데 이와 같은 신체적 기능 감퇴의 지연은 개인적 건강을 증진시키며, 삶을 즐길 수 있도록 도와주고 생산성을 증가시킨다. 신체적 활동은 노화에 인한 신체적 쇠퇴를 변화시킬 수 있고 연령이 증가됨에 따라 저하되는 신체적 기능을 유지하고 강화시킬 수 있는 중요한 요소이다. 운동은 순환기계(심맥관계 및 혈액요소), 근골격계(근육, 뼈의 구조), 인체대사 및 신경계의 노화에 대해 긍정적인 효과를 가져온다.

1. 노화와 신체적 활동

노화와 심맥관계 기능

최대 산소 소비량(maximal oxygen consumption, VO_2 max)의 측정은 조직에 산소를 운반해주는 심맥관계의 효율성을 측정하는 방법이다. 나이가 증가함에 따라 최대 산소 소비량이 감소하는데 이러한 감소 현상은 지속적인 신체적 활동에 의해 상쇄되거나 지연될 수 있다. 최대 산소 소비량은 약 25세부터 감소하기 시작하여 65세까지 천천히 지속적으로 진행된다. 특별히 운동을 하지 않는 건강한 남성의 경우 최대 산소 소비량의 평균 감소량은 10년에 5%-10% 정도이나 운동과 체중조절을 꾸준히 유지하면 최대 산소 소비량은 10년에 5% 정도가 감소한다.

비록 운동 훈련이 노화와 관련된 VO_2 max의 감소를 완전히 상쇄할 수는 없지만 60세 전후의(59세 ±6세) 나이가 많은 운동선수는 비슷한 연령의 운동 훈련을 하지 않는 일반 사람보다 VO_2 max가 60% 정도 높았다. (Health et al, 1981)

노인의 최대 산소 소비량을 향상시키기 위하여 강도가 높은 운동이 필요한 것은 아니다. 노인을 대상으로 하는 운동 프로그램은 극도의 피로나 탈진의 위험이 있는 강도 높은 운동을 하기보다는 체내의 산소 요구량을 증가시키거나 유지시킬 수 있는 유산소 운동으로 설계하는 것이 좋다.

63±2세의 노인들이 심장 예비 능력의 75%를 소모하는 강도높은 운동이 최대 산소 소비량을 12% 증가시킨 반면, 심박동수를 120회/분로 유지하는 걷기 프로그램을 6개월 동안 수행했을 때 최대 산소 소비량을 평균 12% 향상시켰다. (Seals et al, 1984)

나이가 증가함에 따라 최고 심박동수는 감소한다. 심박동수의 감소는 산소 소비율, 심박출량(cardiac output ; CO*), 1회 심박동량(stroke volume ; SV*)에 영향을 끼친다. 나이의 증가와 관련하여 나타나는 심박출량 감소는 운동을 할 때 뿐만 아니라 휴식기에도 나타난다. 노화와 함께 심박출량이 저하되는데 노인의 경우 운동을 하면 심박동수의 증가와 1회 심박동량의 증가를 통해 심박출량의 저하를 보상하게 되지만 젊은 성인들은 심박동수의 증가만이 나타날 뿐이다. 노인의 심장은 적절한 심박출량을 유지하기 위해 더 열심히 기능한다.

* 심박출량(cardiac output, CO) : 1분동안 구출되는 혈액의 양으로 1회 심박동량 × 심박동수이며 안정시 좌우 심실의 심박출량은 같다. 1분간 심박출량은 서있을 때 4-7ℓ, 앉아 있을 때에는 5-9ℓ, 운동을 할 때에는 20ℓ로 증가한다.
* 1회 심박동량(stroke volume, SV) : 좌심실의 1회 박동으로 구출되는 혈량은 40-70ml 정도이다.

혈관 저항은 나이의 증가에 따른 혈압 상승과 일부 관련되어 있는데 지구력 훈련(endurance training*)이 노인들의 평균 혈압과 혈관 저항을 감소시켜 준다.

* 지구력 훈련 : 운동을 지속시키는 능력을 향상시키는 것을 목적으로 하는 훈련

젊은 달리기 선수와 나이 많은 운동 선수(56±5세)를 비교할 때 나이 많은 운동 선수의 전신 혈관 저항은 15-20% 정도가 더 높았다. (Hagberg et al, 1985)

신체적 활동과 혈청지방 및 면역체계와의 관계

혈청 지방(serum lipids)과 지질 단백은 관상동맥 질환 및 죽상경화증과 관계가 깊은 중요한 혈액성분인데 흔히 노화와 더불어 콜레스테롤(cholesterol)*과 triglycerides*의 혈중 농도가 높아진다. 그러나 노화가 저밀도 지질 단백* 또는 고밀도 지질 단백 *중의 어떤 것에 영향을 미치는 가는 명확하지 않다.

Fitzgerald(1985)는 노화가 진행됨에 따라 HDL은 변화가 없으나 LDL은 증가한 것으로 보고한 반면 Tran 등(1983)은 나이의 증가에 따라 LDL의 변화는 없으나 HDL은 감소한 것으로 보고했다. 그러나 현재로서는 노화와 더불어 LDL이 증가하는 것으로 보는 경향이 우세하며 LDL이 동맥 경화를 촉진하는 것으로 받아들여지고 있다.

운동은 중년이나 노년의 triglyceride level을 저하시키고, 고밀도 지질 단백을 증가시킨다. 운동을 통해 저하된 triglyceride level은 42시간 정도 유지되다가 다시 운동 전의 수준으로 돌아가므로 운동은 적어도 2일에 1회 이상 하는 것이 필수적이다. 지속적인 신체적 활동과 함께 최대 심박동수의 60%를 증가시키는 강도로 운동을 하는 것이 혈중 지질과 지질 단백 수준을 유지시키는 긍정적 효과를 나타낼 수 있다.

* cholesterol : 동물성 지방, 우유, 계란 노른자에서 발견되는 steroid alcohol로 bile acids와 steroid hormone의 선구 물질이다. 혈중 cholesterol 농도가 높을 경우 관상혈관 질환과 심근 경색증의 이환율이 높다.
* triglycerides : 1 분자의 glycerol과 3 분자의 fatty acids로 구성되는 중성지방으로 동물성 지방이다. 혈중 triglycerides의 수준이 높을 경우 cholesterol과 마찬가지로 심장질환의 위험이 높아진다.
* lipoprotein : 물에 용해되지 않는 지방이 순환 혈액을 통해 운반되기 위해서 수용성 지방 단백 (lipoprotein)의 형태를 이용한다. 수용성 지방 단백질은 저밀도 지질 단백질(low density lipoproteins, LDLs)와 고밀도 지질 단백질(high density lipoproteins, HDLs)의 2 종류가 있다.
* low density lipoprotein(LDL) : LDLs는 cholesterol을 간으로부터 인체내 세포로 운반하며, LDLs는 혈장내 콜레스테롤의 60-75%를 운반한다. 오랫동안 cholesterol이 관상동맥 질환의 위험 인자로 생각되어 왔지만 최근 콜레스테롤의 상당수를 운반하는 LDLs 수준이 관상동맥 질환에 직접적으로 영향을 미쳐 LDLs 수준이 높을 때 심장질환 또는 협심증의 이환율이 높은 것으로 알려졌다.
* high density lipoprotein(HDL) : HDLs는 인체내 세포에 있는 cholesterol을 간으로 운반하여 체외로 배설하는데 HDLs는 콜레스테롤의 20-25%를 이동시킨다.

면역 체계는 감기로부터 류마치스성 관절염(rheumtoid arthritis)과 AIDS에 이르기까지 다양한 질병 과정에 영향을 미친다. 노화와 더불어 항원 반응의 감소 상태인 저감마글로부린증(hypogammaglobulinemia), T cell의 저하 및 기능장애와 같은 면역체계 장애가 나타난다. 인체의 면역기능은 생리적으로 성적 성숙이 이루어지면서부터 저하되기 시작하며, 나이가 증가함에 따라 점차로 감소되고 황폐화되지만 면역기능의 황폐화 또는 감소기전이 정확히 밝혀지지는 못했다. 따라서 나이가 증가함에 따라 나타나는 면역기능의 황폐화 과정을 지연시킬 수 있는 치료 방법도 알려지지 않았다.

면역기능의 저하는 우선 면역계가 자신과 다른 이종물질의 구별능력을 상실하는 것에서부터 시작하여 노화와 함께 자가면역계 질환의 발생이 증가된다. 또한 면역계는 돌연변이 세포를 인식하여 파괴하는 능력이 저하되어 노인에게 신생물 질환의 발생이 증가하게 된다. 노인의 항체반응 저하는 노인으로 하여금 감염증에 쉽게 노출시키며 노화와 함께 편도는 위축되고 림프선에 병변이 나타나기도 한다. 림프선과 비장의 경우 크기가 약간 작아지는 경향이 있다.

일부 노인에서 65세 정도에 백혈구가 감소되는 경우도 있지만 대부분 백혈구의 수에는 거의 변화가 없다. 백혈구가 감소되는 경우 B-cell과 전체 림프구의 수가 감소하고 특히 T-cell의 수가 감소함은 물론 기능의 효율성도 저하되는 것으로 알려졌다.

노화가 진행되면서 조혈기관인 골수가 점차로 지방성 골수로 대체되는데 골수의 지방화 대체는 초기에는 장골에 주로 나타나지만 점차로 편평골에도 나타난다. 지방성 골수는 무산소증이나 출혈과 같은 적혈구 생산 자극 요인에 대해 적혈구 생산이라는 즉각적인 반응을 보이지 못한다. 노화와 함께 B_{12}의 흡수가 저하되어 Hemoglobin과 Hematocrit가 감소된다.

운동이 감염을 예방해 줄 수 있으며(Bienette, 1982), 운동이나 신체적 훈련 후에 백혈구와 과립구의 증가가 나타났다는 연구도 있다(Simmon, 1984).

신체적 활동과 근골격계 및 체성분과의 관계

근력은 40세 전후에 저하되기 시작하여 60세 이후에 근력의 저하가 가속화된다. 생활유형의 변화와 신경 근육계의 사용 저하가 근력 상실의 일차적 원인이다. 신체적 운동과 훈련은 근력의 저하를 늦출 뿐만 아니라 근력을 증가시킨다.

운동을 한 중년 남성들의 근력이 22%나 증가된 것으로 나타났다.(Pavlov et al, 1985).

단기 근력(short-term muscle power)은 근육에 적용되는 열의 온도 변화에 영향을 받는데 노인의 근육 온도가 증가함에 따라 수직으로 높이 뛰기(vertical jump)에서 최고 근력이 20%나 증가되어 근육을 사용하기 전에 가온 하면 근력을 향상시킬 수 있다. 따라서 온수욕이나 월풀(whirlpool)을 통해 근육에 열을 적용하면 근력을 증가시켜 노인이 일상생활활동(ADLs)의 수행을 도와줄 수 있다.

노화가 진행되어 감에 따라 근력*은 저하되지만 지구력*의 저하 현상은 없다. 노화에도 불구하고 골격근의 지구력이 유지될 수 있는 것은 노화과정 중 적근섬유 또는 지근섬유(slow-twitch muscle fiber)의 양에는 변화가 없으나 백근섬유 또는 속근섬유(fast-twitch muscle fiber)의 양이 감소되기 때문이다. 속근섬유의 활동은 유산을 축적시키며, 유산의 축적은 지구력을 저하시키나 지근섬유는 젖산을 산화시켜 CO_2와 H_2O로 전환시킨다. 그러나 노인은 지근섬유에 비해 속근 섬유의 양이 적기 때문에 에너지 소요가 많은 활동을 하여도 유산이 많이 축적되지 않으므로 지구력에는 변화가 없는 것으로 추측된다.

기동성*에서 중요한 것은 유연성(flexibility)인데 신체적 훈련은 노화로 나타나는 유연성의 저하 현상을 감소시킬 수 있다.

* 근력(muscle strength) : 근육이 발휘할 수 있는 최대의 힘을 의미한다.
* 내구력(muscle endurance) : 근육이 얼마나 오랫동안 작업을 지속할 수 있는가 하는 능력
* 기동성(mobility) : 개인의 독립성 유지에 필수적인 요소로써 제한없이 움직일 수 있는 능력이다.

노화와 관련된 골격계의 변화는 뼈의 기질(matrix)과 무기질 함량(mineral content)을 황폐화시키는 골다공증이다. 골다공증은 젊은 나이에 시작되며, 여성의 이환률은 남성의 4배에 이른다. 여성의 경우 30-35세 정도부터 폐경기에 이르기까지 매년 0.75-1%의 골조직이 감소하며, 폐경기 이후에는 매년 2-3%의 골조직이 감소한다. 그러나 남성은 50-55세부터 매년 1% 정도씩 지속적으로 골조직의 감소가 시작된다.

부동, 신체적 비활동, 체중부하 운동의 부족 또는 무중력(weightlessness)과 함께 내분비, 유전, 영양과 가계적 요인이 노화와 관련된 골량 감소에 영향을 미친다.

예를 들면, 건강한 3명의 남성이 36주의 부동 후에 종골(calcaneus bone)의 무기질 감소가 나타났다. 우주에서의 무중력에 대한 연구를 통해 뼈에 가해지는 기계적 힘이 감소되면 뼈의 밀도가 저하되고 있음이 밝혀졌다. (Smith, 1982)

Calcium의 충분한 섭취에도 불구하고 체중부하 활동(weight bearing exercise)을 하지 않으면 뼈의 밀도가 감소된다. 체중부하 활동은 뼈에 대한 기계적 자극으로 골형성을 촉진하고, 골량을 유지하거나 증가시킬 수 있다. 활동을 하는 여성은 활동을 하지 않는 여성에 비해 뼈의 무기질 함량이 높다.

50-73세의 여성에게 8개월 동안 일주일에 한 시간씩 두 번 운동을 시행한 실험군은 뼈의 무기질 함량이 3.5% 증가한 반면 비슷한 연령의 대조군은 같은 기간동안 2.7%의 뼈 무기질이 상실되었다. (Krolner et al, 1983)

인체는 근육 및 뼈와 같은 비지방 조직(lean body mass)과 지방 조직으로 구성되어 있는데, 비지방 조직과 지방 조직은 모두 노화와 운동의 영향을 받는다. 건강한 젊은이의 신체는 약 10%의 뼈조직, 30%의 근육조직과, 20%의 지방조직으로 구성된다. 여성은 18세, 남성은 21세부터 비지방 세포가 감소하고, 뼈조직·근육조직·지방조직의 체조직 비율이 변화하기 시작한다. 그 후 75세가 되면 뼈조직은 8%, 근육조직은 15%로 감소하는 반면 지방조직은 40%로 증가하게 되는데 이러한 현상은 노화와 함께 비지방 조직은 감소하고 지방조직이 증가하고 있음을 보여준다.

운동은 단백질 합성을 자극하고 단백질의 소모를 막아주므로 근량을 보존하고 지방의 축적을 저하시킨다. 체지방은 개개인의 운동조절 프로그램이나 식이조절의 참여에 따라 1-6% 정도의 감소 현상을 보였다. 나이가 많아져도 균형 잡힌 식사를 하고 적절한 운동을 하면 근량(muscle mass)을 보존하고 지방의 축적을 감소시킬 수 있다.

"지속적인 운동에도 불구하고 나이가 많은 운동선수들의 체지방은 젊고 경쟁적인 운동을 하는 선수들 보다 높은 수준을 보여주었다. 그러나 나이가 많은 운동선수는 유사한 나이의 운동을 하지 않는 일반 노인에 비해 체지방이 적었다."

신체적 활동과 인체대사와의 관계

인체의 기초 대사(metabolism)는 운동, 체온, 음식과 수분 섭취, 내분비계 활동 및 노화의 영향을 받는다. 운동시에는 휴식시에 비해 기초대사가 30배나 항진되는데 3세 이후부터 기초대사율의 점진적인 쇠퇴가 일어난다. 노인의 기초대사율(basal metabolic rate) 감소는 골격근량의 감소로 나타나므로 적당한 운동으로 골격근량을 유지한다면 노화로 인해 기초대사율이 현저히 감소하는 것을 막아줄 수 있다.

인체의 체온조절(thermoregulation)은 효율적인 온도조절 기전으로 운동, 과도한 열, 습도와 나이에 의해 영향을 받는다. 운동과 노화가 체온조절에 영향을 미친다는 결론을 내리기는 어렵지만 노인의 체온조절 기전이 비효율적이다. 노인에서의 체열증가와 체열상실은 모두 비효율적인데 근량의 감소는 체열 상실과 기초대사율의 감소를 초래한다. 노인이 한기(cold)에 노출될 때 즉시 오한을 느끼기보다는 시간이 지난 후 오한을 느끼기 때문에 열 생산이 늦어지는데 운동은 오한 반응에 대한 훌륭한 대처 방법이다.

열 발산의 변화는 발한 반응과 관련되어 있는데 고온에서는 피부 혈관이 확장되면서 땀을 흘리는 발한 반응이 나타난다. 즉 피부 혈관 확장은 피부 체온의 상승을 가져와 피부로부터 열의 발산을 증가시키며 발한은 피부로부터의 증발열 발산을 촉진한다. 노화와 함께 남성은 증발열 상실(evaporative heat loss)이 저하되며, 여성은 발한률이 저하된다. 탈수는 발한율을 감소시키며 직장체온의 상승을 가져온다. 90세 노인은 20대 성인에 비해 체내 수분량이 10-20% 정도가 감소되고, 노인은 필요한 수분섭취에 대한 민감도가 떨어지므로 노화된 신체에서는 탈수가 심각한 문제가 된다.

고도의 운동으로 훈련된 사람들은 훈련되지 않은 사람보다 온도 하중(thermal loads)에 대한 적응력이 높은데, 발한의 증가와 전박의 혈관이완 등이 체열의 발산을 증가시키는 적응력의 좋은 예가 되고 있다. 운동 훈련이 열 발산을 증가시키고, 오한(shivering)을 완화시키고, 근량을 증가시키고, 산소 소비량(VO_2)을 증가시켜 노인의 체온조절 기능을 증진시킬 수 있다. 따라서 운동은 노인의 체온조절 문제인 저체온, 일사병(heat exhaustion)과 열사병(heat stoke)의 이환 빈도를 감소시킬 수 있다.

신체적 활동과 신경계 기능

노화는 신경계 기능에 유해한 영향을 미치나 규칙적인 신체적 활동은 노화와 함께 나타나는 산소 소비량의 감소를 상쇄할 수 있어 운동은 정신-운동 기능, 사고력과 지능의 유지에 도움이 된다. 노화는 뇌와 척수 등의 중추 신경계와 말초 신경계에 영향을 미친다. Payton과 Poland(1983)는 90세 노인은 20세 청년에 비해 뇌의 무게가 10-20% 감소한다고 보고했는데 뇌세포 감소는 뇌세포의 위축 및 뇌세포의 괴사로 나타나며, 뇌혈류의 감소는 뇌기능의 감소를 초래한다. 건강한 노인의 경우 뇌파가 느려지며 수면 양상이 변화하며 노화와 함께 학습능력, 지적능력과 기억력은 쇠퇴한다. 신경 전도는 20세부터 매년 0.4%씩 감소하며, 신경 전도의 감소는 반사저하, 감각저하와 환기 역치의 증가를 초래한다.

건강한 중년과 건강한 노인이 10주의 훈련 program에 참여했을 때, 연구자는 운동집단의 수면 유형이 43.8% 향상되었고, 비교되는 대조군은 18.8%의 향상에 그쳐 운동이 수면을 증진시키고 있는 것으로 결론을 내리고 있다. (Blumenthal et al, 1982)

불안에 대한 운동의 효과는 논란이 많아 추후 연구가 필요하다. 그러나 신체적 활동은 노화로 인한 인지기능의 쇠퇴를 막아줄 수 있는데 운동 프로그램에 참여한 노인들이 인지기능과 기억력 검사에서 더욱 높은 점수를 보였다.

Dishman(1985)은 운동이 상태 불안도를 감소시킨다고 보고했으나, Blumenthal(1982)과 Hughes(1984)는 운동이 불안을 감소시킨다는 증거가 없는 것으로 보고했기 때문이다.

나이가 많아진다 하여도 운동에 대한 요구는 변화하지 않는다. 운동은 노화하는 신체에 많은 이점을 가져다주는데 노화와 관련한 VO_2 max의 쇠퇴를 감소시키고, 평균 혈압과 전신 혈관의 저항을 감소시키며, 근력을 증가시키고, 인지기능을 증진시킨다.

운동으로 얻을 수 있는 많은 이점을 고려할 때 노인 간호에서 신체적 기능력을 증가시키기 위한 간호중재로 운동을 포함시키는 것이 필수적이다. 유산소 운동(aerobic exercise)은 최소한 48시간마다, 평상시의 맥박을 최고 60% 정도 상승시키는 강도, 1회에 적어도 20분 이상의 운동을 하여야 효과를 얻을 수 있다. 신체적 운동 프로그램에 참여하고 있다면 운동을 지속적으로 하여 얻을 수 있는 운동의 이점들이 가시화 될 수 있도록 격려해 준다.

2. 유산소성 운동

기동성과 신체적 노화

기동력이란 활동이나 움직임에 제한을 받지 않는 상태로 인간의 독립성과 자유로움의 유지에 필수적이다. 나이가 많아지면서 기동력의 상실과 함께 신체적 기능을 상실하게 되고 활동 수준이 낮아지게 된다. 기동장애는 다발성 경화증과 같은 기질성 질환, 심한 우울, 통증, 견인장치(traction) 또는 석공붕대 적용과 같은 장기적 치료로 인해 나타날 수 있다. 특히 시설기관에 입원해 있는 노인의 경우 투약, 활동의 제한, 억제대 사용으로 기동장애를 경험하기도 한다. 또한 일부 노인들은 생애 전체를 통해 일을 해 왔으므로 이제 노인이 된 시점에서 타인의 간호와 돌봄을 받는 것이 당연하다고 생각하는 경우도 있다. 또한 노인을 공경해야 한다는 사회 문화적 배경은 노인의 독립적 활동에 대해 중요하게 생각하지 않을 수도 있어 건강한 노화를 방해할 수도 있다. 부동이나 기동력 장애는 인체 전반에 걸쳐 신체적 정신적 기능에 부정적 영향을 미쳐 고혈압, 관상혈관 질환, 비인슐린 의존성 당뇨병의 원인이 될 수도 있다.

유산소성 대사와 무산소성 대사

탄수화물과 지방의 분해 과정에서 생성된 에너지는 근세포에 저장되어 있는 3 인산염(adenosine triphosphate : ATP)이라는 화학적 합성물을 생성한다. ATP*는 인체가 활동과 운동을 할 때 필요한 에너지원으로 인체 세포가 직접적으로 사용하게 된다. 1개의 adenosine과 3개의 인산기로 구성된 ATP가 ADP(adenosine diphosphate)와 유리 인산염(inorganic phosphate)로 분해될 때 방출되는 7-12 kcal의 에너지가 인체의 신체적 운동이나 활동에 수반되는 근수축에 이용된다. 그러나 근세포내에 저장된 ATP의 총량은 제한되어있기 때문에 ATP가 분해되는 대로 재합성된다. 보통 ATP의 재합성은 산소가 이용되는 유산소성 대사(aerobic metabolism)와 산소가 이용되지 않는 무산소성 대사(anaerobic metabolism)의 두 가지로 크게 나눈다(표 17-1). 무산소 대사는 대개 3분 이내의 짧은 시간동안 격렬하게 운동을 할 때 그리고 유산소 대사는 3분 이상 지속적으로 운동을 할 때 이루어진다.

무산소성 대사에서는 산소의 사용 없이 화학적 반응을 통해 ATP를 신속하게 만드는데 인원질 대사(ATP-PC)와 젖산 대사(무산소성 당분해)의 두 가지 방법이 있다. 인원질 대사는 단거리 달리기, 높이뛰기, 투포환과 역기 등의 10초 이내에 끝나는 폭발적인 고강도 운동에서 근육이 신속하게 이용할 수 있는 ATP를 공급해주고 있다. 또 하나의 ATP 재합성 방법은 젖산 대사로 글리코겐이 포도당으로 분해되고, 포도당이 젖산으로 분해되면서 에너지를 방출하는 무산소성 해당작용으로 세포의 원형질에서 이루어진다. 약 50초 정도 지속되는 격렬한 운동, 예를 들면 200-400m 달리기, 500m 스피드 스케이트에서는 APT-PC*와 무산소성 해당작용에 의해 에너지를 공급 받는다. 세포내 저산소증 상태에서 ATP 소요량이 급격히 증가하면 젖산 대사를 통해 ATP를 생성하는데 이때 근육에 젖산이 과도하게 축적되면 근피로를 느끼고 운동 능력에 제한을 받게 된다.

<표 17-1> 유산소성 대사와 무산소성 대사

종 류	산소 유무	내 용
인원질 대사	무산소성 대사	· ATP-PC 시스템의 유용성은 에너지의 신속한 이용, · 근육에 저장되어 있는 ATP 및 PC를 통해 여성은 0.3몰, 남성은 0.6몰의 ATP 공급 · PC(phosphocreatine)→Pi(무기인산)+C(creatine)+Energy
젖산대사	무산소성 대사	· 무산소성 해당과정, 근육과 혈액에 축적된 젖산은 피로 유발 · Glycogen(180g) → glucose → lactic acid + Energy Energy + 3Pi+3ADP→3ATP
탄수화물 대사	유산소성 대사	· Glycogen(180g) → glucose+O_2 → 2 pyruvic acid + Energy Energy + 3Pi + 3ADP → 3ATP · 크렙스 회로 2 pyruvic acid → CO_2 + H_2O + Energy Energy + 36Pi + 36ADP → 36ATP · Glycogen($C_6H_{12}O_6$) + 6O_2 → 6CO_2 + 6H_2O + Energy Energy + 39Pi + 39ADP → 39ATP
지방대사	유산소성 대사	· fatty acid + glycerol → triglyceride triglyceride + 23O_2 → 3 fatty acid +glycerol + Energy · Energy + 3Pi + 3ADP → 3ATP · 크렙스 회로 3 fatty acid → CO_2 + H_2O + Energy 지방(C_6H3_2O2) + 23O_2 → 16CO_2 +16H_2O + Energy Energy +130Pi + 130ADP → 130ATP · triglyceride+23O_2 → 16CO_2 +16H_2O + Energy Energy + 133Pi + 133ADP → 133ATP

유산소성 탄수화물 대사에서 글리코겐을 초성 포도당으로 분해하는 과정은 젖산 대사와 유사하지만 산소를 이용하여 젖산의 축적 없이 ATP를 생산한다. Triglyceride 형태로 존재하는 지방도 유산소성 대사를 통해 ATP를 생산한다(표 17-1). 20분 정도의 운동에서는 탄수화물이 ATP 생산에 이용되지만 20분-1시간 이상의 운동에서는 글리코겐 저장량이 감소하여 지방이 ATP 생산에 이용된다.

* ATP(adenosine triphosphate) : 근육활동에 직접 이용될 수 있는 고 화학에너지로 근세포에 존재 1몰의 ATP가 ADP로 분해될 때 7-12Kcal가 방출-근수축, 능동적 수송, 화학물질 합성
* 탄수화물 대사 : 탄수화물 대사로 얻은 glucose는 혈액에, glycogen은 근육 및 간에 저장한다.
* PC(Phosphocreatine) : 근육 속에 저장되어 있는 고에너지 결합체로 ATP 재합성을 위한 에너지로 사용된다.

ATP(분해) → ADP + 7-12Kcal : 근수축, 능동적 수송, 화학물질 합성에 이용
↑
ATP(합성) ← ADP + 7-12Kcal(Energy)

유산소성 운동 프로그램

생애 전체를 통한 운동은 활동 에너지, 독립성, 평안감 및 정서적 이완 증진, 스트레스 및 피로감 완화, 체중조절 그리고 수면의 증진을 가져올 수 있다. 적어도 20~30분 이상 지속할 수 있는 유산소성 운동은 폐와 심장의 기능을 증가시켜 건강한 노화에 매우 중요한 역할을 하고 있다. 유산소성 운동은 1회 20~30분간 지속적으로 계속하는 운동만으로도 충분하며 1주에 3~4회 운동이 적절하다. 유산소 운동은 에너지 대사를 위한 산소 공급을 효율적으로 향상시켜 심혈관계와 폐의 기능 및 지구력 향상을 가져오는 운동으로 조깅, 걷기, 자전거 타기, 수영하기, 에어로빅 운동이 포함된다. 유산소 운동은 경쾌한 음악, 힘찬 동작과 함께 반복적인 근육 운동을 통해 최대의 효과를 얻을 수 있다.

운동 프로그램은 건강력, 신체검진, 신장 및 간기능 검사, 운동내력검사(exercise stress test) 등을 고려하여 세워야 한다. 특히 운동내력검사는 유산소성 운동 능력에 대한 정보를 제공하여 개개인에 대한 운동 프로그램을 세우는 데에 있어서 대단히 중요하다. 특히 허약한 노인들의 경우 운동 프로그램을 세우기 전에 철저한 신체 사정과 운동내력검사를 해야 하며 운동 강도도 가능한 한 낮게 세우도록 한다(표 17-2). 고강도 운동은 심장과 혈관에 부담을 주므로 40-50%의 저강도 운동에서 시작한 후 점차적으로 강도를 높여 60-80% 강도에 이르도록 한다.

<표 17-2> 운동 강도 계산법

종 류	운동 강도 계산법
최대심박수 이용법	목표 심박수 = 최대 심박수(220-나이) * 운동 강도(%) 운동 강도 50%에서 60세의 최대 심박수 계산법 : 목표 심박수 : (220-60)*0.5=80회/분
안정심박수 이용법	목표심박수= {(220-나이)-안정시 맥박수}*운동강도+안정시 심박수 운동강도 50%, 안정시 심박수(60회/분), 60세의 최대 심박수 계산법 : 목표심박수={(220-60)-60}*0.5+60=100회/분

운동 프로그램은 인체의 유연성, 근력, 지구력, ROM, 균형과 운동조화능력이 유지되도록 구성되어야 하며 5~10분 정도의 준비 운동에는 스트레칭 운동을 포함시키고 5~10분 정도의 정리 운동에는 걷기와 스트레칭 운동을 포함시킨다. 운동이 성공적으로 이행되기 위해서 운동 프로그램은 현실적으로 실현 가능하고, 흥미를 유도할 수 있도록 세워야 하며 노인들에게 운동의 이점에 대해 구체적인 설명을 해주어야 한다.

신체적 운동의 일반적 수칙

- 운동은 아침과 저녁 시간에 하는 것이 좋다.
- 운동을 하지 않은 상태에서 새로이 시작하는 경우 운동 강도는 서서히 증가시킨다.
- 테니스와 같은 경쟁적인 운동보다는 혼자 할 수 있는 걷기와 수영 등의 운동을 한다.
- 운동은 식사 2~3시간 지난 후에 하며 운동 직전이나 직후에 찬물 또는 더운물 샤워는 피한다.
- 편안하고 가벼운 옷 2~3개를 입고 운동을 시작하며 더울 경우 하나씩 벗도록 한다.
- 준비운동*을 시작 전에 맥박을 측정하며 3~10분 정도의 준비 운동에는 스트레칭 운동과 가벼운 미용체조 운동 등을 한다. 준비운동은 관절의 유연성과 근육을 신전시키는 운동을 통해 근육의 피로와 인대의 손상 위험을 예방하도록 한다.
- 유산소 운동의 목표 강도에 도달하기 위해 점차적으로 운동의 강도를 증가시키며 2~3회 정도 맥박을 측정하여 운동의 강도를 평가한다.
- 목표 심박수를 초과했거나 가슴이 불편하거나 호흡곤란 및 심계항진이 나타나면 운동강도를 점차적으로 감소시킨다. 운동을 즉시 중단하는 경우 부정맥이 발생될 수 있다.
- 본 운동을 끝내고 정리운동*으로 가기 위해 3~10분 정도 운동 강도를 저하시켜 간다.

- 정리 운동은 가벼운 미용 체조와 스트레칭을 하며 이때 맥박은 휴식시의 맥박보다 15회 이상으로 초과하지 않아야 한다.
- 운동일지를 작성한다. 운동일지의 기록 내용에는 운동 날짜와 시간, 운동의 종류 및 지속시간, 맥박수 그리고 운동 중에 경험한 특이 증상 등이 포함된다.
- 운동일지를 통해 운동량의 향상을 확인하는 것 자체가 운동에 대한 동기유발이 된다.
- 운동은 규칙적으로 꾸준히 해야 하며 운동 프로그램 자체는 단순해야 한다.
- 가능하면 친구나 이웃들과 교제를 나누면서 운동한다.

* 준비운동(warm-up) : 주운동이 원활히 이루어지도록 심신의 준비를 조절하는 가벼운 운동에서 중정도의 운동으로 운동의 효율성을 높이고, 장해나 외상을 예방하기 위해 실시한다.

* 정리운동(cooling-down) : 주운동의 격렬한 운동을 갑자기 중단하면 심장으로의 정맥 환류가 저하되어 경련이나 혈압 저하가 나타날 수 있으며, 운동에 의해 생산된 젖산의 제거가 어려워 피로 회복이 지연된다. 따라서 주운동으로 높아진 호흡 순환계와 근육계의 기능을 운동 전의 상태로 서서히 회복시켜야 운동의 급격한 중단에 의해 야기되는 부정맥을 예방해 줄 수 있다.

운동 중 생리적 안전 수칙

- 운동시작 전 3~10분간은 준비 운동, 끝내기 3~10분간은 정리운동을 한다.
- 깡충깡충 뛰기와 비틀기는 피한다.
- 춥거나 덥거나 또는 바람이 부는 날, 습도가 높거나 공기오염이 심하거나 고도가 높은 곳에서는 운동하지 않는다.
- 열이 나거나 신체적 상태가 좋지 않은 경우 운동을 하지 않는다.
- 운동량은 서서히 점진적으로 증가시킨다.
- 과도한 운동은 피한다. 운동을 끝내고 10분 이상이 지나도 숨이 차고(1분에 17회 이상), 맥박이 빠르다면(1분에 100회 이상) 과도한 운동으로 간주한다.
- 운동 중 다리와 어깨 부위에 통증이 있다면 운동의 속도나 양을 감소시켜야 하는 징후일 수 있다. 그러한 통증이 더 이상 나타나지 않는다면 운동의 양을 증가시킬 수 있다.
- 운동 중 갑자기 운동을 멈추지 않는다. 운동 중 심장으로 되돌아가는 순환 혈량은 증가되나 운동의 갑작스런 중단은 에너지 요구량이 감소되며 심장으로 유입되는 혈량과 에너지 요구량 간의 불균형으로 부정맥 등이 나타날 수 있다.
- 운동 중 근경련, 호흡이 짧아지거나 피로감을 느끼면 운동량을 감소시키면서 중단한다.
- 운동 중 흉통, 식은 땀, 어지럼증, 오심 및 구토, 심계항진 또는 비정상적 심박동이 나타나면 지체 없이 운동을 중단한 후 의사의 진찰을 받는다.

목표 심박수 결정

운동 프로그램을 시작하기 전에 휴식시의 혈압, 맥박과 신체적 기능 상태에 대한 기초 자료를 기록해 둔다. 오랫동안 앉아서 활동했던 사람들이 유산소성 운동을 처음 시작할 때에는 최저의 운동 강도에서부터 시작한다. 흔히 유산소성 운동 강도는 50% 이하의 저강도 운동, 50~70% 정도의 중간강도 운동, 70% 이상의 고강도 운동으로 분류하는데 유산소성 운동에 의한 심폐기능의 효과는 60% 이상의 운동 강도에서 얻을 수 있다.

따라서 유산소 운동은 1주에 3회 이상, 1회 15~60분에 걸쳐 최대 심박동수가 평상시 심박동수의 60~90% 이상 증가되도록 활동하며, 신체적 질환이 없는 경우 최대 심박동수는 (220-나이)×0.7 또는 (210-나이)×0.8의 공식으로 얻을 수 있다 (표 17-2 참조). 유산소성 운동은 대형 근육군(large muscle group)을 사용하되, 지속적으로 리드미컬하게 이루어져야 하며 운동을 하면서 즐거움을 느낄 수 있어야 한다.

최대 심박수를 이용한 목표심박수 계산 방법

최대심박동수 = 220 - 나이

운동 강도에 따른 목표 심박수 = 최대심박수 × 운동강도

예) 70세 노인의 최대 심박수 = 220-70=150

55% 운동 강도에서의 목표 심박수 = 150 × 0.55 = 82.5

유산소성 운동을 하는 동안 목표 심박수를 초과하여 심장에 부담을 주지 않도록 심박동수를 조정하는데 운동을 끝내기 전에 정리 운동을 통해 심박수가 안정기의 맥박수로 돌아오도록 조정한다. 그러나 유산소성 운동 강도에 따른 심박동수 조정 방법은 심박동수 조정을 위한 약물 투약자에게는 절대로 적용하지 않는다. 심혈관계 질환으로 유산소성 운동이 어려운 경우에는 걷기, 가벼운 스트레칭 그리고 텃밭 가꾸기 등의 일상생활 활동을 포함하는 저강도 운동 프로그램을 세운다.

운동의 안전한계 및 유효한계

운동에 의한 위험 혹은 부작용이 발생하지 않는 최대 안전한 운동의 강도를 안전한계, 운동에 의한 효과를 얻을 수 있는 최소의 운동 강도를 유효한계라고 한다. 운동 강도의 기준은 최대 산소소비량을 기준으로 할 경우 안전한계는 70% 이하, 유효한계는 50% 이상이며, 최대 심박수를 기준으로 할 경우 안전한계는 80%이하, 유효한계는 60%이상이다. 그러나 최대 산소섭취량 측정은 별도의 장비가 필요하나 최대 심박수를 이용한 계산법은 간단하게 운동 강도의 안전한계와 유효한계를 추정해 낼 수 있다.

즉 80세 노인의 최대 심박수는 "220-80=140"이 된다. 따라서 최대 심박수에 의한 80세 노인의 안전한계는 112회(140×0.8=112)이며 유효한계는 84회(140×0.6)가 된다. 운동량은 운동 강도와 운동시간으로 계산하며 K Cal로 표시하는데 노인이 체력유지 목적으로 운동을 할 경우 남자는 1일 200 Kcal 이상, 여자는 1일 150 Kcal이상의 운동을 해야 한다. 1분간 4 Kcal를 소비하는 운동에서 남자는 50분, 여자는 38분 정도의 운동을 해야 하는데 보통 1㎞를 걸을 때 50 Kcal 정도의 에너지를 소비하게 된다.

2. 노화와 영양

영양에 대한 요구

음식을 섭취한다는 것은 생물학적, 사회적, 문화적 그리고 행위적 현상으로 인간의 음식에 대한 선호도와 식습관은 영양 상태와 건강에 지대한 영향을 미친다. 적절한 영양이란 나이에 관계없이 필수적인 요소이지만 노인은 비활동, 저수입, 교통수단 결핍과 특이식이 등으로 영양결핍의 가능성이 높다.

영양 상태 사정

매일의 음식 섭취량을 간호 기록지에 기록하며 필요하다면 영양사의 자문을 구한다. 영양결핍에 대한 위험인자는 질병, 섭식불량, 치아결손 및 구강내 통증, 경제적 어려움, 사회적 인간관계 저하, 다발성 약물 투약, 불수의적 체중감소 또는 체중증가, 자가간호에 대한 타인의 도움 필요와 노령 등이다.

영양실조란 평상시 체중의 10~15% 이상 감소 또는 혈청 알부민이 3g/dL 이하인 경우를 의미하며 창상, 농양, 흡수장애, 패혈증, 만성알코올 중독, 스테로이드 장기복용, 악성종양 및 항암제 투약은 영양실조를 악화시킨다. 지방조직은 에너지 저장원, 외부 환경에 대한 방어 및 단열재 역할을 하지만 제지방 조직(lean body mass)에 비해 지방조직이 과도한 것을 비만이라고 한다. 세분화하여 표준체중의 10~20% 정도를 초과하면 과체중(overweight), 20% 이상을 초과하면 비만(obesity)이라고 한다.

정상 체중 계산법(Ideal Body Weight, IBW)은 다음과 같다.

남성 = 50 Kg + 2.3 Kg*(신장-150)/2.5

여성 = 45.5 Kg + 2.3 Kg*(신장-150)/2.5

영양상태 평가는 생화학적 검사, 임상적 증상과 진단적 검사 자료를 토대로 한다.

체중 : 체중 감소가 심해지면 사망률이 높아지는데 특히 자가 간호결핍과 함께 인지장애가 있는 노인에게 체중감소와 사망률 간에 깊은 관계가 있다.

생화학적 검사 : 혈장 내 알부민 농도가 3.5㎎/dL 이하로 저하된 경우는 영양결핍상태에 대한 적절한 지표가 되고 있다. 또한 헤모글로빈, 헤마토크리트, 혈장 내 콜레스테롤과 혈장 내 B_{12}도 영양불량의 지표가 되고 있다.

일상생활동작 : 특히 일상생활동작이 불편하여 타인의 도움을 필요로 하거나 장보기와 식사준비에 타인의 도움을 필요로 하거나 지적 인지장애가 있는 경우 영양결핍 문제가 발생될 가능성이 높다.

영양에 대한 간호중재

영양에 대한 간호중재에는 탈수 예방, 칼슘과 섬유소의 적절한 섭취, 약물과 식품과의 상호작용 예방, 간호제공자에 대한 영양교육 등이 포함된다.

에너지, 단백질, 탄수화물 및 지방

적절한 영양상태를 유지하기 위해 적절한 양의 영양소를 섭취하고 적절한 운동을 하는 것이 필수적이다. 노인 남성은 하루 2,000㎉, 노인 여성은 하루 1,700㎉의 열량을 섭취하는 것이 적절하며 이때 단백질은 총칼로리의 10~20%, 탄수화물은 50~60%, 지방은 10~30% 정도로 공급한다. 영아 및 소아에서는 체중 1㎏당 4~6g 정도의 단백질을 섭취해야 하지만 노인의 경우 단백질은 하루 에너지 섭취량의 12~14%로 공급하며 0.8~1g/㎏ 정도를 섭취해야 한다. 특히 패혈증, 외상 및 화상, 수술을 받게 될 경우 단백질의 섭취량을 증가시켜야 한다.

노령과 함께 제지방 조직은 감소하고 지방 조직은 증가하게 된다. 제지방 조직 즉 근육의 감소는 신체적 활동의 저하에 비례하며, 근육의 감소는 신체적 활동에 필요한 에너지의 생산을 감소시키게 된다. 젊은 성인에 비해 51~75세의 성인은 기초대사율이 10% 이하로 저하되며, 75% 이상에서는 기초 대사율이 20% 정도 감소한다.

노화가 진행되면서 내당성(glucose toleiance)이 감소하나 복합 탄수화물을 섭취하면 내당성을 향상시킬 수 있다. 성인의 경우 지방은 하루 섭취 에너지량의 30% 이하로 하는 것이 적절하지만 노인의 경우 적어도 하루 섭취 에너지량의 10%는 지방으로 공급해야 한다.

지용성 비타민

노인에게는 비타민 A의 결핍은 거의 없으나 바깥 외출이 거의 없는 노인의 경우 비타민

D의 결핍이 나타날 수 있다. 노인의 비타민 D 결핍은 일광욕 저하, 장에서의 비타민 D 흡수 저하, 간에서의 비타민 D 합성 저하와 신장에서의 1,25 dihydroxy- vitamin D_3 호르몬 분비 저하로 나타날 수 있다. 또한 phenytoin은 비타민 D의 체외 배설을 촉진하고 phenobarbital은 비타민 D의 흡수를 방해하므로 phenytoin과 phenobarbital의 장기투약은 비타민 D 결핍을 초래한다. 비타민 D의 과량섭취는 연조직의 석회화, 신장 결석 및 골흡수 등의 부작용을 초래한다. 설파(sulfa)제 및 항생제의 장기복용은 대장균(E. coli)과 같은 장내 세균을 제거하므로 E. coli의 섬유소 분해 과정에서 생산되는 비타민 K의 생산을 방해하여 혈액응고 과정을 지연시키게 된다.

수용성 비타민

Vit B_1(thiamine)은 에너지 대사에 필수적인 비타민으로 주로 곡물의 배아에 많이 함유되어 있는데 알코올이 비타민 B_1의 흡수를 방해하므로 알코올 중독자들에게는 비타민 B_1이 결핍될 위험이 있다. 제산제는 엽산의 흡수를 방해한다. 그 외 수용성 비타민에는 비타민 B_2(riboflavin), B_6(pyridoxine), B_{12}(cobalamine)와 C가 있다.

수분 섭취와 탈수 예방

노인은 특히 구갈 감각이 저하되고 신체적, 지적, 언어, 기동력과 시력 저하로 탈수에 대한 위험이 높다. 탈수를 예방하기 위해 신장애 또는 심장애로 인한 수분 섭취 제한이 없는 경우 적어도 하루 1,000mL 이상의 수분을 섭취해야 한다. 특히 이뇨제를 투약하고 있는 경우 잦은 배뇨로 기동성을 저하시키거나 또는 요실금 등으로 사회관계 능력이 제한되는 것을 우려하여 수분섭취를 피하지 않도록 강조한다. 수분 섭취에 대한 요구가 저하되어 있는 경우 가벼운 알코올 음료 또는 카페인 음료는 수분 섭취 요구를 자극할 수도 있다. 알코올이나 카페인 음료가 이뇨를 자극하여 수분에 대한 섭취 욕구를 자극할 수 있기 때문이다. 요실금이 있는 요실금을 피하기 위해 수분섭취를 제한하는 경향이 있으므로 수분 섭취의 필요성에 대한 적극적인 교육이 필요하다. 날씨가 더운 날 신체적 활동을 하게 되는 경우 수분 섭취를 충분히 하여 발한 및 증발로 상실되는 수분의 상실을 보충하도록 한다.

적절한 수분상태를 유지시키기 위해 노인의 경우 하루 1,500~3,000mL의 수분을 필요로 한다. 하루 1,000mL 이하의 수분섭취는 변비를 초래하여 요실금을 초래할 수도 있고, 소변의 농축으로 소변량을 감소시켜 요로계 감염증의 원인이 될 수도 있다.

수분 섭취 및 배설에 대한 간호중재는 다음과 같다.

- 물의 섭취는 칼로리 섭취량 기준으로 하는 경우 1mL/Kal, 체중 기준으로는 30mL/kg가 적절하다.

· 하루 1,500mL 이상의 수분섭취, 소변량은 1,000~1,500mL정도가 되어야 한다.
· 피부의 긴장도와 구강점막의 수분 함유도 등을 사정한다.
· 혈압의 저하와 함께 맥박과 호흡수가 증가하면 탈수를 의미한다.
· 혈장내 전해질, BUN, creatinine, hematocrit 그리고 산성증의 증상이 있는가를 파악한다. BUN 대 creatinine 비율이 20 이상일 때, 소변내 sodium이 10mEq/L일 때 탈수의 기준이 된다.
· 매일 일정한 시간에 동일한 종류의 옷을 입고 체중을 측정한다.
· 장음을 청진하고 대변의 성상을 관찰한다. 대변이 딱딱하면 수분섭취 부족을 의미한다.

수분 제공시 고려해야 할 사항은 다음과 같다.
· 하루 전체를 통해, 예를 들면 1시간마다 수분을 섭취한다.
· 노인이 사용하기 용이한 컵을 이용하도록 한다.
· 단순한 물 보다는 노인이 선호하는 종류의 음료, 노인이 선호하는 온도로 제공한다. (미지근한 온도, 또는 찬물...등과 같이)
· 커피와 같은 카페인 음료는 이뇨제로 작용하여 수분상실을 일으키므로 카페인 음료의 과량 섭취를 피해야 한다.
· 탈수상태가 경한 경우 구강을 통해 하루 2-4L정도의 물과 함께 4-8g의 소디움을 섭취한다.
· 구강을 통한 수분섭취가 어려운 경우 정맥을 통한 수액공급을 해야 한다.

칼슘과 섬유질 섭취

유제품, 콩, 푸른 녹색 채소, 굴, 연어와 정어리에서 주로 발견되는 칼슘은 뼈의 밀도를 유지시키고 골다공증의 예방에 필수적 요소이다. 일반 우유와 요구르트에 1~2 티스푼의 탈지분유를 추가하는 것도 칼슘 섭취를 향상시켜줄 수 있다. 섬유소의 적절한 섭취는 장운동을 자극하고 대장암의 예방에 도움이 되기도 하며 섬유소 음식은 콜레스테롤 수준을 저하시키기도 한다. 섬유소를 많이 포함하고 있는 음식에는 현미, 보리, 배추, 날과일, 이파리 채소, 고구마와 당근 등이 있다. 섬유소는 대변의 용적을 증가시켜 변비를 완화시키고, 총콜레스테롤과 저밀도 단백(LDL)을 저하시킨다.

약물과 영양소와의 상호작용 예방

질병 치료에 이용되는 약물과 음식물 간에 상호 작용을 일으키며 약물이 영양분의 흡수, 대사, 이용 또는 체외배설을 변화시켜 영양 상태에 영향을 미칠 수 있다. 또한 약물, 음료,

무기질 또는 비타민 보충제가 약물의 흡수와 효율성에 영향을 미칠 수 있으므로 노인의 약물 투약에서 약물과 영양소와의 관계를 고려해야 한다(표 17-3).

식사관련 간호중재

급성의료기관 및 장기요양시설기관

노인의 영양 상태, 수분 보유 상태와 치료에 대한 효과를 매일 사정한다. 식욕이 없는 경우 가족에게 노인이 선호하는 음식을 준비해 오도록 하여 식욕을 향상시키도록 한다. 식사를 잘 하는 것이 회복을 도와주고, 평안감을 증진시키고 또한 더 많은 식사를 하도록 자극할 수 있다. 퇴원 전 노인과 가족에게 바람직한 영양 및 식이와 처방된 특이 식이에 대해 설명한다.

장기요양시설기관에 거주하는 쇠약한 노인의 경우 다양한 영양관련 문제에 접하게 된다. 노인들의 경우 식사 준비, 식사 제공 및 식사의 질에 대해 관심이 많으며, 식사 시간을 기다리며 식사의 내용이 만족스럽지 못할 경우 실망하기도 한다.

구강위생 상태가 불량하거나 결치가 있거나 또는 의치가 헐렁거릴 경우 식사 문제를 초래하며 특히 연하곤란증이 있는 경우 노인의 영양상태 유지를 악화시킨다. 연하곤란증이 있는 경우 음식을 먹거나 물을 마실 때 기침을 하며, 빨리 먹지 못하며, 삼키기가 어렵고, 체중 감소가 있으며 자주 폐렴에 걸리게 된다. 연하곤란증이 있는 음식을 거부하는 경향이 있는데 연하곤란증이 종종 식욕부진으로 오해를 받기도 한다. 연하곤란증이 있는 경우 턱을 가슴에 근접하는 전방굴곡 상태에서 물을 마시고 토마토 쥬스 또는 죽과 같은 걸쭉한 음식을 제공한다. 장기요양기관에서는 노인들에 대한 식사제공이 대부분 간호보조 인력들에 의해 제공되므로 간호사는 간호보조 인력의 식이 제공을 주의 깊게 관찰한다. 노인들이 먹고 싶어하는 양 그 이상을 제공하지 않으며, 인지기능 장애가 있는 노인의 경우 식사시간을 통해 신체적 독립성과 신체적 기능을 증진시키도록 격려한다.

영양 교육

노인 및 가족에게는 신체적 건강에 대한 영양의 중요성에 대해 교육하되 노인의 교육 정도와 시력 및 청력 정도를 고려한다. 지역사회 내에서 식사 보조를 받을 수 있는 자원도 알려준다. 지역사회 내 기동력이 있는 독거노인의 경우 이웃 독거노인과 음식을 나누거나 교환할 기회를 제공하면 사회화 과정을 돕고 영양도 증진시킬 수 있는 기회가 된다.

<표 17-3> 영양소에 대한 약물 효과

약 물	영양요소	효 과
Adrenocorticosteroids	Vit D Zinc, Vit C, K, Mg Ca P, Vit A, Vit B_6 cholesterol, Glucose, Triglycerides	대사저하 소변을 통한 배설 증가 흡수저하, 소변을 통한 배설 증가 흡수저하 혈중농도 증가
Antacids	Vit D, Iron, Thiamine phosphorus	흡수 및 이용 방해 흡수 및 이용 방해, 배설 증가
Anticonvulsants	Folic acid Vit D, Vit K	흡수 및 이용 방해 대사방해
Aspirin	Folic Vit C Vit K	흡수 및 이용 방해 소변을 통한 배설 증가 소변을 통한 배설 증가, 체내 고갈
Cochcine	Vit A, Vit B_{12}, fat, lactose Na, K	흡수 및 이용 방해 체외 배설 증가
Digitalis	포도당 Mg	흡수 및 이용 방해 체외배설 증가
Ethacrynic acid	K, Na, mg, Ca	체외배설 증가
Hydrochlorothiazide	Mg, K, Zine, riboflavin	소변배설 증가
Isoniazid	Vit B_6 Iron	대사 저하 흡수 증가
Laxatives	Vit D, Vit k, glucose, Ca K, Na, Ca, Mg, 수용성비타민	흡수 및 이용 방해 체외배설
Levodopa	Vit B_{12} Na, k	흡수 및 이용 방해 체외 배설 증가
Methotrexate	Vit B_{12} 지방, 캐로틴, 유당, 콜레스테롤	흡수 방해 흡수 방해
Monoamine oxidase (MAD) inhibitors	Tyramine, tyrosine	대사 차단
Phenobarbital	Vit D, thiamine, folic acid, Ca	흡수 및 이용 방해
Phenytoin	Vit C Ca Vit C, Vit D	체외배설 증가 흡수 및 이용 방해 체외 배설 증가
Warfarin	Vit k	합성 방해

3. 노화와 건강한 성생활

노령과 성생활

노인들은 성생활에 관심이 없고 또한 신체적 기능이 허락하지 않으므로 노인의 성생활이 중요하지 않은 것으로 여겨지는 경우도 있다. 그러나 노인 남성과 여성들은 70대~80대까지 성생활을 유지하고 있음은 물론 성생활에 대한 관심도 있다고 한다. 노령에서 장기간 성활동을 하지 않는 경우 성기가 위축될 가능성이 높다.

"1979년 Kolodny, masters와 Johnson은 51세~78세의 노인 남녀를 대상으로 한 노인의 성활동에 대한 연구에서 노령과 함께 성반응은 물론 오르가즘(orgasm)에 대한 반응이 크게 저하되지는 않는 것으로 설명하였다."

인간은 나이에 관계없이 즐거움, 친밀감, 애정 등을 표현함으로써 몸과 마음을 더욱 건강하게 유지할 수 있다. 성활동을 저하시키는 요인에는 노령, 성에 대한 문화적 금기, 엄격한 도덕적 의식, 부정적 자아상, 관절염, 신경계 질환, 말초혈관 질환 및 심혈관계 질환, 약물의 부작용, 사생활 유지 환경이 어렵거나 신체적 독립성을 확보하기가 어려운 경우 등이 있다.

노화와 함께 여성은 질분비물이 감소되어 윤활제로서의 기능이 저하되고, 남성은 사정기간이 지연되는 것으로 알려져 있다. 노화에 관련된 생리적 변화에 대한 지식이 없는 경우 남성은 발기되기 까지 시간이 다소 지연되는 것을 발기부전(impotency)으로 생각하는 경우도 있다. 반면 여성은 남성의 발기 지연 현상이 남성이 자신에 대해 매력을 느끼지 않거나 또는 나이가 너무 많기 때문에 나타나는 현상으로 간주할 수 있다.

건강한 성생활을 위한 간호 전략

성활동 관련 자료수집

성생활에 관련된 자료 수집(sexual history taking)에서는 건강소비자가 간호사보다 나이가 많으므로 건강소비자의 문화적 배경과 도덕적 가치 등을 배려해야 한다. 혹시 노인이 성관련 주제를 이야기하는 것에 대해 불편해 한다면 성관련 주제를 다루고 싶어 하지 않는 건강소비자의 의사를 존중해주고 그러한 주제에 대해 언급을 강요하지 않는다. 노인이 관심을 보이는 경우에 성에 관련된 화제를 다루도록 한다. 결혼 상태, 배우자의 건강 상태와 배우자와의 관계에 대해 질문하고 성 배우자가 한 명(monogamous)인가를 파악한다.

노인들은 성 배우자가 여러 명 있는 경우 AIDS를 포함한 성관련 질환에 감염될 수 있다는 것을 알지 못할 수도 있다. 노인의 경우 비뇨생식기계 또는 부인과 수술, 감염증, 만성질환 등은 성기능에 대한 신체적 또는 심리적 영향을 미칠 수 있으므로 여성들은 pap smear 및 유방 방사선 검사, 남성의 경우 전립선 검사를 해야 한다.

성활동에 대한 교육

성생활이나 성기능에 영향을 미칠 수 있는 건강문제가 있는가를 고려한다. 또한 건강소비자의 자아 이미지, 전반적 건강 인지도, 노화 과정에 대한 지식, 노화가 성기능에 미치는 영향, 성에 대한 관심 정도, 성활동과 성에 대한 만족도 등을 고려한다.

간호사는 건강소비자의 자존감을 증가시키고 노화 및 성에 대한 정보를 제공하기 위한 다양한 방법을 제시해 줄 수 있어야 한다.

- 폐경 후 여성들은 성감대가 다양하다.
- 여성들의 경우 오르가즘(orgasm)에 이르기 위해 음핵에 대한 접촉과 자극이 필요하다
- 여성의 성적 만족은 성관계를 오래 지연시킬 수 있는 남성의 사정 조절에 의해 강화된다.
- 남성들은 발기와 오르가즘을 얻기 위해 성기와의 직접적인 접촉이 필요하다
- 성관계시의 체위는 다양하며 이러한 모든 체위는 사회적으로 수용된다.
- 포옹(hugging) 및 애무(caressing) 등의 후희(afterplay)는 정서적 만족감을 강화시킨다.
- 부부관계를 맺기 전 다량의 알코올 섭취는 성관계를 어렵게 할 수도 있다.

노인 집단에서는 성활동이 거의 없는 것으로 생각하여 AIDS 감염증에 대한 위험이 거의 없는 것으로 간주하는 경향이 있다. 그러나 미국의 질병 통제 및 예방센터에서는 50세 이상의 연령 집단이 전체 AIDS 환자의 10%를 차지하고 있으며, AIDS 환자 중 노인의 유병율이 증가 추세에 있는 것으로 보고하고 있다.

특히 노인들은 피임의 필요성을 느끼지 않아 AIDS 관련 질환의 예방에 실패하는 경우도 있다. 따라서 노인들에게 HIV 전염, HIV 검사 및 기회감염의 증상에 대해 교육이 중요하다. 치매 증상이 있는 노인의 경우 알츠하이머 치매로 생각하기 보다는 HIV 관련성 치매를 의심해보는 것이 AIDS에 대한 적절한 치료를 유도할 수 있기 때문이다.

협심증과 성활동

성교성 협심증(coital angina)이란 성관계 후 수 분에서~수 시간 동안에 걸쳐 나타나는

협심증으로 전체 협심증의 5% 미만을 차지하고 있다. 중년기 및 중년기 이후의 동일한 나이의 남성과 여성을 비교했을 때 남성이 여성보다는 성활동을 보다 많이 하므로 성교성 협심증은 여성보다 남성에게 이환율이 높다. 나이가 많아짐에 따라 남성과 여성는 모두 성관계 빈도가 감소되는데 특히 성관계 저하는 관상 혈관 질환 발병 후에 두드러진다고 한다. 관상 혈관 질환은 남성에 비해 여성에게는 10년 정도 늦게 나타난다.

성교성 협심증은 격렬한 신체적 진작(physical exertion) 동안에도 협심증이 나타나지 않는 사람에게는 거의 발생되지 않으나 미미한 신체적 활동에도 협심증을 경험하거나 기동력의 저하로 주로 앉아지내는 사람들에게 발생이 빈번하다. 왜냐하면 기동력 저하로 주로 앉아지내는 사람들의 경우 평소의 일상적 활동에 비해 성관계 동안에 심근의 산소요구량이 증가하여 협심증이 나타날 수 있기 때문이다.

성교성 협심증의 발생 기전

성교성 협심증이란 성관계 동안에 심근에 대한 산소 공급량과 산소 요구량 간의 불균형으로 나타나는 협심증을 의미한다. 성교성 협심증은 성관계 동안 심박동수가 증가하고 혈압이 상승하여 심근의 산소요구량이 증가하거나 또는 관상혈류가 감소하여 심근에 대한 산소 공급량이 저하하여 나타날 수 있다.

대사 지수(metabolic unit, MET)란 운동 시의 에너지 소비량이 신체적 안정시의 에너지 소비량의 몇 배에 해당되는가를 나타내는 지수로서, 휴식 시 인체는 체중 1㎏당 3.5㎖의 산소를 섭취하게 된다. 즉 인체가 체중 1㎏당 1분에 3.5㎖의 산소를 섭취하는 경우를 1 MET 라고 하는데 1시간에 2마일 즉 2mph*로 걸을 때 대사 지수는 2 METs가 된다.

33세 정도의 건강하고 젊은 남성의 경우 성관계 중 오르가즘 전 단계(preorgasmic stage)에서의 대사 지수는 2~3 METs, 그리고 오르가즘 단계(orgasmic stage)에서의 대사 지수는 3~4 METs가 된다. 따라서 오르가즘 전 단계에서는 시간당 2-3 마일, 오르가즘 단계에서는 시간당 3-4 마일로 걷는 것과 유사한 운동 능력이 필요하여 휴식 시에 비해 당연히 산소 소모량이 증가하게 된다. 성관계 중 심혈관계 증상으로부터 자유로워지기 위해서 Bruce Treadmill test의 stage Ⅱ(5-6 METs에 해당)를 마칠 수 있거나 별다른 심혈관계 증상 없이 2층까지의 계단을 오를 수 있어야 한다.

*mph : mile per hour, mile/hour

성교성 협심증의 위험요인 및 관리

급성 심근경색증의 원인으로 성관계가 1% 미만을 차지하고 있는 반면 격렬한 신체적 작업은 5%, 분노는 3%를 차지하고 있다. 급성 심근경색증을 경험하고 있는 환자의 대부분은 죽상 경화증을 가지고 있으나 관상혈관 질환의 사전 증상은 50% 이하에서만 나타난다. 심혈관계 질환자의 성관계와 관련된 위험 요인은 다음과 같다(표 17-4)

<표 17-4> 심혈관계 질환자의 성교성 협심증 위험요인

위 험 도	위 험 요 인
저	· 심혈관계 질환의 증상이 없는 경우 · 관상혈관질환의 위험 요인이 3개 미만인 경우 · 조절된 고혈압 · 경미하고 안정된 협심증 · 합병증이 없는 심근경색증 발생 6~8주 경과 후 · 경미한 판막성 질환 · 조절성 좌심실 심질환/ 경미한 울혈성 심부전(NYHA class Ⅱ)
중 간	· 성을 제외한 관상혈관질환의 위험 요인이 3개 이상인 경우 · 중간 정도의 안정된 협심증 · 심근경색증 발생 후 2주~ 6주 사이 · 좌심실 심질환/ 중간단계의 울혈성 심부전(NYHA class Ⅱ) · 심장에 영향이 없는 죽상경화성 질환(eg. 뇌졸중, 말초혈관성 질환)
고	· 불안정성 협심증 · 비조절성 고혈압 · 좌심실 심질환/ 울혈성 심부전(NYHA class Ⅲ/Ⅳ) · 심근경색증 후 2주 이내 · 중풍 증후군(stroke syndrome) · 부정맥 위험도가 높을 때 · 비후성, 폐색성 심근병변이 있을 때 · 중증 또는 심한 판막성 질환

tread-mill test*와 같은 운동부하 검사를 통해 성교성 협심증 위험에 대한 분류를 하는데 심혈관계 질환자의 60~70%는 성교성 협심증에 대한 저위험군, 15~30%는 중간정도의 위험군, 10~15%는 고위험군에 속하는 것으로 알려져 있다. tread-mill test와 같은 운동부하 검사는 운동 내성에 대한 객관적인 사정을 할 수 있을 뿐만 아니라 협심증, 호흡곤란 및 피로 증상이 나타날 때의 심박동수, 혈압 및 운동부담 등을 규명하는 데에 도움이 된다.

* Tread-mill test : 주행 및 보행에 의한 전신운동 부하장치로 전기모터로 운행되는 컨베이어벨트 위에서 걷거나 달려 전신 운동능력을 평가하게 된다.

관상동맥질환이 있는 사람에게 협심증은 흔하게 나타날 수 있으므로 발기부전이 있는 심혈관계 질환자로 성교성 협심증의 저위험군에 속하는 경우 PDE-5 억제제로 치료할 수 있다. 그러나 성교성 협심증의 고위험군에 속하는 환자는 PDE-5 억제제를 사용하기 전에 심장기능 사정을 받은 후 급성 심근 경색증의 위험도를 완화시키기 위한 약물치료로써 β-blockers, angiotensin-converting enzyme inhibitors, statins 또는 항혈소판 제제 등을 투약하거나 관상혈관 우회이식 수술 등을 받아야 한다.

성관계 후 발생되는 모든 협심증이 성관계가 원인이라고 단정 지을 수 없지만 성관계 후 2시간 이내의 휴식 시에 협심증이 나타난다면 성관계가 원인이 되어 나타나는 협심증으로 간주할 수 있다. 그러나 성관계 후 2시간 지난 시점에서 특히 운동 중에 협심증이 나타난다면 우연한 동시 발생 상황으로 볼 수 있다.

성교성 협심증은 자연적으로 회복되기도 하고 물론 nitroglycerin으로 치료되기도 하지만 급성 심근경색증으로 발전되어 사망을 초래하기도 한다. 증상이 심한 성교성 협심증은 단순한 협심증의 증상을 나타내기 보다는 급성 관상동맥 증후군으로 악화되어 신속한 진단은 물론 즉각적인 치료를 필요로 하기도 한다. 흔히 협심증의 증상이 20분 이상 지속되면 불안정성 협심증으로 분류하는데 불안정성 성교성 협심증이 나타나면 nitroglycerin을 투약한다. 불안정성 성교성 협심증이 나타나면 5분 간격으로 nitroglycerine 3알을 먹은 후에도 angina가 완화되지 않는다면 지체 없이 응급 치료를 받아야 한다.

References

김광회, 남상남, 여남회, 옥정식, 전태훈(1990). 운동생리학. 태근문화사

공응대 역(1995). 운동 생리. 형설출판사.

대한 영양사회(2002). 임상영양관리 지침서.

범진필(2002). 임상 약리학. 청구문화사

보건복지부, 한국보건사회연구원(2002). 2001년도 국민건강·영양조사-만성질병편.

보건복지부, 한국보건사회연구원(2003). 2002년도 국민건강·영양조사-만성질병편.

장유경, 이보경, 김미라, 황금희(1999) 임상영양관리. 효일문화사.

조현철 외(1998). 운동 생리학. 도서 출판 홍경

통계청(2002). 사망원인통계연보

141-160.

Cahil M (1996). Mastreing Geriatric Care. Springhouse Corporation, Springhouse, Pennsylvania.

Fitzgerald Pl (1985). Exercise for the elderly. Med Clin North Am; 69 :189.

Hagberg JM, Allen M, Seals DR, Hurley BF, Ehsani AA, Holloszy JO(1985). A homeodynamic comparison of young and older endurance athlets during exercise. J Appl Physiol ; 58 :2041.

Hazzard WR, Blass JP, Halter JB, Ouslander JG & Tinetti M(2003). Principles of Geriatric Medicine and Gerontology. McGraw-Hill Professional. 5th edition.

Heath GW, Hagberg JM, Ehsani AA, Holloszy JO(1981). A physiologic comparison of young and older endurance athlets. J Appl Physiol ;51 : 634.

Kane RL. Ouslander JG. Abrass IB. ,Kane R, Ouslander J, Abrass I (2003). Essentials of Clinical Geriatrics. McGraw-Hill Professional. 5th edition.

Reuben DB, Herr K, Pacala JT, Potter JF, Semla TP & Small GW(2001). Geriatrics at your fingertips. Reed Elsevier Company.

Schile JM (1991).Slowing the aging process with physical activity. Journal of Gerontological Nursing ; 17(6) :4.

Seals DL, Hagberg JM, Hurley BF, Ehsani AA, Holloszy JO. Endurance training in older men and women : I Cardiovascular responses to exercise. J Appl Physiol ; 57 : 1024.

Stanley M and Beare PG(1999). Gerontological Nursing: A health promotion/ Protection Approach. F. A. Davis Company, Philadelphia.

Stanley M, Beare PG (1999) Gerontological Nursing, F. A. Davis Company, Philadelphia.

제18장
노인의 부동과 활동 비내성

기동성이란 인간에게 자유와 독립성를 허락하는 활동으로 노인의 정신적, 신체적 건강을 위해 최적의 기동성을 유지하는 것이 중요하다. 인간의 생애 전과정에 걸쳐 신체적 활동의 형태는 다양하게 변화해 가는데 기동성은 인생을 즐기고, 인생에 참여해 가는 중심적 요소이다.

1. 기동성과 부동

기동성이란 개인의 독립성 유지에 필수적인 요소로써 제한 없이 움직일 수 있는 능력이다. 기동성(mobility)은 걸을 수 있는 능력에 의해 결정되는 절대적이고 정적인 속성이라기보다는 환경적 요인과 사회적, 지적, 정서적 그리고 신체적 기능의 상호작용에 의해 결정되는 개인적, 상대적, 역동적 속성을 가지고 있다. 따라서 어떤 사람에게는 하루에 5 km씩 걷는 것이 최적의 기동성이 될 수도 있지만 또 다른 사람에게는 타인의 도움으로 겨우 제한적으로 움직일 수 있는 움직임이 최적의 기동성을 의미할 수도 있다.

부동(immobility)이란 기동성이 적절한 수준 이하로 저하되는 것으로 부동에 대한 간호중재의 목표는 노인이 최대의 기동성을 성취하고 유지하도록 돕는 데에 있다. 부동은 신체적 기동장애(impaired physical mobility), 비사용 증후군(disuse syndrome)과 활동 비내성(activity intolerance)으로 세 종류로 나눈다(표 18-1). 신체적 기동장애는 신체를 독립적으로 움직이는 능력에 제한을 받는 것이며, 비사용 증후군은 비활동의 결과로 나타난 신체적 반응을 뜻하며, 활동 비내성은 에너지 결핍으로 활동을 할 수 없는 것을 뜻한다. 활동 비내성은 신체적 기동장애, 비사용 증후군 또는 기동수준 저하에 따른 후차적 반응으로 나타난다.

노인에게는 부동의 발생 가능성이 높은데 특히 시설기관에 입원한 노인에게는 신체적 기동장애가 첫 번째 건강 문제이다. 활동 비내성에서는 피로와 허약함을 쉽게 느끼는 것으로 노인의 부동과 관련된 건강문제 중 두 번째로 이환율이 높다. 노인의 43%는 주로 앉아서 활동하는데 이처럼 앉아서 생활하는 활동 유형은 활동 비내성과 신체적 비사용 증후군을 초래한다. 노인의 신체적 기능 저하 중 약 50% 정도는 신체의 비사용과 관련되어 나타난다.

<표 18-1> 부동의 종류

종 류	정 의	증 상	원 인
신체적 기동장애	신체의 독립적 운동임에 제한이 온 상태	· 의도적 움직임 어려움 - 침대에서 일어나기, - 장소 이동하기 또는 걷기 · ROM의 제한 · 근력과 근량이 감소 · 운동력 조화 장애	· 활동 비내성 · 힘과 지구력 저하 · 통증과 불편감 · 인지장애 · 근신경 및 근골격장애 · 우울과 불안
비사용 증후군	근골격계 비활동으로 신체적 황폐화 위험		· 마비 · 기계적 부동 · 처방적 부동 · 심한 통증 · 의식수준 저하
활동 비내성	일상적 활동에 필요한 신체적 또는 정신적 에너지가 부족한 상태	· 피로 또는 허약함 표현 · 신체적 활동시 심박동수 증가 · 신체적 활동시 혈압상승 · 호흡곤란 · 신체적 진작 · 심전도에서 부정맥이나 허혈	

2. 부동의 원인 및 치료

부동의 내적 요인

대부분의 노인에게 부동 또는 활동 비내성이 갑작스럽게 나타나는 것은 아니다. 기동성에 대한 문제가 없던 노인이 갑자기 신체적 독립성을 완전히 잃거나 비활동으로 되기보다는 서서히 점진적으로 진행된다. 부동과 신체적 비활동에 대한 간호중재의 목적은 부동과 비활동으로 나타나는 합병증을 예방하고 합병증의 진행 속도를 최소화시키는 데에 있다. 부동 현상이 계속되거나 활동수준이 유지되지 못할 경우 계속적인 자기 간호와 독립성의 유지가 저하된다. 모든 질병은 어느 정도의 신체적 기동장애를 초래하며 신체적 기동장애를 초래하는 원인은 내적 요인(표 18-2)과 외적 요인의 2가지로 나눌 수 있다. 내적용인은 다음 표와 같다.

<표 18-2> 신체적 기동 장애의 내적 요인

내적 요인	내 용
근골격계 기능저하	· 근육 : 근위축, 근이영양증, 근손상 · 뼈 : 감염, 골절, 종양, 골다공증, 골연화증 · 관절 : 관절염, 종양
신경기능의 저하	· 신경계 : 뇌염, 종양, 손상, , 다발성 경화증, 파킨슨씨병 · 혈관성 병변 : 뇌졸중 · 유해물질에 노출 : CO gas, 중금속 · 대사성 질환 : 저혈당증 · 영양장애
사회적 관계 저하	· 골절 및 질병으로 사회적 접촉 감소와 심리적 위축 · 정서적 기능 위축 · 우울 · 배우자, 가족이나 친구의 상실이나 헤어짐
통 증	· 통증을 동반하는 만성질환, 상해
인지능력 저하	· 자극의 과잉 또는 결핍 · 치매
낙 상	· 신체적 요인 : 상해 또는 골절 · 심리적 요인 : 낙상 후 낙상에 대한 두려움

외적 요인

노인의 기동성에 영향을 미치는 외적 요인에는 치료방법, 노인과 건강관리 요원의 특성, 장애요인과 시설기관의 내규 등이 있다.

치료방법

질병에 대한 치료 방법이 기동의 질적 및 양적 수준에 많은 영향을 미치는데 흔히 질병 치료에 이용되는 기동 억제에는 침상 안정, 약물요법, 억제대 사용과 기계적 요법 등이 있다.

침상 안정은 흔히 질병이나 상해를 치료하기 위해 처방되는데 침상 안정은 인체의 대사를 저하시켜 산소 소모량과 심장의 부담을 저하시킨다. 또한 침상 안정은 근골격계를 이완시키고, 통증을 완화시키고, 손상받은 조직의 과잉 자극을 예방하고 회복을 증진시키며 중력의 영향을 최소화한다. 물론 침상 안정이 저산소증 또는 우울과 같은 생리적 또는 심리적 요인에 의해 나타나는 결과일 수도 있다. 산소 공급의 부족은 생리적 면에서 활동에 필요한 세포의 기능 유지를 방해하고 심리적 면에서 우울은 에너지의 사용을 저하시킨다.

진정제, 진통제, 정온제와 마취제는 의식 수준을 저하시켜 기동성을 저하시키거나 또는 완전히 박탈한다. 흔히 시설기관 노인에게 사용하는 물리적 억제대는 직접 또는 간접으로 기동성을 저하시키는데 나이가 많아지거나 인지장애 정도가 심해지면서 억제대의 사용이 보다 빈번해진다. 혼동이 있거나 지남력 장애가 있는 경우 침대에서 일어나 침상 밖으로 나오지 못하도록 가로열(bedrail) 억제대를 사용하는데 가끔 건강 관리자의 눈을 피해 가로열 억제대 밑으로 기어 나오다가 침대에서 떨어져 오히려 기동성 문제를 가져올 수 있다. 신체적 억제대를 사용하는 경우 주의깊은 감시가 중요하다.

기계적 요인은 다른 질병이나 증상의 치료를 위해 사용하는 장비나 물품이 기동을 제한하는 경우로 석고 붕대 적용, 견인요법(traction), 수액요법, 도뇨관 유지 및 산소 투여로 기동성에 제한을 받는 경우이다.

기동성에 대한 간호사의 태도

기동성은 기동성에 대한 간호사의 지식, 간호중재와 간호 인력의 수에 의해 영향을 받는다. 건강 소비자의 기동성 유지에서 중요한 것은 부동에 대한 생리적 영향을 이해하고 부동에 의한 영향을 예방하거나 상쇄하기 위한 간호중재이다. 인간의 행동을 지배하는 것은 태도이기 때문에 기동성에 가치를 두지 않는 태도는 기동성 유지에 필요한 간호중재를 이끌 수 없다.

부동에 따른 합병증을 예방하고 노인이 최대의 독립성을 유지하도록 도와줄 수 있는 간호중재를 제공하기 위해서는 적정한 간호 인력이 필요하다. 간호사가 제공하는 지지와 조력의 유형이 노인의 의존적 양상에 영향을 미치며 노인의 의존성은 부동을 초래한다. 노인의 모든 것을 전적으로 해주는 것이 노인을 건강유지를 도와주는 것이 아니라 부동을 초래하여 심각한 신체적 기능장애를 유도할 수 있다. 또한 노인의 동료집단이 보이는 기동유형과 행동유형이 노인의 기동과 행동 유형에 영향을 미친다.

예를 들면 보행이 가능한 노인이 보행이 어려운 노인 집단에 속해 있을 때 간호사는 기동력이 좋은 노인을 기동력이 부족한 노인으로 간주하여 휠체어를 제공하거나, 바닥이 미끄럽고 복도나 홀에 여러 가지 물건이 널려있어 복잡할 때도 휠체어를 타도록 격려하여 부동 상태를 유도하여 신체적 장애를 유발할 수 있다.

물리적 장애요인

기동장애를 초래하는 물리적 요인은 기동성 유지에 필요한 보조 장치가 없거나, 기동성 보조 장치 사용에 대한 지식이 부족하고, 걸을 때 쉽게 벗겨지는 슬리퍼를 사용하는 경우이다. 병워이나 양로원의 물리적 건물 구조가 신체적 활동과 이동에 용이하지 않을 경우에도 기동성을 방해한다. 또한 병원이나 시설기관의 설계가 최소한의 공간에 침대를 놓은 정도이므로 휴게실이나 라운지 같은 공간을 활용하여 운동이나 기타 신체적 활동을 하도록 격려한다.

3. 부동이 건강에 미치는 영향

노인은 부동의 생리적 영향은 물론 심리적 영향에 매우 민감하며, 만성질환을 동반하는 노화는 부동의 합병증에 쉽게 노출시킨다. 인체는 노화에 의한 변화와 유사하게 부동에 반응해 가면서 부동의 결과가 복합적으로 나타나는데 부동은 노화로 이미 손상 받은 인체에도 영향을 미친다. 예를 들면 인간은 초기 성인기를 지나면서 체력이 점진적으로 감소하여 20세에서 60세 사이에 근력은 10~30%가 감소하며, 80세가 되면 근력의 50% 정도를 상실한다.

팔걸이가 없는 낮은 의자에서 대퇴 사두근을 이용하여 일어설 때 20대는 대퇴사두근의 최대 수의적 수축력의 60% 정도를 사용하지만 80대 노인은 대퇴사두근의 최대 수의적 수축력의 100%를 사용한다.

따라서 노인의 신체적 능력은 어떤 특정 활동에 필요한 역치 수준이거나 또는 역치 수준에 가깝다. 기동력 저하 또는 부동은 개인을 의존적으로 만드는데 부동을 유발하는 요인이 많을수록 부동으로부터 초래되는 합병증은 더욱 많아진다.

부동은 개인의 내환경, 외환경, 그리고 내환경과 외환경의 상호작용에 달려있다. 내환경은 개인의 신체적 능력을 뜻하며, 외환경은 개인을 지지하고 격려하는 주변의 자원이나 또는 개인의 활동을 방해하는 주변이나 환경의 제한을 뜻한다. 노인의 기동성을 결정하는 중요한 요인은 내환경이지만 노인의 신체적 능력이 떨어질 때 기동성을 유지하기 위해 외환경에 의존하는 경향이 많다.

예를 들면 근육 약화가 심하게 나타난 편마비 노인이 전동 휠체어를 사용하게 되었을 경우 노인은 스스로의 운동으로 약화된 근력을 회복시키려고 노력하기보다는 전동 휠체어를 선호하고 의지하게 된다.

부동과 비활동은 인체 모든 부분에 영향을 미쳐 다양한 반응을 가져올 수 있다(표 18-3).

<표 18-3> 부동과 비활동의 생리적 영향

영 향	결 과
최대 산소 소모량 감소	직립자세 유지가 곤란(orthostatic intolerance)
좌심실 기능 저하	심박동수 증가, 가사(syncope)
심박출량 저하	운동 내성 감소
1회 심박동량 저하	신체의 산소 소비 능력 감소
단백질 이화작용 증가	비지방 세포량 감소, 근육위축, 근력저하, 질소 배출 증가
뼈로부터 칼슘 이탈	비사용 골다공증
장기능 저하	변비
배뇨장애	방광의 배뇨 능력 감소
포도당 대사장애	포도당 비내성(glucose intolerance)
흉곽의 크기 저하	폐의 기능적 잔기량 저하
폐 혈류 저하	무기폐, PO2저하, pH 증가
전체 수분 유지량 저하	혈장감소, Na감소, 전체 혈액량 저하
감각 와해	인지장애, 우울과 불안, 인식장애
수면장애	백일몽(daydreaming), 환청

4. 간호중재

일차 예방

부동과 비활동에 대한 일차적 예방은 생애 전체에 걸친 연속적 과정이며, 생애과정으로서의 기동과 활동은 근골격계, 심혈관계와 호흡기계의 기능에 달려있다. 건강증진에 있어서 비약적인 발전 중의 하나는 운동(exercise)을 일상생활의 통합적 부분으로 인식하고 받아들이게 되었다는 점이다. 일차적 예방으로써의 운동은 생애 전체에 걸친 건강에 대한 투자로써 운동은 건강한 노인은 물론 만성적인 신체적 또는 정신적 문제가 있는 노인 모두에게 유익한 결과를 제공해준다. 운동과 규칙적인 신체적 활동은 노화 과정을 지연시키고, 안녕감을 가져다주고, 심폐 기능을 증진시켜 장수하도록 도와주므로 신체적 활동은 건강한 노화의 가장 중요한 요소이다.

운동의 이점

부동과 비활동에 대한 일차적 예방의 초점은 인체의 부동과 비활동으로 초래될 수 있는 신체적 기동 장애의 예방에 있다. 비사용 증후군과 활동 비내성에 따른 활동과 운동 처방은 에너지 수준을 증가시키고, 기동성을 유지시키고, 심맥관계와 폐의 예비 생리 기능을 강화시킨다. 운동 자체가 정상적 노화 과정을 전적으로 예방하지는 못하지만 부동과 앉아 지내는 생활 유형에서 초래될 수 있는 합병증을 예방할 수 있다. 충분한 시간과 일정 강도의 규칙적인 신체적 활동으로 여가를 즐길 수 있음은 물론 건강 증진도 얻을 수 있다.

운동의 결과로써 심장과 폐의 전체적 기능은 향상되고, 근골격계는 유연성을 유지하며, 체중을 조절하며 건강한 생활습관을 강화시킨다. 신체적 활동 또는 운동을 통해 언짢은 기분, 정서적 긴장, 불안과 우울을 완화시킬 수 있고, 규칙적인 운동 프로그램의 참여는 인지기능도 향상시킬 수 있다. 운동으로 얻을 수 있는 가장 큰 이점은 신체적, 정신적, 정서적 그리고 사회적 기능의 유지 또는 증진이며, 개인의 자부심과 독립성 유지 등이다(표 18-4).

<표 18-4> 운동의 이점

기 능	내 용
심혈관계	· 지구력(endurance capacity) 증가, 산소 운반력 증가 · 심박동수 저하 · 콜레스테롤 감소 · 고혈압에서의 혈압 저하
근골격계	· 근력 증가, ROM 증가, 유연성 증가 · 뼈의 무기질 재충전 · 균형 유지
호흡기계	· 폐활량 증가
심리적	· 평안감 증진, 사기(morale) 증진
인지적	· 논리성, 기억력 증진

운동에 대한 장애요인 및 동기 유발 전략

노인의 규칙적 운동 참여를 방해하는 장애요인 중 인적 장애요인은 가족, 친지 또는 친구의 사망, 흡연, 불량한 식이습관, 우울, 수면장애, 이동장애와 지지결핍이다.

환경적 장애 요인은 운동할 수 있는 안전한 장소가 없고 운동하기에 적절한 못한 날씨 등이다. 문화적 정서도 운동 참여에 대한 장애 요인이 되는데 특히 한국의 문화와 전통은 노인에게 비활동과 비독립성을 유도하고 있는 경향이 있다. 노인에게 앉아서 할 수 있는 역할만을 준다거나, 노인이 신체적 장애나 운동에 대한 두려움을 가지고 있을 때 또는 운동 참여가 거절당할 것이라는 두려움은 노인의 규칙적인 운동 참여를 방해한다. 신체적 운동은 여성보다 남성에게 중요한 것으로 인식되고 있기 때문에 성(gender)도 하나의 신체적 운동에 대한 방해 요인이 되고 있다.

노인의 운동 프로그램을 세우기 전 운동을 방해할 수 있는 모든 장애 요인들을 검토해 본다. 운동 프로그램은 노인 개개인을 고려한 개별화 프로그램이며, 노인의 건강에 대한 태도나 신념과 일치하며, 수행하기가 용이해야 하며, 개인의 능력과 생활유형을 고려해야 한다. 건강소비자들이 시간이 없거나, 운동 중 상해에 대한 두려움 또는 피로 등으로 운동할 수가 없다고 호소할 때 운동에 대한 동기유발을 격려해준다(표 18-5).

<표 18-5> 운동 방해요인에 대한 동기 유발 간호전략

운동 방해 요인/언어적 표현	동기유발 간호전략
· 운동은 힘든 노동인 것 같아요.	· 흥미롭고 쉬운 운동이 될 수 있는 활동을 찾는다.
· 운동할 시간이 없다.	· 1주에 3회, 그리고 1회에 20~30분만 투자하십시오.
· 피로해서 운동을 할 수가 없어요.	· 일단 운동을 시작하면 운동을 통해서 에너지를 얻기 때문에 피로를 덜 느낍니다.
· 넘어질까 두려워서 운동을 시작하지 않고 있어요.	· 운동은 시합이 아닙니다. 아주 강도가 낮은 운동부터, 그리고 흥미롭고 하기 쉬운 것부터 시작합니다.
· 함께 운동할 사람이 없어요.	· 함께 운동할 이웃, 동료 또는 친구를 적극적으로 찾거나 또는 혼자서 할 수 있는 운동을 찾아보세요.
· 운동할 만한 장소가 없어요.	· 적절한 운동을 찾도록 해 보세요. 동네 주변을 걷거나 집에서는 비디오테이프를 이용하여 운동을 합니다.
· 운동하다가 다칠까봐 무서워요.	· 걷는 것은 가장 안전하고 효과적인 좋은 운동입니다. 걷기부터 시작 해 보세요
· 날씨가 좋지 않아요.	· 날씨가 좋지 않을 때에는 집에서도 할 수 있는 운동이 얼마든지 있지요
· 운동할 때 지루해서요.	· 음악을 듣거나 걷거나, 뛰거나 자전거를 타고 가고 싶은 장소까지 가보세요
· 운동을 시작하기에는 너무 늙었어요.	· 늦었다는 생각이 들 때 시작하는 것이 빠른 것이지요. 어느 나이든지 운동을 통해 많은 이점을 얻을 수 있어요.

운동 전의 신체적 사정

운동 프로그램에 참여하기 전 병력 및 투약 약물에 대한 자료 수집을 하고 의사나 간호사에 의한 운동전 신체적 사정(pre-exercise assessment)을 하는 것이 필수적이다 특히 이뇨제, β 차단제, 정온제 및 저혈당 제재 등의 투약 약물에 대한 자료수집을 철저히 하며, 감각 신경계 결손, 시력, 평형유지와 걸음걸이 등을 사정한다. 특히 55세 이상의 사람에게는 운동을 처방하기 전 tread-mill test*를 하는 것이 안전하다.

* Tread-mill test : 주행 및 보행에 의한 전신운동 부하장치로 전기모터로 운행되는 컨베이어벨트 위에서 걷거나 달려 전신 운동능력을 평가하게 된다.

운동에 대한 경험을 강화시키고 운동을 꾸준히 할 수 있도록 도와주기 위해 신체적 사정에서는 다음의 사항을 고려해야 한다.

- 현재의 활동과 생리적 반응 : 운동전, 운동 중, 운동 후의 맥박을 측정한다.
- 개인적 성향 : 특별한 운동에 대한 개인의 선호 경향
- 운동에 대한 어려움
- 운동의 목적과 중요성
- 운동에 대한 자아 효능감

사정을 끝내면 운동 프로그램의 특성을 면밀히 검토하며 운동 프로그램은 신체의 유연성, 근력과 지구력을 증진시킬 수 있는 내용을 포함해야 한다. 유연성은 정상적인 ROM을 통해 관절과 관절 주변의 지지조직을 운동시켜 얻을 수 있다. 근력의 강화와 유지는 등장성 운동 또는 등척성 운동을 통해, 지구력은 유산소 운동을 통해 얻을 수 있다. 장기 요양 시설기관에서 입소 노인들의 신체적 활동을 유지시키고 강화시키기 위해 다양한 수준에서의 신체적 활동에 대한 간호중재를 해야 한다. 간호사는 신체적 활동에 대한 프로그램을 세우기 전 신체적 기능 상태에 대한 기초 자료를 조사하여야 한다. 신체적 기능 상태에 대한 기초 자료는 신체적 기능 상태의 유지 및 향상 그리고 신체적 활동의 강도수준을 결정하는 데에 필수적인 자료가 된다.

운동 프로그램

성공적인 운동 프로그램은 개인을 고려한 개별화 프로그램이어야 하며, 균형이 잡히고 운동수준의 강도를 증가시킬 수 있어야 한다. 운동 프로그램은 규칙적으로 이완성 레크리에이션(relax recreation)을 즐길 수 있는 생활 습관도 형성해 갈 수 있어야 한다.

활동 또는 운동은 노인의 신체적 능력을 토대로 세운다. 낙상에 대한 두려움이 있거나 신체적 균형유지에 어려움이 있는 노인에게는 의자에 앉아서 할 수 있는 운동이 적절하며, 관절 질환과 같은 체중 부하(weight bearing) 문제가 있을 때에는 수영장에서의 활동이나 운동이 적절하다. 독립적인 기동성이 있는 노인의 경우 1주일에 3~5회 정도의 집단운동 프로그램을 제공하며 독립적으로 걷기 등을 시키거나 간호제공자의 감독 하에 걷기 등을 시킨다.

휠체어를 이용해야 하는 노인의 경우 상지 강화운동을 위한 집단 프로그램에 참여시킨다. 보행에 도움이 필요한 허약한 노인의 경우 일단 기동력을 향상시키고, 지구력을 유지시키거나 향상시키고 낙상을 예방하기 위하여 일상생활 내에서 걷기 프로그램을 세우고 적극적으로 참여하도록 유도한다. 예를 들어 독립적으로 걷기가 어려운 노인이 식당 또는 화장실까지 혼자서 걸을 수 있도록 도와주면 간호 제공자들은 노인의 신체적 간호 제공에 대한 부담이 적어지는 이점이 있다.

노인들에게 타이치, 요가, 스트레칭 운동, 지구력 운동과 저항성 운동(resistance exercises) 등이 적절하다. 치매가 있으나 보행이 가능한 노인은 이리저리 배회하는 기질이 있으므로 활동 영역이 안전한 환경이 되도록 배려하며 신체적으로 소진되지 않도록 배려하며 영양상태와 수분섭취상태를 파악한다.

급성의료기관에서는 입원 전의 신체적 기능상태, 현재의 수행상태를 파악하고, 신체적 활동과 독립성 증진을 향상시키기 위한 퇴원 후 목표를 세우기 위해 입원과 동시에 간호 사정을 한다. 노인의 경우 신체적 상태가 급격하게 변화할 수 있으므로 매일 일상생활 동작능력과 기동력을 평가하는 것이 필요하다. 치료 계획으로 침상 안정이 요구되는 경우 이러한 침상안정이 계속적으로 필요한가에 대해 평가를 해야 한다. 입원과 함께 퇴원 계획과 재활치료를 시작하면 노인의 신체적 기능 상태를 회복하는 데에 도움이 된다. 침상에서 할 수 있는 사두근 세팅 운동(quadriceps muscle setting exercise), 둔근 세팅 운동, 족배굴곡(dorsiflection), 족저굴곡(plantar flexion), 내번(eversion) 및 외번(inversion)과 같은 침상운동을 교육한다. 보행에는 사두근과 둔근의 근력 강화가 필수적이며, 족배굴곡, 족저굴곡, 내번 및 외번은 footdrop의 예방에 필수적이다.

안전성

노인이 특별한 운동 프로그램을 수용하기로 결정했다면 안전한 운동에 대한 지침이 필요하다. 노인에게 비내성 또는 과로의 징후를 알려주는 것은 노인에게 적합한 운동을 선택해 주는 것만큼이나 중요하다. 운동에는 순서적으로 준비운동(warming up)과 지구력 운동(endurance exercise) 그리고 정리운동(cooling down)을 모두 포함시켜야 한다.

준비운동은 심장과 골격근에 혈류와 산소의 공급을 증진시키고, 근육의 유연성 증가에 필요하다. 준비운동 기간동안 심박동수를 점차적으로 증가시키는 것은 지구력 운동시 심박동수의 갑자스런 증가로 나타날 수 있는 부정맥의 예방에 필수적이다. 정리 운동은 지구력 운동으로 증가되어 있던 심박동수를 서서히 저하시켜 부정맥의 가능성을 예방해 준다. 노인에게는 구갈감각 인식력이 저하되어 탈수의 가능성이 높으므로 수분섭취를 충분히 시키고 운동 전, 운동 중 그리고 운동 후의 수분섭취 상태를 평가하는 것은 매우 중요하다.

이차 예방

부동의 악화로 나타날 수 있는 신체적 기능의 쇠퇴는 간호중재에 의해 현저히 감소되거나 예방될 수 있다. 성공적인 간호중재는 부동을 초래할 수 있는 다양한 요인은 물론 부동과 노화의 상호작용에 의한 생리적 영향을 이해하는 것에서부터 출발한다. 이차적 예방은 신체적 기능유지와 부동의 합병증 예방에 초점을 두어야 한다.

사정

신체적 기능사정을 통해 부동에 의한 병리적, 신체적 변화 유무를 파악한다. 부동에 의한 신체적 결과와 부동을 초래하는 환경적 요인을 사정한다.

근골격계 황폐화

근골격계의 심한 부동 상태를 알려주는 일차적 지표는 근육 긴장도, 근력, 근량과 근육의 크기, 지구력 및 ROM의 저하이다. 신체적 기능을 주기적으로 사정하여 부동에 의한 신체력 변화와 부동에 대한 간호중재의 효과를 평가할 수 있다.

근긴장도는 이완되고 편안한 체위에서 근육을 관찰하여 평가하는데 근육이 팽팽한 느낌을 주면 근긴장도가 높은 것을 지시한다. 흔히 근력은 측력계(ergometer)를 이용하여 객관적으로 평가하거나 또는 근육의 저항 정도를 주관적으로 사정하여 평가할 수 있다. 근육 주변의 둘레를 측정하여 근육의 양이나 크기를 측정한다.

평상시의 활동이 근지구력의 지표가 되는데 근지구력의 저하는 운동이나 활동을 지속할 수 있는 시간이 저하되거나 또는 운동이나 활동에 따른 허약이나 피로를 가져온다. 지구력이 저하되면 운동 시간이나 활동 시간이 짧아지며, 운동 중과 운동 후의 심박동수와 호흡수가 증가된다. 관절의 기능적 능력과 ROM도 전체적인 신체적 기능에 대한 정보를 제공해 주고 있다. 흔히 앉아 있기도 어려워하는 노인의 30% 정도는 둔부와 무릎이 비정상적으로 굴곡되어 고정되는데 이렇게 고관절 및 슬관절이 비정상적으로 굴곡되어 구축되면 정상적 보행이 어렵게 된다.

기능적 기동력은 보행(ambulation)을 관찰하여 얻을 수 있는데 첫째 딱딱하고, 등받이가 직선으로 되어 있으며 팔걸이가 없는 의자에 앉아 있도록 한 후 의자에서 일어서서 한바퀴 돈 후에 의자에 다시 앉도록 한다. 평상시 사용하던 보조기구가 있으면 보조기구에 의지하여 걷다가 다시 의자에 앉도록 하는데 물론 넘어지지 않도록 잘 보조해 주어야 한다. 이때 필요한 도움의 여부에 따라, 즉 도움이 있어야 작업을 할 수 있는지 또는 도움이 없이도 작업을 할 수 있는지의 여부가 기동성 정도의 지표가 된다.

심맥관계 황폐화

심맥관계의 기능 자체가 부동에 의한 합병증 발생의 직접적이고 결정적인 증거를 제공하지는 못하나 혈전의 형성을 진단할 수 있는 신뢰도가 높은 방법도 없다. 혈전성 정맥염의 징후는 홍반, 부종, 압통과 Homan's sign*에 대한 양성반응 등이다. 그러나 Homan's sign이 혈전증을 가진 사람들의 60%에서 나타나지만, 방사선 동위원소 검사에서 혈전증의 증거가 있는 사람들의 50%에게 나타나지 않는다. 체위성 비내성(orthostatic intolerance)에서는 누워 있거나 앉아 있다가 직립성 자세(upright position)를 취한 직후에 맥박수가 증가하고, 혈압이 저하되고, 손이 떨리고, 땀을 흘리고, 다음의 동작을 진행하기가 어렵고, 의식을 잃거나, 어지럽고, 오심을 느끼거나 시야가 흐려지기도 한다.

* Homan's sign : 하지에 혈전증이 있는 경우 발을 강제적으로 배굴시키면 무릎 뒤쪽에 불편감을 느끼게 되는 현상을 의미한다.

호흡기계 황폐화

호흡기계 황폐화는 무기폐와 폐렴의 징후와 증상에서 볼 수 있는데 무기폐와 폐렴의 초기 증상은 체온의 상승과 맥박수의 상승이다. 호흡시 흉부의 움직임, 타진, 호흡음과 동맥혈의 변화는 무기폐와 폐렴의 심한 정도를 알려주는 지표가 된다.

외피계 변화

조직에 대한 허혈성 손상의 첫 번째 지표는 염증 반응인데 초기 증상으로 대개 뼈 돌출부의 피부 표면에 불규칙적인 홍반이 나타난다. 이러한 홍반은 피부 위에 가해졌던 압력을 제거한 후 30분이 경과해도 없어지지 않는다.

배뇨 기능 변화

부동과 관련된 요기능 변화의 초기 증상은 빈뇨가 나타나고, 하복부가 팽만되어 방광이 촉진된다. 하복부에 압력이 가해지는 느낌을 받거나 배뇨시 통증이 동반되는 배뇨 곤란증이 나타난다.

위장계 기능 변화

변비의 주관적 증상에는 하복부 불편감, 배가 더부룩하고, 압박감을 느끼고, 대변을 속시원하게 볼 수 없고, 식욕부진과 오심이 있다. 또한 대변의 양은 적고, 단단하고, 건조하여 정상적인 대변의 양상과 속성을 가지고 있지 못하다.

환경적 요인

노인이 살아가는 환경 자체가 간호중재 환경으로 볼 수 있다. 그러나 가정에서의 부적절한 조명, 높이가 높은 계단, 미끄러운 바닥, 변기의 높이가 낮은 경우 노인의 기동성이 떨어진다. 시설기관의 기동성 장애요인에는 장애물이 많은 복도, 높은 침대, 바닥에 흘려져 있던 액체나 물 등이 된다. 노인의 기동성 장애를 가져올 수 있는 요인을 규명하여 제거해야만 노인에게 최적의 기동성을 유지해 줄 수 있다.

부동의 치료적 관리

내과적 치료는 부동을 초래할 수 있는 질병의 치료는 물론, 부동의 실제적이고 잠재적인 영향의 치료에 초점을 두어야 한다. 부동의 치료에 사용되는 방법에는 관절 가동력과 근력을 유지하기 위한 물리 치료, 정맥 환류를 증진시키고 혈전성 색전증(thromboembolism)을 예방하기 위한 고탄력 스타킹 착용, 폐포의 팽창을 위한 폐활량계 사용 등이 있다.

중재

부동에 따른 생리적 문제를 예방하기 위한 간호중재의 목표는 5가지이다. 첫째 목표는 근골격계의 근력과 지구력 유지이며, 구체적인 운동으로는 등척성 근수축 운동과 등장성 근수축 운동, 단백질 이화작용을 막고 뼈의 형성을 증진시키기 위한 영양 섭취와 매일 꾸준히 운동을 하려는 자세 유지 등이다. 둘째 목표는 관절의 유연성 유지인데, ROM 운동, 적절한 자세 유지와 일상생활 활동을 통해 얻을 수 있다. 세째 목표는 정상적 폐환기 유지로써 과환기(hyperinflation)를 격려하고 기동성성을 유지시키고 호흡기계 분비물의 제거를 통해 얻을 수 있다. 넷째 목표는 적절한 순환의 유지로, 혈관 긴장도를 유지하고 중력에 의해 혈액이 어느 한 곳으로 몰리는 현상을 막기 위해 스타킹을 착용하여 부종을 막아주고 탈수를 예방하기 위한 수분섭취 등이 모두 포함된다. 또한 능동적 운동으로 체위성 내성을 얻을 수 있다. 다섯째 목표는 정상적 배뇨와 배변기능 유지로 배변과 배뇨을 용이하게 하는 영양지지, 환경 조성과 규칙적 일과 유지가 모두 포함된다.

등척성 근수축

등척성 근수축(isometric contraction or static contraction)은 관절을 이동에 따른 근육의 길이에는 변화가 없이 근육의 긴장도를 증가시키는 근운동을 뜻한다. 등척성 근수축은 수직성 기동 근육, 예를 들면 사두박근, 복부근과 둔부 근육의 근력을 유지하고, 심혈관계 질환이 있는 경우에도 뼈에 긴장과 압력을 주어 골조직을 자극하기 위해서 이용된다. 비록 등척성 근수축 운동이 혈압의 수축기압과 이완기압을 증가시키기는 해도 이러한 변화는 근수축 운동을 하는 동안에만 나타난다.

그러나 운동, 배변이나 신체적 운동을 하는 동안 성문을 닫은 채로 강하게 호흡을 하면 흉강 내압을 증가시켜 심혈관계에 과도한 긴장을 줄 수 있으므로 운동, 배변이나 기타의 신체적 운동을 하는 동안에는 입을 통하여 호흡을 함으로써 심혈관계에 가해지는 과도한 긴장을 예방해야 한다. 또한 등척성 근수축은 근육을 조였다가 풀어주는 운동을 교대로 반복하여 얻을 수 있으며 수축이 강하면 강할수록 더 좋다. 등척성 근수축은 6초간 5번을 최대로 수축한 후 2분간의 이완기를 둔다.

등장성 근수축(isotonic or dynamic muscle contraction)

저항성 또는 등장성 근수축은 근육과 뼈의 힘을 유지하는 데에 매우 유용하다. 등장성 근수축은 근육 긴장도의 변화 없이 근육의 길이를 변화시키는데 즉 근육이 단축과 신장을 반복하면서 근육의 길이가 변화하게 된다. 침대에 걸터앉아 다리를 늘어뜨린 후 흔들거나 의자에 앉아 움직이지 않는 고정된 물체를 잡아당기거나 밀어냄으로써 등장성 근수축을 할 수 있다. 팔이나 다리의 운동을 할 때에는 굴곡근과 신전근이 함께 활동을 할 수 있도록 고려해야 한다. 등장성 근수축은 운동 중이나 운동 직후에 수축기 혈압을 상승시킨다.

기동에 대한 태도와 자세

부동에 대한 중재 효과의 성공 여부는 일상생활에서 운동과 활동이 얼마나 중요한가를 인식하는 간호사 및 건강 소비자의 태도에 달려있다. 운동과 활동에 대한 간호사의 태도는 노인이 운동을 일상생활의 한 부분으로 받아들일 수 있도록 도와줌은 물론 지역사회, 병원과 장기요양기관에서 노인을 위한 간호중재 프로그램으로 운동을 적극적으로 고려할 수 있도록 도와준다. 또한 운동에 대한 노인의 자세는 운동의 양과 질에 영향을 미친다.

독립적 기동을 격려하나 신체적 기능이 허약한 경우 혈관운동 반사가 불안전하므로 직립자세에서 체위성 저혈압의 발생 가능성이 높다. 체위성 저혈압의 증상에는 혈압 하강, 창백, 발한, 오심, 빈맥 및 어지럼증(dizziness) 등이 있으며 이러한 체위성 저혈압이 발생하면 지체없이 동작을 중단하고 앙와위로 눕게 한다.

가끔 노인은 신체적 활동이 저하되는 시기에 서둘러 운동을 시작하고 반복적인 운동을 함으로써 얻을 수 있는 건강에 대한 운동의 이점을 알지 못하는 경우가 많다. 또 나이가 많아짐에 따라 운동의 필요성이 적어지며, 질병이 있는 동안에는 무조건 휴식을 취해야 하거나 또는 운동이 가져다주는 효과가 없다고 생각하는 경우도 있다. 이와 같은 잘못된 통념을 변화시키기 위해 운동의 중요성을 알기 쉽게 설명하여 지식을 넓혀주고, 향상된 신체적 기능을 관찰하고 측정하여 노인 스스로가 운동의 효과를 인식하고 운동의 중요성을 이해할 수 있도록 도와주어야 한다.

ROM 운동

ROM 운동은 관절의 유연성과 근력을 유지해 주는데, 능동적 ROM은 자신이 스스로 하지만 수동적 ROM은 타인이 관절 운동을 도와주어 유연성을 얻게 된다. ROM 운동을 통하여 관절의 유연성과 근력을 유지하기 위해 적어도 1주일에 2번 이상, 그리고 한 관절에 3번 이상의 운동을 해야 한다. 관절에 염증이 있거나 통증을 느낀다면 ROM 운동을 매우 조심스럽고 부드럽게 해주고 필요하다면 물리치료를 받도록 한다.

체위

체위에 관계없이 인체의 자세가 기동에 영향을 미친다. 앙와위, 복와위, 좌위와 측위를 정상적인 직립자세와 비교하여 평가한다. 앙와위에서는 신체가 일직선을 유지해야 하며, 목 부분의 측부 굴곡이나 전방 굴곡이 없고, 사지는 신전 상태에 있어야 한다. 둔부, 무릎과 발목의 굴곡성 구축(flexion contracture)을 예방해야 한다.

체위를 이용하여 정맥 환류를 증진시킬 수 있다. 계속 서있거나, 의자에 앉아 있거나 또는 침상에서 하지가 심장보다 아래에 위치하는 자세를 장기간 유지하면 중력에 의해 혈액이 하지로 몰리고 정맥 환류가 감소된다. 의자에 앉아 다리를 완전히 아래로 늘어뜨리는 "dependent legs" 자세를 오래 취하면 정맥성 혈전증의 위험성이 높아진다. 혈액이 하지로 몰려드는 것을 예방하고 "dependent legs"를 최소화하기 위해 발판이나 발걸이 또는 이동식 발판을 이용하여 발을 올려놓는다.

적절한 체위 유지를 통해 기형과 합병증을 예방할 수 있다. 골절 등으로 장기간 침상 안정을 해야 하거나 편마비가 있는 경우 앙와위에서는 고관절의 외회전을 예방하기 위해 장골능에서 대퇴 중간부까지 전자 두루말이(trochanter roll)를 대준다. 전자 두루마리는 대전자 돌출부 아래에서 구와관절(ball and socket)인 고관절의 외측회전을 막아주는 쐐기 역할을 하여 고관절의 외회전을 막아주어 정상 보행을 도와주는 역할을 한다.

발가락 끝부분이 지면의 바닥에 닿으나 발뒤꿈치는 공중에 떠있는 족저 굴곡(foot drop, plantar flexed) 상태에서는 지면에 대한 정상적인 발의 착지가 어렵기 때문에 보행이 대단히 불안정해진다. 족저 굴곡의 발생 기전은 비골 신경(peroneal nerve)의 손상이나 아킬레스건(Achilles tendon)의 유연성 상실에 의한 비복근(gastrocnemius)과 가자미근(soleus muscles)의 구축에 의해 초래된다. 족저 굴곡의 유발 원인은 장기간의 침상 안정, 운동결핍, 침상에서의 잘못된 체위 또는 무거운 이불 사용 등이다. 족저 굴곡의 예방을 위해 발판(footb board) 또는 베게를 이용하여 발과 다리가 90° 각도를 이루도록 해주고, 발목 관절의 족저굴곡, 족배굴곡, 내번 및 외번 운동을 해주어야 한다.

측위에서는 고관절과 슬관절의 굴곡 상태를 유지해 주고 상하부 하지 사이에 베개를 넣어 지지해 주고, 마비된 쪽의 하지를 하부로 위치하게 되면 하부 근육 긴장도를 증가시켜 일상생활 동작에 필요한 체중부하를 준비하는 데에 도움이 된다.

간호계획

부동에 대한 간호중재의 목표는 인체의 신체적 능력과 기능을 유지하며 장애를 예방하는 데에 있다. 신체적 기동장애, 비사용 증후군과 활동 비내성에 대한 사정, 중재에 대한 간호계획은 다음과 같다(표 18-6).

<표 18-6> 기동장애와 활동 비내성에 대한 간호중재

목적 : 근골격계의 힘과 지구력, 관절의 유연성을 유지한다.
· 근력 저하, 관절 가동력 저하와 지구력 상실의 징후와 증상을 관찰한다. · 호흡 상태와 심장 기능을 관찰한다. · 안전 사고의 위험 가능성이 있는 환경 여부를 관찰한다. · 사두박근, 복근, 둔부근의 등척성 근수축을 격려한다. · 능동적, 수동적 ROM exercise를 제공한다. · 단백질, 칼슘과 열량이 균형 잡힌 식사를 제공한다. · 적절한 신체적 자세를 유지한다. · 일상생활 활동을 격려한다. · 적절한 휴식을 취하도록 격려한다. · 매일 조금씩 운동량을 증가시킨다. · 기동력의 증가를 위해 필요하다면 보조기구를 사용한다. · 필요하다면 물리치료, 작업치료를 받도록 배려한다. · 운동의 목적과 필요성을 설명하여 운동에 대한 확고한 태도를 갖도록 도와준다. · 운동에 따른 과로의 징후와 증상에 대해 교육시킨다.

간호기록

신체적 기동장애, 비사용 증후군과 활동 비내성의 간호중재에서 기록해야 할 사항은 중재에 대한 반응, 기동성 변화 등의 내용이다.

· 근골격계 - 근력, 근육의 크기, 근긴장도와 지구력, 관절의 ROM과 기능적 사정, 관절 가동력, 보조 기구의 사용 여부, 기동력 문제와 통증

· 심맥관계 - 혈압, 맥박, 앙와위에서 기좌위(upright position)로 변경했을 때의 신체적 반응
· 호흡기계 - 호흡수와 폐의 사정
· 외피계 - 뼈 돌출부 위의 피부 특성
· 비뇨기계 - 배뇨 빈도와 배뇨량
· 위장기계 - 대변의 특성과 유형, 배변을 위한 보조 방법.

또한 중재의 유형, 중재에 대한 내성, 중재 효과 등을 기록한다. 예를 들면 앙와위에서 침대에 걸터앉아 다리를 늘어뜨리는(dangling leg) 운동을 하며 이러한 움직임이 능동적이었는지 또는 수동적이었는지, 앙와위와 기좌위에서의 맥박, 혈압, 운동의 소요 시간에 따른 내성을 기록한다. 특히 기동 유형과 운동 내성의 변화는 시간의 진행에 따라 관찰하고 기록해야 한다.

퇴원 계획

퇴원 계획은 환자의 입원과 동시에 세운다. 스스로 움직일 수 있고, 자신을 간호할 수 있는 신체적 능력을 평가하여 타인, 또는 사회지지 시설에 대한 도움과 이용 여부를 검토한다. 가족도 환자의 퇴원에 중요한 역할을 하는데 가족은 노인이 퇴원을 결정할 수 있도록 지지해 주거나 또는 노인을 대신해 결정을 하기도 한다.

삼차 예방

노인의 기동성을 극대화시키기 위한 재활은 간호사, 의사, 물리치료사, 작업치료사, 영양사, 사회사업가와 가족 모두의 공동 노력에 의해 이루어진다.

References

공응대 역(1995). 운동 생리. 형설출판사.

김광회 외(1991). 운동생리학, 태근문화사.

조주연(1998). 노인의학 개론. 순천향 대학교 교육매체제작센터.

조현철 외(1998). 운동 생리학, 홍경.

Blumenthal JA et al (1989). Cardiovascular and behavj\ioral effects of aerobic exercise training in healthy older men and women. J Gerontol 44:147.

Bortz WM (1982). Disuse and aging. JAMA 248:1203.

Brody EM and Kleban MH (1983). Day-to-day mental and physical health symptoms of older people : A report on health logs. Gerontologist 23:75.

Cahil M (1996). Mastreing Geriatric Care. Springhouse Corporation, Springhouse, Pennsylvania. 141-160.

Hardy MA, Maas ML and Akins J (1988). The prevalence of nursing diagnosis among elderly and longterm residents : A desciptive comparison. Recent Adv Nurs Sci 21:144.

Harper CM and Lyles YM (1988). Physiology and complications of bed rest. J Am Geriatr Soc 36:1047.

Hazzard WR, Blass JP, Halter JB, Ouslander JG & Tinetti M(2003). Principles of Geriatric Medicine and Gerontology. McGraw-Hill Professional. 5th edition.

Heller BR, Bausell RB and Ninos M (1984). Nurses' perception of rehabilitation potential of institutionalized aged. J Gerontol Nurs 10:23.

Hopkins DR et al (1990). Effect of low impact aerobic dance on the functional fitness of elderly women. J Gerontol Soc Am 30:189.

Kane RL. Ouslander JG. Abrass IB. ,Kane R, Ouslander J, Abrass I (2003). Essentials of Clinical Geriatrics. McGraw-Hill Professional. 5th edition.

Magaziner J et al (1990). Predictors of functional recovery one year following hospital discharge for hip fracture : A prospective study. J Gerontol 45:M101.

Milde FK (1988). Impaired physical mobility. Journal of Gerontological Nursing 14:592.

Milde Fk, Blair Kathryn A, Stanley M(1995). Immobility and activity intolernce in the elderly. In Stanley M and Beare PG : Gerontological Nursing, F. A. Davis Company, Philadelphia. 267-280.

Miller A (1985). A study of the dependency of elderly patients in wards using different methods of nursing care. Age Aging 14:132.

Murphy J and Isaacs B (1982). The post-fall syndrome. Gerontology 28:265.

Parent CJ and Whall AL (1984). Are physical activity self-esteem and depression related? Journal of Gerontological Nursing 10:8.

Rogers RL et al (1990). After reaching retirement age physical activity sustains cerebral perfusion and cognition. J Am Geriatr Soc 38:123.

Selikson S, Damus K and Hamerman D (1988). Risk factors associated with immobility. J Am Geriatr Soc 36:707.

Simpson WM (1986). Exercise : Prescription for the elderly. Geriatrics 41:95.

Stanley M and Beare PG (1999): Gerontological Nursing: A Health promotion/protection approach, F. A. Davis Company, Philadelphia. 102-111.

Tinitti ME (1986). Performance-oriented assessment of mobility problems in elderly patients. J Am Geriatr Soc 34:119.

Warshaw GA et al (1982). Functional disability in the hospitalized elderly. JAMA 248:8447.

Woolf SH et al (1990). The periodic health examinations of older adults : The recommendations of the US preventive services task force. J Am Geriatr Soc 38:817.

제19장
노화와 낙상

1. 낙상의 정의 및 이환율

낙상 또는 넘어지는 것(falling)은 의식이 있는 상태에서 부주의로 인해 신체가 바닥으로 떨어지는 것으로 강한 타격, 무의식, 간질과 갑작스런 마비로 넘어지는 것은 제외시킨다. 낙상이 노화에 따른 자연스런 현상은 아니지만 지역사회 노인의 30%, 70세 노인의 25%, 75세 이상 노인의 35%, 80세 이상 노인의 40%가 낙상을 경험한 것으로 보고되어 있어 나이가 많아짐에 따라 낙상의 위험이 높아지고 있음을 볼 수 있다. 75세까지는 여성이 남성에 비해 더 많이 넘어지나 75세 이후에는 남성과 여성의 낙상 비율이 거의 유사하다. 시설 기관 거주 노인의 약 50%가 낙상을 경험하고 있는데 이러한 현상은 지역사회 거주 노인에 비해 더 약하고, 더 많은 장애를 가지고 있기 때문이다.

대부분의 노인이 낙상을 한 번 경험하는 것이 아니라 반복하여 경험하므로 낙상을 두려워한다. 낙상으로 병원에서 치료를 받은 노인의 17-50%가 1년 이내에 사망하게 되는데 사망 원인은 낙상 그 자체가 아니며 낙상을 받은 후 부동, 감염, 색전증과 같은 낙상 후유증으로 사망한다. 낙상하는 노인의 5-6%가 낙상과 함께 심하게 상해를 받지만 낙상 자체에 의해 받게 되는 상해보다는 낙상 후의 후유증이 더 심한 경우도 있다. 낙상과 함께 활동의 제약을 받게 되며 무엇보다도 독립성을 잃거나 자신감을 잃기도 한다.

물론 낙상이 골절을 초래하지 않는 경우도 많다. 그러나 낙상으로 노인이 크게 상해를 입지 않은 경우에도 가족과 간호 제공자는 노인의 낙상을 예방하지 못한 것과 낙상을 받은 후 일상활동에서 많은 제약을 받고, 독립성을 잃게 되는 것에 대해 죄의식을 느끼게 된다. 낙상으로 노인의 활동, 기동성과 독립성에 제약을 받게 되면 이때부터 활동, 기동성과 독립성은 하향 곡선을 그리면서 저하되기 시작한다. 특히 첫 번째의 낙상은 활동, 기동성과 독립성을 제한하는 많은 후유증을 남기는 동시에 반복적인 낙상을 초래하여 정상적인 신체적 기능 유지를 방해하므로 중요하게 다루어야 한다. 나이, 기동력 수준, 신체적 건강과 인지 수준에 따라 낙상의 원인도 다르며 낙상 후의 간호중재도 다양해진다.

2. 임상적 증상

낙상은 신체적, 심리적 손상과 상해 등을 초래하지만 낙상에 동반되는 가장 큰 문제는 둔부 골절이며 그 외에도 손목과 상완의 골절이 빈번하다. 노인 여성에게 많이 나타나는 골다공증은 낙상에 동반되는 골절상를 결정하는 중요한 요인이 되고 있다.

낙상 환자의 15% 이상에서 골절 또는 연조직 손상과 같은 신체적 상해를 초래한다. 둔부 골절은 단지 낙상환자의 2%에서 나타나지만 이들 중 27%가 낙상 전에 가지고 있던 지병이나 낙상으로 인한 부동화로 인해 사망하게 된다. 둔부골절 환자의 85%는 신체적 기능 상실로 타인에 대한 의존도가 높아진다.

낙상은 골절 외에도 피부와 같은 연조직에 타박상이나 열상을 초래하며 경막하 혈종 및 급만성 통증을 동반하기도 한다. 낙상은 신체적 상해 외에도 심리적 손상을 동반하는데 낙상으로 자존감의 상실이나 우울이나 심리적 위축으로 이어지기도 한다. 심리적 우울이나 위축은 신체적 기능 및 일상활동을 저하시키고 낙상에 대한 두려움은 일상생활 동작을 기피하도록 하여 낙상의 위험성이 더욱 높아진다. 또한 낙상 후 가족들은 노인의 일상적 활동을 제한하거나 또는 노인의 의사결정을 제한하는 등 가족의 과보호는 노인의 독립성 상실을 가중시키게 된다. 낙상 후 상해의 진단 및 치료를 위한 응급시설의 이용, 낙상 합병증에 대한 치료 및 입원으로 의료비의 부담을 가중시킨다.

75세 이후의 남성도 골다공증과 골절의 이환율이 증가되는 것으로 알려져 있다. 70대 중반의 여성은 손목 골절이 가장 많은데 이러한 현상은 성인의 경우 넘어지면서 보호적 낙하산 반사(parachute reflex*)가 일어나지만 낙하산 반사는 약 75세 정도부터 상실되기 때문에 손목의 골절로 이어지는 것으로 알려져 있다.

낙상으로 연조직의 손상을 받게 됨은 물론 낙상 후의 신체적 상태에 따라 누워서 휴식을 취해야 하기도 한다. 낙상 후 일어날 수 없어 바닥에 적어도 5분 이상 누워있게 되는 것을 "long lie"라고 하는데 "long lie"는 약화, 병색(illness)과 사회적 격리의 지표가 된다. 낙상으로 받게 되는 심리적 충격은 신체적 충격만큼이나 크다. 낙상으로 신체적 손상은 없었지만 낙상으로 받은 정신적 충격과 또 다시 낙상을 당할 수 있다는 두려움은 불안감, 자신감 상실, 사회적 위축, 일상생활에서의 제약, 넘어진 후 목발을 사용하는 것과 같은 낙상 후 증후군(postfall syndrome), 낙상 공포증(fallaphobia), 독립성과 조절성 상실, 우울, 죽음에 대한 두려움, 가족에게 부담을 주고 있다는 죄의식 등의 다양한 후유증을 초래한다. 지역사회 노인의 48%는 낙상에 대한 두려움을 가지고 있으며, 지역사회 노인의 26%는 넘어질 위험을 최소화하기 위해 바깥 외출과 집안 가사 활동도 회피하고 있다고 한다.

예를 들면 둔부골절과 long lie는 사망율의 발생에서 관계가 깊은데 둔부 골절상으로 "long lie"를 경험한 사람은 동일한 성과 유사한 나이의 둔부 골절상을 입지 않은 사람에 비해 사망률이 12-20%가 높다. 낙상 후 1시간 이상 드러눕게 되었던 사람의 약 50%가 6개월 이내에 사망을 했는데 이들이 낙상과 함께 직접적으로 받은 신체적 손상은 없었던 것으로 미루어 심리적 충격이 원인인 듯하다.

* parachute reflex : 인체가 전하방으로 기울어질 때 상체를 신전시키면서 팔을 넓게 벌려 넘어지지 않도록 지지해 주는 반사로 중뇌 시상의 성숙을 반영해 준다. 생후 8-9개월부터 발달되기 시작한다.

3. 낙상의 예방

낙상은 돌발적으로 일어나는 현상이라기보다는 많은 요인의 영향으로 발생하므로 예측하고 예방할 수 있다. 낙상은 대부분의 시간을 보내는 곳에서 발생하기 때문에 가장 많은 시간을 보내는 장소의 외적 및 환경적 요인을 검토해 볼 필요가 있다.

일차 예방

일차 예방의 목적은 낙상 위험의 최소화에 있으며, 일차 예방을 위한 간호중재는 노인에 대한 신체적, 심리적 사정을 철저히 하고, 투약 중인 약물을 검토하고 환경적 요인의 관리가 포함된다.

노인에 대한 낙상 예방은 노인의 신체적 기능, 독립성 및 삶의 질을 유지시켜 주고 건강 소요 비용을 절약할 수 있도록 도와준다. 급성의료기관의 경우 낙상에 대한 사전 예방 활동으로 낙상의 80% 이상을 저하시켰다는 보고도 있다.

신체적 및 심리적 요인 사정

정규적인 신체적 사정으로 노인에게 낙상의 가능성을 높여주는 문제를 찾아낸다. 신체적 사정은 심혈관계, 근골격계, 신경계와 비뇨기계는 물론 감각기계의 변화에 초점을 두며 발의 병변과 영양상태도 사정한다. 노인에게 낙상의 위험성 요인을 조기에 발견하여 교정하고 제거한다면 낙상을 어느 정도 예방할 수 있다.

간호대상자에 대한 낙상의 원인과 위험요인을 파악하면 낙상을 예측함으로써 낙상을 예방할 수 있다. 우선 특정 환자의 낙상관련 정보와 낙상 이환율에 대한 자료를 정리하고 분석하여 기록해 둔다. 이러한 자료는 특정 노인 및 시설기관 모두를 위한 합리적이고 조직적인 목표 설정의 토대가 되므로 중요하다.

감각 변화

노화와 함께 시력, 청력과 접촉 지각이 저하되는데 이러한 감각저하 현상이 신체적 장애(disability)와 관련된 것이라면 낙상의 위험은 대단히 높다. 특히 시력장애 및 청력장애는 낙상의 주요 원인이 되고 있다.

노화는 조도의 변화에 대한 눈의 신속한 대처 능력을 저하시키며 중풍의 경우 시야결손이 초래될 수 있고 녹내장의 경우 말초시야 결손이 초래될 수 있다. 낙상을 초래할 수 있는 위험한 물체나 물건이 시야 밖에 있거나 깊이 인식에 대한 장애가 있는 경우 쉽게 미끄러지고 헛발질을 하면서 넘어지게 된다. 시력장애가 있는 경우 보도, 잔디는 물론 고르지 못한 평지에서 낙상을 경험할 수 있으며 색상 인식력이 저하되어 회색 카펫 위의 푸른색 발판을 구별하지 못하는 경우도 있다. 시력 교정을 위해 안경을 쓰고, 백내장이나 녹내장을 치료하는 것도 낙상 예방에 도움이 된다.

보청기 사용과 외이도를 메우고 있는 귀지(impacted cerumen)를 제거해 주는 것도 청력을 향상시켜 낙상을 예방할 수 있다. 내이 병변으로 발생되는 어지러움(dizziness)도 노인에게 낙상의 위험을 크게 해준다. 접촉 지각은 신체의 균형유지와 걸음걸이에 있어서 정보를 받아들이는 수단이다. 시각, 고유감각(propreoceptive impulse*)과 전정계는 상호 관련되어 있으며 이 세 부분 중의 어느 한 곳에 장애가 있다면 낙상의 위험은 매우 높다.

* 고유감각 기전(propreoceptive mechanism) : 위치 및 운동 감각에 의하여 근운동을 조절하고 평형을 유지하는 기전

심혈관계

부정맥, 혈압장애와 급격한 체위 변화는 노인에게 낙상의 위험을 크게 해준다. 특히 체위변경으로 혈압이 20㎜Hg 이상 저하되는 경우 낙상의 가능성이 크므로 혈압강하를 가져오는 저혈량증, 신경계 질환과 혈압강하를 유발시키는 약물을 사용할 경우 주의해야 한다.

근골격계, 신경계, 걸음걸이 및 균형감각

근골격계 사정은 기동성, 걸음걸이 및 균형유지 장애의 교정에 목표를 둔다. 운동 프로그램을 통해 근긴장도, 근력, 지구력과 유연성을 향상시킬 수 있으며 심리적으로 평안감과 자신감을 줄 수 있다. 걸음걸이 및 균형감각은 낙상 예방에 대한 중요한 요인으로 보행장애 또는 균형장애는 낙상의 중요한 예측 인자가 되고 있다. 안전하게 걷거나 움직일 수 있는 능력은 걸음걸이와 균형 감각을 모두 포함한다.

걸음걸이 및 균형감각 장애는 환경적 장애 요인에 이어 낙상의 두 번째 원인이 되고 있다. 노화와 함께 근육량이 감소하고 인대 및 건에 석회화 과정이 나타나면서 몸체 및 하지

의 유연성이 저하되고 경직되며 골다공증으로 등이 구부러지면서 중력의 중심 위치가 이동된다. 노화의 이러한 영향으로 노인 여성은 바닥에 대한 지지면이 좁아지고 뒤뚱거리며(waddling gait) 걷게 되나 남성은 지면으로부터 발을 완전히 떼지 못하고 질질 끌면서(shuffling gait) 걷는 경향이 있다. 걸음걸이와 평형감각 측정에 이용되는 방법으로 Tinetti balance and gait 평가법이 이용되는데 의자로부터 일어나기, 걷는 동안 한바퀴 돌기, 한 계단 높이로 한쪽 발을 들어올리기 그리고 의자에 앉기 등의 활동에 초점을 두고 사정한다(표 19-1).

Tinetti balance and gait 평가법은 일상적 활동에서 휴식 또는 이동을 얼마나 성공적으로 할 수 있는가를 평가하는 데에 이용하며 대개 15분 정도가 소요된다. 팔걸이가 없는 천으로 된 의자가 필요하며 걸을 수 있는 공간 그리고 지팡이와 보행기와 같은 보행 보조기구가 필요하다. 총점은 28점이며 최하 0점이며 점수가 높을수록 걸음걸이 및 보행 능력이 우수하다. 주기적으로 Tinetti balance and gait 평가를 통해 신체적 기능의 향상 및 악화를 사정할 수 있다.

<표 19-1> Tinetti balance and gait 평가법

영역	요 소	판 정
균형	앉아 있기	0 : 의자에 기대거나 미끌어지듯이 앉는다. 1 : 안정적이고 안전하다.
	일어나기	0 : 도움없이는 불가능하다. 1 : 팔을 사용하여 가능하다. 2 : 팔을 사용하지 않고도 가능하다.
	일어나기 시도	0 : 도움없이는 불가능하다. 1 : 두 번 이상의 시도로 가능하다. 2 : 한번의 시도로 가능하다.
	일어선 직후의 균형력(일어선 후 5초 이내)	0 : 불안정하여 비틀거리거나, 발이 움직이거나 몸체가 흔들린다. 1 : 지팡이, 보행기 또는 주변물체를 잡으면 안정된 자세를 취하다. 2 : 지팡이, 보행기 또는 주변물체를 잡는 것 없이 안정된 자세를 취하다.
	서서 있을 때의 균형력	0 : 불안정하다. 1 : 지팡이, 보행기 또는 주변물체를 잡거나 발을 12인치 이상 벌리고 서 있을 때 안정된 자세를 취하다. 2 : 발을 가까이 모으거나 지팡이, 보행기 또는 주변물체를 잡는 것 없이 서있을 때 안정된 자세를 취하다.
	살짝 밀기	(방법 : 발을 최대한 서로 근접시킨 상태에서 검사자가 피검사자의 흉골 부위를 세 번 가볍게 민다.) 0 : 넘어지기 시작한다. 1 : 비틀거리거나, 주변 물체를 잡으면 중심을 잡을 수 있다.

		2 : 흔들리지 않고 안정된 중심을 잡고 안정되어 있다.
	눈 감은 상태에서 살짝 밀기	(방법 : 발을 최대한 서로 근접시킨 상태에서 검사자가 피검사자의 흉골 부위를 세 번 가볍게 민다.) 0 : 불안정하다. 1 : 안정적이다.
	360° 회전하기	0 : 연속적으로 발걸음을 옮길 수 없다. 1 : 연속적으로 발걸음을 옮긴다. 0 : 비틀거리거나, 주변 물체를 잡으면서 불안정하다. 1 : 안정적이다.
	앉기	0 : 불안전함(덥썩 주저앉거나, 거리 사정을 못함) 1 : 팔을 이용하거나 동작이 매끄럽지 못함 2 : 안전하고 동작이 매끄러움
	균형력	총점 / 16점
걸음걸이	피검사자는 검사자 옆에 서서 복도 또는 방안을 걷는다. 처음에는 평소에 걷던 대로 걷다가, 다음에는 뒤로 빠르게 걷는다. 사용하던 보행보조기구는 사용한다.	
	걸음 시작	(방법 걸으라는 지시와 함께 걸음이 시작되는 상황을 평가 0 : 여러 번 시도를 하거나 머뭇거리면서 걷기 시작함. 1 : 머뭇거림없이 걷기 시작함.
	보폭과 높이 (우측 발 움직이기)	0 : 우측 발이 지면에 지지하고 있는 좌측 발을 통과하지 못한다. 1 : 우측 발이 지면에 지지하고 있는 좌측 발을 통과한다. 0 : 우측 발을 지면으로부터 완전하게 올리지 못한다. 1 : 우측 발을 지면으로부터 5cm 이상 완전하게 올린다.
	보폭과 높이 (좌측 발 움직이기)	0 : 좌측 발이 지면에 지지하고 있는 우측 발을 통과하지 못한다. 1 : 좌측 발이 지면에 지지하고 있는 우측 발을 통과한다. 0 : 좌측 발을 지면으로부터 완전하게 올리지 못한다. 1 : 좌측 발을 지면으로부터 5cm 이상 완전하게 올린다.
	보폭의 대칭성	0 : 우측과 좌측의 보폭이 동일하지 못하다. 1 : 좌우측과 좌측의 보폭이 동일하다.
	걸음의 연속성	0 : 우측 및 좌측 걸음 사이가 중단되거나 연속적이지 못하다. 1 : 우측 및 좌측 걸음 사이가 중단되지 않으며 연속적이다.
	보도 통과	(방법 : 20-25cm의 보도를 걷도록 한다) 0 : 보도를 벗어난다. 1 : 약간 벗어나거나 보행 보조 기구를 사용한다. 2 : 보행 보조기구 없이 똑바로 걷는다.
	몸체의 흔들림	0 : 몸체가 많이 흔들리거나 보행 보조 기구를 사용한다. 1 : 몸체의 흔들림은 없으나 걷는 동안 무릎이나 등이 굴곡되며 팔을 바깥쪽으로 펼친다. 2 : 몸체의 흔들림보행 보조기구 없이 똑바로 걷는다.
	발의 자세	0 : 걷는 동안에 좌측 및 우측 발굼치가 서로 떨어져 있다. 1 : 걷는 동안에 좌측 및 우측 발굼치가 거의 접근하고 있다.

의자로부터 일어날 때 한번에 일어나지 못하고 손으로 의자나 테이블을 지지하면서 일어나거나 일단 의자에서 둔부를 앞으로 이동시킨 후에 일어나면 일어서기가 불안정한 것으로 간주한다. 의자에 털썩 주저앉거나 의자의 중앙에 앉지 못하면 의자에 앉기가 불안정한 것으로 간주한다.

걸을 때 주춤주춤하거나 비틀거리거나 주변의 물체를 잡을 때, 발을 지면으로부터 완전히 떼지 못할 때, 신발을 끌면서 걸을 때, 지면이나 바닥으로부터 발을 5cm 이상 들어 올리지 못할 때 걸음걸이 장애가 있는 것으로 간주한다. 또한 일직선으로 걷지 못하고 갈지자로 걸을 때, 몸체를 돌기 전에 잠시 쉬거나 돌면서 비틀거리거나 또는 돌면서 주위의 물체를 잡으면 역시 걸음걸이에 어려움이 있는 것으로 간주한다.

걸음걸이, 균형유지와 동작의 조화(coordination)는 근골격계는 물론 신경계의 영향을 받는다. 신경계는 인체의 여러 체계와 연결되어 있어 신경계에 장애가 있는 경우 다른 부분에 문제를 초래한다. 예를 들면 파킨스씨 병에서는 진전이나 걸음걸이가 불안정하여 낙상의 가능성이 크다.

배뇨 및 배변

대부분 낙상은 하루 중 가장 바쁜 시간 동안에 발생되며 화장실 이용과 관련되어 있다. 이뇨제를 복용하고 있거나 정맥수액요법을 받는 경우 특히 야간에도 화장실을 자주 가게 되므로 낙상 예방에 대한 지지가 필요하다. 변기는 침대 곁 가까이에 두며 침대에서 의자, 의자에서 침대로 안전하게 이동하는 방법과 이동식 변기를 안전하게 사용하는 방법을 교육한다. 요실금과 긴박뇨로 화장실을 급히 가다가 낙상하는 경우가 있으며, 전립선 비대증에서는 배뇨 후 혈압강하와 함께 넘어지기도 한다. 화장실 출입이 많은 경우 요로계 감염증을 의심해 볼 수 있다. 따라서 배뇨시간을 조정하거나 요실금에 대비하여 생리대를 착용하고 수분 섭취의 조절을 통해 낙상의 위험을 최소화한다.

발의 문제

낙상을 예방하기 위해서 발의 적절한 관리와 적절한 신발 및 양말의 선택이 중요하다. 건막류(bunion)와 같은 기형을 치료하고, 발톱을 깍아 주고, 딱딱해진 굳살도 제거해 준다. 구두는 꼭 끼지 않고 적절히 맞아야 하며 굽이 낮고 미끄럽지 않아야 한다. 양말만 신은 채로 실내에서 걷는 것은 미끄러져 넘어질 우려가 있다.

영양 문제

빈혈, 영양 불량, 설사, 수분 또는 전해질 불균형은 낙상의 위험을 증가시키므로 영양에 대한 사정과 관리를 철저히 한다. 적절한 영양과 수분 유지는 노인에 대한 낙상의 위험을 최소화 시켜 준다. 영양상태 평가에서는 수분보유 상태와 혈장내 단백질 상태의 평가가 중요한데 탈수는 저혈량증과 혼동을 초래할 수 있다. 저혈량증에서는 어지럽거나 체위성 저혈압이 나타나며 낙상이 초래되기도 한다. 특히 약물상호 작용 및 약물 부작용으로 혈장내 알부민이 저하되면 낙상의 가능성이 높아진다.

노화와 함께 구갈감각이 저하되므로 노인에게 탈수 증상이 나타날 때 수분 공급을 시작하는 심각한 탈수에 대한 치료시기를 놓쳐 위험할 수도 있다. 따라서 특별히 수분 섭취를 제한해야 하는 질환이 없는 경우 하루 2,000~2,500mL 정도의 수분 섭취를 격려한다. 수분 및 음식 섭취는 한 번에 많이 섭취하기 보다는 소량씩 자주 섭취하며 채소, 야채 및 과일 등의 고섬유질 식품을 격려한다.

심리 사회적 요인 사정

정신적, 정서적으로 안정되고 스트레스를 적절히 관리하는 것은 노인으로 하여금 위험요인과 위험상황을 의식할 수 있게 도와준다. 60-75세 노인이 낙상하는 이유는 대개 부주의하고 조심성이 없기 때문인 경우가 많다. 노인 스스로가 노화에 의해 신체적 능력과 지구력이 저하되어 가는 변화를 인식하고, 신체적 능력의 저하라는 변화에 따른 제약과 제한을 수용함으로써 낙상을 사전에 예방할 수 있다.

사회적 요인도 낙상에 대한 위험 요인 파악에 중요한데 가족의 사별이나 사회적 지지 결핍은 신체적 기능 상실을 초래하기 때문이다. 배우자 또는 가족 상실에 대한 경험이 있고 사회적 지지를 거의 받지 못하는 독거노인에게 낙상 위험이 높다.

투약

노화자체가 약물의 흡수, 분포 및 대사에 영향을 미치므로 질병 치료를 위한 처방 약물은 물론 비처방 약물과 건강식품 등이 모두 낙상의 위험 요인이 될 수 있다. 따라서 노인의 약물 투약에서 투약 용량이나 투약 약물의 종류에 대해 고려해야 한다.

약물 투약이 낙상의 위험성을 높이므로 투약 약물의 용량, 투약 경로, 투약 빈도, 약물 형태 등은 물론 약물의 부작용도 정확하게 기록하여 문서화한다. 특별한 의도 없이 투약 지침을 따르지 못하는 경우도 많은데 대개 정확한 투약 지침을 알지 못하여 발생하는 경우가 대부분이다. 노인은 여러 종류의 약을 동시에 투약하는 경우가 많은데 3-4종류 이상의 약물을 동시에 투약하는 것 자체가 낙상의 위험을 크게 한다. 노화와 함께 약물의 대사, 배설과 흡수 과정에 변화가 나타나므로 50세 성인에게는 안전한 약물도 75세 노인에게는 위험할 수 있다. 따라서 노인에게 사용하는 투약 약물의 효과 및 부작용 등을 설명해 줌으로써 약물 투약에 의한 낙상을 예방할 수 있다.

의사처방에 의한 투약 약물, 비처방진 투약 약물과 다른 사람으로부터 빌려서 투약하는 경우를 고려한다. 투약에 대한 철저한 질문이 따르지 않는 경우 투약정보를 누락시키게 된다.

"우선 "두통, 변비 또는 기침을 할 때 어떻게 하나요?" 라고 질문을 한다. 이명과 팔다리에 멍이 잘 든다는 호소를 하는 노인에게 "어떤 약을 먹고 있나요?" 라는 질문을 한 후 "중풍 예방을 위해 의사가 처방한 "generic aspirin", "관절염의 통증 조절을 위해 의사의 처방전 없이도 살 수 있는 aspirin", "두통에 의한 aspirin" 등으로 aspirin을 중복하여 투약하는 경우가 있는가를 사정한다."

투약 이유, 투약 용량 그리고 투약 빈도에 대한 정보도 얻어야 한다. 처방 약물의 경우 처방전에 의한 투약 용량과 투약빈도를 따르고 있는가를 확인한다. 약물의 구매 비용이 부담되거나 약국에 가기가 어려운 경우 투약 용량을 감소시키거나 투약빈도를 저하시킬 수도 있기 때문이다.

알코올 남용

노인의 술마시는 습관을 주의깊게 관찰한다. 노인이 술을 마시면 판단이 흐려지고 동작의 부조화를 초래하여 낙상의 위험성이 높아지며, 때로는 넘어진 것조차 알지 못하는 경우도 있다. 시설기관 거주 노인보다 지역사회 거주 노인이 술을 마실 가능성이 더 높으며 독거노인의 경우 알코올 섭취가 낙상의 중요 원인이 되고 있다.

알코올 남용자 자신은 본인이 알코올 남용자라는 것을 부정하거나 알리려 하지 않기 때문에 알코올 남용이 쉽게 눈에 띄지 못할 수도 있다. 알코올 남용의 일반적 증상은 위장장애, 영양불량, 저혈당, 수면장애, 말초신경장애, 진전, 걸음걸이 장애, 인지장애 및 우울과 함께 자기관리에 관심이 없는 경우 등이다. 알코올 남용은 대개 외로움과 같은 내재 요인이 있는 경우가 많다. 알코올 남용의 징후와 증상을 주의 깊게 살피고 노인에 대해 지지해주고 판단하지 않는다.

환경적 요인

외적 환경적 요인이 노인의 낙상을 초래하는 중요 요인이 되므로 가정에서 낙상의 위험요인을 피해주는 것이 낙상의 예방에 중요하다(표 19-2). 안전사고를 예방하는 것은 사실상 일반 상식에 속하므로 가정 내외의 환경에 대한 안전성을 사정해 본다.

낙상의 가장 일반적 원인은 주변에 있는 물건이나 장애물 등의 환경적 요인이다. 전기선, 장난감, 애완용 동물, 키가 낮은 가구 및 통로에 있는 물체 등이 모두 낙상의 원인이 될 수 있다. 지나치게 희미하거나 지나치게 눈부신 조명, 고르지 못하거나 지나치게 현란한 바닥, 가파른 계단 또는 손잡이가 없는 계단 등이 모두 노인에게는 낙상에 대한 위험 요소가 된다.

젖은 마루바닥, 욕조, 샤워기와 바닥에 널려져 있는 물체 등도 낙상에 대한 위험 요인이 되고 있다. 상체가 높여진 침대, 잠금 장치가 풀려져 있는 휠체어, 지나치게 높이가 낮은 의자나 변기 등이 모두 낙상의 위험성을 증가시킨다. 길거나 나풀거리는 옷이 가구, 문의 손잡이에 걸리거나 신발 바닥이 미끄럽거나 끈적거릴 때에도 낙상의 위험이 높아지게 된다.

새로운 장소나 새로운 환경에 접하게 될 때 시간적 여유를 넉넉히 갖는다. 노인은 자신의 집이 가장 편안하고 안전하나 익숙하지 못하고 낯선 장소에서는 낙상의 위험이 높다. 따라서 노인이 자신의 집을 떠나 친구, 자녀 또는 병원 기타 익숙하지 못한 장소를 방문하게 될 때 넘어지지 않도록 각별한 주의가 필요하다. 부엌의 의자는 튼튼해야 하며 부엌용품은 손쉽게 꺼낼 수 있도록 배열한다. 가구와 침대의 높이가 적절해야 하며 쉽게 흔들리지 않아야 한다.

<표 19-2> 환경적 위험요인 사정

환 경	내 용
가정 외	· 보도의 높이가 일정하지 않을 때 · 보도가 움푹 패이거나 파손되어 있을 때 · 손잡이가 없을 때 · 조명이 희미할 때 · 미끄러울 때(젖은 나뭇잎, 물, 얼음, 눈)
가정 내	· 층계에 손잡이가 없을 때 · 지나치게 눈부시거나 · 조명이 어두울 때 · 바닥에 먼지가 많거나 국물이나 액체를 흘렸을 때 · 카페트가 미끄러울 때 · 전깃줄이 통로에 나와 있을 때 · 통로가 정돈되지 못하고 어지럽혀져 있을 때
목욕실	· 목욕통이나 변기 옆에 손잡이가 없을 때 · 좌식변기(raised toilet seat)와 shower chair가 갖추어지지 못했을 때 · 발판이 미끄러울 때

일반적 낙상 예방 교육

낙상예방은 간호대상자 및 가족이 가장 중요하므로 간호대상자 및 가족을 대상으로 낙상에 대한 안전 확인과 낙상 요인의 점검에 대해 교육한다.

· 낙상의 위험성을 최소화할 수 있는 방법을 함께 검토한다.

- 낙상은 정상적 노화가 아니며, 치료를 요하는 불건강의 초기 징후가 될수 있다.
- 가정에서의 낙상위험 요인을 나열하고 현존하는 낙상위험 요인의 제거 방법을 검토한다.
- 개개인의 능력을 고려한 적절한 운동과 활동을 제시한다.
- 낙상 후에도 활동을 유지해야 할 필요성을 설명한다.
- 균형유지, 걸음걸이 및 근력의 변화는 건강관리 제공자에게 알리도록 안내한다.
- 정규적인 혈압측정, 신체적 검진과 적절한 식이의 중요성에 대해 설명한다.
- 지팡이, 보행기와 휠체어와 같은 보조기구의 적절한 사용에 대해 설명한다.
- 갑작스럽게 움직이거나 뛰거나, 급격한 체위 변경은 최소화한다.
- 음식물이나 약을 먹을 경우에는 앉아서 먹거나 마신다.
- 신발이나 구두의 사이즈는 발에 적절해야 하며, 바닥이 미끄럽지 않아야 한다.
- 정규적인 발 간호의 필요성을 설명한다.
- 낙상의 두려움이 삶의 질에 미치는 영향에 대해 설명한다.
- 넘어진 후 일어나는 방법(표 19-3)은 물론 응급상황의 대처에 대해 설명한다.
- 타인과의 인간관계 유지와 사회적 활동의 중요성을 강조한다.
- 감각변화에 대한 자가 관찰과 감각변화 시 적절한 치료의 필요성을 설명한다.
- 처방된 안경과 처방된 보청기 사용의 필요성을 설명한다.
- 무거운 물건을 들어 올리거나 움직일 때의 적절한 방법을 설명하고 시범을 보여준다.

<표 19-3> 낙상 후 일어나는 방법 및 순서

1. 낙상 후에 당황하거나 낙담하지 않는다.
2. 날카로운 통증을 느낄 경우 절대로 움직이지 않는다. 주변의 도움을 구한다.
3. 통증이 크게 없으면 복부를 바닥으로 하는 엎드린 자세를 취한다. 목과 몸체를 동일한 방향으로 굴려서 복부를 아래로 하는 복와위를 취한다.
4. 복와위를 취한 상태에서 가까이 위치해 있는 소파 또는 의자 쪽으로 기어간다.
5. 양손을 의자 위에 놓고 상체를 전방으로 기울이면서 손바닥과 손으로 체중을 이동시킨다.
6. 한 쪽 무릎을 굽히고 발바닥을 지면에 대고 일부 체중을 한쪽 하지로 이동한다.
7. 손으로 소파를 잡은 상태에서 몸체를 전방으로 밀면서 동시에 회전시키며 의자에 앉는다.
8. 잠시 휴식을 취한 후 전화를 걸어 가족이나 주변의 도움을 청한다.

이차 예방

이차적 예방의 목적은 반복적인 낙상의 경험을 예방하는 데에 있다. 누구든지 낙상을 경험할 수는 있지만 낙상으로 인한 상해가 크지 않고 골절을 입지 않는다면 낙상이 그다지 심각하지는 않다.

사정

첫 번째의 낙상 경험은 또다시 낙상을 경험할 가능성의 예측 인자가 될 수 있으므로 과거의 낙상력 청취가 필요하다. 과거의 낙상 경험과 함께 낙상으로 인한 상해 여부에 대해 질문을 한다. 대부분 노인이 낙상력에 대한 질문을 받지 않으면 자발적으로 정보를 제공하지 않는다. 특히 낙상이 최근의 경험일수록 낙상에 대한 정보는 더욱 중요하다. 낙상을 경험하게 된 경위, 낙상 후의 결과에 대한 자료도 상세히 기록한다. 현재의 신체적 활동에 대한 자료는 추후 간호중재에 대한 기초 자료가 된다.

낙상력

낙상 및 낙상유사상황, 낙상관련 특정 활동, 낙상 시에 경험한 증상, 낙상시기 및 낙상 장소 그리고 낙상 후유증 등을 기록하여 문서화 한다. 낙상 시에 경험한 특정 낙상 후유증이 없는 경우 낙상을 무시하거나 잊어버리는 경우도 있다.

낙상은 상당수가 지팡이 및 보행기와 같은 보행 보조기구의 부적절한 사용과 관련되어 있다. 보행 보조기구를 사용하기 전 사용법에 대한 충분한 학습이 이루어지지 않아 초래할 수 있는 현상이다.

의료 보조 기구

유치 도뇨관, 정맥 수액관 및 위관 등이 낙상에 대한 위험요인이 된다. 때때로 투약 및 의료기구의 사용이 불가피한 경우가 많지만 가급적으로 신속히 제거하도록 한다. 급성의료기관에서 정맥 수액관을 유지하고 있는 동안 환자가 이동을 해야 하는 경우 정맥 수액관도 함께 이동을 해야 하거나, 소변백으로부터 소변이 흘러나오거나 비위관이 시야를 가리는 불편감으로 낙상을 초래할 수 있다. 유치 도뇨관의 유지는 요로 감염증을 일으키거나 유치 도뇨관 제거 후 요실금을 초래하여 낙상의 원인이 될 수 있다.

걸음걸이와 균형감각 장애

걷기가 불편하거나 균형 장애는 낙상의 위험 요인이 되고 있다. 신경근 검사보다 일상생활에서의 기동력을 사정하는 것이 낙상의 예측 인자에 대한 많은 자료를 제시해준다. 안전하게 걷고 이동할 수 있는 능력, 걸음걸이와 균형유지 모두를 포함한다. 걸음걸이와 균형유지를 사정하여 걸음걸이와 균형유지에 영향을 미치는 요인을 파악할 수 있다. 따라서 의자에서 일어나기, 걸으면서 돌기, 걸음의 폭과 의자에 앉기 등의 4가지를 사정한다(표 19-2 참조).

또한 시력, 근력, 위치 감각, 반사, 무릎과 둔부의 굴곡, 동작의 조화성(coordination), 걷기와 위치 바꾸기 등의 다양한 행동에 대해 사정한다. 이와 같은 내용의 사정은 대개 임상 상황에서 쉽게 해 볼 수 있으며, 특별한 장비나 기구도 필요 없고, 노인의 낙상 가능성에 대해 많은 정보를 얻을 수 있다. 위의 사정 내용 중 어느 하나라도 어려움이 있으면 낙상의 가능성이 많으며 어려움을 느끼는 종류가 많을수록 낙상의 가능성은 많아진다.

약물 작용과 혈압

노인들의 경우 약물에 대한 부작용과 약물 상호작용의 발생 가능성이 높으므로 정신상태에 약간의 변화라도 나타나면 즉시 투약 상황을 꼼꼼하게 확인한다. 정신적 명료함(mental alertness)을 저하시키고 빈뇨를 유발시키는 약물이 낙상의 가능성을 크게 한다. 사용하는 약물의 종류가 많을수록 약물간의 상호작용, 부작용 그리고 낙상의 위험이 크다. 혈압에 영향을 미치는 약물이 낙상의 가능성을 높게 하므로 시설기관에 입원할 때에는 기좌성 혈압을 측정하며 사정 내용에 포함시킨다. 노인의 혈압은 약물작용이 나타나거나 약물작용이 사라질 때, 신체적 상황에 따라, 그리고 2-3시간 정도 기동하지 않을 때에도 변화되기 쉬우므로 정규적으로 측정한다.

흔히 혈압 하강을 가져올 수 있는 약물에는 항고혈압성 약물, 혈관 이완제, 항우울제, 삼환계 항우울제, β-adrenergic 차단제, 진정제, 최면제와 저혈당 약물 등이 있는데 대부분의 노인이 이러한 약물 중 1-2가지 이상을 동시에 사용하는 경우가 많다. 의식 수준에 변화를 가져올 수 있는 진통제, 최면제, 항우울제, 진정제, 항정신성 약물과 알코올 등은 안전하게 이동할 수 있는 능력과 판단력에 영향을 미쳐 낙상의 가능성을 높게 한다.

만성 및 급성 질환

신경계, 심혈관계 및 근골격계 기능 장애로 간질, drop attack 또는 가사(syncope)를 초래하여 낙상으로 이어지는 경우가 많다. 암질환, 다른 진행성 질환이 있는 경우에도 정신장애, 인지장애가 있거나 집중력이 떨어질 때에도 낙상에 대한 위험도가 높다. 고유감각 장애, 체위성 저혈압, 부정맥, 현운, 탈수, 전해질 장애, 배뇨장애, 기동력장애 및 통증 등이 노인의 낙상 가능성을 높게 한다. 긴박 뇨의를 느낄 때 급히 화장실로 달려가다 낙상을 경험하기도 한다. 달려가면서 넘어지기도 하지만 요실금을 하면서 소변이 바닥으로 흘러 내려 미끄러져 넘어지기도 한다. 기동장애 환자에게 이뇨제와 하제(laxative)를 사용할 경우 낙상의 위험이 대단히 크다.

급성 질환도 낙상의 위험을 높게 한다. 노인의 경우 고열이나 감염성 질환에서 정신상태(mental status)의 변화가 나타나며, 정신상태의 변화로 낙상을 경험하기도 한다. 노인이 낙상을 경험한다는 것은 건강상태가 좋지 못하다는 것을 알려주는 지표이며, 특히 사망을 앞두고 자주 낙상하는 경향이 있다. 노인이 허약하면 허약할수록 낙상 가능성은 더욱 크며 낙상 자체가 급성 질환이나 만성 질환의 악화를 의미하는 지표가 되기도 한다.

섬망은 사망 가능성, 입원일 지연, 노인요양기관의 입소 그리고 낙상 가능성과 관련이 깊다. 특히 반복적 낙상과 마찬가지로 섬망은 급성 질환의 발생 또는 만성 질환의 악화와 관계가 깊다.

행동 수준과 인지 상태

노인들의 경우 정신상태의 변화 또는 반복적인 낙상 등의 증상은 비전형적이며 비특이적이므로 인지상태의 사정은 매우 중요하다. 침해적 치료 및 보조기기는 가능한 한 신속하게 제거하고 걷기 운동을 서둘러 시작하는 것이 섬망의 예방에 도움이 된다. 노인이 격앙되어 있고 안절부절 하지 못할 경우 약물치료 또는 억제대 적용을 하기 전에 원인을 찾아야 한다. 우선 환자의 기본적 요구-통증 완화, 배변 및 배뇨 요구, 음식 및 수분 섭취, 보온, 편안감 및 활동 지지 등을 지지해 준다.

섬망이나 치매에서는 기본적 요구사항에 대한 언어적 표현력이 저하되므로 섬망이나 치매의 경우 통증이 없다하여도 주의 깊게 살펴본다. 노인들의 인지상태를 사정할 때 "혼동상태"와 같은 애매모호한 용어를 사용하면 상황을 비교할 수 있는 정보의 제공이 어려우므로 인지상태는 보다 구체적으로 서술해야 한다. 인지상태의 구체적인 서술은 인지상태의 미세한 변화를 파악하는 데에 도움이 된다.

예를 들면 "사람을 알아보았고, 기억력 상실이 있는 듯 했으나 기분이 좋아보였고 주변 상황에 대해 만족해하는 듯 하였다."와 같은 객관적 정보는 후에 노인에게 "suspicious and agitated"와 같은 현상이 나타났을 때 변화를 파악할 수 있는 중요한 단서가 될 수 있다.

가능하면 Mini-Mental state Examination와 노인 우울척도와 같은 이해하고 쉽고 적용하기 쉬운 객관적인 사정 도구를 사용한다.

정신이 명료하고 신체적 기능수준이 좋은 노인도 넘어질 가능성이 높은데 이러한 노인은 활동 영역이 넓어 낙상할 기회가 많아지기 때문이다. 정신적 그리고 정서적 상태는 의식수준, 판단력, 걸음걸이, 균형유지, 안전한 이동이나 기동력이 요구되는 정보화 과정, 활동에 대한 동기 유발에 영향을 미친다. 혼동, 구조적 뇌증후군, 정신장애에서 넘어질 가능성이 높다.

간호중재

낙상예방 프로그램은 낙상에 대한 명확한 분석, 낙상 예방에 대한 목표 설정, 실제적이고 효율적인 간호 중재, 간호대상자의 이행 등이 따라야만 효과적이다. 낙상에 대한 간호중재의 목적은 낙상의 가능성을 최소화시켜 낙상의 재발을 예방하는 데에 있으며 낙상 예방은 신체적 활동을 제한하는 것도 포함한다. 낙상 예방에서 가장 중요한 것은 낙상의 원인, 낙상의 가능성이 높은 사람과 낙상의 가능성이 높은 환경에 대한 정확한 파악이다.

낙상의 간호중재에 앞서 사정을 해야 하며, 사정은 노인의 걷기와 체위변경 능력에 대한 직접적 관찰을 통해 이루어진다. 사정을 통해 낙상 가능성이 높은 상황과 낙상의 위험이 높은 노인을 찾아 낼 수 있다. 정보 수집이 이루어지면 노인의 낙상 가능성이 얼마나 높은 가를 결정한다.

낙상 예방 방법이 모든 노인에게 동일하게 적용되지는 않는다. 간호중재는 신체적, 정신적 건강을 유지하고, 가정의 안전 환경에 대해 교육하고, 신체적 능력에 적합한 활동을 찾는 데에 목표를 둔다. 낙상을 경험하기 전에 낙상의 가능성이 높은 요인을 찾아내고, 낙상 요인을 조정해 가는 것이 가장 좋은 예방이다. 낙상에 대한 위험요인을 규명한 후 낙상예방을 위해 가장 시급하고 중요한 것에 대해 우선 순위를 부여하며 우선 질병 관련 요인을 찾아 치료를 서두른다.

낙상 요인 조정

대개 도움이 필요할 때 문제해결을 위한 방법을 찾게 된다. 따라서 첫 번째의 낙상은 낙상의 위험을 조정할 수 있는 좋은 기회이다. 적절한 안경, 발(foot) 치료, 투약 중인 약물의 검토, 빈혈 치료, 우울 또는 다른 낙상과 관련된 질병을 치료한다.

그러나 간호사가 노인에게 낙상의 요인을 해결할 수 있는 방법을 제시해도 노인이 낙상의 요인이 안전을 위협하지 않는 것으로 인식하고 있다면 낙상 요인의 예방에 필수적인 치료 행위의 이행(compliance)은 일어나지 않는다.

운동

낙상에 대한 간호중재는 신체적 활동에 목표를 둔다. 신체적 균형 유지가 조금만 향상되어도 낙상의 가능성을 저하시키는 데에 도움이 된다. 운동과 활동 프로그램은 근력, 기민성, 일반적 적합성을 향상시킬 수 있고, 운동을 통해 자신감, 유연성, 지구력, 사회적 그리고 신체적 안녕도 증진된다. 특히 낙상 경험이 있는 노인에게 신체적 활동에 대한 격려와 지지를 통해 기동에 대한 자신감을 얻도록 도와줄 수 있다.보행 훈련, 1주에 2-3회 정도의 저항성 운동과 Tai Chi 운동이 낙상 예방에 도움이 된다.

걸음걸이 및 균형 감각 지지

걸음걸이 및 균형유지 장애가 있거나 3일 이상 침상에 누워 있다가 일어나는 경우 물리치료를 받는 것이 필요하다. 외상이나 장기간 침상 안정이 요구되는 경우 신체상태가 안정되는 대로 물리치료를 시작해야 한다. 와상 환자에게 짧은 시간이라도 체중부하 활동을 하게 되면 혈액순환을 증진시키고 뼈로부터의 무기물 이탈을 예방하고 체위성 저혈압과 균형장애를 예방할 수 있다. 노인의 이동 과정을 평가하고 노인의 기동력을 증진시키고 기능적 독립성을 유지하면서 많이 걷도록 격려한다.

체위성 저혈압과 섬망

체위성 저혈압은 움직임이 없이 고정된 자세로 서 있거나 또는 갑자기 직립 자세를 취한 후에 혈압이 저하되면서 의식을 잃거나, 어지럽고 시야가 흐려지는 현상을 동반한다. 흔히 체위 변경과 함께 수축기압이 20 mmHg 이상 저하되거나 수축기압이 90 mmHg 이하로 저하되는 경우를 체위성 저혈압이라고 한다.

체위성 저혈압의 반복적인 발생은 혈관 이완제의 만성적 사용이나 말초신경계 및 중추신경계 질환과 관련이 깊다. 특히 체위성 저혈압을 일으키는 약물에는 항고혈압제, 항우울제, phenothiazines 및 진정제 등이 있고, 침상안정은 교감성 혈관운동 반사를 약화시켜 체위성 저혈압의 가능성을 높여준다. 따라서 체위성 저혈압에 의한 낙상을 예방하기 위해 침상에 누워있는 동안 주먹을 꼭 쥐었다 폈다 하면서 상체를 높여주거나 탄력 스타킹의 착용도 도움이 된다. 식사와 함께 caffeine 100mg을 먹거나 카페인이 함유되어 있는 커피를 한잔 마시는 것도 도움이 된다. 필요한 경우 fludrocortisone 0.1mg을 1일 3회로 나누어 투약하기도 한다.

의원성 섬망(iatrogenic delirium)을 초래할 수 있는 약물에는 신경정신과 약물, benzodia zepines, 항콜린성제재, 마약성 진통제, 항생제 및 NSAIDS 등이 모두 포함된다. 또한 탈수는 물론 병원 입원 자체에 의한 스트레스도 섬망의 원인이 될 수 있으며 섬망에서 낙상의 가능성이 높다.

신발류와 보조기구

낙상을 예방하기 위해 적당한 신발을 착용해야 하는데 바닥이 미끄럽지 않은 신발과 굽이 낮은 신발이 안전하다. 그러나 굽이 높은 구두에 익숙해져 있는 사람이 갑자기 굽이 낮은 구두를 신게 되면 낙상을 예방하기보다는 오히려 걸음걸이가 불안정해지고 신체적 균형이 깨져 낙상의 위험이 있으므로 주의한다. 따라서 신발의 높이 조정은 개별적으로 적절성과 효과성을 평가한 후 적용한다.

균형유지 및 보행에 보조 기구가 필요하다면 적절한 크기와 높이를 고려하여 사용방법에 대한 안전 교육을 한다. 지팡이(cane)와 보행기(walker)는 서 있는 동안 또는 걸을 때에 이용할 수 있는 주요 보조기구로써 균형 유지 및 보행을 지지해 준다. 보조 기구를 잘못 사용하면 보행 장애 및 균형유지 장애 등을 해결해 주기보다는 오히려 신체적 균형 및 보행을 방해하여 낙상의 요인이 될 수도 있다.

지팡이는 가장 간편한 보행보조기구로 체중의 25%를 지지해 줄 수 있으며 인체의 한쪽 편에 통증이 있거나 약화되어 보행에 제한을 받는 경우에 적절하다. 네발 지팡이는 한발 지팡이에 비해 지면에 대한 지지면이 넓기 때문에 심각한 보행 장애가 있을 때 사용한다. 지팡이의 길이는 안정성 및 편안감 유지에 중요한데 지팡이의 아래 끝이 바닥에 놓여지고, 손을 지팡이의 손잡이 위에 놓았을 때 팔목 관절이 20-30° 상방으로 굴곡 되어있어야 한다.

4개의 다리를 가지고 있는 보행기는 체중의 50%를 지지해 줄 수 있기 때문에 양쪽 하지에 문제가 있거나 전반적인 신체적 쇠약이 있는 경우 사용을 고려해 본다. 그러나 보행기를 사용하기 위해서는 상지에 충분한 힘이 있어야 하며, 어느 정도 균형 감각이 유지되어야 하며 보행기와 보조를 맞추어 걸을 수 있는 인지 능력이 있어야 한다.

가정에서의 낙상 위험 예방 교육

가정내 낙상 위험요인을 사전에 예방하는 것이 중요하다.

- 사용빈도가 높지 않은 물건들을 통로에 두지 않는다.
- 프라이팬, 냄비 등은 음식이 담겨 있어도 사용할 수 있을 정도로 가벼워야 한다.
- 가사, 위생관리 및 의복 등의 사용에서 필요한 보조 기구의 사용이 가능해야 한다.
- 가정 내 조명은 눈부심이 없고 충분히 밝아야 하며 조명은 75 Watt 정도의 밝기가 적절하다. 특히 계단의 조명이 적절해야 하며 손잡이가 있어야 한다.
- 떨어져 나온 마루조각 등은 수리를 하고 조각 양탄자는 이용하지 않는다.
- 통로에 있는 전기코드, 노끈, 애완동물은 물론 놀고 있는 어린이들도 낙상을 초래하는 원인이 될 수 있다.
- 노인들이 정확히 볼 수 있도록 가구 배치를 하며 가구 내에 무엇이 들어있는가를 알아야 한다. 마루바닥이나 가구가 지나치게 반짝거리지 않아야 한다.
- 장소의 이동시에, 필요한 물건을 손에 넣기 위해 발꿈치를 들거나 손을 뻗칠 때 활동에 필요한 시간을 배정할 때, 약물 투약을 할 때 안전수칙을 지킨다.
- 안경 및 보청기의 작동이 적절한가를 확인하여 필요할 때 즉시 사용할 수 있도록 가까이 둔다.

- 화장실과 침실에 철야등을 켜두며 어두운 곳으로 나가기 전 미리 불을 켤 수 있도록 스위치가 손 가까이 위치하도록 배려한다.
- 자세나 체위변경 시 신체적 균형을 얻기 위한 시간을 충분히 가지며, 뛰거나 급한 움직임을 피한다. 전화를 받으려고 뛰는 경우가 많아 낙상의 위험이 높으므로 노인은 주변의 가족이나 친구에게 전화 신호음이 10번 이상 울릴 때까지 기다린다는 약속을 해둔다.
- 낙상 후 움직이기가 어려우면 주변 사람에게 전화로 도움을 청하도록 한다. 넘어진 후 주변의 도움을 청하는 것이 어려울 경우 저체온을 예방하기 위해 담요 또는 옷을 이용하여 보온을 해야 한다.
- 낙상 후 전화를 통해 누구에게, 언제 도움을 청해야 하는가에 대해서도 미리 생각해 둔다.

앞에서 제시한 낙상에 대한 간호중재가 노인의 낙상을 예방해 준다는 보장은 없다. 그러나 낙상의 요인이 될 수 있는 상황을 노인과 함께 검토함으로써 낙상에 대한 두려움과 불안감을 감소시키도록 도와줄 수 있고, 또한 낙상의 위험에 대비하도록 도와주어 자신감을 지지해 준다.

낙상의 위험이 높은 시기

급성 질병을 앓고 있는 동안, 새로운 환경에 접했을 때, 새로운 안경을 착용하게 될 때, 사용 약물을 바꾸고 있는 동안, 스트레스를 많이 받거나 불안감이 높을 때, 낙상 직후에 낙상의 위험성이 매우 높다. 노인에게 낙상을 초래될 수 있는 미미한 변화를 주의 깊게 관찰해야 한다. 어지럽거나, 다리에 힘이 없거나, 건강하지 않다는 느낌이 들 때 낙상의 가능성이 매우 높다. 낙상에 동반된 심한 손상이 없는 낙상이라도 낙상의 경험은 어떤 다른 질환이 있음을 알려주는 지표가 될 수 있다.

넘어진 후 노인과 건강관리 제공자는 모두 죄의식과 불안감을 경험할 수 있다. 낙상으로 노인의 활동을 제한하거나 치료기관에의 입원을 고려해야 한다면 노인의 정신적, 신체적 건강을 면밀히 검토하고 또다시 넘어질 가능성에 대한 두려움 여부를 주의 깊게 관찰해야 한다.

급성치료 기관과 장기시설기관에서의 낙상 예방

시설기관에서의 낙상은 심각하여 시설기관에 거주하는 노인의 50%가 1회 이상의 낙상을 경험하고 있으므로 시설기관내의 간호사는 노인에게 낙상의 위험이 없는 안전한 환경을 조성하고 제공해야 한다.

노인의 첫 번째 낙상은 예측하기 어렵지만 첫 번째 낙상은 낙상의 재발에 대한 최적의 예측인자가 된다. 따라서 낙상에 대한 간호중재는 시설기관에 입원할 때 과거의 낙상 경험에 대한 질문을 하고 낙상 환경에 대한 낙상력 청취를 한다. 낙상력에 대한 정보는 낙상 위험성의 정도를 사정하고 낙상의 예방에 필요한 구체적인 간호중재에 이용할 수 있다.

급성치료기관과 장기시설기관의 낙상 예방에서 고려해야 할 사항은 다음과 같다.

· 처음 입소한 노인에게는 오리엔테이션을 반복적으로 시킨다.
· 낙상 예방은 24시간 내내 이루어져야 하며 낙상의 위험시기는 환자의 상태에 따라 다양하다.
  밤이나 늦은 저녁에 낙상의 위험성이 높은 경우 : 알츠하이머 질환, 균형유지 장애, 긴박뇨
  이른 아침에 낙상의 위험성이 높은 경우 : 근골격계 경직성이 높은 질환
· 검사나 처치 직후, 급성 질병기 동안에, 진정제나 수면제를 먹은 상태에서 밤에 화장실을 가게 될 때 낙상의 위험성이 높다.
· 낙상의 위험성이 높은 시간에 화장실 출입을 하거나 일상생활활동을 할 경우 노인이 넘어지지 않도록 지지해주고 도와준다.
· 방에 있는 불필요한 잡동사니는 모두 치우고 빈번하게 사용하는 물건은 가까이 둔다. 전화선, 줄, 지팡이 등이 노인의 통로를 방해하지 않아야 한다.
· call bell은 주변의 색과 달라야 하며 필요할 때 급히 사용할 수 있도록 가까이 둔다.
· 낙상의 위험성이 높은 시기가 지나면 독립성을 유지해 갈 수 있도록 지지해 준다.
· 낙상의 위험성이 높은 노인에게는 낙상의 위험성을 알리는 이름표나 표식을 제공하여 간호사는 물론 주변의 모든 사람에게 낙상의 위험성을 알린다.
· 바퀴가 붙어 있는 테이블이나 I.V. 폴대 등을 사용하지 않으며, 휠체어나 침대는 움직여야 할 경우를 제외하고는 잠금 장치를 작동시킨 채로 사용한다.
· 홀, 화장실, 복도와 계단 등의 손잡이에 대한 안전성도 확인한다.
· 신발이 끼여서 발이 아프거나 너무 커서 벗겨지는 신발을 신지 않는다. 신발은 발의 전체를 덮는 것이 좋다. 신발 바닥은 미끄럼 방지를 한 것이 안전하며, 발을 끄는 경우 신발 바닥은 가죽이 적절하다.
· 밤 동안의 칠야등은 화장실 출입을 안전하게 해준다.
· 침상의 높이는 낮게 하며 휠체어 의자는 잠금 상태로 둔다. 가구는 기울거나 흔들거리지 않아야 하며 높이가 적절하여 이용하는 데에 불편이 없어야 한다.

- 바닥에 물이나 액체를 엎거나 흘린 후 신속히 치우며, 카펫·전등·침대 등의 가구나 물품이 고장 나면 신속하게 수리한다.
- 낙상 위험성이 높은 경우 간호사의 손길이 쉽게 닿는 곳에 방을 배정한다.
- 발꿈치까지 덮는 긴 옷이나 너풀거리는 옷은 발에 걸리거나 주변 문의 손잡이에 걸려 넘어질 수 있으므로 피하도록 한다.
- 사용 중인 보행기 및 지팡이와 같은 보조기기가 안전한가를 점검한다.

낙상의 예방이 간호사 혼자만의 책임이라기보다는 노인 건강관리 요원 모두가 낙상의 예방에 우선순위를 두어야 한다. 간호사는 새벽이나 이른 아침, 식사 전이나 식후, 간호사의 휴식 시간이나 회의, 또는 간호사가 노인에게서 눈길을 떼고 있는 동안에도 노인의 요구사항을 고려해야 하며, 노인의 화장실 출입을 도와주어야 한다. 노인도 자신의 낙상 위험성이 높다는 것과 낙상의 위험성이 높은 이유를 알고 있어야 하므로 노인 당사자도 간호중재에 포함시켜야 한다.

억제대

신체적 억제대를 사용하여 움직임을 침대 또는 의자 등으로 제한하게 되면 근육의 약화, 근위축, 뼈로부터의 무기질 이탈, 균형감각 저하, 욕창, 체위성 저혈압 및 hypostatic 폐렴, 요정체, 요실금, 변비, 식욕저하, 격앙(agitation), 섬망 및 우울과 같은 합병증을 초래한다. 흔히 격앙이나 안절부절 하지 못할 때 신체적 억제제를 사용하지만 신체적 억제대의 사용으로 격앙이나 안절부절 하지 못하는 상황이 더 악화되는 경향도 많다. 그 결과 신체적 억제대의 사용이 낙상의 가능성을 저하시키기 보다는 오히려 낙상의 가능성을 증가시키는 경향이 있으므로 신체적 억제대는 다른 대체 방법들을 시도한 후 실패했을 때 사용해야 한다.

대부분의 격앙 증상은 배뇨 또는 통증 완화 등의 기본적 욕구를 해결하지 못했을 때 나타나므로 억제대 적용 전에 체위 변경, 배뇨 시도 또는 진통제 투약 등을 시도해 볼 필요가 있다. 신체적 억제대의 사용을 피할 수 없는 경우 억제대 사용에 따른 합병증 및 낙상들을 최소화시킬 수 있는 방법을 찾아야 한다.

억제대의 사용은 윤리적 그리고 법적 문제를 야기할 수 있으며 억제대의 사용이 낙상을 예방한다는 보장도 없다. 오히려 억제대의 사용이 낙상의 빈도를 증가시키고 낙상으로 인한 상해의 기회를 증가시키기도 한다. 억제대 사용을 할 경우 화장실 도착이 지연되어 요실금을 하게 되며 요실금으로 미끄러지기도 하므로 침대 옆에 변기를 준비하여 필요할 때 즉시 이용할 수 있도록 도와준다. 노인 환자를 직접적으로 감시하고 call signal에 신속한 대응을 하는 그 이상의 좋은 방법은 없다.

억제대는 치료의 한 부분으로서 다른 중재 요법을 고려했으나 효과가 없을 때 사용하며 억제대를 사용할 경우 기록을 해둔다. 노인은 억제대를 처벌로 간주하는 경향이 있으며 억제대에 묶여있는 동안 극도의 분노와 우울감을 경험하여 정신적 평안감을 저하시킬 수 있다. 시설기관에서는 억제대 사용과 적용에 대한 내규가 있지만 억제대 사용의 결정에 가장 중요한 것은 간호사의 판단이다.

신체적 억제대로부터 해방시킬 수 있는 창의적인 방법이 필요하다. 하제나 이뇨제의 사용 시간을 변경시키고, 자주 걷고, 화장실을 가고, 다양한 활동을 하고, 이동식 변기를 이용하고 침상 경보기도 이용할 수 있다. 노인이 보여주는 행동 변화의 원인을 이해하고 관심을 줌으로써 신체적 억제대 사용을 피할 수 있고 꼭 필요할 때에만 사용하여 낙상에 대한 위험성을 저하시킬 수 있다.

간호계획

낙상예방을 위한 간호계획은 노인 개개인을 고려하여 최대의 안전성과 최소의 제한을 한다.

낙상의 위험성이 경할 때

- 낙상에 대한 병력, 내인성 요인과 환경적 요인에 대해 사정한다.
- 투약 중인 약물 효과와 부작용을 사정한다.
- 낙상의 위험성이 높은 시간에 노인에 대한 감독을 철저히 한다.
- 안전한 환경을 제공한다.
- 걸음걸이 훈련, 이동기법과 신체적 활동 프로그램의 운영에 물리 치료사의 도움을 받는다.
- 환자와 가족에게 적절한 발 간호와 신발의 필요성, 낙상 위험성, 낙상의 대처에 대해 교육한다.

낙상의 위험성이 높을 때

- 감독이 용이한 곳에 노인이 머무르도록 배려한다.
- 노인의 모든 활동을 감시한다.
- 규칙적인 운동을 격려한다.
- 격앙(agitation), 안절부절못함(restlessness)의 원인을 사정하고 해결한다.
- 가족, 자원봉사자와 건강관리 제공자도 노인의 낙상예방을 위해 노인을 감시한다.

간호기록

낙상과 관련된 노인의 각종 정보를 기록해 두는 것이 매우 중요하다. 낙상에 대한 history, 낙상 위험성의 관련 요인, 낙상의 위험성을 저하시키기, 적용된 간호중재, 간호중재의 효과에 대해 기록한다. 신체적 사정 자료를 기록하고 정신상태의 변화, 낙상의 가능성을 알려주는 호소에 대해 기록해 둔다.

낙상의 history

노인은 이미 경험했던 낙상을 기억 속에서 잊어버리거나 이야기하지 않는 경향이 있다. 얼마나 자주 낙상을 경험했는지, 낙상과 관련된 환경, 낙상을 당하기 전 어떤 경고 증상이 있었는지, 낙상 후 어떤 일이 발생되었는가에 대해 구체적으로 질문하고 대답을 자세히 기록한다.

신체적 사정

신체적 사정과 기좌성 혈압(orthostatic blood pressure)을 기록해 둔다. 신체적 사정의 초점은 걸음걸이, 균형유지와 기동의 어려운 점, 배설문제, 낙상의 위험 요인, 낙상을 초래할 수 있는 약물의 부작용 등이다.

정신 사회적인 사정

정신상태, 감정, 타인과의 협조능력, 의사결정 능력, 정신적 그리고 사회적 제한점이 낙상의 위험성에 영향을 미치므로 기록해 둔다.

환경요인 사정

노인이 거주하는 집과 주변, 방, 노인의 발걸음이 닿는 모든 곳을 사정한다. 위험 요인이 밝혀지면 위험 요인을 기록해 둔다. 노인에게 조금이라도 위험스러운 상황은 모두 기록해 둔다.

간호중재의 효과성

간호중재는 반드시 기록해 둔다. 간호계획에 대한 건강관리 제공자간의 의사소통과 일관성 있는 간호중재가 성공의 열쇠이다. 모든 간호계획은 노인과 간호제공자가 함께 협력하여 세우며, 목표와 계획에 서로 동의해야 하며 계획이 구체적일수록 더 좋다.

간호중재의 효과성을 지속적으로 평가한다. 건강상태의 향상 여부, 낙상 위험성의 저하 여부, 또는 변화 과정을 기록해 둔다. 억제대가 더 이상 필요하지 않을 때에는 신속히 중단해야 한다. 급성 질병의 발생이나 투약의 변화는 낙상의 위험을 높이므로 주의한다. 간호중재의 평가와 수정은 계속적인 과정이므로 아무리 효과가 좋은 계획이라도 주기적으로 평가하고 보완한다.

퇴원 교육

퇴원교육의 초점은 치료가 가능한 낙상의 내적요인을 수정하고, 노인을 안전한 환경으로 퇴원시키는 데에 있다. 가정으로 퇴원한다면 가정의 환경적 요인에 대한 사정이 필요하다. 보조나 제한이 필요하다면 환자와 간호제공자간의 간호이행과 협조가 이루어져야 한다. 치료가 가능한 낙상의 위험요인을 사정하여 낙상을 예방한다.

삼차 예방

삼차 예방은 낙상 후 노인이 최적의 기능을 회복하고, 자신의 제한점을 고려하는 데에 중요하다. 3차 예방의 목적은 낙상으로 상해를 입은 노인이 낙상의 두려움으로 정신적 상처를 받는 것을 막아주고 낙상의 재발을 방지하는 데에 있다. 낙상으로 손상을 받은 노인이 가능하면 신속하게 기동력을 회복할 수 있도록 도와준다. 적절한 간호, 치료, 적절한 자극 및 신속한 회복에 초점을 두고 낙상을 당한 노인이 낙상 전의 신체적, 정신적 기능을 회복할 수 있도록 도와준다.

낙상 공포증

낙상 또는 낙상의 공포로부터 받은 심리적 장애는 노인의 건강상태를 하향 포물선으로 이끌게 된다. 낙상 후 움직여야 할 경우 주변에 있는 것을 무조건 꽉 잡고 발걸음을 잘 떼지 못하는 낙상후 증후군 및 낙상 공포증은 신체적 기동력을 제한할 수 있으나 정신적 지지는 이러한 과정을 최소화 시키거나 역전시킬 수 있다. 인내를 가지고 천천히 움직이고, 어떤 일을 구체적으로 소량씩 나누어 처리하는 것이 자신감과 기동성 회복에 도움이 된다.

반복적 낙상

반복적으로 낙상을 경험할 경우 노인의 활동을 제한해야 한다. 지역사회 노인의 낙상 위험요인은 진정제 사용, 인지장애, 하지장애, 장이반사*, 비정상적 걸음걸이와 균형장애, 발의 건강 문제 등이다. 시설기관에서는 균형장애와 비정상적 걸음걸이가 노인에게 반복적인 낙상을 초래하는 중요한 요인이 되고 있다. 다발성 만성질환을 가진 노인은 낙상의 위험성이 높으나 만성질환을 조절하여 낙상의 위험을 저하시킬 수 있다. 개인의 기동력을 극대화시키고 안전한 환경을 유지시키기 전에 만성적 건강문제를 어느 정도 향상 시켜야 한다.

* 장이 반사(palmomental reflex) : palmomental chin reflex라고도 한다. 손바닥을 긁거나 또는 다른 방법으로 손바닥에 자극을 주면 턱끝을 연축시키는 현상을 뜻한다.

반복적 낙상을 경험하는 노인은 대개 인지장애를 가지고 있거나, 비협조적이고 타인의 도움에 대한 필요성을 수용하지 못하거나 적응하지 못하는 경우가 많다. 독립성을 원하나 안전한 독립성 유지가 이루어지지 못하여 반복적인 낙상을 경험하므로 이러한 노인들은 기동력이나 신체적 활동을 제한해야 한다. 최소한의 제한과 독립성을 유지시켜 줄 수 있는 창의적 방법을 찾는 것이 개인의 안녕감 유지에 도움이 된다.

억제대 사용

낙상의 예방을 위한 억제대 사용은 마지막에 선택할 수 있는 방법이다. 억제대 사용은 개인의 동작을 지연시키거나 일어나지 못하게 함으로써 유용할 경우도 있지만 억제대가 낙상을 예방하거나 간호를 대신할 수는 없다. 억제대는 일부 특정 부위에 사용하며 적용된 특정부위의 동작이나 움직임을 철저히 제한할 수 있어야 하며 적용 동안에는 자주 적용 부위를 관찰해야 한다.

억제대가 신체를 억제하지만 억제대의 사용 범위 내에서 움직일 수 있고 독립성을 유지시켜 줄 수 있어야 한다. 신체적 제한이 특정 부위에 대해 행해지며 특정한 낙상의 위험요인을 제거하는 데에 이용될 수 있다면 억제대의 사용 목적은 달성될 수 있다. 낙상의 위험성이 높은 시기에는 안전성을 강조하고, 낙상의 위험성이 낮을 때에는 독립성을 격려해 준다. 독립성 유지에 있어 낙상의 위험성이 항상 존재하지만 만족스런 삶의 질에 있어서 독립성 유지는 대단히 중요하다.

References

간호학 대사전(1995). 대한 간호학회편. 한국사전연구사.

가톨릭 중앙의료원 (1995). 원내 상용의약품 편람

Cahill M (1996). Mstreing Geriatric Care. Springhouse Corporation, Springhouse, Pennsylvania. 89-104.

Campbell AJ et al (1981). Falls in the old age : A study of frequency and related clinical factors. Age Ageing 10:264.

Campbell AJ et al (1990). Circumstances and consequences of falls experienced by a community -based prospective study of people 70 years and older. Age Ageing 19:136.

Gryfe CI, Amies A and Ashely MJ (1977). A longitudinal study of falls in an elderly population : I. Incidence and morbidity. Age Ageing 6:201.

Hazzard WR, Blass JP, Halter JB, Ouslander JG & Tinetti M(2003). Principles of Geriatric Medicine and Gerontology. McGraw-Hill Professional. 5th edition.

Hernandez M and Miller J (1986). How to reduce falls. Geriatr Nurs 7:97.

Janken JK, Reynolds BA and Sevich K (1986). Patient falls in the acute care setting : Identifying risk factors. Nurs Res 35:215.

Kane RL. Ouslander JG. Abrass IB. ,Kane R, Ouslander J, Abrass I (2003). Essentials of Clinical Geriatrics. McGraw-Hill Professional. 5th edition.

MacDonald JB (1985). The role of drugs in falls in the elderly. Clin Geriatr Med 1:621.

Moller JM(1995). Falling and the Elderly. In Stanley M and Beare PG : Gerontological Nursing ,F. A. Davis Company, Philadelphia. 281-296.

Morris EV and Isaacs B (1980). The prevention of falls in a geriatric hospital. Age Ageing 9:181.

Morse JM, Tylko SJ and Dixon HA (1987). Characteristics of the fall-prone patient. Gerontologist 27:516.

Murphy J and Isaacs B (1982). The post-fall syndromc : A study of thirty six elderly patients. Gerontology 28:265.

Reuben DB, Herr K, Pacala JT, Potter JF, Semla TP & Small GW(2001). Geriatrics at your fingertips. Reed Elsevier Company.

Stanley M, Beare PG (1999) Gerontological Nursing, F. A. Davis Company, Philadelphia. 112-119.

Tinetti ME (1987). Factors associated with serious injury during falls by ambulatory nursing home residents J Am Geriatr Soc 35:644.

Tinetti ME and Ginter SF (1988). Identifying mobility dysfunctions in elderly patients. JAMA 259:1190.

Tinetti ME and Speechley M (1989). Prevention of falls among the elderly. N Engl J Med 320:1055.

Tinetti ME, Speechley M and Ginter SF (1988). Risk factors for falls among elderly persons living in the community. N Engl J Med 319:1701.

Tinetti ME, Williams TF and Mayewski R (1986). Risk index for elderly patients based on the number of chronic disabilities. Am J Med:80:429.

Vellas B et al (1987). Prospective study of restriction of activity in old people after falls. Age Ageing 16:189.

Wild D, Nayak USL and Isaacs B (1981). How dangerous are falls in old people at home? Br Med J 282:26.

William ME(1995). The American Geriatrics Society's Complete Guide to Aging &Health. Harmony Books : New York.

제20장
급성 혼동

노화와 더불어 노인과 가족이 두려워하고 갈등을 겪는 건강 문제 중의 하나가 급성 혼동이다. 인간은 자신의 사고가 정상적으로 기능할 수 없어 자신 또는 숙명에 대한 조절력을 상실하게 되는 것을 두려워한다. 노인이 이성적 사고력을 상실하고 과거에 성공적으로 유지해 왔던 의사소통을 할 수 없고, 기본적인 일상생활 활동을 할 수 없을 때 간호 제공자는 좌절하게 된다.

급성 혼동 증상을 보이는 10명의 노인 중 3명만이 급성 혼동으로 진단을 받는데 이처럼 급성 혼동에 대한 진단이 제대로 이루어지지 못하는 주된 이유는 인지변화를 정상적 노화의 결과로 간주하거나 인지기능의 사정이 불완전하기 때문이다.

급성 혼동은 경제적, 신체적 그리고 정서적으로 인간을 황폐화시켜 환자 자신은 물론 가족과 다른 환자에게 놀라움을 안겨준다. 급성 혼동을 방치하면 치매와 유사한 만성적 뇌기능 장애로 발전하기도 하며 급성 혼동 환자의 1/3 정도는 사망하는 것으로 보고되어 있다.

1. 급성 혼동

급성 혼동의 원인 및 증상

급성 혼동의 정의

혼동이란 질병이 아니라 원인에 따른 이차적 반응이며 저산소증과 같은 구조적 문제와 스트레스와 같은 비구조적 문제 모두가 원인이 되고 있다. 급성 혼동(acute confusion)에서 나타나는 증상과 행동을 통틀어 보다 정확하게 의학적 용어로 표현하면 섬망(delirium)이다.

혼동에는 ICU 정신증(intensive care unit psychosis), 심장 수술 후 섬망, 급성 뇌장애 등이 포함되며 모두 인지장애가 돌연히 갑작스럽게 시작되는 것이 특징이며, 여러 경로를 통해 체내로 들어온 자극을 처리하는 능력이 상실된다. 증상으로는 사고하고, 명령에 따르고,

자극에 주의를 기울이는 집중력이 저하되고, 수면-각성 주기가 와해되고, 최근 사실에 대한 기억력(recent memory)이 상실되며 적절치 못한 언어적 신체적 행동을 보이게 된다. 노인은 이러한 어려움을 의식하며 정신이 상실되어 간다는 현실 앞에서 두려움에 떨게 된다.

치매가 만성적이라는 면에서 급성 혼동 또는 섬망과 구별되는데 섬망은 급성으로 시작되며 원인에 따른 치료가 시작되면 보통 1달 이내에 증상이 회복된다. 그러나 치매는 점진적으로 진행되어 3개월 이상 지속되며 비가역적이어서 회복이 되지 않는다. 그러나 간호실무에서 섬망과 치매를 구분하기가 어렵고 정확한 진단은 후향적 자료 추적을 통해 가능하다.

급성 혼동의 원인

급성 혼동의 원인에 대해 두 가지의 가설이 있다. 첫째 뇌의 산화 대사 변화로 brain dopamine과 acetylcholine과 같은 신경 전달 물질의 합성이나 방출이 저하되어 급성 혼동이 나타난다는 가설로 신경전달 물질의 균형이 깨지면서 수면, 각성, 혈압, 체온, 학습과 정서 조절 등이 방해된다. 이 가설은 postsynaptic dopamine에 대한 길항제로써 뇌에서의 dopamine-acetylcholine 체계의 화학적 균형을 재수립하여 주는 항정신성 약물 haloperidol(Haldol)을 섬망 환자에게 투약하면 환자의 소동과 흥분이 완화되는 현상에 의해 지지되고 있다.

둘째 혈장내 cortisol의 상승으로 일어나는 스트레스 반응으로 cortisol이 뇌에 영향을 미쳐 섬망이 일어난다는 가설이다.

급성 혼동은 뇌가 효과적으로 기능하기 위해 필요한 균형 상태를 방해하는 다양한 요인(표 20-1)에 의해 나타난다. 또한 섬망의 원인으로 과잉감각과 감각박탈과 같은 환경적 요인이 될 수 있다. 감각장애로 나타나는 정신증은 감각장애 자체가 뇌의 기능장애를 가져오기보다는 뇌의 정보처리 과정에 장애를 초래하여 나타나는 결과이다. 수면박탈도 섬망의 원인이 되는데 수면박탈 자체가 뇌기능 장애를 초래하기 보다는 brain dopamine과 acetylcholine간의 균형이 깨지면서 수면-각성 주기에 변화를 초래하여 나타나는 현상이라는 견해가 일반적이다.

섬망의 발생에서 중요한 것은 인간적 요소와 지각적 요소인데 인간적 요소에서 중요한 것은 배타와 강제 격리수용(traumatic relocation)이다. 배타는 간호제공자가 노인을 인간으로 대하지 않고 비인간적으로 대하는 경우에도 해당된다.

"간호제공자가 간호 대상자에 대해 정서적 따뜻함을 갖고 있지 않거나 침대에 누워있는 인간에게 관심이 있기보다는 침대 옆의 비품에 관심을 더 많이 가지는 경우, 그리고 돌봄을 제공하지 않는 경우도 모두 해당된다."

<표 20-1> 급성 혼동의 관련 요인

분 류	구체적 원인
산염기, 전해질 및 수분 균형 장애	· 산 염기 균형장애 · 전해질 불균형 · 탈수 : BUN 대 creatinine 비율이 18이상일 때
약물 금단 증상	· barbiturates · tranquilizer
투약 약물	· anticholinergics · antidysrhythmics · antiparkinsonian drugs · antihistamines · tricyclic antidepressants · anticonvulsants · antimicrobials · bronchodilators · salicylates · opiates and synthetic narcotics
내분비 장애	· 저혈당 · 갑상선 기능 저하증 및 갑상선 기능 항진증
감염증 및 패혈증	· 상기도 감염증 · 요로계 감염증
영양장애	· 저단백혈증 · 바이타민 결핍증
기 타	· 간성 뇌증 · 저혈압 및 뇌경색 · MMSE 점수가 20미만일 때 · 시력장애 20/70 이하로 저하될 때 · 저체온증 및 고체온증 · 저산소혈증 · 수면박탈

강제 격리수용(traumatic relocation)은 노인이 급성치료 기관이나 또는 장기시설 기관에 갑자기 입원하면서 경험하게 된다.

"노인은 자신의 개인적 공간을 가족사진이나 과거의 기념품이나 유품 등으로 채우기를 좋아한다. 그러나 어느 날 갑자기 친숙하고 익숙했던 환경과 일과를 떠나 개인적 낯선 환경에 놓여질 때 당황하며 자아개념의 저하와 비인간화를 느끼게 된다."

급성 질환으로 응급실을 통해 입원한 노인은 갑작스럽게 친숙했던 환경을 떠나 이질적인 환경에 놓이게 된다. 허용되는 공간은 침대로 제한되고 의사와 간호사는 반복적인 질문 공세를 펴고 그들이 주는 설명은 너무 급하고 빨라 이해하기가 어렵다. 이런 상황에서 어찌 노인들이 당황하지 아니하고 혼동에 빠지지 아니할 수 있겠는가?

지각적 요소는 시력약화 및 난청과 같은 감각 변화를 모두 포함하는데 이러한 감각 장애로 들어오는 자극이 왜곡되거나 상실된다. 인간은 감각을 통해 환경에 적응해 가며 들어오는 자극을 부호화하며, 학습을 통해 이해하게 되는데 노인의 학습 능력은 느리고 정보는 반복적으로 투입된다. 자극이 이질적이고 왜곡되어 있을 때 현재의 새로운 정보를 과거에 학습했던 상황에 놓으려는 시도를 한다.

"이러한 현상은 배우자를 사별한 노인이 세상을 떠난 배우자가 다른 장소에 있는 것처럼 행동하거나 또는 고인을 찾으려고 소리치며 이름을 부르는 것에서 볼 수 있다."

임상적 증상

간호사와 의사는 급성 섬망의 행동 양상이 매우 미묘하고 다양하여 노인에게 나타나는 급성 섬망의 초기 신호를 놓치는 경우가 종종 있다. 급성 혼동의 전구 증상으로 불면증, 산만, 빛과 소리에 대한 과민반응, 가면, 불안, 악몽, 기억력 감퇴, 지나친 피로감과 주의 집중력 저하 등이 있다.

과활동성 급성 혼동에서는 "정맥주사 수액선과 드레싱을 잡아 뜯어내고, 공중에 있는 무엇인가를 잡으려 하고, 침대의 siderail에 오르려 하고, 세상을 떠난 고인의 이름을 소리쳐 부르는 현상"을 볼 수 있다. 또한 빈맥과 함께 동공이 이완되고, 발한과 함께 얼굴은 홍조를 띠게 된다.

저활동성 급성 혼동을 가진 노인은 조용하고 요구사항이 거의 없기 때문에 종종 무심코 지나쳐 버려 진단의 기회를 놓치곤 한다. 저활동성 급성 혼동에서는 피로감 호소와 함께 수면이 지나치게 많아지면서 무의식으로 진행되는데 이 상태를 단순히 우울로 오진을 내릴 수도 있다. 혼합성 급성 혼동은 과활동과 저활동 상태를 왔다 갔다 하는데 밤에는 격앙(agitation)과 환각이 매우 빈번하고 심하나 낮 동안에는 정신이 멀쩡해지기도 한다.

급성혼동에 대한 간호중재

일차 예방

급성 혼동의 일차 예방은 급성 혼동이 노화의 정상적 과정이 아니라는 것을 이해하는 것에서부터 시작된다. 급성 혼동은 예방이 가능한 요인이 있으므로 급성 혼동을 일차적으로 예방하기 위해 뇌의 항상성을 유지해 주고, 과도한 대처기술이 요구되는 스트레스원으로부터 보호해 준다.

뇌의 효과적 기능 유지를 위해서 충분한 영양과 수분섭취가 필수적이나 노인은 영양과 수분의 균형유지가 어려운 경우가 많다. 대개 엽산(folic acid) 결핍과 전해질 불균형(magnesium 포함)이 혼동을 초래할 수 있으므로 적절한 식이를 통해 혼동을 사전에 예방할 수 있다. 노인의 탈수는 노화와 관련된 구갈 감각(thirst sensation)의 변화와 이뇨제의 사용으로 나타난다. 신장이나 심장의 기능장애가 없다면 하루 1500㎖(200㎖ 컵으로 하루에 7-8컵)의 물을 마시며 균형 잡힌 식이 섭취가 중요하다.

급성 혼동의 예방에서 중요한 것은 정신적 그리고 신체적 활동이다. 급성치료기관과 장기시설 기관에서의 물리적 환경은 노인의 정신적 그리고 신체적 활동을 도와줄 수 있도록 설계되어야 한다. 노인은 라디오나 TV와 같은 감각적 자극에도 쉽게 접근할 수 있어야 한다. 예를 들면 옛날 영화, 지역 방송과 종교 예식이 노인의 사고력과 판단력을 증진시켜 줄 수 있다. 그러나 사회적 상호작용이 결핍된 감각적 자극이 지속적으로 유입되면 오히려 지남력 장애(disorientation)가 나타나고 환각이 악화될 수 있다. 만화, 연속 코미디(continuous situation comedies)와 폭력 프로그램은 오히려 혼동을 초래할 수 있다.

적절한 대비색을 사용하여 층계와 같이 높이가 변화하는 곳을 구별할 수 있도록 도와주고, 눈부시지 않는 조명을 이용하며, 복도에 널려 있어 통행을 방해할 수 있는 물건들을 치우며, 사회적 상호작용을 위한 공간을 제공하고 노인이 신체적 활동을 할 수 있는 공간을 확보해 준다. 급성 치료 센타 또는 장기 시설기관에서 신체적, 사회적 활동을 격려하는 것은 노인의 인지기능 유지에 매우 중요하다.

급성 혼동은 약물 작용으로도 나타날 수 있으므로 급성 혼동을 예방하기 위해 약물 사용은 가능한 피하며, 수면을 유도하기 위한 목적으로도 약물을 사용하지 않는 것이 좋다. 혹시 약물이 필요하면 저용량에서 투약을 시작하여 효과를 낼 수 있는 고용량으로 증가시키며 하나의 약물이 추가되면 투약하고 있던 다른 약물은 투약을 중단한다.

노인을 영아나 어린아이들을 취급하듯이 다루어서는 안된다. 노인도 의사결정에 참여하도록 배려하고 담당 직원들의 편의 위주로 간호제공을 하지 않도록 해야 한다.

"예를 들면 "요실금에 이용하는 요실금용 패드를 아기 기저귀라고 부르거나, 반말을 하거나, 노인의 의사를 묻지 않고 주변에서 결정을 하는 것" 등은 모두 노인의 인간적인 위엄과 존엄성을 박탈하고 무능력감을 안겨 주므로 주의해야 한다." "업무 중심으로 되어있는 간호 단위에서는 간호 업무를 시간 스케줄에 따라 수행하는 병동에서 노인의 급성 혼동 발병률이 높은 것으로 나타난 연구 보고도 있다."

따라서 간호제공자는 노인을 개별적으로 고려하여 대하며, 노인에게 따뜻한 인간애와 돌봄을 보여줄 수 있어야 하며 노인이 배타적인 취급을 받고 있다는 느낌이 들지 않도록 주의한다. 수술 받은 노인에게도 급성 혼동에 대한 일차 예방이 필요하다. 수술후 산소 포화도와 혈압 조정이 지속적으로 필요하고 뇌의 산소 대사에 영향을 미쳐 혼동을 초래할 수 있는 저산소증과 저혈압을 예방하기 위해 적극적이고 강력한 중재를 제공한다. 의원성 저체온(iatrogenic hypothermia)을 막기 위해 담요 또는 전기담요를 이용하여 보온시키며 수액선을 가온기에 통과시켜 따뜻한 수액을 공급하는 것도 수술 후의 혼동 발생을 감소시킬 수 있다.

이차 예방

급성 혼동의 사정 및 진단

정신 상태를 초기에 명확히 사정하는 것은 급성 혼동에서 나타나는 황폐화의 예방에 매우 중요하다. 정확한 사정을 위해 체계적으로 접근하고 반응할 수 있는 충분한 시간을 할애한다. 노인의 행동과 사고능력을 평가하고 현재의 상황을 이해하기 위해서 문화적 배경과 교육수준을 고려해야 한다. 성격과 능력을 명확히 파악하는 것은 인지능력 평가의 기초 자료가 된다.

정신상태의 변화를 평가하기 위해 시간, 장소와 사람에 대한 적절한 인식여부를 평가하는 지남력을 사정하지만 지남력은 혼동의 지표로써 민감도가 그다지 높지는 않다. 현재로서는 오히려 인지적 요소가 되는 주의력과 집중력이 뇌기능 장애의 초기 지표로 간주되는 추세이다. 주의력과 집중력 평가를 위해 20에서 계속하여 3을 감하도록 계산하거나 2개의 5각형이 일정한 부분에서 서로 겹치도록 한 후 겹친 부분을 그리도록 하는 방법도 평가에 도움이 된다.

언어적 행위와 신체적 행동의 사정에서 대화 도중 같은 질문을 계속해서 반복하거나, 주제를 갑자기 바꾸거나, 빈정거리거나 또는 재담을 많이 하는 것도 기억력에 문제가 있음을 시사한다. 안절부절하거나, 지나치게 졸려하거나 일상생활 동작의 수행능력이 부자연스러운 것도 급성 혼동의 초기 경고 신호이다. 그러나 급성 혼동의 30% 이하에서 나타나는 격앙(agitation)은 말기 증상이다. Short Portable Mental Status (SPMSQ) 도구는 간단하게 정신상태의 미미한 변화도 초기에 인식하는 데에 도움이 된다(표 20-2).

<표 20-2> Short Portable Mental Status(SPMSQ)

1. 오늘은 며칠 입니까? 2. 오늘은 무슨 요일입니까?
3. 여기는 어디입니까?
4. 집 주소는 어떻게 됩니까? 또는 집 전화번호는 어떻게 됩니까?
5. 몇 살입니까? 6. 언제 태어났습니까?
7. 현재 한국의 대통령은 누구입니까?
8. 전의 한국 대통령은 누구였습니까?
9. 어머니의 이름을 말씀해 보십시오.
10. 20에서 3씩을 계속 감해 내려가 보십시오.

* 질문 사항에 대한 대답은 달력, 신문이나 기타 참고 자료를 주지 않은 상태에서 한다.
틀린 오답의 개수로 인지상태를 사정한다.
0-2 개의 오답 : 지적기능에 전혀 문제가 없음.
3-4 개의 오답 : 경한 지적기능장애
5-7 개의 오답 : 중간 정도의 지적기능상애
8-10 개의 오답 : 심한 지적기능장애

정신 기능의 급격한 변화 또는 급성 혼동은 노인들이 의료기관에 입원했을 때 나타날 수 있는 합병증으로 급성 혼동에 대한 의학적 진단에 대한 기준은 다음과 같다(표 20-3).

<표 20-3> 급성 혼동에 대한 의학적 진단 기준

1. 외적 자극에 대한 주의 집중력 저하 및 새로운 외적 자극으로의 이동력 저하

2. 사고력의 와해/산만하고, 부적절하거나 일관성이 없는 언어적 표현

3. 다음 사항 중 2가지 요소를 보일 때
   - 의식수준 저하
   - 인지장애 : 오해, 착각, 환각
   - 수면 각성 주기 장애 : 불면증, 낮 동안의 졸리움
   - 정신 운동 활동의 지나친 저하 또는 증가
   - 지남력 장애 : 시간, 장소 또는 사람
   - 기억력 장애

4. 단시간 동안에 급성 혼동의 임상적 증상이 발생하고
   임상적 증상은 하루 동안에도 기폭이 심함

5. 다음 2가지 요소 중의 1가지를 보일 때
   - 병력 청취, 신체 검진 또는 병리 검사에서 특정 구조적 요인의 증거가 있을 때
   - 다른 정신적 질환으로 설명할 수 있는 증거가 없을 때

생리적 간호중재

간호사는 급성 혼동의 초기 증상을 인식하고 원인이나 관련 요인을 적극적으로 찾아내야 한다. 급성 혼동으로 진단 받은 환자의 80~90% 정도가 뇌의 기질적 문제를 가지고 있는 것으로 알려져 있다. 그러나 급성 혼동의 치료가 지연되는 이유는 급성 치료시설에서 급성 혼동이 환경적 스트레스로 인해 나타나며 환경적 스트레스원은 퇴원으로 해결되는 것으로 잘못 이해되고 있기 때문이다.

약물 반응 또는 약물간의 상호작용과 감염증은 급성 혼동의 발생을 촉발할 수 있으므로 초기에 사정해야 한다. 새로이 추가된 처방 약물이 있는가? 급성 혼동의 원인이 되는 약물이 투약되는가? 급성 혼동의 원인이 될 수 있는 약물의 투약 중지 필요성에 대해 의사와 의논을 해야 한다. 강심제 digoxin 또는 이뇨제 theophyllin과 같은 약물의 치료적 용량 수준은 적절한가? 적절하지 않다면 적정한 투약용량을 결정하기 위한 검사의 필요성에 대해 의사와 함께 검토한다.

노화로 인한 변화로 노인에게 요로기계와 호흡기계가 자주 감염원이 되고 있어 노인의 체온을 자주 측정해야 한다. 노인의 체온이 36.1℃(97°F)라면 비정상적인 것은 아니지만 37.2℃(99°F)는 비정상적인 상태로 간주한다. 현재 나타나 있는 비정상적 신체적 상태의 치료는 가능한 서서히, 그리고 치료에 따른 인체의 반응을 관찰하면서 진행한다. 혈당수준이 600-700mg/dl이나 되는 비조절성 당뇨로 입원한 환자는 혈당조절을 위해 insulin 투약과 함께 수액보충요법을 병행해야 한다. 저혈압 또는 탈수현상을 보이는 노인에게 지나친 과잉 수액보충요법은 울혈성 심부전을 초래하여 혼동 상태를 더욱 악화시킬 수 있다. 노인의 수액량 계산 방법은 다음과 같다.

$$\text{Total body fluid} = \frac{140\,\text{mmol}/\ell \times \text{weight(kg)} \times 0.45}{\text{scrum Na(mmol}/\ell)}$$

수분 결손량을 계산해 내기 위해 노인의 전체 수분량(0.45 × weight)으로부터 위의 공식에서 계산된 수치를 감하면 투여해야 할 수액량을 계산해 낼 수 있다. 1~2ℓ 정도의 수분결핍에서는 2~3일간에 걸쳐 구강으로 수분을 보충하면 회복될 수 있다.

수술실에서 체온이 저하된 상태로 회복실이나 병실로 돌아오면 시간당 5/9℃(1°F) 정도로 체온 상승이 될 수 있도록 보온시켜 준다. 체온 상승은 따스한 수액의 정맥주입과 보온 담요를 이용하여 얻을 수 있다. 산-염기 불균형과 저산소혈증(hypoxemia)은 폐의 기능 저하와 산소섭취 저하로 나타나는데 산염기 불균형과 저산소혈증의 치료 목표는 동맥혈내 PaO_2는 80mmHg, $PaCO_2$는 35mmHg를 회복하는 데에 있다.

지지적 간호중재

혼동의 수준을 저하시키고 인지능력을 회복시키기 위한 간호중재는 회상요법, 음악치료, 현실감 오리엔테이션(reality orientation), 신체적 활동 프로그램과 정상적인 수면회복 등이다. 신경전달 물질의 균형이 깨지면서 최근 기억(recent memory)에 손상을 받지만 장기간 유지해온 과거 기억(remote memory)은 남아 있다. 과거의 기억을 되살려 주고 자극해 줌으로써 자존감과 자긍심을 느낄 수 있도록 도와줄 수 있다.

음악요법은 혼동환자에게 진정효과와 함께 과거의 회상을 자극시켜 줄 수 있어 활동 프로그램과 함께 병행하면 효과적이다. 현실감 오리엔테이션은 노인이 날짜, 시간, 장소와 주변 사람들을 기억하는 일종의 현실감 인식 또는 지남력 유지를 도와주는 데에 초점을 두고 있다. 그러나 현실감 인식력을 평가하기 위해 반복적으로 자주 질문을 던지면 불안감과 공격적 행동을 야기할 수 있으므로 노인의 현실감 인식 능력에 초점을 두고 인과관계의 화제에 참여시켜 현실감 인식 능력을 파악하는 것이 바람직하다.

예를 들면 노인이 누군가의 이름을 소리쳐 부를 때 "그 사람은 현재 그곳에 없어요." 라고 이해시키기보다는 "부르고 있는 사람에 대해 생각하고 있었습니까? 그 사람에 대해 저에게 이야기 해 주십시오" 라고 이야기하는 것이 더 좋다."

현재 그 개인에게 일어나고 있는 사건과 가까운 미래에 무엇을 기대하고 있는가에 대해 이야기하는 것이 노인에게 유입되는 자극을 해석하도록 도와주는 참고 자료가 될 수 있다. 가족은 노인의 현실감 인식에 매우 훌륭한 자원이므로 노인의 가까운 친구나 사랑하는 사람에게 어떤 일이 일어났는가에 대해 가족들이 많은 소식과 안부를 전하도록 격려해 준다.

가족은 집에 있는 사진을 가져와 노인에게는 시각적 신호를 제공해주고 간호사에게는 노인과의 대화 소재를 제공해 줄 수 있다. 혼동 환자를 돌보는 간호사는 혼동 환자가 수행할 수 있는 일상적 활동을 독점하여 수행하거나, 혼동 환자 개개인과 대화를 나누지 못하며, 혼동 환자를 한 개별적인 인간으로 간주하지 못하는 경향이 있다. 그러므로 간호대상자의 지나간 과거를 보여주는 사진 등은 간호사가 보다 개별화된 방법으로 노인과 인간관계를 맺도록 도와줄 수 있다.

급성 혼동 환자의 중재 지침

orienting cue를 제공한다.

· 밤과 낮의 조명을 다르게 한다.

- 달력과 글씨 문자판이 큰 시계, 일간신문을 비치한다.
- 좋아하는 라디오와 TV 프로그램을 선택할 수 있도록 도와준다.

의미없는 자극은 피해준다.

- 사용하지 않는 장비는 치우고, 보거나 듣지 않는 TV나 라디오의 스위치를 끈다.
- 대화에 포함되지 않은 노인에게 타인의 대화 내용이 들릴 정도로 크게 말하지 않는다.

orientation cue는 대화와 함께 시작한다.

"안녕하세요? 김세훈님, 오늘은 목요일 오후인데 비가 오는군요.
이 병동에 입원한지 3일째 입니다."

간호에 참여하는 간호사의 수를 제한하고 자주 간호사 자신을 소개한다.

"김 세훈님을 간호하게 된 김영미 간호사입니다. 약을 드리려고 들어왔습니다."

노인이 주변 환경의 조절에 참여하도록 격려한다.

- 개인 소지품을 정리하도록 한다.
- 개인적 자가 간호와 활동시간을 결정한다.
- 실내 온도를 조정한다.
- 침대를 정리한다.

노인의 개인적 공간과 사생활을 존중해 준다.

- 노인이 불려지기를 좋아하는 이름으로 노인을 부른다.
- 신체적 노출이 필요한 경우 노인의 허락을 받고 무엇을 하려고 하는가에 대해 설명한다.
- 방에 들어가기 전에 노크를 한다.

노인은 물론 건강관리 제공자에게 인간이라는 정체감을 갖도록 지지해 준다.

- 젊고 아름다웠던 과거를 볼 수 있는 자신의 사진이나 가족사진을 눈에 띠는 곳에 둔다.
- 과거의 사회적 활동이나 업적을 볼 수 있는 일대기 자료도 눈에 띠는 곳에 둔다.
- 간호사는 사진이나 일대기 자료를 노인 환자와의 대화 소재로 이용한다.
- 노인과 personal news에 대해 이야기를 나누고 회상요법에 참여하도록 격려한다.

노인에게 가까이 접근할 때는 노인이 위협을 느끼지 않도록 배려한다. 뇌가 정상적으로 기능하지 않을 때 예기치 못한 신체적 자극은 상대방을 놀라게 할 수 있으며 반응을 더욱 과장시킬 수 있으므로 혼동 환자와 접촉하기 전에는 먼저 눈맞춤을 한다.

노인을 어떤 상황이나 장소로부터 내보내야 하는 경우 간호사가 노인 환자에게 손을 내밀고 간호사의 손을 노인 환자가 잡도록 한 후 다시 간호사가 노인의 손을 잡은 채로 보다 조용하고 적절한 장소로 안내해 간다. 이렇게 함으로써 노인에게 부분적이지만 자신을 조절하도록 허락하며 공격적인 감정 폭발을 예방해 줄 수 있다.

간호사는 부드럽고 안정된 목소리로 혼동 환자와 대화하며, 적절치 못한 언어로 반응하지 않는다. 혼동이 온 노인은 추리력, 합리적 판단을 할 능력이 없으므로 이론적, 논리적 태도로 노인 환자를 대하는 것은 거의 효과가 없다. 노인에게 어떤 기대를 하고 기대대로 따라 줄 것을 강요하는 것은 상황을 악화시킬 수 있다.

보다 효과적인 접근법은 눈맞춤을 하고 이름을 불러준다거나, 가능하면 서두르지 않고, 사려 깊은 행동을 하여 상황이 악화되는 것을 예방해야 한다. 짧고 단순한 문장을 사용하며 현재 어떤 일이 일어나고 있으며, 무엇을 하려고 하는가를 이야기 해준다. 신체적 활동이 가능하다면 보행을 통해 갇혀있던 에너지를 분출시킬 수 있다. 가끔 노인 환자는 자신의 행동을 통제할 수 없다는 인식을 할 때 몹시 놀랄 수 있는데 이때 간호사가 노인과 함께 머무르는 것이 안전하다.

때때로 노인 환자들이 자신 또는 타인에게 상해를 입히는 것을 예방하기 위해 신체적 억제대 또는 화학적 억제대가 필요한 경우도 있다. 급성 혼동의 과다 행동조절에 사용되는 haloperidol(Haldol)은 격앙 행동(agitated behavior)의 통제에 효과적인데 대개 소량을 1일에 2회 투약한다. Haloperidol은 노인에게 사용하는 다른 정온제에 비해 낮동안의 진정 효과(sedation)가 적고 체위성 저혈압도 적게 나타난다. 그러나 가속 보조, 구부정한 자세, 침흘리기, 왔다 갔다 하거나 또는 신체적으로 안절부절 하는 등의 추체외로 증상이 나타나기도 하므로 Haldol 사용 후 격앙과 안절부절이 심해지면 약물 부작용을 의심해 볼 만하며 투약을 중단한다.

신체적 억제대는 다른 모든 방법을 사용해 본 후 마지막으로 사용할 수 있으며 단기간 사용해야 한다. 간호사는 혼동 환자의 낙상을 예방하고 인력 배정이 부적절할 때 신체적 억제대를 사용하는 경향이 있지만 결코 억제대가 낙상을 예방해 주지는 못하며 오히려 간호사가 통제하고자 했던 노인의 격앙된 행위를 더욱 악화시킬 수도 있다. 그 결과로써 신체적 억제대 사용은 오히려 환자의 안전을 지키기 위한 간호 업무량을 가중시킬 수 있다. 미국에서는 억제대가 필요한 이유가 분명하고 억제대 사용 기간에 대한 의사의 처방에 의해서만 물리적 억제대와 화학적 억제대를 허용하고 있다.

신체적 억제대가 필요할 때에는 문제되는 행동의 통제에 필요한 최소한의 신체 일부분에 대해 억제대를 사용한다. 예를 들면 수액 부위의 주사 바늘을 뽑아내는 것이 문제되는 행동이라면 사지의 모든 움직임을 제한하는 억제대는 과잉 억제요법이다. 이 경우 섬세한 손동작을 제한하기 위해 I.V.나 드레싱이 유지되어야 하는 동안에 벙어리장갑 등을 사용하면 관절과 피부에 대한 지나친 압력을 피할 수 있다.

간호사는 행동통제에 필요한 대체재를 찾아보며, 혼동의 원인을 찾아내어 근본적인 원인을 교정하려는 시도를 해야 한다. 신체적, 화학적 억제대는 마지막으로, 일시적으로 사용할 수 있는 방법이다(표 20-4, 5).

<표 20-4> 신체적 억제대를 대체할 수 있는 간호중재

- 가족, 간호제공자 또는 보조자가 직접 환자를 감시할 수 있을 때
- 햇빛과 같은 자연광을 이용하고 환자와 접해 있는 환경을 조용히 해줄 때
- 간호사실 가까이 흔들의자에 노인을 앉힐 수 있을 때
- 노인이 침대를 떠나려 함을 알리는 자동 경보장치
- 노인의 배뇨 양상을 토대로 한 배뇨와 배변 스케줄 잡기

<표 20-5> 신체적 억제대의 사용지침

1. 구체적인 억제 방법에 대한 의사의 처방을 얻는다.
   처방에는 억제대가 필요한 근거와 억제대의 적용 시간이 명시되어 있어야 한다.
2. 신체적 억제대를 사용하기 전 과다행동을 통제하기 위한 다른 대체 방법들을 시도한다.
3. 행동의 문제를 가져오는 그 신체의 일부분에 제한하여 신체적 억제대를 사용한다.
4. 48시간 이상 억제대를 사용하는 경우 계속 사용을 검토하며 처방을 새로이 받는다.
5. 14일 이상 억제대를 사용하는 경우 위원회의 재가를 받아야 한다.
6. 침대 밖으로 나오는 것을 막기 위해 침대 난간을 사용하는 경우 침대 난간 위로 기어오르는 것을 막기 위해 조끼형 억제대(vest restraint)를 사용한다.
7. 신체적 억제대를 생산한 회사의 사용 지침을 지킨다.
8. 신체적 억제대에 잠금 장치를 적용한 경우 열쇠는 침대 가까이에 간호사 또는 의사에게 잘 보이고 쉽게 사용할 수 있는 곳에 보관한다.
9. 억제대 사용 중 다음 사항을 기록한다.
   - 문제가 되는 행동
   - 과다 행동을 통제하기 위해 동원한 모든 방법
   - 사용된 억제대의 종류
   - 억제대가 풀려진 시간(적어도 2시간에 1번)
   - 능동적 그리고 수동적 ROM
   - 억제대가 적용되었던 부위의 피부 상태

간호기록 사항

간호기록에서 중요한 열쇠는 시간 경과에 따른 정신상태의 변화를 평가하기 위해 지속성을 가지고 사정을 해야 한다는 점이다. 주의력, 집중력, 현재 상황에 대한 이해력, 언어적, 비언어적 행위의 적절성 여부, 각성-수면 주기도 기록해 둔다. 또한 급성 혼동에 대한 간호중재의 결과도 기록한다.

퇴원 계획

급성 혼동은 장기 시설기관에의 입원을 결정하는 중요한 요인이며 장기시설 기관에의 입원 목적은 노인과 타인의 안전 유지에 있다. 급성 혼동을 보이는 환자는 낙상, 화재와 화상, 저체온과 과체온, 영양장애와 탈수의 위험이 높다. 급성 혼동의 원인을 치료한 후 친숙한 환경으로 되돌아가는 것이 정상적인 뇌기능의 재수립에 도움이 된다. 회복기 동안에 노인의 안전을 확실히 보증할 수 있다면 퇴원하여 가정으로 돌아가는 것이 현실적인 목표가 될 수 있다.

2. 섬망과 일몰 증후군(sundowning syndrome)

일몰 증후군이라는 용어가 치매 환자의 수면-각성 주기 장애를 나타날 때 사용하기는 하나 아직 명확하게 밝혀진 것은 없다. 치매 환자의 수면-각성 주기 장애는 간호제공자에게 부담을 주어 시설기관에의 입원을 고려하는 요소가 되고 있다.

가정에서의 일몰 증후군 증상으로는 "치매 환자가 밤중에 침대로부터 나와 집안 전체에 전등을 켜고, 부엌의 가스불을 켜거나 또는 목적도 없이 집밖으로 나가려는 시도를 하게 되는 것"으로 보고되어 있다. 이 기간 동안 환자가 섬망 상태에 있는 것 같지는 않지만 혼동 상태에 빠져 있는 것만은 확실하다. 시설기관에서의 일몰 증후군 증상은 "치매 환자가 소리를 크게 지르거나, 소리내어 울부짖거나, 물리적 억제대로부터 벗어나거나 또는 side rail이 있는 침대 위로 오르려고 애쓰는 것"으로 보고되어 있다.

일몰 증후군의 임상적 증상에 대한 보고는 있으나 아직 일몰 증후군의 정의, 발생원인, 환경적 또는 개인적 관련 요인에 대해 일치되어 있지는 못하다. 일몰 전후에 나타나는 치매 환자의 상황에 대해서만 일몰 증후군이라는 용어를 적용하기도 하고 때로는 밤이나 어두운 환경에서 치매 환자에게 나타나는 상황을 적용하기도 하지만 아직 통일되지는 못했다. 일몰 증후군의 환경적 요인으로 조명, 간호사의 유니폼 색깔, 과다한 소음, 개인 공간의 침해,

달의 주기가 제시되기도 하고, 개인적 요인으로는 병전 성격, 통증, 약물, 열성 질환과 요실금이 제시되기도 하나 아직 명확하지는 않다.

섬망(delirium)과 일몰 증후군

섬망은 대뇌 신진 대사의 광범위한 와해로 인지 기능에 일시적이지만 광범위한 혼란을 보이는 증후군으로 일몰 증후군과 다르지만 유사한 면도 많이 있다. 섬망 증상이 야간에 악화된다는 것은 Hippocrates가 이미 보고한 사실이며, 최근 섬망의 진단에 수면-각성 주기의 비정상적 변화 여부를 참고하고 있다. 섬망은 모든 연령에서 독성 물질, 대사성 물질, 감염, 영양장애와 약물 반응에 의해 발생될 수 있으며, 종종 치매를 동반하기도 한다.

섬망이 진단적인 용어로 사용되지만 일몰 증후군은 진단이 아니라 행위를 서술하는 용어로 Cameron이 1941년 'senile noctural delirium'이라는 용어를 사용하여 일몰 증후군에 대한 연구를 시작하였다. 일몰 증후군은 노인병학에서 사용되는 용어로 "와해된 행위와 흥분 상태가 야간에 더욱 악화되는 것"으로 정의되지만 일몰 증후군에서 나타나는 증상에 대해 사실상 일치된 것은 없다.

이환율과 발병율

노인 환자의 1/2 정도가 입원 당시에 섬망을 보이거나 또는 급성 의료 기관에서 치료를 받고 있는 동안 섬망으로 진행되는데 섬망을 보이는 대부분의 환자가 수면장애를 동반하고 있다. 일몰 증후군에 대한 조작적 정의(operational definition)를 내린 연구가 거의 없어 일몰 증후군의 이환율에 대한 연구 결과도 매우 다양하다.

"1988년 Cohen-Mansfield 들은 양로원 거주 환자 408명을 2주에 걸쳐 매일 8시간씩 관찰하여 14%가 주간보다 야간에 흥분 상태를 보이며, 1989년 8명의 노인환자를 24시간 내내 1시간 마다 3분씩 관찰하여 8명 중 2명(25%)에게서 야간 혼란 행동이 나타난 것" 으로 보고했다.

또한 "1989년 Evans는 2일에 걸쳐 오전 10시-12시, 오후 4시-6시 사이에 10분씩 관찰하여 89명중 11명(12.4%)에게서 sundowning이 나타난 것" 으로 보고했다.

"1990년 Bliwise은 10일 동안 24시간 내내 1시간에 4번씩 양로원에 거주하는 치매 환자를 관찰하여 일몰을 포함하는 3시에서 7시 사이에 치매 환자들이 수면을 가장 적게 취하는 것" 으로 보고했다.

위의 연구 결과로 미루어 볼 때 일몰 증후군은 늦은 오후와 이른 저녁 시간에 빈번히 나타나며 아침나절에 증상이 악화되지는 않지만 배회, 공격성과 환각 등의 비특이성 행동장애를 보이는 경우가 많다.

일몰 증후군의 관련 요인

치매 환자의 경우 방을 옮기거나, 요실금을 경험한 경우에, 정신기능이 저하되어 있을 때, 급격한 운동장애가 있을 때, 밤과 낮, 어두움, 밝음과 같은 환경적 자극에 반응을 보이지 못하는 상황이 일몰 증후군과 관련이 있는 것으로 알려졌으나 아직 분명치 않다.

섬망 상태의 만성 뇌장애 환자들이 수면에서 반복적으로 깨어날 때 특히 REM 수면으로부터 깨어나게 될 때, 일몰 증후군이 나타나는 경우가 많은 것으로 알려졌다. 예를 들면 기저귀를 갈아준다거나 활력증후 측정으로 수면으로부터 깨어나게 되는 경우 일몰 증후군의 발생이 더 많으며, 투약이나 다른 간호중재로 밤에 환자의 잠을 깨우는 경우 낮동안에 공격성이 더욱 심해진다.

공격적 흥분 초조(aggressive agitation) 행위에 관련된 요인은 신체적 통증과 최근에 받은 수술 경험이며, 비공격적 흥분 초조에 관련된 요인은 인지장애와 ADLs 장애이다. 배우자의 죽음, 재정적 어려움, 몰살이나 학살 현장의 경험과 같은 과거 삶의 스트레스원이 비공격성 신체적 행위와 관련되어 있으나 과거의 정신과적 질병의 경험은 비공격성 신체적 행위와 관련이 없는 듯하다.

간호 중재

일몰 증후군을 야기할 수 있는 독성 물질, 대사성 물질, 감염, 영양장애와 투약중인 약물 반응을 검토하고 문제가 있으면 치료한다. 이러한 원인이 없다고 판단되는 치매에서 동반되는 야간 흥분 초조의 치료에는 Haloperidol(0.5-1.0mg tid), Thioridazine(25mg tid)과 같은 신경 이완제를 투약하지만 장기 투약은 바람직하지 않다. Haloperidol은 추체외로 증상과 서행성 운동장애와 같은 부작용을 야기하고, Thioridazine은 체위성 저혈압과 부교감 신경 차단의 부작용을 초래한다. propranolol과 pindodol과 같은 β-차단제가 노인의 공격 행위 조절에 효과가 있다.

낮동안의 수면이 제한되면 밤에 수면을 더 잘 취하게 되므로 주간 수면을 제한하는 것이 일몰 증후군의 예방에 도움이 된다. 실외에서 일광욕을 하는 동안 환자가 일시적으로 안절부절하지 못하고 다소 과잉 행위를 나타내는 경우도 낮동안의 가벼운 일광욕과 가벼운 운동은 밤동안의 수면을 증진시켜 준다.

References

가톨릭 중앙의료원 (1995). 원내 상용 의약품 편람.

범진필(2002). 임상 약리학. 청구문화사

Brannan P (1988). Using nursing skills instead of restraints. Geriatr Nurs 9:114.

Cahill M (1996). Mastreing Geriatric Care. Springhouse Corporation, Springhouse, Pennsylvania. 71-88.

Campbell B, Williams MA and Mlynarczyk SM (1986). After the fall-confusion. AJN 86:151. Foreman MD (1990). Complexities of acute confusion. Geriatr Nurs 11:136.

Gustafson Y et al (1991). A geriatric anesthesiologic program to reduce acute confusional states in elderly patients treated for femoral neck fractures. J Am Geriatr Soc 39:655.

Gustatson Y et al (1991). Underdiagnosis and poor documentation of acute confusional states in elderly hip-fracture patients. J Am Geriatr Soc 39:655.

Hazzard WR, Blass JP, Halter JB, Ouslander JG & Tinetti M(2003). Principles of Geriatric Medicine and Gerontology. McGraw-Hill Professional. 5th edition.

Kane RL. Ouslander JG. Abrass IB. ,Kane R, Ouslander J, Abrass I (2003). Essentials of Clinical Geriatrics. McGraw-Hill Professional. 5th edition

Kroeger LL (1991). Critical care nurses' perceptions of the confused elderly patient. Focus 18:395.

Montgomery C (1987). What you can do for the confused elderly. Nursing 21:55.

Palmateer LM and McCartney JR (1985). Do nurses know when patients have cognitive deficits? Journal of Gerontological Nursing 11:6.

Reuben DB, Herr K, Pacala JT, Potter JF, Semla TP & Small GW(2001). Geriatrics at your fingertips. Reed Elsevier Company.

Stanley M (1995). Acute confusion. In Stanley M and Beare PG : Gerontological Nursing, F. A. Davis Stanley M, Beare PG (1999) Gerontological Nursing, F. A. Davis Company, Philadelphia. 112-119 Company, Philadelphia. 482-492.

Stanley M and Beare PG(1999). Gerontological Nursing: A health promotion/ Protection Approach. F. A. Davis Company, Philadelphia.

Struble LM and Sivertsen L (1987). Agitation : Behaviors in confused elderly patients. Journal of Gerontological Nursing 13:40.

Sullivan EM, Wanich CK and Kurlowicz LH (1991). Nursing assessment, management of delirium in the elderly. AORNJ 53:820.

William ME(1995). The American Geriatrics Society's Complete Guide to Aging &Health. Harmony Books : New York.

Williams MA, Ward SE and Campbell MS (1988). Confusion : Testing versus observation. Journal of Gerontological Nursing 14:25.

Wolanin MO (1981). Physiologic aspects of confusion. Journal of Gerontological Nursing 7:236.

Yazdanfar DJ (1990). Assessing the mental status of the cognitively impaired elderly. Journal of Gerontological Nursing 16:32.

제21장
노화와 요실금

요실금이 정상적인 노화과정의 일부라는 일반적인 인식과는 달리 요실금은 명백한 건강 문제이다. The International Continence Society에서는 요실금을 불수의적 소변누출로서 사회적 또는 위생적 문제가 되며, 불수의적 소변 누출을 객관적으로 증명해 낼 수 있는 상태라고 정의하고 있다.

대개 건강소비자는 수년 이상 요실금을 방치하고 있다가 심해진 후 병원을 방문하는 경우도 있고 일부 건강관리 제공자는 요실금을 정상석인 노화과정으로 간수하여 요실금을 방치하는 경향까지 있다.

1. 요실금의 특성

요실금의 정의

요실금(urinary incontinence)은 배뇨 기능의 쇠약 또는 회복 실패로 불수의적인 소변 누출이 나타나는 것이 객관적으로 증명되어야 하는데 Dumoulin들과 Fantl 들은 pad test에서 1.0g 이상, Acog Technical Bulletin에서는 2.0g 이상의 소변 누출을 요실금으로 정의하고 있다. 요실금에는 복압성 요실금, 긴박성 요실금, 혼합성 요실금, 축뇨성 요실금 및 기능적 요실금 등이 있다.

복압성 요실금은 웃거나, 기침 및 재치기를 하거나 줄넘기를 할 때, 또는 무거운 것을 들 때 복압이 상승하여 불수의적으로 소변이 누출되는 경우이다. 긴박성 요실금은 갑자기 요의를 느끼며 배뇨 욕구를 만족시키지 못할 경우 불수의적으로 소변이 누출되는 것으로 화장실에 도착하기 전에 요실금을 하거나 5분 이상 요의를 참을 수 없는 경우이며, 혼합성 요실금은 복압성 요실금과 긴박성 요실금이 함께 나타나는 경우를 뜻한다.

요실금의 발생 요인에는 유전적인 소인, 임신 질 분만, 노화, 흡연, 카페인 섭취, 비만, 비뇨기계 감염 및 전립선 비대 등이 있다. 여성은 임신 및 출산, 골반내 염증과 관련하여 질회음근이 이완될 수 있기 때문에 여성은 남성에 비해 요실금이 2-3배 정도 많이 발생되며, 남성에 비해 요도가 짧다는 해부학적 용인으로 출산 경험이 없는 젊은 여성들의 50%가 가벼운 복압성 요실금을 경험하기도 한다. 여성의 경우 요실금이 60-70세에 나타나기보다는 대개 30-40세에 시작하여 연령이 증가함에 따라 증상과 빈도가 점점 심해지므로 30-40세부터 요실금 관리를 시작하는 것은 중요하다.

우리나라의 경우 1달에 1회 이상의 요실금을 경험하는 여성이 28.5%-64.1%나 되며 구미의 경우 지역사회 주민의 21-56%, 병원이나 시설기관 입원자의 10-70%가 요실금을 경험하고 있을 정도로 요실금 이환율이 높다. 이와같이 요실금 이환율이 다양한 이유는 연구에 따라 요실금에 대한 조작적 정의가 다르기 때문이다.

요실금이 인체에 미치는 영향

신체적 영향

요실금을 치료하지 않고 방치할 경우 피부 손상과 요로 감염증과 같은 신체적 합병증으로 악화된다. 요실금에서 회음부의 피부 자극이나 미란이 피부 궤양으로 악화되는 것은 시간문제이므로 요실금 환자의 회음부는 청결하게 건조시킨다. 또한 요실금은 요로 감염증으로 발전될 위험성이 높고, 요로 감염증은 요실금을 악화시킬 뿐만 아니라 노인에게 패혈증(sepsis)의 중요한 요인이 되고 있다. 요실금을 경험하는 노인은 긴박 요의(urgency)를 느끼며 화장실에 빨리 가고자 서두르거나 또는 화장실에 도착하기 전에 요실금을 하여 마루, 방바닥 또는 화장실에 소변을 흘리면서 미끄러져 낙상을 하기 쉽다. 노인의 낙상은 고관절 골절을 포함한 다른 부위의 골절 가능성을 높여주며, 골절은 노인에게 부동화(immobilization)를 초래하여 간접적으로 요실금의 가능성을 높여준다.

심리 사회적 영향

요실금은 비뇨기계 감염증, 피부자극 및 궤양 등의 신체적 합병증을 유발시킴은 물론 일상생활과 사회적 활동을 제한하기도 한다. 요실금을 경험할 때 당혹감, 수치심과 죄의식을 느끼고 자존감의 위협을 받으며 우울해져 삶의 질이 저하된다. 요실금은 노인에게 심리적 괴로움을 주며 사회적으로 노인을 격리시키는데, 요실금에 대한 두려움으로 신체적 또는 사회적 활동을 회피하게 된다. 신체적 또는 사회적 활동의 제약은 노화의 진행 속도를 가속화시키고, 자존감을 저하시키고 사회적인 격리와 우울을 초래한다. 또한 요실금은 치료가 필요없는 불가능한 노화현상으로 잘못 인식하여 정서적 고통은 증폭된다.

요실금은 관리 비용이 많이 드는 만성적인 건강문제로 개인의 독립적인 생활을 위협하고 타인에 대한 의존도를 높여 주지만 예방이 가능하다. 특히 노인에게 요실금이 나타날 경우 가정에서의 간호가 어려워 시설기관에의 입원 여부를 결정해 주는 요인이 되기도 한다. 최근에 가속화되고 있는 고령화와 노인 인구의 증가로 요실금 관리 대상자들이 증가될 전망이다.

요실금의 임상적 증상

배뇨 생리

하부 요로계는 방광과 방광외구(bladder outlet)로 구성되는데, 방광은 배뇨근(detrusor)으로 구성되어 있는 공동성 근육기관으로 소변을 저장하는 기능을 한다. 소변은 방광외구에 의해 방광내부에 저장되는데 방과외구는 두 개의 괄약근인 내괄약근(또는 방광경)과 외괄약근으로 구성되어 있다. 내괄약근과 외괄약근은 방광에서 소변이 새지 않도록 도와주는 방수 밸브의 기능을 하면서 방광의 완벽한 배뇨 기능을 도와준다.

신장에서 생성된 소변은 요관을 통해 느리지만 지속적으로 방광으로 흘러 들어온다. 소변이 방광에 축적됨에 따라 방광을 구성하는 배뇨근이 이완되어 방광은 점차로 많은 양의 소변을 저장할 수 있도록 조정된다. 정상적 상태에서 방광에 150~200㎖ 이상의 소변이 축적되면 방광의 압력은 증가하고 배뇨하고자 하는 최초의 요의를 인식하게 된다. 소변이 방광에 축적되는 동안 내괄약근과 외괄약근의 저항은 증가되고 중추 신경계의 배뇨 금지 명령으로 방광에 300~500㎖의 소변이 축적될 때까지 소변을 참게 된다. 그러나 방광 압력이 요도 내압보다 높아지면 배뇨가 일어난다.

정상 성인은 방광에 300-500㎖의 소변이 축적되면 배뇨를 하게 되는데 대개 하루에 4-6회 정도의 소변을 보게 된다. 그러나 여러 가지 요인에 의해 자주 배뇨를 하면 방광 용적이 감소하고 잔뇨가 증가하며 빈뇨가 심해지는데 이러한 만성적이고 습관적인 소량 배뇨와 빈뇨는 방광의 용적을 감소시키고 배뇨근의 긴장력을 증가시키며 방광벽은 점차로 두꺼워진다. 별다른 치료가 따르지 않으면 소량 배뇨, 빈뇨 및 야뇨가 더욱 심해지고 나이가 많아짐에 따라 요실금의 가능성이 커진다. 빈뇨는 24시간 배뇨 빈도가 7회-8회 이상인 경우이며, 야뇨는 밤에 잠자리에 든 후 요의를 느껴 2-3번 이상 잠을 깨게 되는 경우이다.

하부 요로계는 중추 신경계와 말초 신경계의 지배를 받고 있는데 말초 신경계는 방광에 소변을 저장하거나 방광으로부터 소변을 배출시키는 기능을 조절하는 반면 중추 신경계는 하부 요로계에 대한 말초 신경계의 기능을 조절하는 역할을 하고 있다. 하부 요로계에 분포하는 말초 신경계에는 부교감 신경, 교감 신경과 체성 신경이 있고, 중추 신경계에는 천골 배뇨 중추(sacral micturition center), 교 배뇨 중추와 대뇌피질 중추(cortical micturition)가 있다.

부교감 신경은 천골 2, 3, 4의 회백질에서 시작하여 골반 신경을 따라 하부 요로계에 분포하며, 교감신경은 흉추 10, 11, 요골 1, 2에서 시작하여 하복 신경을 따라 내려와 방광경과 방광체에 분포하고 있다. 부교감 신경은 방광, 방광 삼각근, 방광경과 요도에 분포하며 콜린성 무스카린(cholinergic muscarine)에 의해 부교감 신경이 흥분하게 되면 배뇨근이 수축하며, 배뇨근의 수축으로 방광내압이 요도 압력 보다 상승하면서 방광으로부터 소변을 밀어내면 배뇨가 이루어진다.

방광 삼각근과 요도에 분포하는 α_1 adrenergic 교감 신경은 방광경, 방광 삼각근과 요도를 수축시켜 방광에 소변을 저장하는 역할을 한다. 반면 방광체에 분포하는 β_2 adrenergic 교감 신경은 방광을 이완시켜 방광에 소변을 저장하는 역할을 한다. 체성 신경은 콜린성 니코틴(cholinergic nicotinine)에 의해 외괄약근을 수축시켜 방광에 소변을 저장하는 역할을 하고 있다.

천골 배뇨 중추는 천골 2, 3, 4에 분포하여 배뇨 반사 기능을 하며, 교 배뇨 중추(pontine micturition center)는 천골 배뇨 중추를 촉진시키거나 억제하면서 배뇨를 조절하며 대뇌피질 중추는 배뇨를 억제하는 기능을 하고 있다. 따라서 대뇌 피질에 다발성 손상을 가져오는 중풍이나 다발성 경화증(multiple sclerosis)에서는 소변을 참을 수 없는 비억제성 신경인성 방광이 나타난다. 반면 척수의 손상, 척수 종양 또는 척수의 다발성 경화증에서는 방광에 소변이 조금만 축적되어도 배뇨가 되는 반사성 신경인성 방광이 되어 요실금을 하게 된다. 그러나 척수 원추(conus medularis) 또는 마미총(cauda equina)의 병변 및 당뇨성 신경병변에서는 무반사성 신경인성 방광이 되어 소변이 방광을 가득 채워도 배뇨 반사를 느끼지 못해 배뇨를 할 수 없게 된다.

노화에 의한 요로계의 변화

정상적 노화 과정이 하부 요로계에 영향을 미치기는 하지만 요실금을 정상적 노화현상으로 간주해서는 안된다. 정상적 노화 과정이 하부 요로계에 미치는 영향으로 노인에게 요실금 빈도가 높지만 노화로 인한 방광의 변화만이 요실금의 원인은 아니다. 나이가 많아짐에 따라 비억제성 방광수축(uninhibited bladder contraction)의 이환율은 증가하는데 비억제성 방광 수축이란 방광이 중추신경계의 억제 명령에 따르지 않고 독립적으로 수축하여 배뇨가 이루어지는 것으로 이때 흔히 요실금이 초래된다.

노화된 방광은 소량의 요가 축적되어도 수축이 되어 빈뇨를 유발하고, 방광의 수축력은 점차 약해져 방광을 완전히 비우지 못하므로 잔뇨량이 증가하게 된다. 성인의 경우 잔뇨량은 50㎖ 이하이나 노인의 경우 100㎖ 정도가 되는데 잔뇨량의 증가는 빈뇨와 방광내 미생물의 과도 성장을 초래하여 요로 감염의 가능성이 높아진다. 밤동안 인체내 다른 기관들이 휴식을 취하면서 혈액에 대한 요구도가 감소되면 감소된 양 만큼의 혈액이 신장으로 유입된다. 이와 같이 노화와 관련된 생리적 변화로 야간에 소변 생성량이 많아지는 야뇨증이 나타나는데 특히 낮보다 밤에 다량의 수분 배설을 유도하는 현상을 야간성 이뇨 현상(nocturnal diurnal pattern)이라고 부른다. 빈뇨는 24시간 배뇨 빈도가 7-8회 이상인 경우이며, 야뇨는 밤에 잠자리에 든 후 요의를 느껴 2-3번 이상 잠을 깨게 되는 경우이다(표 21-1).

<표 21-1> 야뇨의 원인

분 류	구체적 요인
요량과 관련된 원인	· 노령 · 수분이나 알코올의 지나친 섭취 · 이뇨제, caffeeine, theophylline · 내분비 대사 장애(당뇨, 요붕증, 고칼슘혈증)
말초 부종	· 울혈성 심부전 · 저알부민혈증 · 말초성 혈관장애 · 약물투약(lithium, NSAIDs, nifedipine)
수면 관련 요인	· 불면증 · 통증 · 호흡곤란 · 우울
하부요로계 관련 요인	· 방광 용적의 저하 · 배뇨근의 과활동 · 축뇨성 요실금 · 전립선 비대와 관련된 요정체 · 방광의 탄력성 저하 · 긴박요의

노인 남성의 경우 노화와 함께 요도의 주변을 둘러싸고 있는 전립선이 비대되는 생리적 변화가 정상적으로 나타난다. 전립선의 비대는 요류를 약화시켜 배뇨시 복부에 힘을 더 주어야 하거나 또는 소변을 본 후에도 잔뇨가 100㎖ 이상이나 되어 방광이 완전히 비워지지 않았다는 느낌을 받게 된다.

노인 여성의 경우 정상적인 노화과정으로 요도의 벽이 얇아지고, 요도의 탄력성과 압력이 약해져 복압성 요실금의 가능성이 높아진다. 요류의 속도 저하가 노인 남성과 노인 여성 모두에게 나타나지만 특히 남성에게서 매우 현저하다.

2. 요실금의 종류

급성 요실금

급성 요실금 또는 일과성 요실금(transient incontinence)의 원인은 섬망, 요로계 감염증, 위축성 질염, 투약, 내분비 장애, 심리적 문제, 기동력 제한과 대변매복 등이며 대개 요실금의 원인을 규명하여 치료하면 요실금은 곧 해결된다(표 21-2).

<표 21-2> 일과성 요실금의 원인

분 류	구체적 원인
섬 망	· 약물 사용이나 급성 질병에 의해
요로계 감염	· 요로계 감염에서 나타나는 배뇨통이나 긴박뇨로 인해, · 배뇨곤란이나 긴박뇨로 화장실에 도착하기 전에 배뇨 · 위축성 요도염, 위축성 질염
약물사용	(표 21-3 참조)
심리적 문제	· 심한 우울
과도한 소변 배설	· 과량의 수분섭취 · 이뇨제 투약 · 대사성 질환(고혈당, 고칼슘혈증) · 체내의 과도한 수분 축적(울혈성 심부전, 저알부민혈증) · 말초부 부종 유도 약물(nonsteroid anti-inflammatory drug)
기동력 제한	· 관절염, 고관절 기능 부전, 발의 질환 · 체위성 저혈압 · 심질환 · 시력저하 · 낙상에 대한 두려움, · 중풍 · 혼동이나 균형장애 유도 약물
대변 매복	· 심한 변비 · opioid 사용

섬망 환자는 배뇨 요구에 대한 의식이 없거나 또는 화장실을 찾을 능력이 없어 요실금을 하게 되며 요로 감염증은 요실금, 작열감(burning), 긴박요의(urgency)와 빈뇨 등의 증상을 동반한다. 위축성 질염은 노화로 인한 에스트로겐의 분비 저하로 나타나는데 에스트로겐 결핍은 요도 점막과 질의 염증을 초래하여 요실금의 원인이 되고 있다. 질과 요도는 기능이 전혀 다르나 조직의 태생기적 기원이 유사하기 때문에 폐경기 여성에게 에스트로겐을 투여

하면 질 점막은 물론 요도 점막의 접착력을 회복시키고 혈관 분포, 긴장도와 요도근의 α-adrenergic 반응성을 증가시켜 에스트로겐을 투약하면 방광 외구의 저항은 증가되고 복압성 요실금은 저하된다.

이뇨제와 진정제는 물론 알코올도 요실금의 원인이 되고 있다(표 21-3).

<표 21-3> 배뇨 기능에 영향을 미치는 약물

분 류	약물의 종류	배뇨기능에 대한 영향
진정제와 수면제	benzodiazepines diazepam, flurazepam	· 진정 · 섬망 · 기동력 제한
알코올		· 다뇨, 빈뇨, 긴박요의 · 진정 · 섬망 · 기동력 제한
부교감신경 차단제	propantheine, oxybutynin	· 요정체 · 축뇨성 요실금 · 섬망 · 대변 매복
항정신제	thioridazine, haloperidol	· 부교감신경 차단기능 · 진정 · 근경직, 기동력 제한
항불안제	amitriptyline, desiplamines	· 부교감신경 차단 기능 · 진정
항파킨슨제	trihexyphenidyl, benztropine mesylate	· 부교감신경 차단 기능 · 진정
마약성 진통제	opiates	· 요정체 · 대변 매복 · 진정 · 섬망
α adrenergic 길항제	prazosin, terazosin	· 요도이완 여성의 복압성 요실금 유도
α adrenergic 동근제	nasal decongestants	· 남성의 요정체 유도
calciun경로 차단제		· 요정체 · 수분축적에 의한 야뇨성 이뇨
강력한 이뇨제	furosemide, bumetanide	· 다뇨 · 빈뇨 · 긴박 뇨의
angiotensin 전환 효소 억제제	captopril, enalapril, lisinopril	· 기침 유도로 복압성 요실금 초래 여성: 일반적 복압성 요실금, 남성: 전립선 절제술후 복압성 요실금
항암제	vincristine	· 요정체

신체적 또는 정신적 원인으로 노인에게 기동력의 제한이 따르는 경우 기동력 제한은 노인으로 하여금 화장실에 가는 것을 방해하거나 또는 화장실 사용을 기피하도록 이끌 수 있다. 직장내 대변 매복은 대변이 요도를 압박하여 소변의 통과를 방해하기 때문에 요실금의 원인이 되고 있다. 정제와 알코올은 요의에 대한 정상적 주의력을 저하시키며, 이뇨제는 소변의 형성을 활발히 하여 요실금을 가져온다. 요실금 치료에 사용하는 부교감신경 차단제는 부작용으로 나타나는 요정체로 요실금이 유발하며, 내분비 장애인 고혈당증과 고칼슘혈증도 요실금의 원인이 되고 있다.

건강관리 제공자가 신체적으로 자신을 도와주고 정서적으로 지지해 주기를 원하는 일부 환자는 가족이나 건강관리 제공자로부터 관심을 끌기 위한 수단으로써 간혹 요실금을 이용하기도 하는데 요실금을 하게 되면 이러한 주의 요구를 만족시킬 수 있다고 생각하기 때문이다. 또한 우울증과 같은 정신적 질환은 요의를 느낄 때 화장실에 가고자 하는 동기유발이 되지 않아 요실금을 하게 된다.

만성적 요실금

만성적 요실금의 종류에는 복압성 요실금, 긴박성 요실금, 혼합성 요실금, 그리고 축뇨성 요실금(overflow incontinence)과 기능성 요실금이 있다.

복압성 요실금(stress incontinence)

복압성 요실금은 복부 내압의 증가와 동시에 불수의적으로 소변이 누출되는 것으로 긴장성 요실금으로 부르기도 한다. 복부 내압의 증가는 방광 내압을 요도 내압보다 상승시켜 요실금을 초래하는데 요실금은 요도의 기능이 불완전할 때 나타난다. 계단을 오르거나 무거운 것을 들어 올릴 때, 몸을 앞으로 구부리고, 기침을 하거나 웃을 때와 같은 일상적 활동 중에 흔히 복압이 올라가게 된다. 복압성 요실금은 주로 낮 동안 복압이 상승하면서 요실금이 나타난다.

복압성 요실금의 원인은 골반저 근육 이완, 에스트로겐 결핍, 외과적 수술로 인한 요도 괄약근 손상 등이 있다. 골반저 근육의 이완은 다산, 비만 또는 노화의 결과로 나타나며, 폐경기 여성은 난소 활동의 저하로 에스트로겐이 결핍되며 에스트로겐의 결핍은 요도지지 조직을 약화시킨다. 또한 외과적 수술 중 요도 괄약근이 손상을 받아 요도 괄약근의 요도 지지 기능이 방해되면 요실금이 초래한다.

복압성 요실금의 진단은 복압 상승과 함께 동시에 나타나는 요실금을 배뇨 기록과 건강력에서 찾아야 하며, 요역학 검사의 stress test에서 복압 상승과 동시에 요실금을 객관적으로 증명해 내야 한다. 대개 1회 요실금량은 50㎖ 이하이다.

긴박성 요실금(urge incontinence)

긴박성 요실금은 불안정성 방광 또는 비억제성 방광에서 볼 수 있으며 남성과 여성 모두에게 나타난다. 긴박성 요실금은 방광이 중추신경계의 억제 명령 지배하에 있지 않고 독립적으로 수축하여 나타난다. 긴박성 요실금에서는 요의를 의식하지만 화장실에 이르기 전에 소변이 누출되며, 요실금은 밤이나 낮에 모두 나타날 수 있으며, 요실금되는 양은 복압성 요실금에 비해 비교적 많다.

긴박성 요실금의 원인은 전두엽 병변, 파킨슨씨 병, 치매, 뇌졸중으로 나타나는 비억제성 신경원성 방광도 포함된다. 또한 요도염, 방광자극과 같은 방광원성 원인(vesicogenic causes)도 긴박성 요실금의 원인이 된다. 긴박성 요실금의 진단은 긴박 요의를 느낀 후 나타나는 요실금을 건강력이나 배뇨일지에서 확인할 수 있어야 하며, 요역학 검사중 stress-test에서 복압이 상승되는 활동을 한 후에 긴박 요의를 느낀 직후 요실금이 나타남을 객관적으로 증명할 수 있어야 한다.

축뇨성 요실금(overflow incontinence)

축뇨성 요실금은 노인 남성에게 흔한데 방광 내압이 요도 내압을 초과할 때 불수의적으로 소변이 누출되며, 방광이 소변으로 가득 차 있을 때, 주기적으로 밤과 낮에 모두 요실금이 나타난다.

축뇨성 요실금의 원인은 요도의 기계적 폐쇄, 배뇨근 이완, 기능적 폐쇄와 투약이다. 기계적 폐쇄는 전립선 비대, 대변 매복, 자궁 탈출증과 방광류 등이다. 배뇨근 이완은 감각신경 장애로 운동신경이 감각신경의 자극에 의한 중추신경의 명령을 받지 못하기 때문에 배뇨근이 수축할 기회를 얻지 못하고 이완되어 있어 잔뇨의 양이 많아진다. 기능적 폐쇄란 방광근과 방광외구의 정상적 수축과정에 장애가 있는 것으로 배뇨근-외부괄약근 협조장애 또는 배뇨근-외부괄약근 실조증(dyssynergia)이라고도 한다. 배뇨근과 방광외구의 정상적 수축 과정은 방광을 구성하는 배뇨근이 수축하면 방광외구를 구성하는 내부 괄약근과 외부 괄약근이 이완되면서 소변이 요도로 흘러가도록 도와준다.

그러나 배뇨근-외부괄약근 협조장애 또는 근실조증(detrusor dyssynergia)에서는 방광이 수축하는 동시에 괄약근들도 수축하기 때문에 소변이 방광에서 요도로 통과하는 것을 방해하게 된다. 축뇨성 요실금의 원인이 되는 약물은 근이완제, 항정신제, 항우울제와 부교감신경 차단제이며 이러한 약물은 방광근을 이완시키고 배뇨 시에 방광을 완전히 비우지 못하게 유도한다.

축뇨성 요실금의 진단은 요실금이 방울지는 것처럼 지속적으로 되고 있음을 나타내는 건강력을 기초로 한다. 요실금 되는 양은 많으며 밤과 낮에 관계없이 요실금이 나타난다. 배뇨가 시작될 때 소변이 시원하게 나오지 못하고 찔끔거리며 나오며(hesitancy) 배뇨 후에도 소변을 시원하지 않다는 느낌을 받는다. 신체적 검진에서 방광이 확장된 것을 확인할 수 있다. 축뇨성 요실금의 진단에서 중요한 것은 배뇨 후의 잔뇨 측정인데 축뇨성 요실금에서는 대개 150~200㎖ 이상의 잔뇨가 있게 된다. 배뇨 후에 나타나는 다량의 잔뇨는 방광의 패쇄 또는 방광의 수축장애가 있음을 알려준다.

기능적 요실금(functional incontinence)

비뇨 생식기계의 생리적 기능은 정상이지만 신체적 기능장애가 원인이 되어 나타나는 요실금을 기능적 요실금이라고 한다. 신체적 기능장애의 원인은 정신장애, 기동력 저하, 환경적 요인과 심리적 요인이 있으며 기동력 저하는 관절염, 근육의 약화와 감각의 결핍이 원인이다. 배뇨 조절을 방해하는 환경적 요인에는 익숙지 못한 낯선 환경, 화장실 시설 자체의 문제와 적절치 못한 조명이 포함된다. 심리적으로 우울한 상태에서는 화장실에 가고자 하는 욕구가 거의 없어 요실금을 하게 된다.

기능적 요실금의 진단은 건강력, 신체적 검진과 배뇨 일지를 토대로 내리며, 자료 수집에서 요로계의 병생리적 현상은 거의 없지만 신체적 기능이나 정신적 기능의 문제가 있을 수 있다.

혼합성 요실금(mixed incontinence)

노인이 한 종류의 요실금을 가지고 있기보다는 여러 종류의 요실금을 함께 가지고 있는 경우가 많다. 혼합성 요실금은 복압성 요실금과 긴박성 요실금이 함께 나타나는 경우를 뜻한다.

3. 요실금 간호중재

일차 예방

요실금에 대한 일차 예방의 목표는 요실금의 발생 가능성이 높은 요인을 찾아 제거해 주는 데에 있다. 나이, 성 및 분만력 등이 요실금의 위험 요인이 되고 있다. 간호사는 환자와 가족에게 요실금의 예방 방법은 물론 요실금의 위험 요인에 대해 교육한다.

매일 1500-2000㎖ 정도의 수분 섭취를 충분히 하며, 좋은 배변 습관 유지의 중요성에 대해서도 강조한다. 노인의 배뇨 양상을 관찰하여 매일 3~4시간마다 배뇨하도록 격려하며, 낮보다는 밤에 다량의 수분 배설을 하는 생리적 기전도 설명을 해준다. 노인 환자와 가족에게 요실금이 정상적 노화 과정이 아님을 이해시키고 배뇨 조절에 문제가 있으면 적절한 치료를 받도록 격려한다.

환경적 요인도 개인의 요실금에 중요한 영향을 미치는데 가정에서의 환경적 위험 요인은 화장실의 부적절한 조명, 또는 가족 중 한 사람이 화장실 사용을 지나치게 오래 사용하여 소변을 참다가 요실금을 할 수도 있다.

이차 예방

이차 예방이란 요실금의 위험 요인이나 요실금을 초래하는 질병을 사정하고 치료하는 것이 모두 포함된다. 흔히 사용되는 요실금 치료에는 외과적 수술, 약물 요법과 비침해적인 치료 방법인 질회음근 운동과 방광 훈련 등이 있다.

질회음근 운동은 1948년 Kegel이 제시한 것으로 질회음근의 수의적 운동을 통해 질회음근의 긴장도와 수축력을 향상시키는 운동으로 케겔 운동(Kegel Exercise)이라고도 하며 복압성 요실금에 효과가 있다. 또한 1966년 Jeffcoate와 Francis가 처음으로 소개한 후 Frewen에 의해 널리 알려진 방광 훈련은 수의적으로 배뇨 간격을 점차로 늘려나가는 행동 중재로 긴박성 요실금에 효과가 있는 것으로 알려져 있으며 복압성 요실금을 완화시켰다는 일부 보고도 있다.

사정

요실금의 사정은 건강력, 신체검진, 요실금 상황 측정 도구(표 21-4), Pad-test (표 21-5), 배뇨일지 기록(표 21-6)과 질수축압 측정 등이 모두 포함된다. 건강력에 대한 자료 수집은 환자와 면담 중에 하며, 요실금이 시작된 시기, 빈뇨, 요실금과 관련된 주변 환경, 생리대 사용, 약물 치료 또는 외과적 치료에 대한 자료 수집을 한다. 또한 요실금에 대한 노인 스스로의 인식, 요실금이 일상생활에 미치는 영향과 요실금에 대한 치료 효과의 기대를 표현하도록 도와준다.

인지검사는 MMSE(Mini Mental Status Exam) 측정도구를 이용하며(제15장 MMSE 도구 참조) 인지검사의 목적은 요실금의 치료를 이해하고 요실금의 치료에 참여할 수 있는 능력 여부를 결정하는 데에 있다.

<표 21-4> 요실금 상황 측정도구*

	(4) 10/10 항상 그렇다	(3) 8/10 대체로 그렇다	(2) 5/10 보통 이다	(1) 3/10 가끔 그렇다	(0) 0/10 전혀 아니다
1. 기침했을 때 소변이 흐른 적이 있었다.	----	----	----	----	----
2. 재채기를 했을 때 소변이 흐른 적이 있었다.	----	----	----	----	----
3. 웃었을 때 소변이 흐른 적이 있었다.	----	----	----	----	----
4. 대변을 보면서 힘을 주었을 때 소변이 흐른 적이 있었다.	----	----	----	----	----
5. 앉아있거나 쉬는 동안 소변이 흐른 적이 있었다.	----	----	----	----	----
6. 코를 풀었을 때 소변이 흐른 적이 있었다.	----	----	----	----	----
7. 앞으로 허리를 굽혔을 때 소변이 흐른 적이 있었다.	----	----	----	----	----
8. 층계나 경사진 곧을 급히 오를 때 소변이 흐른 적이 있었다.	----	----	----	----	----
9. 흥분했을 때 소변이 흐른 적이 있었다.	----	----	----	----	----
10. 격한 운동을 했을 때 소변이 흐른 적이 있었다.	----	----	----	----	----
11. 마음이 조급했을 때 소변이 흐른 적이 있었다.	----	----	----	----	----
12. 커피, 콜라, 주스, 물 등을 섭취했을 때 소변이 흐른 적이 있었다.	----	----	----	----	----
13. 물 흐르는 소리를 들었을 때나 샤워 중 소변이 흐른 적이 있었다.	----	----	----	----	----
14. 잠을 자다가 약간의 소변이 흐른 적이 있었다.	----	----	----	----	----
15. 화장실에 도착하기 전 소변이 급해 속옷이 젖은 적이 있었다.	----	----	----	----	----
16. 소변보고 싶다는 느낌이 든 후 5분 이상을 참기가 어렵다.	----	----	----	----	----
17. 외출 중 소변이 마렵거나 화장실을 찾지 못할까 하고 불안하거나 걱정이 된다.	----	----	----	----	----

* 요실금 상황 측정도구 :
- 8/10 또는 2/10는 10회 중 8회 또는 2회 정도라는 것을 의미한다.
- (4) 또는 (2)라는 괄호 안의 숫자는 점수를 의미한다.
- 점수가 높을수록 요실금이 심하다는 것을 의미한다.

신경학적 검사는 회음부의 감각 사정을 포함하는데 회음부의 감각 결손은 감각의 둔화 또는 접촉 감각의 상실을 의미한다. 복부 사정에서는 복부의 외관, 돌출 부위와 압통이 있는가를 관찰하며 기침을 하거나 복부에 힘을 줄 때 직장류, 방광류와 자궁탈출 유무를 사정한다. 직장 검사에서는 대변의 양과 직장 상태를 관찰하며, 남성의 경우 직장 검진을 통해 전립선의 크기, 단단함 정도와 결절성 여부를 관찰한다. 노인의 기동력과 기민성의 사정으로 소변을 보기 위해 걷고, 옷을 벗고 화장실을 사용할 수 있는 신체적 능력을 평가할 수 있다.

Stress test에서 방광을 완전히 채운 후 서서 기침을 하거나 복압을 상승시킬 때 요실금을 경험하면 복압성 요실금이며, 기침이나 복압의 상승을 유도하는 행위를 하고 수초가 지난 후 긴박 요의를 느끼면서 요실금을 하면 긴박성 요실금으로 간주한다. 긴박성 요실금의 증상이 뚜렷하면 악성 종양세포를 검색하기 위한 세포학적 검사를 하는데 방광의 신생물 질환이 긴박성 요실금의 증상과 상당히 유사하기 때문이다.

배뇨직후 도뇨관을 삽입하여 잔뇨를 측정하는데 잔뇨 측정을 통해 배뇨시 방광을 비울 능력을 측정할 수 있는데 노인에서의 정상적인 잔뇨는 100～150㎖ 이하이다. 요분석 검사(urinalysis), 청결뇨 채취법으로 얻은 소변에 대한 균배양 검사와 항생제 민감도 검사, 혈뇨, 단백뇨와 혈당검사를 한다. 특히 혈액검사는 요실금의 일시적 원인을 찾아내거나 신장기능의 사정에 중요하다.

<표 21-5> 요실금량 측정을 위한 Pad-Test

1. 2시간 정도 배뇨하지 않은 상태에서 시작한다.
   - 생리대를 착용하기 전 생리대의 무게를 측정한다.
   - 평상시의 요실금량을 토대로 생리대의 사이즈를 선택해 준다.
2. 0분 : 검사시작 – Pad를 착용한다.
   - 수분을 500cc 섭취하고 의자 또는 침대에서 안정을 취한다.
3. 15분 : 보행을 시작한다.
   - 5분 동안 계단을 오른다.
   - 10분 동안 앉았다 일어나기(10회),
     크게 기침하기(10회), 제자리 뛰기(1분),
     바닥에 있는 물건(20kg) 들어올리기(5회),
     흐르는 물에 손씻기 (1분)
4. 30분 : 검사 종료와 함께 패드의 무게를 측정한다.
   검사전 생리대 무게 ____g 검사후 생리대 무게 ____g
   요실금량 ____g

<표 21-6> 24시간 배뇨일지*

날 짜	/	/	/	/	/	/
배뇨 시간 및 배뇨량						
총 배뇨횟수						
야뇨횟수						
요실금횟수						
요실금시간 및 요실금의 원인이나 상황						

* 24시간 배뇨일지

- 요빈도, 배뇨량 또는 배뇨 습관을 사정하기 위한 배뇨일지는 3-4일 정도 작성한다.
- 총 배뇨 횟수는 24시간에 걸쳐 소변을 본 전체 횟수를 뜻한다.
- 야뇨는 밤에 잠자리에 든 후 밤 12시에서 새벽 6시 사이에 소변을 보는 것을 뜻한다. 단 교회를 가거나 외출을 목적으로 일어나 소변을 보는 것은 제외시킨다.

배뇨 일지는 24~72시간에 걸쳐 배뇨 시간과 배뇨량, 배뇨하기 전의 긴박요의 여부, 요실금 빈도와 요실금을 유발시킨 신체적 활동, 수분 섭취량 기록과 같은 객관적인 자료로써 중요하다. 배뇨 일지는 치료적 중재를 시작하기 전의 기준 자료가 되어, 중재의 방향을 제시하고, 환자가 가지고 있는 요실금의 선행 요인을 규명하고 요실금을 분류하는 데에 도움이 된다. 치료적 중재 후의 배뇨 일지는 중재 결과를 사정하는 데에 도움이 된다.

요실금에 대한 행동중재

요실금에 대한 치료로써 1898년 Shultz는 외과적 수술을 시작했고, 1935년 Hinman은 배뇨시 요의 흐름을 수의적으로 중단시키는 Winking Exercise를 제시했다(Henrikson, 1962). Kegel(1948)은 Winking Exercise를 체계적으로 발전시켜 질회음근 운동인 Kegel Exercise를 복압성 요실금의 치료에 이용했고 Jeffcoate와 Francis(1966)는 긴박성 요실금의 치료로 방광훈련을 제시했다.

최근에 이르러서는 Biofeedback을 이용한 질회음근 운동(Burgio, Robinson & Engel, 1986 ; Burns, Pranikoff, Hadley, Levy & Ory, 1993)과 전기자극 치료(Jonasson, Larsson, Psychera & Nylund, 1990 ; Dumoulin, Seabone, DeGirardi & Sullivan, 1995)도 소개되어 관심을 끌고 있다.

복압성 요실금

여성의 복압성 요실금은 골반저 근육의 긴장도와 수축력을 향상시키는 질회음근 운동으로 치료되는데 질회음근 운동을 Kegel exercise라고도 한다. Kegel exercise는 배뇨시 요의 흐름을 수의적으로 중단시키면서 질회음근 운동을 강화시키는 운동이다.

질회음근 운동은 골반저 근육과 요도 괄약근의 수축과 이완을 교대로 반복하는 운동으로 골반저 근육은 치골 미골근, 회음횡근, 구해면체근, 항문거근과 항문괄약근을 통틀어 포함하고 있다. 골반저 근육은 골반외구에 있는 요도, 질과 직장 주변을 둘러싸면서 골반저를 지지해 주는데 이중 치골 미골근의 역할이 가장 중요하다. 치골 및 미골근의 수축은 요도를 폐쇄시키며 요도의 폐쇄는 복부 내압이 상승되어도 소변이 불수의적으로 누출되는 것을 막아준다.

치골 미골근의 수축 과정을 확인하기 위해 장갑을 낀 손가락의 시지와 중지를 질 내부에 넣은 후 노인에게 항문을 조이도록 설명한다. 질회음근이 수축하는 동안에는 복부, 둔부와 다리의 근육을 이완시키고 있어야 한다. 질회음근 운동은 하루에 10~15분 또는 40~80회 정도의 운동을 4주 이상 지속하면 질수축압이 증가되고 요실금량이 감소되기 시작하나 요실금 증상을 현저히 완화시키기 위해서는 2~6개월 정도 지속해야 한다. 요실금 증상이 회복된 이후에는 1주에 3~4회 정도의 질회음근 운동을 계속적으로 해야 하며 질회음근 운동을 중단하면 다시 요실금이 심해지거나 재발되기 때문이다. 근골격계의 노화를 막기 위해 신체적 활동을 꾸준히 해야 하는 것과 같이 요실금을 예방하기 위해서는 질회음근 운동을 30-40세 이후부터 지속적으로 해야 한다. 질회음근 운동 지침(표 21-7), 질회음근 운동 기록카드(표 21-8). 질회음근 운동 스케줄표(표 21-9)를 이용하면 건강 소비자들의 질회음근 운동 수행력을 증진시킬 수 있다.

<표 21-7> 질회음근 운동의 정의 및 시행 지침

정 의	· 치골 미골근, 회음횡근, 구해면체근, 항문거근과 항문 괄약근을 수축시키는 운동으로 근력 운동과 지구력 운동을 교대로 반복 한다. · 근력운동은 1-6초 정도 질회음근을 최대로 수축하여 강화시킨다. · 지구력 운동은 최대 수축력의 75% 정도를 6-12초 정도 유지하여 근육과 혈관의 탄력성을 강화시킨다.
효 과 발현 시기	· 질회음근 운동 프로그램은 4-8 주의 운동으로 효과가 나타나기 시작한다. · 보다 좋은 결과를 얻기 위하여 8-12 주 이상의 운동을 해야 한다.
운 동 시행 방법	· 1일 15분 정도 8 주간을 계속하며 1주에 3-4일 정도 운동을 한다. · 배뇨시 수의적으로 요의 흐름을 중단해 보는 Winking exercise나 또는 질회음근 전도계를 이용하는 biofeedback으로 질회음근 운동을 익힌다. · 질회음근을 1회 수축한 후 이완시키는 것을 1회의 질회음근 운동이라고 한다. · 근력운동은 1주에는 15회의 운동에서 시작하며 매주 운동회수를 2회씩 증가시켜 6주 이후 8주까지는 25회씩 운동을 한다. · 지구력 운동은 1주에는 6초간 30회에서 시작하고 매주 수축 시간을 1초씩 늘려 6주 이후에는 12초 이상 30회의 운동을 한다. · 1주에 3-4일 이상 운동을 하고 질회음근 운동카드를 기록한다.

<표 21-8> 질회음근 운동카드

	일	월	화	수	목	금	토
날짜							
운동 종류							
운동 횟수							

<표 21-9> 질회음근 운동 스케줄표

주 날짜	운동시간		비 고
운동의 종류	최대(peak)	유지(hold)	
1주 -	6초간 15회	6초간 30회	
2주 -	6초간 17회	7초간 30회	
3주 -	6초간 19회	8초간 30회	
4주 -	6초간 21회	9초간 30회	
5주 -	6초간 23회	10초간 30회	
6주 -	6초간 25회	11초간 30회	
7주 -	6초간 25회	12초간 30회	
8주 -	6초간 25회	12초간 30회	
기 타			

질회음근 운동을 정확히 익히기 위해서는 질회음근 전도계를 이용한 바이오 피드백 교육기법이 질회음근 운동을 구두로 설명하는 구두 교육에 비해 효과가 크다. 평상시 배뇨할 때 소변의 흐름을 끊어보는 winking exercise는 가정에서 질회음근 운동을 정확히 익힐 수 있는 방법 중의 하나이다. 질회음근이 완전히 이완되어 수축이 전혀 되지 않는 경우 전기자극요법을 통해 질회음근의 수축력을 회복시킨 후 질회음근 운동을 통해 질회음근을 강화시킬 수 있다.

긴박성 요실금

긴박성 요실금의 치료에는 방광훈련(bladder training)이 효과적이며 위임배뇨 스케줄 조정요법(mandatory scheduled voiding)과 자가배뇨 스케줄 조정요법(self-scheduled voiding)이 있다. 위임 배뇨 스케줄은 정해진 배뇨 스케줄에 따라 배뇨하는 것으로 비억제성 방광수축을 감소시키면서 배뇨하는 노력을 반복적으로 하게 되며 위임배뇨 스케줄의 목적은 긴박요의와 긴박성 요실금 빈도의 감소에 있다.

배뇨일지를 통해 개개인의 배뇨 스케줄을 세운다. 낮에는 대개 1~2시간마다 정해진 시간에 배뇨하도록 격려하며, 요실금에 대비하기 위해 방광 훈련동안 생리대를 착용한다. 정해진 배뇨 스케줄에 성공하면 점차로 배뇨 간격을 3~4시간이 될 때까지 또는 1회 배뇨량이 350~400㎖가 될 때까지 증가시킨다. 그러나 자가배뇨 스케줄 조정요법은 소변을 도저히 참을 수가 없으면 스케줄에 관계없이 배뇨를 한다.

배뇨 스케줄 조정요법을 통한 방광 훈련 기간 중에는 요로 감염증과 변비를 막기 위해 수분의 섭취를 충분히 한다. 또한 긴박 요의를 느꼈을 때 급히 화장실로 달려가면 복압이 방광에 전달되어 소변을 참기가 어려우므로 긴박요의를 느끼면 입으로 호흡하면서 복압을 낮추고 복부를 이완시킨 후 긴박 요의가 사라질 때까지 관심을 다른 곳으로 돌리면서 보통 걸음으로 화장실에 가도록 격려한다. 방광훈련 스케줄표(표 21-10), (방광훈련 지침표 21-11), 24시간 배뇨일지(표 21-5), 소변량을 측정할 수 있는 500-600㎖ 정도의 플라스틱 컵을 이용하여 방광훈련의 수행력을 증진시킬 수 있다.

<표 21-10> 방광 훈련 스케줄표

주 날짜	배뇨간격	비 고
1주 -		
2주 -		
3주 -		
4주 -		
5주 -		
6주 -		
7주 -		
8주 -		
기 타		

<표 21-11> 방광훈련의 정의 및 지침

방광훈련의 정의	· 소변을 참기 어렵고, 하루에 7-8회 이상의 소변을 보거나 긴박 요의, 긴박성 요실금이 있는 경우 배뇨 횟수를 6-7회 이하로 줄여가거나 배뇨간격을 3시간 30분 - 4시간으로 늘려가면서 1회 배뇨량을 350㎖- 400㎖로 늘려가 방광용적을 점차로 증가시키는 것을 뜻한다.
방광훈련 방법	· 2-3일간 배뇨 시간 및 배뇨량과 요실금 상황을 기록하는 배뇨일지를 작성한다. · 배뇨일지를 토대로 8주 간 방광 훈련스케줄 표를 작성한다. · 요의와 관계없이 방광 스케줄표의 정해진 시간에 따라 규칙적인 배뇨를 한다. · 만약의 요실금 상태에 대비하기 위해 생리대를 사용한다. · 요의를 최대한 참도록 하되 도저히 참을 수 없다면 화장실에 가서 배뇨한다.

	소변이 참기 어려울 때 소변이 마렵다는 생각을 잊고 다른 생각을 하거나 (예 : 1에서 100까지 천천히 센다든지, 자기가 복권에 당첨된 후 무엇을 할까? 등) 다른 일에 열중하고 하던 일을 끝내고 화장실에 간다. 10분-15분까지 참도록 노력한다. · 방광훈련이 이루어지는 8주 동안 1주에 적어도 4일 이상은 배뇨일지에 배뇨시간과 배뇨량을 정확히 기록한다.
방광용적 확장방법	· 하루에 1500 ㎖ 이상 물을 마신다. · 방광을 자극하는 음료 (커피, 홍차, 코코아, 콜라, 술등)를 피한다. · 잠자리에 들기 전을 제외하고는 방광훈련 스케줄표에 의해 배뇨한다.
성공적인 방광훈련 소견	· 소변보는 간격이 길어지고 소변양이 많아진다. · 소변 회수가 하루 8회 이하로 감소한다.
방광훈련 중 요실금 악화요인	· 피곤할 때, 감기에 걸렸을 때 · 요로 감염시, 생리기간 중 · 불안하거나 스트레스를 받을 때 · 날씨가 춥고 습할 때

축뇨성 요실금(overflow incontinence)

축뇨성 요실금의 치료 목적은 손으로 복부 마사지를 하거나 보조기구를 사용하여 소변이 방광에서 요도를 통해 흘러나갈 수 있도록 하는 데에 있다. Crede Maneuver*라고 하는 방광 압박법은 배뇨 중에 치골 상부 위를 두 손으로 직접 압박하여 배뇨를 도와준다. 이때 Valsalva maneuver*를 동시에 시도해도 된다. Double-voiding이란 배뇨를 하고 수초에서 수분 후에 Crede maneuver를 통해 방광을 압박하면서 다시 배뇨를 하는 것으로 방광을 비우도록 도와줄 수 있다.

축뇨성 요실금의 또 다른 치료 방법으로 도뇨법이 있으며 요실금자 스스로 또는 간호제공자가 할 수 있으며 비교적 안전하고 편리한 방법이다. 그러나 유치 도뇨법은 요로감염의 가능성이 높으며, 사망율과 다른 질병에의 이환율을 높이는 합병증의 발생율이 높고, 방광용적을 감소시키며 방광훈련에 성공할 기회를 저하시키므로 다른 모든 방법에 실패했을 때 마지막으로 사용한다.

* Crede maneuver : 배뇨하는 동안 하복부의 치골 상부의 위를 두 손으로 직접 압박하여 배뇨의 시작을 도와주게 된다.
* Valsalva maneuver : 방광을 효과적으로 비우기 위해 복부근육을 사용하여 방광을 압박하는 방법이다. 방광을 압박하기 위해서 강한 복부근육이 필요한데 관상동맥 질환이 있는 경우에는 이 방법을 사용하지 않는다.

기능성 요실금(functional incontinence)

요실금과 관련된 환경적 장애요인과 심리적 장애요인을 제거하여 기능적 요실금을 치료할 수 있다. 환경적 요인에는 화장실의 시설이 편리하고 가까이 위치해야 하며, 화장실로 가는 통로가 혼잡스럽지 않아야 하며, 조명이 밝아야 하며, 시설기관의 경우 화장실이라는 표지판이 있어야 한다. 화장실 출입시에 노인이 잡을 수 있는 손잡이가 필요하다.

기동력을 제한하는 신체적 억제대는 가급적 사용을 피한다. 신체적 억제는 배뇨요구를 간호제공자에게 알릴 수 있는 기회조차도 박탈할 수 있기 때문이다.

요실금에 대한 약물과 외과적 중재

요실금에 대한 치료에는 비침해적 행동중재 요법 외에도 약물요법과 마지막 보루인 외과적 수술요법이 있다. 복압성 요실금에는 요도근을 직접적으로 수축시키고 방광외구, 즉 괄약근의 저항을 증가시키는 α-adrenergic agent를 사용한다. 위축성 질염의 경우 에스트로겐 크림의 도포로 내부괄약근의 저항을 증가시킬 수 있으며 이러한 약물투약에 실패하면 수술을 한다. 복합성 요실금의 수술에는 복부 절개를 통해 요도를 치골 후방부에 고정하는 Marshall-Marchetti-Kranz수술, 질을 통해 방광 경부를 견인하는 Raz수술과 Gittes수술 방법이 이용된다.

긴박성 요실금의 치료에는 부교감신경 차단제 또는 부교감신경 차단성-항경련성 약물이 효과적인데 이러한 약물은 비억제성 방광수축을 감소시켜 긴박 요의를 저하시킨다. 축뇨성 요실금에서는 요도를 폐쇄하는 비대된 전립선을 절제하는 외과적 수술을 한다. 요역학 검사는 비침해적 행동중재 요법이나 약물 치료 요법에 실패하거나 또는 요실금의 외과적 치료를 고려할 때 하게 된다.

간호 기록 사항

요실금 환자를 사정한 후에는 건강력, 신체적 사정 내용과 각종 검사물의 결과를 기록해 둔다. 치료 전체 과정을 통해 배뇨 기록, 중재의 효과성 여부, 치료 계획에 대한 노인의 인식 등을 기록해 둔다. 또한 노인과 가족에 대한 교육내용도 기록하며 구두 교육을 보완하기 위해 문서화된 교육 자료를 제공해 준다.

퇴원 계획

간호사는 요실금 노인을 처음 대면하는 순간부터 퇴원 계획을 세운다. 퇴원 계획은 노인이 배뇨 기능을 회복할 수 있도록 도와주는 구체적 목표에 초점을 둔다.

퇴원 계획에는 노인 또는 간호제공자에 의해 수행될 수 있는 행동적 중재요법을 포함시킨다. 행동적 중재요법의 성공 여부는 환자와 간호 제공자가 치료계획에 얼마나 적극적으로 참여하는가에 달려 있으며 약물 요법에서는 노인의 약물 투약 이행 능력이 중요하다. 요실금 중재에 대한 결과를 사정하기 위해 2주에 1회 정도 건강관리 제공자를 방문하여 배뇨일지를 검토하고 새로운 중재 전략을 세우기도 한다.

삼차 예방

요실금의 치료에서 중요한 것은 지속적인 추후 평가이므로 우선 행동 중재요법에 참여하고, 배뇨일지를 작성하고, 행동 중재요법을 잘 수행한다. 8~12주의 치료 계획을 세우고 치료 계획에 잘 따르도록 격려하며 8-12주간의 간호 중재로 요실금 증상이 크게 회복되지 않으면 정확한 진단을 내리고 수술 여부를 결정하기 위해 요역학 검사를 한다.

References

권현영(1996). 요실금의 진단 : Standardization of terminology of lower urinary tract function. 제 6회 서울 비뇨기과학 심포지움 -요실금 ; 서울 : 서울 대학교 비뇨기과.

김현회(1996). 여성 긴장성 요실금에서의 통상적인 수술치료. 제6회 서울 비뇨기과학 심포지움-요실금;서울 : 서울대학교 비뇨기과

윤혜상(1998). 여성 요실금에 대한 방광 훈련과 질회음근 운동의 효과 비교. 서울 :가톨릭 대학교 대학원.

이영숙(1993). 요실금 여성의 질회음 근육운동 효과. 서울 ; 연세대학교 대학원, 1993.

Acog Technical Bulletin(1996). Urinary incontinence. Int J Gynaecol Obstet ; 52 : 75-86.

Baigis-Smith J, Jakovac Smith DA, Rose M, Newman, DK!989). Managing urinary incontinence in community elderly persons. Gerontologist;29 :229.

Bo K, Talseth T(1996). Long term effect of pelvic floor muscle exercise 5 years after cessation of organized training. Obstet Gynaecol ; 87 : 261.

Burgio KL, Matthew KA, Engel BT(1991). Prevalence, incidence and correlates of urinary incontinence in healthy middle-aged women. J Urol ; 146 : 1255.

Burns PA, Pranikoff K, Nochajski TH(1993). A comparison of effectiveness of biofeedback and pelvic muscle exercise treatment of stress incontinence in older community-dwelling women. J Gerontol ; 48 : M167.

Case-Gamgle MK(1995). Urinary incontinence in the elderly. In Stanley M and Beare PG : Gerontological Nursing , F. A. Davis Company, Philadelphia. 311-322.

Cheater F(1987). Incontinence : a nursing perspective. Nurs Times; 83 (46) : 58.

Cheater FM(1993). Retrospective document survey : identification, assessment and management of urinary incontinence in medical and care of the elderly wards. J Adv Nurs ; 18 : 1734.

Clinical practice guideline Panel(1992) Urinary Incontinence in Adults. US Department of Health and Human Services

Dawson C, Whitfield H(1996). Bladder outflow obstruction. Br Med J ; 312 : 961.

Diokno A, Yuhico M(1995). Preference, compliance and intial outcome of therapeutic options chosen by female patients with urinary incontinence. J Urol ; 154 : 1727.

Dougherty CM, Bishop RK, Abrams MR, Batich DC, Gimotty AP(1986). The effect of the circumvaginal muscle exercise. Nurs Res ; 38 : 331.

Dougherty M, Bishop K, Mooney R, Gimotty P, Williams B(1993). Graded pelvic muscle exercise-effect on stress urinary incontinence. J Reprod Med; 38 : 684.

Dowd TT(1991). Discovering older women's experience of urinary incontinence. Res Nurs Health ; 14 : 179.

Dumoulin C, Seaborne DE, DeGirardi CQ, Sullivan SJ(1995). Pelvic - floor rehabilitation, part 2 : pelvic floor reeducation with interferential currents and exercise in the treatment of Genuine stress incontinence in postpartum women-a cohort study. Phys ther ; 75 : 1075.

Fantl JA, Wyman JF, McClish DK, Harkins SW, Elswick RK, Taylor JR, Hardley EC(1991). Efficacy of bladder training in older women with urinary incontinence. JAMA ; 265 : 609.

Hardley EC(1986). Bladder training and related therapies for urinary incontinence in older people. JAMA ; 253 (3) : 372.

Henriksen E(1962). The nonsurgical management of urinary incontinence. Obstet Gynaecol ; 20 : 887.

Jarvis GJ, Millar DR(1980). Controlled trial of bladder drill for detrusor instability. Br Med J ; 281 : 1322.

O'Brien J, Austin M, Sethi P, O'Boyle(1991). Urinary Incontinence : prevalence, need for treatment and effectiveness of intervention by nurse. Br Med J ; 303 : 1308.

Ory MG, Wyman JF, Yu L(1986). Psychosocial factors in urinary incontinence. Clin Geriatr Med ; 2 : 657.

Ouslander JG, Leach G, Straskin D, Abelson S, Blaustein J, Morishita L, Raz S(1989).

Prospective evaluation of an assessment strategy for geriatric urinary incontinence. J Am Geriatr Soc ; 37 : 715.

Seim A, Sivertsen B, Eriksen BC, Hunskaar S(1996). Treatment of urinary incontinence in women in general practice : observational study. Br Med J ; 312 : 1459.

Stein M, Discippio W, Davia M, Taub H(1995). Biofeedback for the treatment of stress and urge Incontinence. J Urol ; 153 : 641.

Susset J, Galea G, Manbeck K, Susset A(1995). A predictive score index for the outcome of associated biofeedback and vaginal electrical stimulation in the treatment of female incontinence. J Urol ; 153 ; 1461.

Thayer D(1994). How to assess and control urinary incontinence. Am J Nurs; 94 : 42.

Urinary Incontinence Guideline Panel(1992). Urinary incontinence in adults : Clinical Practice Guideline. Rockville, MD : Agency for Health Care Policy and Research, Public Health Services, US Department of Health and Human Services.

제22장
노인의 통증 문제

노인은 통증 또는 동통(pain)을 유발할 수 있는 질병에 이환 되는 경우가 빈번하여 양로원 거주 노인의 80%가 정도의 차이는 있지만 통증을 경험하고 있다. 미국의 경우 암환자의 50%가 65세 이상의 노인이며, 노인의 50% 이상은 관절염을 가지고 있으며 골관절염에서는 만성적 통증이 따르게 된다. 그 외에도 노인에게는 두통, 하부 요통, 당뇨성 신경계 병변, 환상통(phantom pain), 삼차 신경통(trigeminal neuralgia)과 말초신경 손상에 의한 작열통(causalgia*)이 빈번히 나타난다. 통증은 일상활동을 저하시키고, 사회적으로 격리시키며, 수면장애와 우울을 초래하여 삶의 질을 저하시킨다.

통증은 주관적인 증상이므로 통증을 타인에게 전달하고 알리는 것이 용이하지 않으며 또한 건강 제공자가 노인의 통증 호소를 경시하는 경우가 종종 있다. 건강 제공자가 노인의 통증 호소를 경시할 경우 노인이 통증 호소를 하지 않아 통증의 원인이 되는 질병을 발견하지 못하여 방치하게 된다. 또한 통증을 정상적 노화 과정의 일부분으로 생각하여 건강 제공자에게 통증을 표현하지 않는 경우도 있다.

* 작열통(causalgia) : 말초혈관 손상으로 손이나 발에 나타나는 burning pain을 뜻한다.

1. 통증의 특성

급성 통증과 만성 통증

통증은 급성 또는 만성으로 나타난다. 급성 통증은 수술, 염증 또는 상처와 같은 조직의 손상으로 나타나며 건강 제공자에게 통증을 알리고 도움을 구하게 된다. 급성 통증은 흔히 수 초 동안 경험할 수도 있지만 3~6개월 정도 지속되기도 한다.

급성 통증은 원인을 확인할 수 있고, 갑자기 통증이 나타나며, 통증의 지속 시간이 짧고, 인체의 일부분에 제한되어 나타나고, 통증과 함께 불안이 동반되나 손상된 조직의 회복과 함께 통증은 점차로 감소된다. 노인의 급성 통증 치료는 성인의 급성 통증 치료와 거의 유사하여 진통제와 같은 약물, 휴식, 수술, 냉온 찜질 또는 부동(immobilization)으로 치료가 된다.

만성 통증은 노인에게 주로 나타나는데 노인의 80% 정도는 통증을 동반하는 질병을 적어도 1개 이상 가지고 있다. 만성 통증은 3-6개월 이상 통증이 지속되는 경우로 대개 지속적이고 진행성인 관절염이나 암질환이 원인인 경우도 있지만 통증의 원인을 알지 못하는 경우도 있다. 만성 통증에 대한 객관적 징후와 증상이 없는 경우에도 노인의 통증 호소에 귀를 기울이고 노인의 통증이 실재하는 것으로 믿어야 한다. 통증에 의해 신체적 장애나 불구가 될 수 있으나 가족이나 건강제공자가 통증을 알지 못하면 통증을 유발시키는 질병을 치료할 기회를 놓치게 된다. 노인의 통증 호소가 객관성이 없다는 이유로 받아들여지지 않으면 통증으로 고통을 받을 수 밖에 없다.

간호사는 노인의 통증 관리에서 중요한 역할을 하고 있는데 통증 관리에 있어 간단한 방법 중의 하나는 통증을 경험하고 있는 노인의 호소를 들어주고 믿어주며, 건강 소비자가 호소하는 통증을 이해하려고 노력하고 있음을 보여 주는 방법이다. 노인이 주로 만성 통증을 가지고 있기는 하지만 급성 통증과 만성 통증의 두 가지가 동시에 나타날 수 있으며 통증의 원인에 따른 치료를 한다. 예를 들면 골관절염이 있는 노인이 복부 수술을 받게 될 경우 신체적 활동이 저하되어 골관절염에 의한 관절통이 더욱 악화될 수 있다. 급성 통증의 조절에는 진통제가 필요하여 만성 통증의 조절을 위해서 관절의 능동적, 수동적 운동, 체위와 자세가 중요하다.

통증의 전달

동통의 수용과 전달에는 구심성(감각성) 신경, 원심성(운동성) 신경 그리고 개재 신경(interneuron, connect neuron)이 관련되어 있으며 모든 신경은 신경세포체(cell body), 축삭돌기와 수상돌기로 구성되어 있다. 신경원의 말단부에는 유해 수용기(nociceptor*)가 있어 동통의 흥분 또는 자극 파동(pain impulse)을 척수나 뇌로 전달하는데 유해 수용기는 고도로 분화되어 있어 물리적, 화학적 변화에 대한 반응으로 자극을 유도할 수 있다. 세포 또는 조직의 손상은 유해 수용기를 자극하여 동통을 일으키고 통각 반응을 전달할 수 있는 화학물질의 방출을 유도한다.

동통자극을 전달하는 화학물질에는 histamine, substance P, cholinesterase, bradykinin과 prostaglandin이 있으며 동통 자극 물질이 방출되면 신경 말단부의 감수성이 증가되어 동통 자극 파동(pain impulse)이 뇌의 고위 중추까지 전달된다. 말초신경섬유는 동통 자극 파동을 중추신경계로 전달하는데 동통 반응이 말초에 있는 A-delta fiber를 활성화시키면 동통 자극파동은 “gating mechanism”이 작동하는 척수 전각 세포의 신경교질(substantia gelatinosa)로 신속히 전달된다. 구심성 자극파동은 척수전각으로 들어온 후 척수전각으로부터 나가는 원심성(운동성) 자극파동을 통해 척수를 떠나게 된다.

동통 자극파동은 acetylcholine, norepinephrine, epinephrine, serotonin, dopamine과 같은 신경전달물질의 도움으로 신경 시냅스로 전달된다. 그 후 신경 자극파동은 척수의 반대편으로 교차된 후 척수 시상관(spinothalamic tract)을 통해 뇌의 고위중추까지 올라간다. 척수 시상관은 뇌로 들어가 시상에까지 뻗쳐 있는데 흔히 시상은 기억, 회상과 정서적 반응에서 중요한 역할을 하고 있다.

시상에 도달한 동통 자극파동은 계속하여 대뇌피질까지 올라가며 동통 자극의 처리 과정에서 뇌의 고위 중추(시상, 시상 하부, 뇌간과 대뇌 피질)가 중요한 역할을 하는데 동통 자극이 뇌에 전달되면 주관적으로 동통을 감지한다.

* 유해 수용기(nociceptor) : 유해, 외상, 통증 등의 자극을 수용하는 신경

The Gate - Control Theory

1965년 Melzack과 Wall이 발표한 Gate-Control 이론은 말초에서 지각된 동통 자극파동이 척수 전각의 회색질까지 전달되면, 척수 전각에서는 “gating mechanism”이 일어나며 교양질(substantia gelantinosa)이 뇌로 전달되는 동통 자극파동을 열기도 하고 닫기도 한다는 내용이다.

Gating activity는 큰 신경 섬유와 작은 신경 섬유가 수용하는 자극의 양에 달려있다. 일반적으로 신경섬유는 서로 경쟁하는데 예를 들면 작은 신경섬유보다 다소 큰 신경섬유가 자극을 받으면 통증 전달은 억제된다. 즉 큰 신경섬유가 자극을 받으면 gate가 닫히면서 동통 자극파동이 뇌로 전달되지 못하여 통증을 느끼지 못하게 되나 다소 작은 신경섬유가 자극을 받게 되면 gate가 열리고 동통 자극파동은 뇌로 전달되어 통증을 느끼게 된다.

척수에서의 gating mechanism 이외에도 동통 자극파동의 전달을 방해할 수 있는 중추신경계가 여러 곳 있는 것으로 알려져 있다. 예를 들면 전환요법이나 상상요법은 뇌간에서, 이완요법과 불안완화는 대뇌피질과 시상에서 동통 자극에 대한 gate를 닫아 동통 자극파동을 방해하여 통증 완화 효과를 얻을 수 있다.

대뇌 피질은 운동 중추, 감각 중추, 연합 중추와 기억을 모두 포함하고 있으며 의식, 사고, 문제 해결, 상상과 의사 전달의 기능을 하며 동통 지각과 동통 반응에서 중요한 역할을 하고 있다. 뇌는 조직의 손상이나 동통을 지각한 후 동통의 특성, 즉 동통의 위치, 강도 및 수준을 분석한 후 과거의 동통 경험과 비교한다. 또한 뇌에서는 동통의 의미와 중요성을 해석하고, 기억해 두며 동통 자극에 대한 반응을 결정한다.

morphine은 동통 자극파동의 전달을 방해하여 동통 감각을 저하시키는데 morphine과 유사한 내인성 아편(endogenous opiate)에는 Endorphins과 Enkephalins 등이 있다. Endorphins은 endogenous와 morphine이 합쳐진 단어로 중추 신경계의 신경 접합부에서 만들어지며 동통의 역치를 증가시켜 진정작용과 함께 다행감(euphoria)를 가져온다.

Enkephalin*은 뇌하수체와 중뇌수도 주변의 회백질(periaqueductal* gray matter)에서 생산된 후 뇌척수액과 혈액 내에서 순환하다가 척수 및 내부 장기에 위치해 있는 통증 수용기에 접착한다. 천연 진통제인 enkephailn이 결핍되면 통증과 고통을 증가시키는데 대개 만성 통증에서는 내인성 아편의 분비가 감소되어 있다.

* enkephalin : endorphin의 일종으로 뇌하수체와 periaqueductal gray matter에서 생산되는 신경전달의 기능을 하며 강력한 opiate 효과를 낸다. 흔히 methionine enkephalin과 leucine enkephalin 이 있다.
* 중뇌수도(aqueduct) : 제3뇌실과 제 4뇌실을 연결시키는 길이 1cm 정도의 도관으로 중뇌에 위치하며 뇌척수액의 통로로 이용된다.

통증에 대한 심리 사회적 양상

동통 반응의 일부는 정서적 요소로써 통증의 경험은 지극히 개인적이며 통증을 경험하는 동안 괴로움과 불안감을 느끼며, 불안감은 흔히 우울과 함께 나타나며 동통의 조절을 방해한다. 노인은 경제력은 물론 자신을 지지해 줄 수 있는 가족, 친지와 친구를 상실하고 독립성과 건강을 잃어버리고 신체적 편안감을 잃어버린 상태에 처해있는 경우가 많다.

노인은 동통 조절에서 무력함을 느끼며 동통이 일상생활에 미치는 영향을 조절할 수 없게 된다. 동통의 조절을 더욱 어렵게 하는 것은 노인이 가지고 있는 만성 질환, 여러 종류의 약물 사용, 노화로 인한 뇌의 화학적 변화와 내인성 아편의 분비 저하이다. 또한 노인은 뇌혈류의 감소, 사용 약물의 부작용과 통증으로 혼동에 빠지기도 하며 기억 결손이 나타나기도 하는데 특히 기억 결손은 자가 투약을 방해하고 동통에 대한 정확한 서술을 방해한다.

과거의 동통 경험은 현재의 동통 경험에 영향을 미치며 여러 가지의 동통의 경험을 축적시키게 된다. 과거의 통증관리가 얼마나 만족스러웠는가 또는 불만족스러웠는가 하는 동통의 기억이 현재의 동통 인지에 영향을 미친다. 만성 통증을 경험하고 있는 노인은 타인에 대해 적대적인 태도를 보이거나 욕쟁이가 될 수도 있다. 동통에 대한 여러 가지 스트레스원들이 인간관계에 악영향을 미쳐 친지나 친구를 당황하게 만들고 실망시키기도 한다. 가족은 노인이 경험하는 동통을 이해하고, 노인이 경험하고 있는 동통에 대해 이야기하고 동통의 조절방법을 찾을 수 있도록 도와주어야 한다.

2. 통증에 대한 간호중재

동통관리에서 고려해야 할 사항은 동통의 예방, 사정, 중재, 동통 완화에 대한 평가, 최적의 건강 회복을 위한 건강교육이다.

예방

노인은 감염, 수술과 상처로 급성 동통이 나타나기 쉽다. 신체적 균형의 유지가 어렵고, 현훈, 관절의 불완전성, 근육 약화와 시력 감소는 노인에게 사고의 발생을 높게 한다. 동통 예방과 동통 대처에서 가장 중요한 것은 최적의 건강 유지인데, 최적의 건강 유지를 위해 영양과 수분 섭취는 물론 수면과 활동도 증진시켜야 한다. 동통은 개인의 삶 전체에 영향을 미치는 스트레스원이므로 개인의 전인적 특성을 고려하여 동통을 예방하고 치료해야 한다.

사정

노인의 통증 치료를 위해 우선 동통의 특성을 확인하고 규명한 후 기록하여 문서화한다. 대부분의 사람들이 동통을 노화에 따른 불가피한 현상으로 간주하는 경향이 있으며, 암질환 같은 질병 자체와 질병 치료에 따른 어려움과 치료비를 두려워하거나 가족에게 부담을 주고 싶지 않다거나 또는 시설기관에의 입원을 두려워하여 통증이 있다는 것을 부인하기도 한다.

통증사정에는 0-10 scale의 통증 측정도구가 많이 이용되는데 0점은 통증이 전혀 없는 상태, 10점은 통증이 심한 최악의 상태를 의미한다. 통증 척도를 이용하여 "통증이 얼마나 심하십니까?" 라는 질문을 하고 해당되는 숫자를 선택하도록 한다. 통증 척도는 개인의 통증을 이해할 수 있는 객관적 자료를 제공해 줄 수 있고 어느 환경에서나 용이하게 사용될 수 있다.

노인이 자신의 언어를 사용하여 통증의 질적 수준을 서술하고, 통증을 완화시키거나 또는 통증을 악화시킬 수 있는 요인을 규명할 수 있도록 도와준다. 건강제공자는 노인이 현재 통증을 어떻게 서술하고 있는지를 파악하는 것이 중요하다. 노인이 서술하고 있는 통증이 현재 치료를 받고 있는 질병과의 관련성, 만성 통증, 또는 급성 통증의 합병증으로 나타난 것인지를 파악해야 한다. 노인에게 현재 통증이 있는 부위를 짚어보게 하던지 또는 인체의 그림 위에 통증을 경험하는 부위의 위치를 표시하도록 한다. 가끔 특정한 체위 또는 부동화가 통증을 악화시킬 수도 있다.

급성 통증을 경험하는 노인에게 질문해야 할 사항은 다음과 같다.

- 통증은 언제부터 시작되었습니까?
- 통증의 강도와 통증의 속성이 어떻습니까?
- 통증 완화를 위해 어떤 방법을 사용했습니까?
- 사용했다면 언제 사용했으며, 그 방법으로 통증은 많이 완화되었습니까?
- 만성 통증을 가지고 있습니까?
- 만성 통증을 경험하는 부위는 어디입니까?
- 만성 통증의 속성은 어떻습니까?
- 어떤 방법으로 만성 통증을 해결해 왔습니까?

만성 통증에 대한 질문은 노인이 다소 편안해질 때까지 기다렸다가 한다. 특히 급성 통증으로 수술을 해야 되는 경우 수술 전에 수술 후의 통증 조절을 어렵게 할 수 있는 만성 통증에 대해 파악해야 할 필요가 있다. 마취를 한 후 무의식에 빠져있는 노인을 들어 올리거나 수술 침대에 옮기는 경우 만성 통증을 악화시킬 수도 있다.

진료력(medical history)의 파악이 중요하다. 통증을 경험할 때 의사의 진찰을 받았는지 또는 다양한 처방을 받고 있는지를 확인하고, 노인이 사용하는 처방 약물과 비처방 약물에 대한 자료도 수집한다. 두 가지 이상의 질병이 있을 경우 병합이 금기되는 약물의 사용으로 독성 반응과 과민 반응이 나타날 가능성이 매우 높다.

- 통증 완화를 위해 가정에서 만든 사약(home remedies)를 사용하고 있는지?
- 통증이 삶의 질, 사회적 활동과 사회적 기능에 얼마나 영향을 미치고 있는지?
- 통증으로 인해 노인이 우울을 경험하고 있는지?

간호사는 노인과 신뢰 관계를 수립하여 노인이 신뢰받고 있다는 것을 인식할 수 있도록 지지해 주며 통증을 사정할 때 서두르지 않고 노인에게 대답할 수 있는 충분한 시간을 배려해야 한다. 노인 환자와 얼굴을 마주보고 앉아 천천히 그리고 분명하게 이야기하며 노인이 경증 또는 중증의 인지장애, 시력문제와 청력문제를 가지고 있을 수도 있음을 감안한다. 설문지를 읽어주거나 보여주며 답하도록 하고 노인에게 척도의 숫자가 의미하는 것을 설명해 준다.

통증이 완화된 후 다시 통증이 매우 심해지는 것을 막기 위해 통증완화 여부의 평가가 필요한데 통증 완화 여부를 자가보고에만 의지한다면 자료수집이 어려운 경우가 많다. 따라서 노인에게 통증을 언어화하여 표현하도록 격려해주며 통증완화가 되지 않을 경우 간호사와 의사에게 알리도록 격려한다. 그러나 노인에게 통증이 완전히 없어질 수 있다는 등의 과장된 표현은 하지 않는다.

언어적 표현이 어렵고, 혼수 또는 혼동 상태에 빠진 환자들이 통증을 경험하고 있으나 통증을 표현할 수 없기 때문에 통증 사정이 대단히 어렵다. 흔히 통증을 표현하는 행동에는 신음소리를 내거나, 안절부절하지 못하거나 철회(withdrawal) 등이 있다. 언어적 표현이 가능한 환자에게 통증을 유발시킬 수 있는 상황 및 치료는 당연히 언어적 표현이 어려운 환자에게도 동일한 통증을 유발시킬 수 있다. 통증을 언어로 표현할 수 있는지 또는 표현할 수 없는지에 관계없이 치료 반응은 동일할 수 있기 때문이다. 예를 들면 골절이나 구축이 와있는 환자는 체위 유지, 드레싱 교환과 위관 영양 시에 통증을 경험할 수 있다.

통증에 대한 약물 중재

통증관리에서 가장 중요한 것은 진통제의 사용이지만 진통제를 이용한 통증 치료를 소홀히 하는 이유 중의 하나는 진통제에 대한 지식의 결핍이다. 진통제를 이용하여 통증 조절을 하기 위해서는 진통제 투여의 기본 원리를 이해해야 한다.

통증조절에 사용되는 약물은 nonopioid계 진통제, opioids 진통제와 보조약(adjuvants) 등이 있으며 통증 보조제는 진통제는 아니지만 만성 통증의 완화에 도움이 된다(표 22-1).

<표 22-1> 약물요법에 의한 통증관리

통증의 종류	비마약성 진통제	마약성 진통제	보조치료제
염증성 통증 (류마치스성 관절염) (골관절염)	· 다음의 NSAIDs 중 1개 선택 clinoril, trilisate, disalcid, dolobid, ecotrin, rimadyl · 단 Feldine과 Indocin은 피함		· 삼환식 항우울제 pamelor sinequan
암질환 통증	· 특히 뼈에 전이가 된 경우 위의 NSAIDs 중 1개 선택	· 구강용 morphine · 구강용 dilaudid	· 삼환식 항우울제 pamelor sinequan
요통	· 위의 NSAIDs 중의 하나	· 구강용 oxycodone	· 삼환식 항우울제 pamelor sinequan
신경 병변성 통증 CVA후의 통증 당뇨성 신경 병변 대상포진성 신경통 환상통, 미골통 삼차신경통		· 구강용 codeine · 구강용 oxycodine · 구강용 morphine · 구강용 dilaudid	· 항경련제 tegretol · 삼환식 항우울제 Pamela Sinequan

Nonopioids

비마약성 진통제(nonopioid analgesics)의 대표적인 것으로 acetaminophen(tylenol)과 aspirin이 있으며 말초신경에 작용하여 통증을 완화시킨다. acetaminophen과 aspirin의 진통 효과는 거의 동일하나 항염 효과가 서로 다른데 acetaminophen은 항염 효과가 거의 없어 류마치스성 관절염이나 골관절염과 같은 염증성 통증의 조절에는 별로 도움이 되지 않는다. 또한 acetaminophen은 약물 효과의 반응이 비교적 안전하고, 경제적으로 저렴하나 부작용으로 간에 대한 독성(hepatotoxicity)이 크다. 의사의 처방전 없이 손에 넣을 수 있는 감기약이나 진통제에 대부분 acetaminophen이 함유되어 있어 과량 투약이 될 가능성이 많은데 acetaminophen의 1일 투여량은 4000mg 이하이어야 한다.

aspirin은 비스테로이드성 항염제(nonsteroidal antiinflammatory drug, NSAIDS)의 일종으로 여러 종류의 통증에 효과가 있고, 통증과 염증의 중요한 매개체인 prostaglandin의 합성을 억제한다. Aspirin은 노인에게 자주 나타날 수 있는 통증과 염증, 즉 류마치스성 관절염, 골관절염, 등과 목의 통증, 수술후 통증, 치통 및 뼈 전이에 의한 통증의 완화에 효과적이다. NSAIDs의 부작용은 위장계 불편감인데 aspirin 투약 환자의 30%가 위장계 불편감을 경험하고 있으며, 그 외에도 위장계 출혈, 수분 축적과 신장계 병변 등이 나타난다. 특히 울혈성 심부전, 간질환(liver disease) 또는 이뇨제 투약자에게 aspirin을 사용할 경우 신장계 병변이 심하게 나타날 수 있으므로 NSAIDs를 정규적으로 투약하는 경우 신장의 기능을 확인하는 것이 중요하다. 따라서 위장 불편감이나 부종이 있는가?를 관찰하고, 잠혈, 신장 및 간기능을 평가하기 위한 정규적 검사의 중요성을 설명한다.

노인들이 사용하는 NSAIDs 중 위장계 자극이 적은 약물은 salsalate(disalcid), choline magnesium trisalicylate(trilisate), diflunisal(dolohid), nabumetone(relafen)이며 특히 salsalate, choline magnesium trisalicylate과 sulindac은 신장계에 대한 독작용이 비교적 적다. Aspirin의 위장계 부작용을 중화하기 위해 misoprostal(cytotec)이 이용된다.

Piroxicam(feldene)은 약물작용 시간이 길어 체내축적 문제가 발생되므로 특히 간장애나 신장애가 있는 경우에는 주의하며, indomethacim(indocim)은 신장애를 일으킬 소지가 많다. 따라서 노인에게는 piroxicam과 indomethacim을 사용하지 않는 것이 좋다.

NSAIDs의 투약을 처음으로 시작할 때 추천 용량의 1/2~2/3에서 시작한 후 주 단위로 서서히 추천 용량까지 증가시킨다. 모든 nonopioid 약물은 일단 적정 용량에 도달하게 되면 통증완화 효과는 없어지면서 약물의 부작용만 나타나는 천정 효과(ceiling effect)를 가지고 있다. NSAIDs를 2~3주간 사용했으나 통증 완화가 되지 않을 경우 처방 의사에게 알리며,

NSAIDs는 여러 가지의 통증 완화에 효과적이고 편리하나 부작용이 따를 수 있으므로 노인 및 가족에게 NSAIDs 투약 관련 교육이 필요하다.

NSAIDs 투약 관련 교육내용은 다음과 같다.

- NSAIDs를 2~3주 사용한 후 약물의 효과 여부를 사정한다.
- 한 번에 2 종류 이상의 NSAIDs 약물을 사용하지 않는다.
- 위궤양을 막기 위해 처방된 H_2-antagoist인 ranitidine(zantac), cimetidine(tagamet), famotidin(pepcid)을 투약한다.
- NSAIDs와 steroids를 함께 투약하지 않는다.
- 위장계 불편감을 막기 위해 식사 또는 우유와 함께 NSAID를 투여한다.
- 부작용이 있으면 의사에게 알린다.

Opioids

opioids의 종류 및 일반적 특성

마약성 진통제인 opioids는 중추신경계의 opiate receptor에 부착하여 약물작용을 나타내며 흔히 중증도 이상의 통증에 사용한다. opioids에는 천연 마약성(pure agonist) 진통제인 morphine, 혼합성 마약성(agonist-antagonist) 진통제인 pentazocine(talwin), nalbuphine (nubain)과 butophanol(stadal) 등이 있다. 노인에게 opioids의 투약을 처음 시작할 때에는 저용량에서 시작한 뒤 서서히 용량을 증가시킨다.

혼합성 마약성 진통제는 암질환 통증의 조절에 주로 이용하는 천연 마약성 진통제와 비교했을 때 큰 이점이 없으며, 천연 마약성 진통제에서 나타나지 않는 부작용이 있어 많이 사용하지 않는다. 혼합성 마약성 진통제의 부작용으로 혼동, 간질과 격앙(agitation)과 같은 정신과적 문제가 나타나기도 한다. 특히 구강 섭취가 가능한 pentazocine(talwin)의 경우 정신과적 문제가 부작용으로 나타날 가능성이 높다.

통증 조절에서 천연 마약성 진통제(pure agonist)는 개개인에 따라 독성, 약물작용 시간과 부작용이 다양하게 나타나지만 매우 중요한 위치를 차지하고 있다. 왜냐하면 Pure agonist는 투약 경로가 다양하고 약물의 종류가 다양하며 진통작용의 천정 효과가 없다는 이점을 가지고 있다. opioid 진통제 중 대표적인 것은 morphine인데 morphine과 hydromorphone (dilaudid)은 반감기가 짧은 이점 때문에 노인들의 심한 통증에 구강으로 투약한다. fentanyl patch는 연하곤란증이 있는 만성적 심한 통증에 이용하고 Codeine과 oxycodone(percodan, tylox)는 경미한 통증이나 중간 정도의 통증에 사용한다. 그러나 dolophine(methadone)과

levorphanol(levodromoran)은 반감기가 길어 약물이 체내에 축적되며 과도 진정(oversedation)과 중추 신경계의 문제를 일으킬 수 있어 노인에게는 사용하지 않는다.

Opioids의 일종인 meperidine(demerol)은 300mg의 구강투약과 75mg의 근육주사가 동일한 효과를 나타내 근육 주사가 구강 투여에 비해 대단히 효율적이다. 그러나 meperidine(demerol)를 근육 주사할 때 통증이 따르고, 자극성이 크며, 흡수가 신속하지 않으며, 약물은 단시간 작용하는 단점이 있다. 특히 meperidine의 활동성 대사산물인 normeperidine이 형성된다는 단점이 있기 때문에 meperidine은 만성 통증에는 사용하지 않는다. Meperidine의 반복 사용으로 축적된 normeperidine은 중추신경계를 자극하여 경련, 무감각, 혼동, 환각과 간질 증상을 나타나기도 한다. 노인의 경우 신장의 기능 저하로 normeperidine의 배설이 저하되어 normeperidine의 체내 축적이 심하게 나타날 수 있다.

opioids의 약물 중독

건강관리 제공자, 건강 소비자와 사회 일각에서는 opioids에 대한 약물 중독의 두려움과 함께 잘못된 생각을 가지고 있는 경우가 많다. 약물 중독에 대한 과장된 두려움 때문에 심한 통증이 있는 경우에도 opioids의 사용을 회피하기도 한다.

약물 중독이란 동통 완화 외의 다른 정신적 효과를 얻기 위해 약물 투약을 하는 강박적인 사고와 함께 나타나는 수의적인 행동 유형을 뜻한다. 그러나 통증 완화를 위해 마약성 진통제를 투여할 경우 이러한 약물 중독 현상은 찾아보기가 어려운 것으로 알려져 있다. 마약성 진통제의 용량, 투약 기간에 관계없이 통증 조절을 위해 opioids를 사용하는 경우 약물 중독의 발생율은 1% 미만이라고 한다.

신체적 의존성은 마약성 진통제에 대한 불수의적인 생리적 반응으로, 사용 중인 마약성 진통제의 투약을 갑자기 중단하면 금단 증상(withdrawal symptom)이 나타난다. 마약성 진통제의 장기적 사용은 신체적 의존성을 초래하며, 동일한 약물효과를 얻기 위해 필요한 투약 용량이 점차 증가하는 내성(tolerance)이 발생하기도 한다. 그러나 신체적 의존성과 내성은 치료할 수 있으며 통증이 심한 환자에게 이러한 두 가지 이유로 마약성 진통제의 사용을 회피할 이유는 없다.

중독(drug addiction)이란 어휘는 상당히 부정적인 의미를 함축하고 있어서 피해야 할 상황이지만 많은 사람들이 신체적 의존성과 중독을 혼동하고 있다. 약물 중독이란 약물에 취하기 위해 투약을 하는 것이며 통증이 심한 환자들은 약물에 취하기 위해 마약성 진통제를 투약하는 것이 아니라 통증 완화를 위해 약물을 투약하고 있다.

opioids의 부작용

노화와 건강문제 또는 질병 때문에 투약 중인 다른 약물과 마약성 진통제간의 상호작용, 그리고 마약성 진통제 자체의 독작용에 대한 관찰은 매우 중요하다. 마약성 진통제의 부작용은 노인에게 흔히 나타날 수 있는 혼동, 진전(tremor), 우울, 허약, 변비 및 식욕부진과 흡사하여 쉽게 알려지지 않는다.

일반적인 opioids의 부작용은 변비, 오심 또는 구토인데 장운동이 감소되면서 변비가 나타난다. 오심은 opioids의 가장 일반적인 부작용이지만 알러지 반응으로 오해될 수 있다.

24시간 동안 규칙적으로 opioids를 투여하는 암질환과 만성통증 환자에게는 오심이 완화될 때까지 최토제(antiemetics)를 투여한다. Opioids의 부작용으로 sedation이 나타나지만 sedation이 통증 완화와 동일한 것은 아니다. 노인에게는 opioids를 투약 스케줄대로 투약하도록 주지시키고 혹시 sedation이 문제가 되면 sedation의 발생을 증폭시키는 약물을 사용하고 있는 가를 확인한다.

opioids의 사용에서 부작용으로 호흡 억제가 나타날 수 있지만 통증 완화를 목적으로 opioids를 장기적으로 사용하는 경우 통증이 호흡을 자극하기 때문에 커다란 문제가 되지는 않는다. 특히 깨어 있는 동안에는 호흡 억제의 문제가 거의 없다.

흔히 노인은 opioids의 부작용에 매우 예민한 반응을 보이게 된다. 간기능과 신기능의 저하로 약물 작용의 지속 시간은 길어지고 약물이 체내에 축적되어 독성 수준이 증가된다. 수분 섭취량이 감소하여 탈수가 나타나며 탈수에 따른 혈액 농축이 부작용을 크게 증폭시킨다. 또한 혈장내 albumin 농도가 저하되면 마약성 진통제를 포함한 여러 가지 약물의 단백질 결합력(protein-binding)이 저하되어 약물 작용을 나타내는 유리형이 증가되므로 약물 작용의 효과가 증폭된다. 따라서 단백질 결합성 약물은 사용 용량을 감소시켜 투약한 후 통증 완화가 완전하게 이루어진 후 적정량으로 상향 조정한다.

진통제 투약 원칙

통증 관리에서 주의해야 할 것은 통증이 심해지기 선에 통증을 예방해야 하며 진통제의 적절한 혈중 농도를 유지하기 위해 투약 시간을 철저히 지킨다. 그러나 대부분의 진통제는 "필요할 때" 또는 "PRN"등으로 처방을 내리지만 환자가 통증 완화를 위해 진통제를 요구할 수 있다는 것도 알지 못하거나 또는 얼마나 자주 진통제를 투약 받을 수 있는 가를 알지 못하여 통증을 참기만 하는 경우도 있다.

구강 투여

진통제의 투약 경로로 선호하는 곳이 구강 투여이다. 진통제의 사용 용량이 적절하고, 통증의 강도가 심해지기 전에 투약한다면 진통제의 구강 투여는 효과적이다. 구강 투여는 비용이 들지 않으며 사용 방법도 다른 투약 경로에 비해 매우 용이하다. 혹시 노인이 삼킬 수 없어 비위관이나 위루를 통해 음식섭취를 한다면 진통제도 비위관이나 위루를 통해 투여한다.

근육주사와 피하주사

주사는 만성적이고 장기간에 걸쳐 지속되는 통증 조절에 이용하는 투약 방법 중 불편한 방법이다. 왜냐하면 주사에는 통증이 수반되며, 주사 부위에서 약물의 흡수가 지연되기도 하며, 약물 작용시간이 짧고, 주사 부위의 근육이나 신경손상을 유발할 수 있으며, 주사를 위해 타인의 도움을 받아야 하는 어려움이 있게 된다.

노화는 인체의 약물 처리 과정에도 영향을 미치는데 노화와 함께 근량이 감소하고 피하조직이 감소하며 순환 혈량도 감소한다. 따라서 근량과 피하 조직, 순환 혈량의 감소로 인해 노인에게 근육 또는 피하로 주사할 경우 약물의 흡수율을 예측하기가 어렵다. 실제로도 어떤 조직에 주사된 후 축적되어있던 마약성 진통제는 그 다음의 투약이 이루어질 때까지 충분히 흡수되지 않은 채로 있다가 한꺼번에 흡수되어 과량 투약으로 인한 호흡기능 감소 또는 oversedation을 초래할 수 있다.

이와 같은 흡수문제는 만성 통증 보다는 급성 통증에서 더 자주 볼 수 있다. 주사는 약물 효과가 신속히 나타나기 때문에 대부분의 사람들이 통증 완화에 주사가 효과적이라고 믿고 있으나 주사로 투약한 약물 효과의 지속 시간은 길지 않다. 따라서 통증 경험자들에게는 24시간 내내 약물효과를 꾸준히 지속시키기 위해 주사 투약보다는 구강 투약이 편리하고 효과가 있음을 홍보하고 격려해야 한다.

직장내 투여

진통제의 구강 투여가 어려울 때에는 직장 투여를 선택할 수 있다. morphine, hydromorphone, oxymorphone 등이 직장 내로 투여된다. 이러한 약물의 지속시간은 4~5시간 정도나 되며 쉽게 자가투약을 할 수 있다는 이점도 있다. 구강 투약을 하고 남은 진통제가 있으면 gelatin capsule에 넣은 후 직장으로 투약해도 된다. 그러나 혈소판 감소증이 있는 경우 직장내 출혈의 가능성이 있기 때문에 직장내 투약 경로를 이용하지 않는다.

자가 조절 진통법(patient-controled analgesia, PCA)

노인 환자의 의식이 명료하고 진통제에 대한 자가 조절 능력이 있으면 자가 조절 진통법(patient- controled analgesia, PCA)을 적용한다. 자가 조절 진통법은 환자에게 자가 조절 능력을 제공하는 동시에 치료 혈중 농도를 유지할 수 있도록 도와주는 효과적인 방법이며, 정맥투여 또는 피하투약이 가능하다. 자가 조절 진통법에 사용하는 진통제는 병원마다 그리고 의사마다 다르지만 morphine 15μg/kg/hr과 ketorolac 25μg/kg/hr, ondansetrone 8mg과 dexamethason 4mg을 생리 식염수와 혼합하여 총량이 100㎖가 되도록 한 혼합액을 자가 조절 진통 조절 장치에 넣어 사용한다.

자가 조절 진통 조절 장치는 1회 투약이 된 후 10~20분간 펌프가 자동적으로 폐쇄되므로 진통제가 지나치게 투약되는 것을 막아주며 진통제의 혈중 농도가 변화하는 것을 막아주고 진통제의 적절한 혈중 농도를 유지하도록 도와준다. 통증 조절에서 자가 조절 진통법이 효과적인 방법이 될 수 있기 위해서는 환자 교육이 매우 중요하다.

Fentanyl 패취

약물 투약의 새로운 경로로써 transdermal fentanyl patch(duragesic)가 48~72시간의 약물작용을 나타내는 것으로 선전되고 있으나 많은 통증경험자들이 완전한 무통각 효과를 얻기 위해서는 다른 진통제를 함께 병용하는 것으로 알려져 있다.

보조제(adjuvants)

보조제란 진통제는 아니지만 통증 완화 역할을 하는 약물로 단독 사용은 물론 다른 진통제와 병행하여 사용할 수 있어 만성 통증에 많이 사용하고 있다. 만성 통증으로 우울을 경험하고 있는 경우 삼환식 항우울제(tricyclic antidepressant)가 도움이 될 수 있다. 항우울제의 통증 완화 효과가 나타나기까지는 신속한 경우 약물 투약 후 3~4일이 소요되는 경우도 있으나, 항우울제로서의 효과가 나타나기까지는 경우에 따라 2~3주 정도가 소요되기도 한다.

삼환식 항우울제의 주요 부작용은 진정작용(sedation)이므로 하루에 1회, 잠자리에 들면서 투약한다. 초회 투여는 10mg 정도의 소량을 투여하며, 통증 완화에 사용하는 용량은 우울 완화에 사용하는 용량보다 소량을 사용한다. 또한 시야가 흐리고(blurred vision), 입이 마르고(dry mouth), 요정체와 저혈압 등의 부작용이 나타나기도 하는데 특히 요정체 또는 녹내장(narrow-angle glaucoma)이 있는 노인에게 삼환식 항우울제를 투약할 경우 신중을 기해야 한다. Nortriptyline(pamelor)는 tricyclics에 비해 sedation이 적게 나타나고, doxepin (sinequan)은 tricyclics에 비해 부교감 신경 차단 효과가 적게 나타나 노인의 항우울제로는 이 두 가지 약물이 많이 추천된다.

중추 신경계의 신경 손상으로 나타나는 신경 병변성 통증(neuropathic pain)의 조절이 가장 어려운데 삼환식 항우울제와 경련제인 carbamazepine(tegretol)이 신경 병변성 통증에 효과가 있는 경우도 있다. 노인에게 나타나는 신경병변성 통증에는 환상통(phantom pain), 당뇨성 신경계 병변, 삼차 신경통(trigeminal neuralgia), 미골통(causalgia), 후기 CVA 통증(postcerebrovascular accident pain)과 대상 포진(herpes zoster)에서 동반되는 신경통(postherpetic neuralgia)이 있다.

통증 완화를 위한 보조제로 steroids가 사용될 수 있는데 신경근에서 발생된 신경계 종양이나 뇌전이로 인한 두통에는 prednisone이나 dexamethasone(decadron)이 효과적이다. steroid는 기분을 고조시키고 식욕을 증가시키나 위궤양 또는 위출혈을 일으킬 수 있으므로 NSAIDs를 투약받고 있는 노인에게는 투약하지 않는다.

sedative-hypnotics는 통증 완화 효과가 거의 없으므로 통증 완화 목적으로는 투약하지 않는다. Sedative-hypnotics는 중추신경 억제 효과가 있으므로 opioids계 진통제를 투약받고 있는 노인에게 투약할 경우 주의해야 한다. Promethazine(phenergan)과 같은 phenothiazine는 진통 효과가 없으며 오히려 narcotics의 효과를 방해하여 통증을 악화시킨다. 이 약물들은 중추신경계를 억제하고 간질(seizure)의 역치를 감소시키므로 노인들의 통증 관리에 도움이 되지 않는다.

비침해적 중재

통증조절에는 주로 약물이 사용되지만 마사지 요법, 이완요법, 냉온찜질요법, 치료적 접촉, 명상, 최면과 지압 등이 통증 완화에 도움이 되는 것으로 알려져 있다. 비침해적 방법은 안전하고 쉽게 이용할 수 있으며 장소의 제약도 받지 않는다는 이점이 있다. 통증완화를 목적으로 냉온요법을 사용할 경우 말초혈관 장애나 당뇨병 유무를 확인해야 한다. 의식수준이 저하되어 있거나 감각기능이 저하된 경우 냉온요법 사용중에 화상을 입거나 동상을 입을 수 있기 때문이다.

이완요법은 불안하고 스트레스가 많은 사람의 긴장을 풀어주어 이완시킬 수 있으며, 스트레스 요인들을 적극적으로 제거하여 통증을 완화시켜줄 수 있다. 이완요법은 흔히 인도자의 지시대로 마음속으로 상을 그리고(imagery), 근육을 이완시키고 명상을 한다. 간호사는 환자에게 심호흡과 함께 한가지 대상에 집중하도록 격려하는 것과 같은 단순한 형태의 이완요법을 사용하여 단시간성 처치에 수반되는 통증 조절을 할 수 있다.

보다 깊이 있는 이완요법 적용을 위해 간호사는 환자가 가장 선호하고 환자에게 가장 적절한 전략을 찾아내야 한다. 현실감, 감정과 동기유발 등이 이완요법의 성공여부를 결정하므로 간호사는 환자의 현실감, 감정과 동기유발 등에 관심을 두어야 한다.

통증에 대한 간호 중재

대퇴 골절부 수술 후 통증

- 2시간마다 통증의 강도와 통증 부위를 평가한다.
- 환자와 가족에게는 통증이 심해지기 전 PRN으로 진통제를 요구할 수 있음을 알려준다.
- 수술 후 48시간까지는 3~4시간 간격으로 진통제를 계속 투약한다.
- 진통제의 효과 여부와 진통제 사용 중 의식 수준을 사정한다.
- 수술 부위 다리를 적절히 지지해 준다.
- 합병증의 발생 여부를 사정한다.

류마티스성 관절염

- 처방받은 NSAIDs의 투약 용량, 투약 시간을 지켜 투약한다.
- 오심, 구토 등의 약물 부작용을 사정한다.
- 처방받은 운동의 수행 여부를 사정한다.
- 퇴원 후 가정에서 수행하게 될 운동에 대해 환자 또는 가족에게 시범을 보여주고, 직접 운동을 해보도록 격려한 후 오류 부분이 있으면 교정해 준다.
- 통증 척도를 이용하여 3~4시간마다 통증 강도를 사정한다.
- 통증 일지를 매일 작성하도록 한다.
- 통증이 심해지기 전에 진통제를 투약한다.
- 따뜻한 물로 통목욕이나 샤워를 하도록 격려한다.
- 스트레스원이나 통증의 악화 요인을 피하도록 격려한다.
- 적절한 휴식, 영양과 수분섭취를 충분히 한다.

통증 관리에 대한 환자 교육

- 통증의 특성, 통증의 완화 요인과 악화 요인을 기록하는 일지를 작성한다.
- 24시간 내내 약물 투약을 해야 하는 경우 정해진 스케줄에 따라 투약한다.
- 아스피린 또는 비마약성 항염제를 사용하는 경우 위장 불편감을 저하시키기 위해 식사 또는 우유와 함께 투약한다.
- 사용하고 있는 처방약 또는 비처방약을 건강관리 제공자에게 알리도록 한다.
- 마약성 진통제를 사용하는 경우 섬유질과 수분 섭취를 증가시켜 변비의 발생을 예방한다.

- 말기 환자의 통증완화를 위한 마약성 진통제 사용에서 중독성을 크게 우려할 필요는 없다.
- 부작용이 나타나는 대로 즉시 의사 또는 간호사에게 알린다.
- 투약 스케줄을 철저히 따르고 있음에도 통증이 나타나면 보고한다.
- 가능하면 다양한 사회적, 신체적 활동에 참여한다.

통증 간호 중재의 기록사항

급성통증

급성통증은 2시간 마다 또는 통증의 위치와 통증의 특성이 변화할 때마다 사정하고 기록한다.

- 통증의 위치
- 통증의 강도
- 사용중인 보조약물
- 통증 완화를 위해 시도한 방법
- 중재효과

만성통증은 1일에 1회 정도, 그리고 통증 발생의 변화가 있을 때 사정하고 기록한다.

- 통증의 위치
- 통증의 강도
- 사용 중인 보조약물
- 통증의 악화 요인과 완화 요인
- 수면, 식욕과 기동성
- 사용된 통증 완화 방법
- 중재효과

간호사는 통증을 경험하는 노인과 가족에게 통증 완화를 가져올 수 있는 방법을 교육하고 격려한다. 통증이란 노화의 일부 과정이 아니므로 노인에 대한 후원과 지지, 교육을 통해 노인이 통증의 고통을 이겨나가도록 도와주어야 한다.

References

간호학 대사전(1995). 대한 간호학회편. 한국사전연구사.

가톨릭 중앙의료원 (1995). 원내 상용의약품 편람.

범진필(2002). 임상 약리학. 청구문화사.

Cahill M (1996). Mastreing Geriatric Care. Springhouse Corporation, Springhouse, Pennsylvania. 395-418.

Donovan M, Dillon P and McGuire L (1987). Incidence and characteristics of pain in a sample of medicalsurgical inpatients. Pain 30(1):69.

Ferrell BA (1991). Pain management in elderly people. J Am Geriatr Soc 39(1):64.

Hazzard WR, Blass JP, Halter JB, Ouslander JG & Tinetti M(2003). Principles of Geriatric Medicine and Gerontology. McGraw-Hill Professional. 5th edition.

Kane RL. Ouslander JG. Abrass IB. ,Kane R, Ouslander J, Abrass I (2003). Essentials of Clinical Geriatrics. McGraw-Hill Professional. 5th edition.

McGuire L, Graffam S(1995). Pain in the elderly. In Stanley M and Beare PG : Gerontological Nursing, F. A. Davis Company, Philadelphia. 297-310.

Melding P (1991). Is there such a thing as geriatric pain? Pain 46:119.

Murray MD and Brater DC (1990). Non-steroidal antiinflammatory drugs. Clin Geriatr Med 6(2):365.

Portenoy RK and Farkash A (1988). Practical management of nonmalignant pain in the elderly. Geriatrics 43(5):29.

Reuben DB, Herr K, Pacala JT, Potter JF, Semla TP & Small GW(2001). Geriatrics at your fingertips. Reed Elsevier Company.

Stanley M, Beare PG(1999) Gerontological Nursing, F. A. Davis Company, Philadelphia. Wall RT (1990). Use of analgesics in the elderly. Clin Geriatr Med 6(2):345.

제23장
노인과의 의사소통

다양한 건강관리 환경에서 건강관련 제공자는 다양한 의사소통을 필요로 한다. 즉 간호 대상자가 집단으로서 또는 개인으로써 어떠한 건강 요구를 가지고 있는지? 불평이 많은지? 인지 장애가 있는지? 어떠한 질병을 가지고 있는지? 에 따라 의사소통은 매우 다양해진다. 간호사의 삶에 대한 다양하고 의미있는 경험은 다양한 건강관리 상황에서의 효과적인 의사소통 기술에 많은 도움을 줄 것이다.

1. 불평이 많은 건강 소비자

건강관련 분야의 서비스 제공자들은 흔히 건강소비자로부터 불평을 듣게 된다. 이러한 불평은 특히 자신들이 제공한 서비스에 건강 소비자가 만족할 것으로 기대하는 건강 관련 서비스 제공자들(caregiver)에게는 상당히 당황스러운 일이다.

사실 대부분의 환자들은 간호 제공자의 관심과 도움에 대해 고마움을 느끼고 있지만 여러 가지 이유로 건강관리 영역에서는 다양한 불평들이 빈번하게 일어난다. 건강 서비스 제공자들에는 의사, 간호사, 물리치료사, 응급 구조사, 약사, 영양사, 사회사업가와 그 외에도 여러 지원 부서 직원 등이 포함되며 이러한 건강 서비스 제공자들은 불평을 하는 건강 소비자들을 회피하려하나 피할 수가 없다.

건강 소비자의 불평

Webster 사전에서는 "불평(complain)을 통증, 슬픔과 불편감의 표현인 동시에 비난과 책임을 묻는 방법"으로 정의를 내리고 있다. Webster 사전의 불평에 대한 정의가 매우 단순하고 간단하지만 사실 건강 소비자들의 불평은 매우 복잡하다.

중요한 것은 이러한 불평이 언어로만 명백히 표현되지 못한다는 점이며 더구나 언어로 표현된 불평이 건강 소비자의 중요한 관심사는 아니라는 점이다. 건강 소비자의 불평 이면에 숨겨져 있는 의미를 찾아내고 이해하는 것이 건강 소비자의 불평에 효과적으로 대처해 갈 수 있는 최선의 방법이다.

불안과 공포에 대처해 가는 불평

건강 소비자는 건강문제가 있어 건강관리 제공자들을 찾게 된다. 건강이 나쁘거나 질병 가능성이 있거나 또는 질병에 대한 관심 등은 질병에 대해 많은 지식이 없는 사람들에게 불안과 공포의 충분한 원인이 되고 있다.

건강 소비자가 불평을 하게 되면 그 불평 속에 언어로 표현된 문제가 있든지 또는 없든지에 관계없이 대부분 그들의 관심사는 건강 문제와 관련된 불안과 공포에 관련된 것들이 많은 편이다.

"이 병원의 음식은 늘 식어 있다."
" 이 병원의 의사와 간호사는 매우 불친절하다."
" 이 병원에서 일하는 사람들은 환자들에게 관심이 거의 없다."
" 간호사는 쌀쌀맞고 손자벌 되는 의사들이 반말을 한다."
" 주사 놓은 기술이 없어 정맥 주사를 놓을 때 3 번씩이나 여기저기를 찔러댄다."
등의 다양한 불평을 할 수 있다.

언어로 표현된 불평이 무엇이던지 간에 건강 소비자의 불평은 직면한 문제에 대처하고자 하는 도움에 대한 요구나 부탁으로 간주되어야 한다. 의료 기관에서의 병원성 감염(nosocomial infection)에 대한 지식이 보다 넓게 확산되면서 일부 환자들은 그 동안 건강관리 제공자들이 받아 왔던 불평들에 병원감염에 대한 불평도 포함시키기 시작했다.

"건강제공자들은 전염성 질환이 있는 옆 환자의 손을 만진 후 손을 씻지 않는다."
"옆의 다른 환자가 기침을 너무 심하게 해서 나는 다른 방으로 옮기고 싶다."
"수술 후 얻게 된 병원 감염증에 대한 의료비 지불을 하는 것은 부당하다."

이미 환자에게 존재해 있는 건강문제 이외에 또 다른 부가적 건강문제를 얻게 되지 않을까 하는 두려움은 환자의 불안을 한층 더 가중시킨다. 가끔 환자들은 병원성 감염에 대한 정확한 정보가 없으면서도 병원성 감염을 일으킬 것으로 생각되는 막연한 요인들에 대한 강박적인 불안감에 사로잡혀 있다. 잘못된 정보는 건강 소비자의 두려움을 보다 크게 하고 불안에 커다란 영향을 미치게 될 것이다.

인간관계와 관심을 요구하는 불평

인간은 타인과의 인간관계를 원하고 있다. 입원은 건강 소비자를 가족과 격리시키고 건강 소비자에게 익숙해 있던 환경과는 전혀 다른 이질적인 환경에 노출시켜 소외감을 느끼게 해준다. 건강 소비자의 불평은 타인과의 인간관계 형성에 대한 기초를 마련하고 인간관계 형성에 대한 요구에 대처해 가고자 하는 개인적 시도로 간주할 수 있다. 또한 건강 소비자들은 소속감을 원하고 타인으로부터 인정받기를 원하는데 불평이란 타인으로부터의 인정(acknowledgment)을 요구하는 하나의 방법일 수도 있다.

"이 침대는 너무 딱딱해요" 또는 "간호사, 당신은 왜 그렇게 많은 질문들을 합니까?"와 같은 불평은 침대 또는 간호사에 대한 불평이라기보다는 건강제공자와의 대화를 통해 인정을 받고자 하는 요구에 더 가깝다.

현명한 건강관리 제공자들은 건강 소비자의 이러한 불평이 타인과의 인간관계를 맺고 타인으로부터 어떤 관심과 주목을 원하는 방법으로 인식하고 이해한다.

정보 요구 및 혼란에 대처하고자 하는 불평

대부분의 불평은 이해 부족에서 초래되는 경우가 많다. 많은 건강소비자는 병원의 이질적인 환경, 처치 절차, 질병 자체, 질병의 의미 등을 이해하지 못한다. 불평이 이러한 정보 부족, 이해 부족과 혼란을 표현하는 하나의 방법일 수 있다. 어떤 불평은 정보를 얻고자 하는 표현의 한 방법일 수도 있다. 질병 자체에 대해 혼동하고 있는 건강 소비자는 이런 불평이 자신의 질병에 대한 정보를 얻는데 도움이 되기를 원하면서 병원 의료 인력에 대해 불평을 할 수도 있다.

예를 들면 "주변에 있는 어느 환자도 의사와 간호사가 환자를 위해 무엇을 하고 있는가를 알고 있는 것 같지 않다. 의사와 간호사들의 말이 다르고 서로 다른 방향으로 나를 몰고 가는 것 같다."와 같은 것은 불평이라기보다는 오히려 정확한 정보에 대한 요구이다.

조절감을 얻기 위한 불평

대부분의 건강 소비자는 입원과 더불어 무력감을 느끼고 자신의 신체에 일어나고 있는 변화를 조절할 수 없게 된다. 건강 소비자는 입원과 더불어 갑자기 건강관리 제공자의 행동에 전적으로 의지하며 그들의 행동을 받아들이는 수용자가 되며, 스스로는 부분적으로 밖에 이해할 수 없는 여러 가지 지침에 따르라는 명령만을 일방적으로 받게 된다. 건강관리 제공자에 대한 불평은 사실 건강 소비자가 조절감을 얻고자 하는 방법 중의 하나이다.

예를 들면 "간호사, 옆 침상의 환자의 수술 부위를 덮는 드레싱을 교환한 후 충분히 손을 씻지 않았어요!"와 같은 불평이 여기에 속한다. 불행하게도 가끔 건강 소비자 스스로가 자신의 질병 관리에서 받는 스트레스와 그리고 특히 병원 감염에 대한 불평은 매우 부정적이고 적대적으로 표현될 수도 있다.

한편 건강관리 제공자는 건강 소비자의 밑바탕에 흐르는 근본적인 문제보다는 부정적 행위 또는 표현된 불평에만 초점을 두게 된다. 건강 소비자의 밑바탕에 흐르는 근본적인 문제를 현명하게 분별할 수 있는 식견을 기르는 것도 건강관리 제공자로서 갖추어야 할 덕목이다.

건강 소비자의 불평을 다루는 지침

건강관리 제공자는 종종 건강 소비자들의 불평에 분노하거나 좌절을 느끼기도 한다. 건강관리 제공자는 건강 소비자의 생명을 위협하는 중요한 문제들이 존재함에도 불구하고 건강 소비자의 사소한 불평을 받아 주어야 한다. 물론 건강관리 제공자는 건강 소비자가 비현실적이고 비난적이거나 또는 과장된 불평을 할 때에 이성적으로 객관성 있는 반응으로 대처하는 것이 용이하지는 않다.

건강 소비자의 불평에 적절히 대응해 가는 의사소통 기술은 건강 소비자가 왜 불평을 하는가를 이해할 뿐 아니라 언제, 어떻게 불평을 받아 주고, 불평을 면밀히 검토하고 건강 소비자의 불평에 어떻게 대처해 가야 하는가에 대한 실질적인 지식을 모두 포함한다.

건강 소비자가 부적절하고 부당한 불평을 한다 할지라도 건강관리 제공자는 건강 소비자에 대한 객관적 자세를 유지하고 감정적으로 반응을 보이지 않는 것이 중요하다. 건강관리 제공자는 건강 소비자의 불평이 대부분 유용하며 긍정적으로 이용될 수 있다는 자세를 갖고 건강 소비자와 건강관리 제공자간의 상호작용에서 신뢰 관계를 구축하는 것이 중요하다.

확실성과 신용은 신뢰 관계에서 오게 된다. 건강 소비자가 건강관리 제공자에게 여러 번 도움을 요청하는 것은 용이하지 않으며 또한 건강 소비자 자신이 거절당하거나 무시당하는 것을 두려워하는 나머지 마음속 깊이 있는 자신의 느낌을 표현할 수 없는 경우도 있다. 그러므로 건강관리 제공자는 진심에서 우러난 신뢰와 민감성 그리고 관심을 건강 소비자에게 보여주어야만 한다.

불평 들어주기

건강 소비자의 불평을 들어주는 것 자체는 의미있고 중요한 간호실무이다. 간호 제공 자체에 열중해 있거나 너무 바빠 건강 소비자의 불평에 주목할 수 없는 건강관리 제공자는 그들 스스로 건강 소비자가 무엇을 표현하고 무엇을 얻고자 하는가?와 같은 의미를 파악할 수 있는 기회를 놓치게 될 것이다.

건강 소비자는 주로 자신의 병실에 들어온 첫 번째 건강관리 제공자에게 가장 많은 불평을 할 수도 있는데 건강 소비자의 불평을 처음으로 접하게 된 건강관리 제공자는 마음의 문을 열고 건강 소비자에게 접근해야 한다. 건강 소비자의 불평에 귀를 기울일 수 있고 부정적 느낌을 해소하는 방식으로 건강 소비자의 불평에 대처해 가는 건강관리 제공자는 건강 소비자로부터 감사와 존경을 받을 수 있으며 보다 긍정적인 건강관리 환경을 조성할 수 있게 될 것이다.

불평을 받아들이는 데에 있어서 중요한 것은 불평이 무엇을 의미하고 있으며, 진정으로 건강 소비자가 표현하고자 하는 메시지가 무엇인가를 사정하는 것이다. 건강 소비자의 불평을 효과적으로 받아들이는 건강관리 제공자는 타인의 비평을 받아들이고 타인의 말에 귀를 기울일 수 있는 태도와 기술의 훈련이 필요하다.

상대방에 대한 지나친, 그리고 결정적인 비난과 비평은 대개 상대방의 부정적이고 적대적인 태도를 유도하기 마련이다. 아량 있게 타인의 비난에 귀를 기울이는 것은 화를 내지 않고 진솔하고 보다 객관적 태도로 불평을 받아들이는 것을 포함한다. 건강관리 제공자는 마음의 문을 열고 위협감을 느끼지 말고 충분히 불평의 말에 귀를 기울이며, 성급히 불평을 방어하는 태도는 피해야 한다.

건강 소비자의 불평을 접한 건강관리 제공자는 건강 소비자의 불평에 주의 깊게 귀를 기울이고 건강 소비자의 불평에 어떻게 반응하고 대처해 갈까? 라는 생각보다는 건강 소비자가 말하고 표현하는 것에 관심을 집중해야 한다. 적극적인 경청(listening)은 건강 소비자의 관심을 집중시키고 눈을 마주 보고(eye contact), 건강 소비자가 말하고자 하는 내면에 깔린 느낌에 반응해 줌으로써 이루어진다. 불평에 귀를 기울여 주는 경청만으로도 건강 소비자를 감동시키고 건강 소비자의 불안과 두려움을 저하시키는 효과를 가져 올 수 있다.

불평한다는 것 자체가 자신의 불안을 감소시켜 주는 동시에 불안에 대처해 가는 하나의 방법이 되고 있다. 건강 소비자들도 때때로 자신의 불평에 대한 해결책이 없음을 알고 있으나 누군가가 자신의 감정이나 느낌을 들어주고 알아주었을 때 마음의 위로가 되고 편해진다.

예를 들면 수술 스케줄이 계획되어 있는 환자에게 "수술 날짜가 다가오니 매우 걱정이 되시지요?"라는 간호사의 말을 듣는 것만으로도 느끼고 있었던 소외감과 불안감은 많이 사라지게 된다.

건강관리 제공자에게 표현한 불평으로부터 건강 소비자에게 동의할 수 있는 무엇인가를 찾아낼 수 있다는 것은 동일화 과정을 강화시키고 이해를 보여줄 수 있는 중요한 의사소통 기술이다.

"가족들과 그렇게 오랫동안 헤어져 있는 것이 어렵다는 것을 잘 알고 있습니다."라는 건강관리 제공자의 말은 건강 소비자에게 자신이 갖고 있는 이 어려움은 누구나 갖고 있는 정상적인 느낌이며 예측된 느낌이라는 것을 깨닫게 해준다.

건강 소비자의 불평은 건강관리 제공자와의 의사소통을 가능하게 해줄 때 그 불평은 대단히 긍정적인 유익함을 내포하고 있는 것으로 볼 수 있다.

불평을 검토하기

건강 소비자로부터 불평을 들은 건강관리 제공자는 우선 어떤 행위를 취하기 전에 그 불평에 대한 타당성을 검토해야 한다. 주어진 상황에서 성급하게 이끌어진 결론이나 정확하지 못한 정보에 근거하여 간호 제공이 이루어져서는 안된다. 미성숙한 행동에 의해 취해진 조치가 불완전하고 완벽하지 못한 행동을 초래할 뿐 아니라 건강관리 제공자의 신용에도 손상을 미친다. 건강관리 제공자는 건강 소비자의 불평을 충분히 검토하기 위해 충분한 대화를 나누어야 한다.

예를 들면 "환자가 수간호사에게 아침 약물투약이 항상 늦는다."라는 불평을 할 때 수간호사는 약물투약 업무에 책임을 지고 있는 간호사와 건강 소비자의 불평에 대해 충분한 검토를 해야 한다. 또한 건강 소비자가 "이 병동의 의사와 간호사는 환자와의 신체적 접촉 전후에 손을 적절히 씻지 않는다."라는 불평을 접수한 간호사는 수간호사에게 이와 같은 건강 소비자의 불평을 보고함으로써 추후에라도 적절한 감염관리가 이루어질 수 있도록 해야 한다.

가능하다면 조직내 관리자는 이런 불평과 직접적으로 관련되어 있는 당사자 모두에게 이런 불평 사항이 접수되었음을 알려 주어야 한다. 그후 적절한 명령체계를 따르는 것이 보다 짧은 시간 내에 문제 상황을 해결할 수 있게 해준다.

예를 들면 건강 소비자가 물리치료실에 어떤 문제점이 있다는 이야기를 했다면 이러한 문제점을 행정 관리부로 직접 알리기보다는 우선 이러한 문제점과 관련이 있는 당사자에게 먼저 알려야 한다.

불평을 접하는 건강관리 제공자는 당황해서는 안 되며 불평을 진지한 태도로 받아들이는 습관을 갖도록 해야 한다. 불평을 진지한 태도로 받아들인다는 것이 즉각적인 어떤 조치를 취해야 한다는 것을 의미하는 것은 아니다. 불평이 건강관리 제공자와 직접적으로 관련되어 있는 경우 수간호사 또는 감독 간호사와 같은 조직내 관리자는 이러한 불평을 검토한 후 건강 소비자의 적절하고 그리고 신중한 방법으로 검토되도록 협조해야 한다.

조직내 관리자가 건강관리 제공자의 선입관과 편견에 의한 부적절한 보고를 받았다는 것 이후에 알려질 경우 관리자는 부서 소속원은 물론 불평을 한 해당 건강 소비자로부터 신뢰감을 잃게 된다. 경험이 부족한 신규 간호사가 건강소비자의 불평에 대한 미성숙하게 반응하고 부적절하게 대처하는 것을 사전에 예방하기 위해서 건강 소비자의 불평에 대한 직접적이고 성급한 반응을 보이기 전에 보다 많은 생각을 하는 훈련이 필요하다.

불평에 대한 중재 전략

건강 소비자의 불평에 대한 문제해결 접근은 건강 소비자에게 내재해 있는 의미의 사정을 기초로 해야 하며 여러 불평이 동시에 존재할 때 불평에 대한 중재 순서는 우선 순위에 역점을 두고 이루어져야 한다. 건강관리 제공자는 건강 소비자의 불평에 대한 효과적인 대처 방안 능력을 기르기 위해 다양한 방법으로 유연성 있게 대처해야 한다.

이러한 불평에 적절히 반응해 가는 방법에는 침묵, 주의 깊은 경청 및 수용 등이 있는데, 이중 어느 한 가지 기술만을 이용하기보다는 침묵, 주의 깊은 경청 및 수용 등의 통합적 접근을 한다.

대처를 위한 도움을 필요로 하는 대상자

건강 관련 서비스 제공사들은 건강 소비자의 여러 가지 검사, 처치와 임상병리 검사 등이 적절한 간격을 두고 이루어질 수 있도록 배려한다. 몇 개의 검사나 처치가 너무 촉박한 시간 간격으로 일정이 짜여 있을 때 담당 간호사는 다른 건강관리 제공자와 의논하여 검사나 처치 일정이 적절한 시간 간격으로 이루어지도록 조정하고, 같은 시간에 행해질 수 있는 여러 검사나 처치 등도 조정해야 한다. 건강관리 제공자는 건강 소비자의 에너지가 소진되지 않도록 관심을 가져야 한다.

정보를 요구하는 환자

건강 소비자는 자기 자신에게 어떤 일이, 왜 일어나고 있는가를 알고 싶어 하며 당연히 알아야 할 권리가 있다. 이때 건강 소비자 스스로가 보다 많은 정보를 가지고 있는 경우 건강관리 제공자에게 협조를 잘 하게 된다. 즉 건강 소비자들이 이와 같은 검사나 처치가 왜, 어떻게 이루어지는가를 이해한다면 건강 소비자들은 그만큼 불평을 덜 하게 된다.

건강 소비자에게 자신의 상황이나 조건을 이해하고 있는가를 확인하는 것이 필요하며 건강관리 제공자는 필요하다면 행해질 검사나 처치에 대한 정보를 건강 소비자에게 알려주어야 한다.

건강 서비스 제공자들이 병원 감염에 대한 정보를 제공하고 어떤 제기된 문제 해결 방법에 대해 건강 소비자와 의사소통을 하게 되면 건강 소비자들은 건강 서비스 제공자들의 자신감 있고 식견이 넓은 태도에 의해 신뢰감을 얻고 안심할 수 있게 된다.

통제력을 요구하는 환자

건강 소비자의 불평을 접하는 건강관리 제공자는 불평하는 건강 소비자가 대개 무기력하고 자신은 무가치하며 자가통제 능력이 없는 것으로 느끼는 환자임을 인식해야 한다.

건강 소비자에게 "당신은 매우 중요하고 소중한 존재입니다."라는 반응을 주는 것은 건강 소비자의 불안감을 저하시켜 주는 데에 도움이 될 것이다. "지금 마음이 매우 심난하리라고 생각해요, 제가 보다 잘 이해할 수 있도록 많은 이야기를 해 주세요."라고 건강 소비자에게 말할 때 건강 소비자의 불안은 완화될 수 있다.

건강 소비자의 말을 주의 깊게 듣는 것도 건강 소비자에 대한 소중함을 일깨워 주는 중요한 방법이다. 또한 건강 소비자 자신에게 통제력을 체험하도록 도와주는 방법도 자신감을 증진시켜 주는 중요한 방법이다.

즉, "우리가 제공한 건강 서비스에 대해 이야기를 함께 나누고 싶어요. 언제 쯤 함께 이야기를 나누시기를 원하십니까?"와 같은 대화이다. 가능하다면 제공될 검사나 처치에 대한 우선순위 또는 시간에 대한 결정권을 건강 소비자에게 주어야 한다. "샤워를 언제 하시기를 원하십니까? 지금 아니면 1시간 후에…"와 같은 질문도 건강 소비자의 통제력을 증가시켜 자신감을 심어 줄 수 있게 된다.

건강 소비자를 자신의 간호에 참여시키는 것도 자신이 소외되었거나 자신이 무시되고 있다는 좌절감을 해소시키는 방법 중의 하나이다. 이렇게 건강 소비자를 자가간호 활동에 참여시키는 것은 건강 소비자에게 이러한 처치나 검사가 이루어져야 하는 이유와 이루어지는 방법에 대한 정보를 제공하는 기회가 된다. 자가간호 활동에의 참여는 건강 소비자 자신의 자존감(self-esteem)과 자신에 대한 자긍심 및 인간적 소중함을 느끼도록 도와준다.

물론 건강 소비자가 자신의 간호에 대해 모두 통제를 할 수 있는 것은 아니므로 의사 결정에 건강 소비자 자신을 참여시키는 것은 매우 중요하다. 의사결정에의 참여는 건강 소비자들의 불평을 긍정적인 방향으로 재편성할 수 있게 해 주는 기회가 된다. 건강 소비자가 자신의 간호 목표를 설정하고 그러한 목표에 어떻게 도달할 수 있는가를 결정하는 방법에 참여할 수 있다면 간호 제공자들에 대한 불평은 저하되는 반면 만족감은 증가될 것이다.

건강관리 제공자가 건강 소비자에게 불평이 검토되고 있음을 알려주었다면 그 후 검토가 어느 단계에까지 와있는 가도 알려주는 것이 필요하다. 이와 같은 정보 제공은 건강관리 제공자가 기꺼이 건강 소비자를 돕고자 하는 자발성 내에서 건강 소비자의 자신감을 키워 주는 방법이 될 수도 있다. 건강관리 제공자의 태도는 건강 소비자와의 인간관계 형성에 중요한 요소로 작용하므로 건강관리 제공자는 긍정적인 자세로 바람직한 건강관리 제공자로써 바람직한 모델의 역할을 보여주어야 한다.

어떤 불평이 표현될 때 건강관리 제공자는 불평을 검토하고 대처하기 위해서는 건강 소비자의 불평 내용은 물론 불평 내용 이면에 숨어 있는 의미와 잠재해 있는 느낌까지도 경청한 후 불평을 사정한다. 건강관리 제공자는 건강 소비자의 불평이 건강관련 서비스 영역에서 피할 수 없는 부분임을 받아들이고 인간으로서의 건강 소비자의 반응을 다루는 데에 있어서 전문가로 발전해 가기 위해 현명한 노력을 해야 한다.

2. 노인 건강 소비자와의 의사소통

대부분의 노인들이 여러 형태의 감각 장애를 갖고 있으며 이러한 감각 장애는 노인들의 의사소통 채널에 영향을 미치고 있다. 인간은 노화와 더불어 감각기능이 저하되지만 감각기능의 저하는 또한 환경적 요인에 의해서도 영향을 받고 있다. 따라서 간호사는 노인과의 의사소통에서 감각기능 저하로 나타날 수 있는 현상들을 고려해야 한다.

노화와 함께 청력이나 시력이 저하되는데 특히 청력의 경우 45-50%나 저하되고 있는 것으로 알려져 있다. 의사소통의 어느 한 가지 채널에 심각한 감각 장애를 갖고 있는 사람은 다른 감각기계를 통해 보상작용을 하게 된다. 예를 들면 시력기능이 저하되면 오히려 청력이나 촉각은 예민해 지게 된다. 물론 시력과 청력 모두에 심한 기능저하가 있어 보청기와 안경을 끼고 있고 촉각기능도 저하되어 있는 경우도 많다.

어떤 노인들은 자신이 질병을 갖고 있다는 것을 받아 드리지 못하기도 한다. 노인이 가지고 있는 질병은 대개 만성 질환이며 다발성이며 적어도 노인의 85% 정도가 건강하다고 응답하고 있으나 많은 노인들은 불안과 우울을 경험하고 있는 것으로 알려져 있다. 노인들은 건강에 문제가 생긴 환자에게서 볼 수 있는 심리적 특성으로 타인에게 의존적이며 수동적으로 되며 불안감을 느끼는데 이러한 불안감은 자존감의 저하를 초래한다. 일차 의료환경에서 노인을 돌보는 건강관리 인력은 대개 간호사이므로 간호사는 노인들과의 의사소통이 익숙하고 편안해야 한다.

청력상실 노인

정도의 차이는 있지만 노인에게 흔히 청력 장애가 나타나는데 노인들의 1/3정도가 매우 경미한 정도에서부터 심한 정도의 청력 상실을 가지고 있다. 청력 상실은 대개 소리, 특히 고음에 감음성이 저하됨으로써 나타나며 양쪽 귀 중의 어느 한쪽 귀에 청력 저하가 심하게 나타난다. 보다 잘 듣기 위해 의사소통을 하고 있는 상대방에게 집중하다 보면 피로를 많이 느끼게 된다.

청력장애 노인들과의 의사소통에서 고려해야 할 요소는 다음과 같다.

· 얻은 정보를 정리할 수 있는 시간적 여유를 충분히 주며, 저음으로 천천히 말하되 억양이 없는 단조로운 목소리는 피해야 한다.
· 마주보고 이야기하고 노인의 시력이 나쁘지 않다면 시각적 채널을 사용하고 있음을 기억한다. 노인은 상대방의 입술, 얼굴과 신체적 언어에 의존하여 의사소통을 하는 경우가 많다.
· 보청기를 사용하고 있는가를 확인한다. 보청기를 사용하고 있다면 그 보청기가 상대방의 목소리에 조정되어 있는가를 확인하며 가끔 보청기의 건전지 상태를 확인해 본다.
· 안정된 목소리로 말한다. 소리를 지르거나 고함을 치지 말고 저음의 목소리를 크게 내도록 한다.

소리를 지르거나 고함을 치면 환자를 의기소침하게 하며 특히 노인에게는 역효과를 내게 된다. 노인들은 "간호사, 나에게 고함치지 말아요. 말을 들을 수 있어요!"라고 말하게 된다.

그러나 모든 노인들에게 청력상실이 있는 것으로 생각하여 큰소리로 말하는 것은 좋지 못한 방법이다. 청력장애가 있는가를 관찰하는 것이 필요하다.

시력상실 노인

빛에 대한 수정체의 조절능력은 10대부터 서서히 저하하기 시작하여 노인기에 이르러 시력이 현저히 저하되는 등 다양한 결과를 초래하게 된다. 시력 장애가 없는 노인은 드문 편이므로 노인이 어느 정도의 시력장애가 있는 것으로 생각한다.

안경처방과 시력교정으로 시력은 호전되나 노인 스스로가 시력의 문제점을 대개 표현하지 않는다는 것을 기억해야 한다. 대부분의 노인은 시력이 떨어지거나 물체의 상이 왜곡되어 보이지만 이러한 시력 저하 또는 물체상의 왜곡을 노화의 일부분으로 간주하여 소홀히 하는 경우가 많다.

노인이 시력 상실이 심하나 청력 상실이 없다면 주된 의사소통 채널로써 청각 채널을 이용하여 대상자와 의사소통을 할 수 있다. 따라서 간호사는 노인이 행동하고 말하는 방법, 특히 억양, 어조와 음량을 주의 깊게 관찰해야 한다.

노인은 고음에 대한 감음성이 저하되는 청력상실이 있지만 저음에 대한 감음성은 예민하고 심지어는 멀리서 속삭이는 말소리까지도 들을 수 있다. 간호사는 주의 깊은 관찰을 통해 언어적 표현 이면에 숨어있는 감정까지도 파악해 낼 수 있는데 노인과의 의사소통에서 중요한 것은 직접적이고 정직한 접근이다.

시력장애 노인과의 의사소통시 고려해야 할 사항은 다음과 같다.

· 조명이 적절한지를 확인한다.
· 글씨를 읽어야 할 경우 가능한 한 글씨체를 크게 쓴다.
· 투약이나 처치가 반복되는 경우 색깔에 따른 부호화를 이용한다.
· 깊이 감각에 문제가 있는가를 주의 깊게 관찰한다.
· 계단 모서리에 페인트를 칠해 돋보이도록 한다.

접촉지각 상실의 노인

노인들은 내적, 외적 온도의 변화를 쉽게 느끼지 못하는데 이는 중추 신경계의 정보 해독과정이 지연되기 때문에 나타나는 현상이다. 또한 균형감각 유지기능이 저하되어 발을 질질 끄는 것(foot-shuffling)을 볼 수도 있다. 한편 일부 건강관리 요원들은 노인 환자에게 최소한의 접촉만을 하고 있으며 노인과의 신체적 접촉을 불편해 하는 경우도 있는데 건강관리 제공자들의 접촉회피 현상은 건강관리 제공자와 노인 간의 상호작용을 박탈하게 된다.

접촉 지각을 상실한 노인을 간호에서 다음의 사항을 고려해야 한다.

· 목욕이나 샤워, 관장 등을 할 때 너무 물이 뜨겁지 않도록 온도를 확인한다.
· 병실 내부의 실내 온도를 확인한다.

노인들은 인간관계에서의 지각-접촉 기회가 현저히 감소되므로 노인의 손을 잡아 주는 것과 같은 접촉지각을 이용하는 것이 치료적 의사소통 방법이 된다.

소외감과 외로움을 겪는 노인

일차 의료환경에서 일하고 있는 간호사들은 소외감과 외로움을 느끼는 노인들을 많이 접촉하게 된다. 대부분의 노인들은 심한 소외감과 외로움을 느끼게 되는데, 특히 건강을 잃게 되면 소외감과 외로움을 더욱 많이 느끼게 된다.

노인과 의사소통을 할 때 간호사가 지금과 동일한 상황에서-자신이 노인이라는 입장을 취하고-어떠한 대우를 받기를 원하는 가를 상담할 수 있다면 성공적인 의사소통이 될 수 있다. 동정(sympathy)과는 다른 감정이입 또는 공감(empathy)을 사용하며, 노인을 "비난하거나, 어린아이 다루듯 하기, 지나치게 사리적인 태도로 대하기(superreasonableness), 부적절한 반응을 보이기"와 같은 비효과적 의사소통 기술과는 다른 조화로운 의사소통 기술은 간호사-대상자간의 치료적 관계 형성에 기초가 된다.

특히 간호사가 노인에 대한 유일한 건강서비스 제공자일 때에는 노인이 질병으로부터 회복된 후 적절한 건강 프로그램과 간호제공 서비스를 연결시키는 간호사의 능력이 퇴원 후 노인의 건강 상황 진행과정에 커다란 영향을 미치게 될 것이다. 간호사는 노인과 효과적인 의사소통을 하며, 노인으로부터 정확한 정보를 얻을 수 있어야 하며, 다른 분야의 건강서비스 제공자와 효과적으로 의사소통을 함으로써 사회로부터 소외되어 있고 외로운 노인들의 지지자 또는 후원자로써의 역할을 할 수 있다.

간호사는 의료 환경에서 접하는 간호 대상자들에게 인간으로서의 존중감과 긍정적인 태도를 보여주어야 한다. 사실상 모든 인간은 자신의 개인적 그리고 직업적 정체감이라는 가치 체계를 이용하여 타인들을 평가하고 판단하게 된다. 간호사는 간호대상자들을 존엄성을 갖춘 인간으로 수용하는 자세가 필요하다.

예를 들면 간호사가 노인에 대해 다음과 같은 즉 -"이 노인은 너무 늙었다.", "저 노인은 너무 불쌍하다.", "그 노인들은 너무 지저분하고 더럽다.", "노인들은 사리 판단이 흐려져 있다."와 같은 생각과 선입견을 갖고 있을 때 노인들은 스스로에게 다음과 같은 느낌- "나는 너무 늙었어.", "나는 정말 불쌍한 사람이야.", "나는 너무나 지저분하고 더러운 사람이야.", "나는 사리 판단이 흐려져 있다."-와 같은 느낌을 가지도록 만든다.

혼동이 있는 노인(confused elderly)

혼동 또는 섬망이 있는 노인은 대개 기억력, 판단, 인지와 정서 장애는 물론 사람, 장소, 시간에 대한 인식력이 저하되는 지남력 장애가 있다. 혼동(confusion)의 원인은 과량 투약, 알코올, 영양 불량, 두부 손상과 우울 등으로 다양한데 증상이 갑자기 나타나고, 밤과 낮을 구별하지 못하고, 의식이 혼탁해진다. 알츠하이머씨 질환으로 불리는 노인성 치매에서도 이러한 혼동이 나타난다.

치매의 이환율에 대해서는 논란이 많지만 노인의 5% 정도가 알츠하이머 치매, 2~3% 정도는 타 종류의 치매, 7~8% 정도는 섬망 증상을 가지고 있는 것으로 알려져 있다. 치매의 원인과 예후에 대해서도 논란이 많은데, 흔히 섬망은 지남력이 회복되는 경우가 간혹 있지만 알츠하이머 치매는 회복과 치료가 불가능하다.

혼동 상태에 있는 노인과 의사소통을 한다는 것은 상당히 어렵다. 그 이유는 첫째 노인의 기본적인 질병 상태가 매우 다양하며, 둘째 노인 자신의 의식 수준에 따라 노인도 자신의 상태에 대해 놀라 있거나 불안해하고 우울해져 있으며, 셋째 아직도 섬망이나 치매의 치료 방향이 분명치 못하며, 넷째 노인 환자들의 의식 수준이 매우 다양하기 때문이다. 혼동상황에서는 의사소통이 어려우므로 혼동 상태에 있는 노인들과의 의사소통에 보다 많은 관심과 주의가 필요하다.

다음은 의식의 혼동상태가 있는 노인 환자들과의 의사소통에서 필요한 지침이다.

- 조용하고 차분히 대해 준다.
- 진실되고 사실대로 대해 준다.
- 필요한 지침은 명료하고 천천히 설명해 준다
- 의사소통에 청각, 시각, 접촉과 같은 모든 채널을 이용한다.
- 질문은 간단하게 한다.
- 추상적이기보다는 구체적으로 설명해 준다.
- 노인의 질문에 대해 구체적인 답변을 해준다.
- 노인의 설명에 대해 이해하지 못한 경우 동의의 표현을 하지 않는다.
- 간호사는 노인이 이해하기를 기대하는 것처럼 행동하라.
- 질문이나 지시사항은 단순하고 간단히 하되 어린아이 대하듯 하는 말투를 사용하지 않는다.
- 지리멸렬하고 혼탁한 설명에 대해 논쟁을 피한다.
- 논쟁하기보다는 이해하지 못하였음을 설명하고 말한 것을 다시 반복하도록 요구한다.
- 노인이 경험한 착각이나 혼미한 사고의 내용을 함께 이야기하지 말고 단지 사실만을 이야기한다. 사고의 혼미가 계속 된다면 정신과적 또는 내과적 중재가 필요한 경우가 많다.
- 노인이 간호사를 믿지 않는다 하여도 간호사는 인간의 존엄성을 존중하는 태도로 노인을 대한다.

임종을 앞둔 노인

임종을 앞둔 노인은 대체로 죽음에 대한 두려움을 언어화하지 않으며, 죽음에 대해 평화로운 수용을 보이는 경향이 있기도 하지만 개개인에 따라 죽음에 대한 반응이 다양하므로 임종 환자의 간호에는 각 개인의 특유한 반응을 고려하는 것이 중요하다.

노인들이 자신의 죽음을 수용하도록 도와주는 몇 가지의 요인이 작용할 수 있다.

- 죽음을 포함한 인생의 삶이 제공하는 모든 것을 수용하고자 하는 철학적 자세
- 부모, 친구, 배우자, 혹은 자녀의 상실을 통해 죽음에 대처하는 방법을 배우고 죽음에 접하는 많은 기회의 경험
- 생의 주기로 보았을 때 노인기가 적절한 죽음의 시기라는 인식
- 사후 세계에 대한 개념을 포함한 종교적인 믿음

그러나 노인의 죽음에 대한 대처 능력을 방해하는 요인도 있다.

- 짧은 기간 동안 연속적인 많은 죽음을 경험하여 정서적으로 소진되어 있을 때
- 중요한 사람들이 먼저 죽음을 맞이하여 지지원이 결핍되어 있을 때
- 모든 노인이 쉽게 죽음을 수용한다는 가정 하에 관심을 받지 못할 때

"한 노인이 죽음을 가까이 두고 있었다. 위암의 말기 증상과 통증으로 견디기 어려운 시간을 보내고 있었다. 때때로 그는 '어서 삶의 끝이 왔으면………' 하는 바람이 있지만 또 한편 이러한 고통 없이 병실에서 집으로 퇴원하여 오랫동안 살 수 있었으면…" 하는 바람도 있다. 부인이 들어와 그 노인 옆에 조용히 앉아서 눈물을 흘리고 있다.

그들은 아내와 남편으로 자녀를 낳고 키우고 또 손자의 탄생을 기뻐하고 계절의 변화가 주는 아름다움에 기뻐하면서 40년간을 함께 살아왔다. 그녀는 잠시 동안 병실에 머무른 후 빈 아파트로 되돌아갈 준비를 하고 있었다. 남편의 임종이 언제쯤 슬픈 모습으로 다가올 것이며 남편이 죽음을 맞이한 후 어떻게 살아갈 수 있을까?를 생각하고 있었다. 그때 간호사가-바로 당신이 그 방안으로 들어온다. 그 병실 안에 있는 3명은 모두 마음의 고통을 겪으며 마음이 편치 않게 된다. 3명 모두는 그 노인이 죽어감을 알고 있음에도 불구하고 그들의 느낌을 어떻게 표현해야 할지를 모르고 있다."

이와 같은 상황에서 대부분의 간호사는 죽음을 앞둔 대상자와 그 가족에게 해 줄 수 있는 말이 거의 없어 고개를 돌리고 그 방을 떠나곤 한다.

이렇게 아무 말도 하지 않고 병실을 떠나는 간호사는 "이 상황에 대해 해 드릴 것이 아무 것도 없어요. 더 이상 아무런 이야기를 하지 않는 것이 더 나아요"라는 메시지를 가족과 환자에게 전하고 있다.

Elisabeth Kubler-Ross(1969)의 죽음에 대한 정서적 연구는 임종을 앞둔 대상자와 대상자 가족과의 의사소통에 대한 관심을 고조시켰다. 임종 환자에 대한 간호사의 머뭇거리는

태도는 임종에 대한 자신의 느낌을 이야기 하고자 하는 간호 대상자에서 기인한다기 보다는 임종에 대한 간호사의 두려움 또는 불안에서 기인하고 있다.

임종 환자와의 의사소통에 있어서 가장 먼저 고려해야 할 사항은 "간호사 자신이 죽음에 대한 두려움, 걱정과 불안에 대하여 타인과 이야기를 나누고 타인의 이야기를 들을 준비가 얼마나 되어 있는가?" 하는 점이다. 이러한 준비에는 상당한 노력과 시간이 필요하다. 이러한 준비가 되었다 하더라도 고려해야 할 두 번째 사항은 "임종을 앞둔 환자와의 의사소통 목적이 무엇인가?" 하는 점이다. 임종을 앞둔 환자는 간호사와 자신의 느낌에 대해 이야기를 나누기 원하는 경우도 있다. 대상자가 자신의 죽음을 피할 수 없다는 사실을 알고 있는 상황에서도 간호사와 감정이입적 의사소통을 통해 간호사는 대상자에게 희망감을 주어 효과적인 의사소통을 할 수 있게 된다.

죽음을 앞둔 대상자와의 효과적인 의사소통은

- 대상자의 불필요한 두려움을 제거해 주며
- 심리적 우울감을 감소시키며
- 대상자와 대상자의 가족이 서로에게 "안녕" 이라는 이야기를 나눌 수 있고
- 미완성된 일을 완성시킬 수 있도록 도와주고
- 대상자로 하여금 자신이 처한 상태나 환경을 조절할 수 있도록 해주며
- 간호 제공자들이 주는 돌봄이 적절했는가를 확인할 수 있게 된다.

효과적인 의사소통을 통해 이러한 목적을 만족시켰는가를 확인하며 효과적인 의사소통을 방해하지 않도록 노력해야 한다. 물론 간호사는 죽음의 과정에 포함되어 있는 모든 사람들이 항상 편안하고 완벽한 상태가 되리라는 것을 보장할 수는 없을 뿐만 아니라 감정이입적 반응을 통해 죽음에 대해 긍정적 수용을 하리라는 보장도 할 수 없다. 간호사는 실질적으로 임종환자에게 중요하고 꼭 필요한 사람 중의 하나이며, 임종 간호 대상자와 가족이 현재 상황에 대해 이야기를 나누고 싶어 하는 사람 중의 하나이다. 간호사와 임종간호대상자 및 가족과의 효과적이고 치료적인 의사소통으로 다음과 같은 이점을 얻을 수 있다.

- 임종 간호 대상자의 말에 주의 깊은 경청을 통해 대상자에게 자존감을 증진시켜 줄 수 있고,
- 임종 간호 대상자의 관심사를 이야기 할 수 있으며,

- 임종 간호대상자에게 필요한 간호중재를 제공할 수 있으며
  - 예를 들면 먹고 싶은 특별한 음식, 만나고 싶은 사람 등등…,
- 의사소통은 가족들에게 보다 나은 문제 해결 방안을 생각해 볼 수 있도록 도와 줄 수 있다.

미묘하고 섬세한 정서적 문제에 귀를 기울이고 스스럼없이 의사소통을 한다는 것이 간호사가 간호 대상자의 고통스러운 문제 해결을 해줄 수 있는 기술을 갖고 있다는 것을 의미하는 것은 아니다. 임종을 앞둔 환자의 간호에서 직면하는 어려운 문제 중의 하나는 간호사가 임종 환자의 고통스런 상황을 변화시킬만한 힘, 간호 기술과 확신이 없다는 점이다. 따라서 심리적으로 환자의 고통스런 상황을 피하는 것이 오히려 편안하다는 생각을 하게 된다.

그러나 임종을 앞둔 대상자가 모든 것을 털어놓고 이야기하고 싶은 사람이 간호사인 경우도 많다. 간호사 입장에서 간호사가 통제력이 없거나 다룰 만한 전문적인 지식과 기술이 없는 문제라 하더라도 이러한 경청의 모험도 개척해 볼 필요가 있다. 물론 임종 환자를 돌보는 간호사에게는 계속적인 연수교육, 정서적 지지와 다양한 훈련이 필요하다.

임종 환자와의 의사소통과 관련하여 가장 어려운 문제 중의 하나는 대상자의 진단명과 예후를 대상자에게 알려야 하는가? 또는 알리지 않아야 하는가? 하는 문제인데 대개 대상자에게 죽음이 다가오고 있다는 것을 알리지 않는 경우도 많다. 정확한 진단에 대해 이야기를 해 줄 책임이 있는 의사도 대상자의 죽음이 다가오고 있다는 것을 이야기하는 것에 대해 불편감을 느끼거나 환자에게 죽음이 다가오고 있다는 것을 알리기를 원치 않는 가족들에 의해 환자에게 정확한 진단명을 알리지 못하게 된다.

대상자에게 임종 사실을 알리는데 있어서 고려해야 할 사항을 다음과 같다.

- 임종 간호 대상자는 자신의 진단과 예후에 대해 알 권리가 있다.
- 임종 간호 대상자의 의식이 명료하지 못하거나 혼미스런 상태가 아니지만 정서적 상태 때문에 모든 이야기를 해 줄 필요가 없는 경우도 있다.
- 가족도 임종 간호 대상자의 간호에 고려해 넣어야 한다.
- 간호사는 임종 간호 대상자의 "내가 얼마나 더 살 수 있나요?"와 같은 질문에 구체적인 답변을 줄 수 없으며 이러한 문제들을 대화에 올리는 것도 어렵다.
- 임종 간호대상자에게 진단과 예후를 알리는 것은 의사로부터 간호사에게 위임될 수도 있다.

임종 간호 대상자와 가족에게 진단명을 어떻게 전달해야 하는지를 결정하는 데에 있어서 위의 사항을 고려해야 한다. 간호사는 임종 간호 대상자와 가족과의 관계에 있어서 일관성이 있어야 하며 죽음에 대한 감정을 처리하는데 있어서 간호사 자신의 사사로운 감정 및 느낌을 연결시키지 않아야 한다. 대부분의 간호사는 임종 간호 대상자의 정서적 상황에 대처해 갈 수 있다고 느끼나 가끔 불편해 할 수도 있다.

간호사가 소그룹 상황에서 죽음에 대한 자신의 느낌을 표현할 수 있다면 그것도 간호사와 임종을 앞둔 대상자간의 상호 신뢰개발에 대한 첫 걸음을 내딛을 수 있는 계기가 된다. 죽음에 대한 느낌들이 소집단에 의해 수용된다면 그러한 느낌을 표현한 간호사들은 후에 더 많은 느낌도 표현할 수 있게 된다. 죽음에 대해 사색하고 자신의 느낌을 표현해 본 경험이 있는 간호사는 임종 간호 대상자의 간호 제공은 물론 효과적인 의사소통을 할 수 있게 된다.

References

김수지(1982). 인간이해, 대한간호. 21(2), 10-15.

이소우, 하양숙, 박은숙(1985). 입원환자가 경험한 입원 스트레스에 관한 연구. 간호학회지, 15(1), 17-29.

전춘영, 임영신, 김조자, 김용순, 박지원(1988). AIDS환자에 대한 간호사의 태도와 지식 조사연구. 대한간호, 27(4), 75-87.

Baine, E. M.(1991). Perspective Gerontological Nursing. SAGE PUBLICATIONS.

Burke & Walsh(1992). Gerontological Nursing, Mosby.

Burnside, I.(1988). Nursing and the aged, McGrowHill.

Davidhizar, R.(1992). When Your Patient Complains. Infection Control Hospital Epidemiology. 13(2), 428-431.

Elliopoulos, C.(1993). Gerontological Nursing, Lippincott., Philadelphia.

Hollinger, L. M.(1993). Factors influencing the perception of touch by elderly nursing home residents and their health caregivers. International Journal of Nursing Studies, 30(5). 445-461.

Huss, A.(1977). Touch With Care or Caring Touch? American Journal of Occupational Therapy. 31, 11-18.

Stanley, M., Beare, P. G.(1995). Gerontological Nursing. F.A. Davis Company · Philadelphia.

Stanley, M., Beare, P. G.(1999). Gerontological Nursing. F.A. Davis Company · Philadelphia.

제24장
임종 간호

죽음을 직면한 사람들에게 일어나는 다양한 정서 반응, 죽음을 앞둔 사람들의 일반적 공포, 병원, 양로원과 가정환경에서의 임종 간호 대상자 및 가족에 대한 다양하고 적절한 임종 간호 중재 및 사별간호 중재 등을 설명하고자 한다.

1. 임종 및 죽음에 대한 정서적 반응

임종 및 죽음에 대한 이론

임종이란 인간의 삶이 끝나가는 과정으로 삶의 일부분이며, 죽음이란 생명 기능이 영구적으로 정지되는 인간으로서의 삶의 종료를 뜻한다. 출생, 임종 및 죽음은 인간 누구나가 경험하는 보편적인 삶의 사건으로 정상적이며 어느 누구도 회피할 수 없는 불가피한 삶의 과정이며 출생으로 시작된 인간적 삶이 죽음을 통해 완성된다. 죽음을 앞둔 인간의 실제적인 정서적 요구는 앞으로도 많은 부분이 밝혀져야 하겠지만 임종(dying) 및 죽음(death)에 대한 정서적 간호가 중요하다는 건강 소비자와 건강관리 제공자들의 인식에 괄목할 만한 변화가 있었다. 1960년 이후 임종과 죽음에 대한 다양한 이론들이 선을 보이기 시작했다.

1969년 Elizabeth Kubler-Ross는 임종 및 죽음에 대한 5단계의 정서적 반응 과정을 제시하여 세인의 관심을 끌었다. Lamberton(1973)은 임종을 앞둔 인간의 대처 전략으로 부정, 의존성, 감정적 전이와 퇴행 등의 4가지를 제시하며 임종 간호 대상자에 대한 간호에서 치료적 접근을 하기 보다는 증상 완화적 접근에 초점을 두고, 간호 제공자는 임종 간호 대상자가 주변 사람에 의해 버려지거나 소홀해진다는 느낌을 받지 않도록 배려하는 것이 중요하다고 주장했다.

한편 Pattison(1977)은 임종 및 죽음에 대한 과정을 시간 및 연대기적 개념으로 구분하는 것은 적절하지 않다며 임종 간호 대상자는 다양한 시점에서 다양한 자가 대처 전략을 사용하고 있다고 주장했다. 특히 노인들은 이타주의, 유머, 억제, 예측 및 승화 등을 이용하여 임종 및 죽음에 대처해 가고 있는 것으로 설명하고 있다. Kaye(1989)는 죽음에 대한 역동적 대처반응 양상을 제시하며 임종 및 죽음을 앞두고 인간은 다양한 정서를 경험하는 동시에 개개인의 대처 방법이 유동적이고 개방성에 따라 다양하며 죽음과정에 동반된 정서반응을 폐쇄적 반응과 개방적 반응의 2가지로 설명했다. 개방적 반응은 폐쇄적 반응에 비해 다소 순응적이나 개방적 반응이 건강유지에 필요한 것도 아니며, 폐쇄적 대처 반응이 반드시 건강에 해로운 것도 아니라고 설명하고 있다.

간호사는 대상자가 타인에게 해를 끼치지 않는 범위 내에서 질병에 적응하도록 도와줄 수 있는 모든 가능한 대처반응을 격려해 주어야 한다.

임종 및 죽음에 대한 5단계 과정

비록 임종 및 죽음에 대한 정서적 반응 과정이 각 개인별로 다양하다 할지라도 공통된 반응들을 관찰하여 정서적 반응을 일반화시키게 되었다. Elizabeth Kubler Ross는 수년간 임종 및 죽음을 앞둔 간호 대상자들의 경험에 대한 질적 연구를 통해 대응 기전의 5단계라는 개념적 기틀을 개발했는데(1969) Elizabeth Kubler Ross의 정서적 반응 단계는 훌륭한 간호 중재의 토대가 될 수 있다.

대개 임종 및 죽음의 과정에 있는 사람들이 순서적으로 5 단계의 과정을 거치는 경우가 대부분이지만 이런 단계를 순서대로 모두 경험하는 것은 아니다. Elizabeth Kubler Ross의 임종 및 죽음에 대한 정서적 과정에 대한 개념적 기틀을 이해하여 죽음을 맞이하고 있는 간호 대상자를 지지해 줄 수 있고 임종 간호 대상자의 복잡하고 다양한 반응을 이해할 수 있다. 임종 간호 대상자의 간호에는 임종 및 죽음의 5 단계 정서적 반응 과정이 고려되어야 한다.

부정과 고립(denial and isolation)

자신의 임박한 죽음을 깨닫게 되면 대부분 사람들은 처음 상황의 실체를 부정하며 타인과의 인간관계로부터 회피하는 부정 및 고립의 정서적 반응을 보이게 된다.

"사실이 아니야.", "뭔가 잘못 되었을 거야.", "그들이 틀려 내가 아니야." 등이 부정을 반영하는 말들이다. 환자들은 가끔 다른 진단을 기대하며 여러 의사를 찾아다니거나 좀 더 좋은 결과를 약속하는 치유자를 찾는다.

그러나 이러한 부정 및 고립 반응이 임종 환자에게 부정적이거나 와해적인 영향을 미치기 보다는 긍정적 영향을 미치는 효과가 있다. 부정은 인지된 죽음에 대한 불안이나 위협으로부터 오히려 간호 대상자 스스로를 보호해 주는 예비적 대처 기전으로 기능하고 있다. 예를 들면 건강이 매우 악화된 상황에서 회복이 어렵고, 죽음이 가까이에 있다는 충격적인 소식을 들은 후, 부정 및 고립 단계는 충격을 흡수하여 죽음이 가까이에 있다는 사실을 검증하기 위한 기회를 제공하며, 충격적인 정보를 내면화하고 방어기전을 사용하도록 시간을 허용하는 기능을 하게 된다.

비록 부정에 대한 욕구가 죽음의 초기 단계 동안 가장 강하지만 임종 간호 대상자는 투병 기간 내내 부정을 사용할 수도 있다. 임종 간호 대상자는 임박한 죽음에 대해 의논하고 싶어 하는 욕구와 임종이라는 실체를 부정하는 양가감정으로 갈등을 겪게 된다. 간호사는 임종 간호 대상자의 요구를 파악하여 내적으로 존재하는 의도를 읽을 수 있어야 한다.

임종 간호 대상자의 행동에 모순이 있고 이러한 모순이 간호사에게 갈등과 혼동을 준다 하여도 갈등을 일으키는 임종 간호 대상자의 메시지에 초점을 맞추기보다는 임종 간호 대상자가 사용하는 방어 기제를 수용해야 한다. 임종 간호 대상자가 사용하는 방어 기제는 개인적 생의 철학 및 독특한 대응기전에 의해 결정된다. 이 첫 단계의 정서적 반응 과정에서 간호사의 중요한 간호 활동은 임종 간호 대상자들의 반응을 받아들이며 정직한 대화를 할 수 있게 간호사 자신이 먼저 개방적 그리고 수용적 자세를 취하는 것이다.

분노(anger)

두 번째 단계는 분노 단계로써 노여움, 격정, 격노, 행복하고 건강한 사람들에 대한 질투나 시샘 그리고 분개와 같은 감정을 표현하게 된다. 첫 단계의 부정은 분노 반응으로 대체되어간다. 종종 임종 간호 대상자의 주위에 있는 사람들이 분노의 대상이 되어 희생자가 될 수 있기 때문에 힘들고 어려운 상황이다.

부정 단계의 "진정 죽어야 하는 사람은 내가 아니야. 정말 내가 아니야."는 점차 "하필이면 왜 내가 죽어야 하지?"라는 분노 반응으로 대치된다. 이 단계에서 임종 간호 대상자는 "이 세상에 옳은 것은 하나도 없다."라는 감정을 표현한다. "간호사들은 call light에 빨리 응답하지 않고 음식 맛은 형편이 없고, 의사들은 무엇을 하고 있는지 잘 모르겠고, 가족들은 성의가 없고, 방문객들은 너무 오래 머물거나 혹은 금방 가버리고 말고……"

그러나 이러한 임종 간호 대상자의 정서를 자세히 살펴보면 그들이 느끼는 분노는 이해가 간다.

"원하는 것이 있으나 소유하지 못하고 원하지 않는 죽음을 소유하게 되는데 그들이 왜 분개하지 않겠는가? 왜 그들이 미래를 즐기는 사람을 시기하고 결코 다시 보려 하지 않겠는가? 그들의 실현 불가능한 욕망과 생에 대한 미완성 과업이 분노의 원인이 된다. 아마도 그들의 불평과 욕구들은 이러한 것들 안에 둘러싸인 채로 아직도 살아있는 존재라는 것을 환기시키려고 하는 의도일 것이다."

임종 간호 대상자의 분노 단계에서 가족들은 죄의식을 느끼고, 당황하고, 슬퍼하고, 임종 간호 대상자의 분노에 대해 화가 나고 분노를 느끼는 등의 다양한 감정을 경험하게 된다. 가족들은 가족의 의도가 오해되거나 행동이 임종 간호 대상자에 의해 인정받지 못하는지 이해할 수 없고, 가족들의 대처가 적절한지 또는 부적절한지에 대해 의문점을 갖는 것이 보통이다. 간호사는 임종 간호에 대한 다양한 지식과 넓은 안목으로 가족을 도와 임종 간호 대상자를 위해 편안하고 안락한 환경을 만들어야 한다.

임종 간호 대상자가 임박한 죽음에 대해 수용하고 있는 것으로 가족들이 판단하게 되면 임종 간호 대상자와 가족간의 지지관계 형성이 용이하고 가족이 느끼는 죄의식도 예방될 수 있다. 또한 간호사는 임종 간호 대상자의 분노 반응에 대해 보호 역할을 해야 한다. 가장 바람직한 간호는 임종 간호 대상자의 비판, 예를 들면 충분하게 잘 해주지 못한다는 불평 등을 받아들이고 임종 간호 대상자에게 함축되어 있는 감정의 분출구인 분노에 대해 반응하기보다는 수용해 주어야 한다. 간호사가 임종 간호 대상자의 분노를 보호해 줄 수 있는 단단한 방패 역할을 해줄 수 있고, 객관적인 태도를 보여줄 수 있다면 간호사와 임종 간호 대상자 간의 치료적 관계를 유지해 줄 수 있다.

흥정 또는 협상(bargaining)

부정과 분노가 임박한 죽음의 실체를 바꿀 수 없다는 것을 깨닫게 된 후 임종 간호 대상자는 피할 수 없는 현실을 연기해 보려고 협상을 시도한다. 주로 가족적 상황이나 종교적 상황을 설정해 놓고 피할 수 없는 임종 및 죽음을 연기시키려는 시도를 하게 된다.

만일 "전지전능한 하나님께서 막내딸을 시집보낼 때까지 살 수 있게 해주신다면, 하나님이 또 한 번의 크리스마스를 맞을 수 있게 해주신다면 그리고 또 한번의 생일을 허락하신다면 더욱 착실한 신자가 되겠다."고 하거나....,

"의사들이 생명 연장을 위한 치료를 적극적으로 할 수 있게 협조를 한다."거나...

"생의 연장을 위해 죽음을 돌이킬 수 있다."고 생각하는 그 어떤 것도 약속하게 된다.

대부분의 협상은 임존 간호 대상자가 God과 직접 하지만 가끔은 성직자들과 함께 하며 보통 비밀에 부치게 된다. 임종 간호 대상자는 절대 구원자와 시도한 협상대로 생명의 연장을 하지 못하고 실패하게 될 때 협상을 명예롭지 못한 것으로 생각하거나 죄의식을 느끼고 실망하게 된다. 간호사는 임종 간호 대상자에게 숨겨진 이러한 감정들을 발견하는 것이 중요하다.

우울(depression)

임종 간호 대상자는 신체적 기능들이 크게 쇠퇴하고 이전부터 있어 온 증상들이 심해져 입원을 하게 되었을 때 4단계의 죽음 과정인 우울은 더욱 심해진다. 이때의 우울은 대개 과거로부터 현재까지 이루어 놓은 인간적 및 사회적 업적과 임박한 인생에 대한 상실의 두 가지로부터 유래한다. 임종 간호 대상자에게는 즐겁고 행복했던 과거와 젊은 시절은 이미 가버리고, 신체의 전반적 기능과 일부 기능이 상실되는 등 우울을 초래하는 요소들이 매우 많다.

일반적 우울과는 달리 임종 간호 대상자의 우울은 격려와 안심시키기 등이 도움이 되지 않는다. 임종 간호 대상자에게 기운을 내게 하고 사물에 함축되어 있는 긍정적 면을 떠올리라고 격려해도 임박한 죽음 외에는 아무 것도 생각하지 않는다. 또한 임종 간호 대상자들에게 생애의 가장 중요한 모든 것을 상실하는 죽음을 슬퍼할 일이 아니라고 설득하는 것도 비현실적이다.

임종 간호 대상자의 우울은 보통 혼자 침묵 상태로 보내는데, 간호사가 쾌활한 어조로 환자에게 대화하는 것보다 조용히 그들 곁에 앉아 있거나 손을 잡아 주는 것이 도움이 된다. 임종 간호 대상자의 곁에서 서로 솔직하게 혹은 침묵으로 미래를 곰곰이 생각해 보는 것이 4 단계 동안의 의미 있는 간호활동이 된다. 간호사는 가족의 우울도 이해하여 돕도록 하며, 임종 간호 대상자를 즐겁게 해주려는 노력이 기분을 좋게 해주기보다는 임종 및 죽음에 대한 정서적 준비를 방해할 수 도 있다.

또한 이런 형태의 우울은 다음의 수용 난계와 평화로운 죽음을 맞이하기 위한 접근을 위해 각 개인에게 필요하다는 것을 강조해야 한다. 우울 단계에서 기도에 관심을 갖고 성직자 방문을 원하는 경우를 흔히 볼 수 있다. 간호사는 대상자의 영적 요구에 특별한 관심을 갖고 성직자-대상자간의 관계가 어떤 방법으로든 원활하게 되도록 격려해야 한다.

수용(acceptance)

수용 단계는 임종 간호 대상자가 고통으로 몸부림치던 시간이 끝나고 마지막 휴식 기간으로 임종 및 죽음 후의 긴 여정에 필요한 힘을 얻는 시기이다. 그러나 수용 단계를 행복한 단계로 오해해서는 안 되며, 수용 단계는 행복하고 즐거운 느낌이 아니라 포기 후에 느끼는 조금은 평화로운 느낌으로 표현될 수 있다.

수용 단계 동안 임종 간호 대상자와의 의사소통은 언어적 의사소통보다는 비언어적 의사소통이 더 적절하다. 임종 간호 대상자의 침묵과 위축은 사람들과의 접촉이 없는 고립된 결과를 원하는 것이 아니라는 점에 주의해야 한다. 임종 간호 대상자를 가까이에서 만져 주고, 편안하게 해주며, 함께 곁에 있어 주기를 원한다. 임종 간호 대상자들의 관심사가 점차로 줄어들기 때문에 주변 환경을 단순하게 해주는 것이 필요하다. 이 단계 동안 가족들은 임종 간호 대상자를 지지하고 이해하고자 하는 강한 욕구를 가지고 있다.

혹시 죽음이라는 극한 상황 앞에 서 보신 적이 있습니까? 5명 정도가 한 조를 이룬 후 자신의 체험을 나누어 봅시다. 그러한 체험이 없었다면 지금 그러한 극한 상황에 서게 되었을 때 어떤 느낌이 들까요? 미완성 상태에 있는 것이 무엇이며 가장 먼저 완성시키고 싶은 것이 무엇인지에 대해 서로의 의견을 나누어 봅시다.

임종 간호 대상자의 두려움

죽음을 앞둔 대부분의 사람에게는 불안감이 있는데 불안이란 성격상 매우 모호하고 어떤 구체적인 위험과 관련된 것이 아니기 때문에 임종 간호 대상자의 불안 완화를 도와주는 것은 중요한 일차적 간호 활동이다. 임종 및 죽음을 앞두고 있는 임종 간호 대상자들이 공포를 경험한다는 것은 거의 공통적인 경험인 반면 개인에 따른 특이한 공포는 다양하다. 임종 및 죽음을 앞두고 있는 임종 간호 대상자들이 경험하는 일반적인 공포는 다음과 같다.

미지의 세계(unknownness)

근본적인 불안은 전혀 알려져 있지 않은 죽음이라는 미지의 세계에 대한 불안이다. 죽음을 맞이하고 있던 한 환자는 죽음을 이전에 한번도 경험하지 못하였기에 사후의 세계가 낯설고 어떤 곳 인지 상상조차 할 수 없다고 묘사했다.

슬픔 및 외로움(loneliness)

질병 그 자체가 다른 인간들로부터 사회적 관계를 격리시킨다. 죽음이 가까이 다가 올 때 주변의 인간관계로부터 더욱 격리되어 가며, 죽음과 더불어 영원히 격리된다고 생각한다. 임종 환자의 죽음이 가까워짐에 따라 간호사의 call light에 대한 반응이 더욱 늦어져 가며 이때 임종 간호 대상자는 혼자 남으리라는 외로움을 더욱 느끼게 된다.

가족과 친구와의 헤어짐(loss of family and friends)

죽음으로 가족과 친구들의 상실을 두려워하고 자신의 가족들에게 더 이상 사랑 받지 못하리라는 두려움과 거부에 대한 두려움 그리고 그들과 영원히 헤어지는 것에 대한 두려움이 있다.

자아조절감 및 인간적 정체감의 상실(loss of self-control and identity)

암과 같은 소모성 질환(debilitating disease)은 자신을 점점 더 통제할 수 없도록 만들며, 특히 정신적 기능이 영향을 받는 경우에는 더욱 심하다. 죽어가는 사람으로 하여금 사소한 의사 결정권이라도 격려하고, 권위를 갖도록 하고, 사소한 일상생활의 과업을 스스로 결정할 수 있도록 배려하면 자아조절감 유지에 도움이 된다.

인간 접촉, 가족과 친구들의 상실, 그리고 자신의 신체에 대한 통제력 상실은 자아 정체감의 상실과 밀접하게 연결되어 있다. 자신의 신체에 대한 통제력 상실로 자아의 통합성 유지에 대한 위협을 느끼고 인간적 정체감 상실에 위협을 느낀다.

고통 및 통증, 신체적 기능 상실과 퇴행(loss of suffering, pain, regression)

통증이 개인의 신체상을 훼손하고, 신체적 기능이 상실되는 것을 두려워한다.

신체의 훼손, 부패와 미숙한 장례

인간은 위엄 있고 명예로운 죽음을 원하며 인간 삶의 마지막 과정인 장례식도 성의있고 정성스럽기를 원한다.

죽음에 대한 특이한 공포를 언어화하여 표현하는 것이 두려움의 완화에 도움이 된다. 임종 간호 대상자가 일단 간호사 또는 가족과 두려움에 대해 이야기를 나누는 동안 특이한 공포에 대처할 수 있도록 계획을 세울 수 있게 된다. 예를 들면 임종 간호 대상자가 알지 못하는 미지의 세계에 대한 두려움을 느끼고 있을 때 임종 간호 대상자의 질문에 간호사는 정직하게 답해준다. 또한 간호사는 임종 간호 대상자가 해답을 얻을 수 있는 질문과 해답을 얻을 수 없는 질문을 구별할 수 있도록 도와주어야 한다. 또한 자가 통제력의 상실에 대한 두려움에 대처하도록 도와주기 위해 시간과 장소가 허락한다면 자가간호 조절을 할 수 있도록 격려한다.

우선 슬픔의 출처에 대한 정보를 수집한 후 슬픔을 수용할 수 있도록 도와주고 선택의 여지가 없다는 것을 명확히 해 두어야 한다. 간호중재는 "임종 간호 대상자에게 남아있는 즐거움과 기쁨을 경험할 수 있도록" 도와주는 데에 초점을 두어야 하는데 이는 모든 상실이 한꺼번에 오는 것이 아니라 하나씩 둘씩 서서히 오기 때문이다.

2. 임종 간호대상자에 대한 간호중재

임종 간호 대상자에게 통합적이고 개별화된 간호를 제공하는 것은 가족에게는 물론 임종 간호 대상자로 하여금 효과적이고 바람직한 죽음을 경험 할 수 있도록 도와주는 중요한 요인이다. 간호 제공자의 역할이 직접적 또는 간접적이던지 간에 간호사는 임종 간호 대상자에 대한 효과적이고 온정적인 간호를 할 수 있는 중요한 위치에 있다. 임종 간호 대상자에 대한 간호중재에는 인간의 신체적, 정신적 및 영적 요구에 대한 관심을 포함한다.

임종 간호 대상자의 간호중재는 의학적 치료모델(cure model)보다는 오히려 간호학적 간호모델(care model)에 토대를 두고 있다. 임종 간호 대상자의 신체적 간호로서 통증완화 간호(palliative care)와 증상 조절(symptom control) 간호가 중요하다. 간호사의 영양, 배설, 수면, 운동, 피부와 구강 간호 및 통증 조절과 같은 기본적인 간호가 임종 간호 대상자에게 신체적 편안감을 제공하며, 인간으로서의 존중감을 표현하는 간호는 정신적 편안감을 제공하게 된다. 신체적 요구와 관련된 간호 사정과 간호 중재가 간호 실무의 기초가 되나 본 장에서는 임종 간호 대상자의 정신적 및 영적 간호 요구에 초점을 두고자 한다.

간호 사정

임종 간호 대상자의 정신적 및 영적 요구 사정은 간호사의 실무 기술, 인간에 대한 지각력 그리고 민감성 등을 필요로 하고 있다. 임종 간호 대상자의 행동을 관찰하는 동시에 임종 간호 대상자의 언어적 표현에 귀를 기울이고, 임종 간호 대상자의 가족, 사적으로 의미있고 중요한 개인과 간호 대상자 자신의 민감한 질문을 통해 정신적 및 영적 요구에 대한 자료 수집을 할 수 있다.

초기의 자료 수집과 자료 분석을 통해 적절한 간호 진단을 내리며 간호 진단의 적절한 진술에는 두려움과 같은 일반적 진단은 물론 관련된 원인과 요인 등도 포함시킨다. 간호사의 민감성은 임종 간호 대상자에 대한 간호중재의 토대가 되며, 임종 간호 대상자는 죽음에 대한 자신만의 독특한 경험을 가질 권리가 있다는 것에 대한 이해도 포함된다. 간호사의 이러한 이해는 죽음에 대한 정서적 반응은 개인적 차이가 있다는 것을 수용하고, 허락하고, 존중해 주는 것을 뜻하며 간호사가 각각의 간호대상자와 협력하여 가능한 범위까지 목표를 설정할 수 있는 방향을 제시한다.

간호 진단

임종 간호 대상자에게 내릴 수 있는 간호 진단은 아래와 같다.

- 불안(anxiety)
- 비효과적인 부정(ineffective denial)
- 두려움(fear)
- 사회적 상호작용 장애(impaired social interaction)
- 영적 비탄(spiritual distress)

간호 계획 및 간호중재

간호 계획 및 목표 설정

각 개인의 간호 진단에 따라 적절한 간호를 계획하며 간호 목표를 세우며, 예측된 결과와 간호 중재를 설계한다.

"예를 들면 간호진단으로서의 영적 비탄은 여러 가지 이유로 선택될 수 있다. 불안 또는 두려움과 같은 간호진단에 비해 영적 비탄이 종교를 가지고 있지 않은 간호사에게는 낯설 수도 있다."

영적 비탄은 다른 많은 간호진단보다 총체적이고 포괄적이며 임종 간호 대상자의 간호에서 중요한 주제이다. 간호사는 임종 간호 대상자의 영적 요구를 만족시켜 줄 수 있는 역할을 할 수 있으며 단순히 성직자들에게 전화나 하는 것이 간호 활동의 전부는 아니다.

영적 비탄의 간호진단에 대한 장기 및 단기의 목표는 아래와 같다

- 자신의 존재와 현재 상황에 대해 긍정적인 의미를 표현한다.
- 죄의식을 덜 느끼고 타인을 용서하고 미래에 대한 희망을 경험한다.
- 높은 수준의 인간관계, 의미있는 타인과의 관계에서 편안감을 표현한다.
- 자신을 수용한다.
- 자신에게 중요한 종교적 의식, 고백성사 또는 종부성사와 같은 성예전에 자주 참식한다.
- 평화로움을 느낀다고 진술한다.
- 통합감과 완성감을 경험한다.

일반적 간호중재

간호목표에 따라 예측된 결과와 간호 중재를 설계한다.

임종 간호 대상자에 대한 일반적 간호중재는 다음과 같다.

- 임종간호 대상자와의 인간관계 발전을 위해 정규적으로 시간을 함께 나눈다.
- 임종 간호대상자에게 전념하고 함께 하는 시간을 갖는다.
- 적극적인 경청과 관심을 주는 의사소통 기술을 사용한다.
- 효과적 의사소통 기술을 사용한다.
- 타인에게 개방적이며 수용적이어야 한다.
- 임종 간호대상자의 고통에 민감하게 대처한다.
- 온정과 감정이입적 태도를 취한다.
- 인간적 태도를 갖고 간호한다.
- 가능하다면 적절하게 간호사 자신의 취약점도 표현한다.
- 적절하게 신체적 접촉을 이용한다.

간호사는 임종 간호 대상자의 말에 귀를 기울이면서 임종 간호 대상자가 자기 성찰과 회상을 하도록 격려해 준다. 간호사는 임종 간호 대상자가 자신의 삶에 대한 현재의 의미는 물론 고통스러움도 표현할 수 있도록 도와주고, 자신의 내적 자원을 찾아내고 이용하도록 격려해 주며 현실적이고 적절한 희망을 증진시켜 준다. 간호사는 임종 간호 대상자들이 자신의 견해를 자유롭게 표현하도록 격려해 주며, 언어적 그리고 비언어적으로 임종 간호 대상자의 관점, 감정 및 신념을 수용해야 하며 임종 간호 대상자에 대한 최고의 존중 태도를 보여준다.

다른 중요하고 의미 있는 타인과의 접촉을 격려하여 임종 간호 대상자가 인간관계에서 높은 수준의 연결 고리가 있다는 느낌을 가질 수 있도록 격려한다. 간호사는 임종 간호 대상자가 중요하고 의미 있는 것으로 느끼는 타인에 대해 "good-bye"라고 말할 수 있도록 도와주어야 한다. 임종 간호 대상자에게는 자기 자신에 대한 수용이 중요한데 삶에 대한 재음미 과정을 통해 임종 간호 대상자가 분노, 실망, 공포 및 고독감을 표현하고 자기 용서를 위해 노력할 때 임종 간호 대상자의 표현과 행동에 귀를 기울이고 관심을 보여주어야 한다.

간호사는 임종 간호 대상자의 선호도, 종교의식, 또는 영적의식을 존중해 주며 대상자의 부탁이 있는 경우에는 여건이 적절하다면 임종 간호 대상자와 함께 기도하고 성서 또는 다른 종교서적을 읽어 준다. 간호사는 임종 간호 대상자의 영적 믿음에 대해 지지해 주고 대상자의 선택에 따라 성직자에게 보내기도 한다.

이완요법, 음악치료와 같은 특수한 간호 중재는 일부 환자가 편안감을 찾는 데에 도움이 될 수 있으며 언어적 의사소통이 불가능한 경우 간호사가 환자 옆에 조용히 앉아 있는 것만으로도 간호중재가 된다. 간호사는 임종 간호 대상자를 지지하여 내적 그리고 외적 통합력을 이룰 수 있도록 해주고, 임종 간호 대상자 자신의 고통을 수용할 수 있도록 도와주며, 눈물과 불평을 수용해 주어야 한다.

급성 의료 센터에서의 간호중재

간호사와 임종간호 대상자가 죽음에 동반될 수 있는 정서적 문제를 토의할 기회를 갖지 못한다면 간호사와 임종간호 대상자는 죽음에 대한 인지적 차원은 물론 정서적 차원에서의 대처가 어렵다. 죽음에 동반될 수 있는 정서적 문제의 토의가 어느 정도까지 일어날 수 있는가 하는 것은 간호사가 임종간호 대상자를 간호하는 환경과 임종간호 대상자로부터 사고, 감정 및 표현을 이끌어 내는 간호사의 능력에 달려 있다.

급성 의료센터와 같은 병원 환경에서 간호사의 일차적 역할은 임종간호 대상자에 대한 직접적인 간호제공자로서의 역할이며 간호과정은 간호사가 임종간호 대상자의 신체적, 정신적, 영적 요구에 역점을 두는 전인적 간호를 제공하는 기틀이다. 죽음이 임박할 때 사용하는 간호제공과 수단의 선택에 임종간호 대상자가 참여할 수 있는가를 결정하기 위해 간호사는 임종간호 대상자의 정서적 및 인지적 상태를 사정하며 특별한 바램과 선호도에 대한 정보를 얻는 것도 중요하다. 이러한 정보는 가능하면 급성 의료 센터(acute-care setting)에서 적어도 중환자실에 입원하기 전에 얻는 것이 바람직하다. 임종 간호 대상자가 자가간호에 대해 의사 표현을 할 수 있다면 간호사는 명확한 설명을 해주고 임종간호 대상자가 이용 가능한 선택을 이해했는가를 확인해야 한다.

임종간호 대상자가 고려해야 할 사항의 하나는 자신이 선호하는 생명 구조(life-saving) 또는 생명유지(life-supporting) 방법에 관련된 선택이다. 간호사는 임종 간호 대상자가 생명구조 또는 생명유지에 대한 선택의 암시를 이해하고, 선택할 수 있다면 이러한 선택 인지적 의식이 있는 상태에서 이루어졌는가를 사정해야 한다. 임종간호 대상자의 가족이나 친지, 또는 의미있는 사람들과 같은 비 전문 간호제공자들도 임종간호 대상자의 간호에 포함시켜야 한다. 간호사는 임종 간호 대상자에게 직접적인 간호를 제공하면서 가족들의 요구를 만족시키고, 가족도 간호에 포함시킴으로서 임종 간호 대상자의 총체적 간호(holistic care)를 제공하게 된다.

중환자 및 가족에 대한 초기 간호 계획과 관련하여 임종 간호 대상자와 법적, 윤리적 그리고 사업상의 문제를 위한 대리인 선임 그리고 사후 문제의 결정에 대한 사전 동의와 관련된 의논을 해야 한다. 이와같은 논제들이 임종 간호 대상자에게 정서적 부담감을 줄 수 있지만 간호사는 임종 간호 대상자가 이와 같은 토의에 참여하는 동안 이런 논제들에 대해 사려 깊게 생각하고 결정을 내리도록 도와준다.

임종 간호 대상자의 간호와 관련하여 어떠한 환경에서든지 통증 완화는 간호 제공자의 일차적 목표이다. 임종 간호 대상자는 통증에 대한 불안감을 가지고 있는데, 통증으로 간호사를 부르고 진통제 투약을 받고 시간이 지나면 또다시 통증을 다시 경험하고, 진통제 투약 후 통증이 완화되기를 기다리는 상황이 주기적으로 반복된다. 최근에 많이 이용되고 있는 자가 통증 조절장치는 임종 간호 대상자에게 자기 자신에 대한 통제력을 제공해 주고 일정 수준의 편안감을 제공해 줄 수 있다. 통증완화를 위한 24시간 약물 투여 스케줄을 통해 간호사는 임종 간호 대상자들에게 통증이 조절될 수 있다는 안전감과 편안감을 제공해 줄 수 있다.

양로원에서의 간호중재

죽음을 앞둔 노인은 병원에 머무는 것 보다 더 오랫동안 양로원에 머무르게 되므로 양로원에서 죽음을 맞이하는 것은 병원에서 죽음을 맞이하는 것과는 다르다. 임종 간호 대상자는 양로원에서 죽음을 맞이할 것인가, 또는 병원에서 죽음을 맞이할 것인가에 대한 선택할 수 있으며 이러한 사실의 이해와 함께 양로원 관리 요원들은 노인의 의사를 존중해 주어야 하며 가족들도 대개 선택 및 결정에 참여하도록 배려한다.

양로원 내 임종을 앞둔 사람들은 간호 제공자들의 지속적인 관심을 필요로 하고 있다. 노인들이 생명을 영위하고 있는 동안 그들을 죽어가고 있는 사람이 아니라 살아있는 사람(living person)으로 대우하고 간호하며 의사소통과 인간관계도 유지한다.

양로원에 근무하고 있는 간호사가 임종 간호 대상자의 간호를 불편해하여 회피하고자 하는 경우 간호사는 스스로 이러한 불편감에 대처하고 불편감을 교정할 수 있는 전략과 계획을 세워야 한다. 임종간호 대상자는 타인, 즉 가족과 간호 제공자의 존재를 느끼고, 자신들을 위로하고, 또한 임종간호 대상자를 신체적, 정신적, 영적으로 간호할 사람들을 필요로 한다. 임종간호 대상에 대한 최선의 간호를 제공하기 위해, 양로원의 간호 제공자들은 임종간호에 필요한 특별한 자격과 요구조건을 만족시켜야 하며 의사소통 채널도 효율적으로 유지되어야 한다.

임종간호 대상자가 오랫동안 양로원의 재원자이었다면 양로원 내의 다른 재원자들과 접촉하며 인간적인 상호관계를 유지하여 왔을 수도 있다. 어느 재원자가 임종 시기가 임박하다면 다른 재원자들에게 이러한 사실을 적절한 시기에 알려야 하는데 나이가 많은 사람들은 죽음과 삶에 대해 상당히 현실적이며, 고령자들이 임종을 앞둔 동료나 친구들에 대해 적절하게 대처할 수 있다. 재원자들이 다른 친구의 임종이 임박해 온 것을 마치 가족이 임종하는 것처럼 슬퍼할 때 임종간호 대상자는 지지와 위로를 받게 된다.

가정에서의 간호중재

임종 간호 대상자에 대한 간호에서 간호사는 노인 개개인의 삶의 경험에 따라 독특한 믿음과 가치를 고려하여야 한다. 임종 간호 대상자는 자신이 접해 온 문화의 영향을 많이 받으며, 특히 간호사가 임종 간호 대상자의 가정에서 간호를 제공하게 될 때 임종 간호 대상자의 문화적 배경을 고려한다.

호스피스 간호(hospice care)란 죽음이 불가피한 상황으로 가까이 있으며, 현재의 인간적 능력으로 치료가 불가능한 것으로 인식하는 간호의 견해를 의미한다. 호스피스 간호 제공자들은 호스피스 병상에 있는 환자는 물론 가정에서 죽음을 맞이하고 있는 임종간호 대상자들을 위해 통합적 간호 서비스를 제공하고 있다.

병원 또는 양로원이 아닌 일반 가정에서도 임종간호 대상자에 대한 간호를 할 수 있다. 임종간호 대상자의 평소의 생활 습관, 활동 양상, 의복과 린넨을 놓거나 정리하는 방법, 좋아하는 의자, 특별한 가구 배치 등에 대해 선택 및 선호를 존중해 준다. 임종간호 대상자에 대한 직접적인 간호는 가족 또는 다른 간호 제공자의 책임이지만 간호사는 가족들의 간호활동을 도와주기도 한다. 간호사의 가장 중요한 역할은 간호 제공자를 지지해 주고, 간호제공자를 도와 새로운 간호 계획을 세우고, 수용될 수 있는 간호전략을 제시하고 간호중재 결과를 평가하고 조정하는 역할이다. 간호사는 간호 제공자에게 관심을 갖고 임종간호 대상자의 간호에 대한 중요성을 설명해 주고 간호 제공자가 성취감을 갖도록 도와준다.

임종간호 대상자가 자신의 생명을 유지시켜 주는 사람과 따뜻한 인간관계를 경험하고 가정에 머물면서 느끼는 단순한 즐거움도 즐기도록 격려해 준다. 간호사는 임종간호 대상자를 간호하는 간호 제공자들에게 가치 있고 보람있는 간호활동을 격려해 주며, 임종간호 대상자의 간호에 필요한 장비와 물품을 제공해 줄 수가 있다.

간호사는 식이요구, 개인적 간호요구, 영적요구와 같은 임종간호 대상자의 간호에 역점을 두고 도와줄 수 있는 지역사회의 자문관으로써 가족에게 지침을 제시해 줄 수 있다. 빈틈없는 간호사는 임종간호 대상자의 요구는 물론 간호 제공자의 요구도 조정할 수 있으며 임종간호 대상자와 간호 제공자 모두를 도와주는 전략상 중요한 위치에 있다. 예를 들면 임종간호 대상자의 임종기간이 지연될 경우 간호 제공자가 일상생활로부터 일정 기간동안 쉬고 싶어 할 때 간호제공자가 잠시 동안 쉴 수 있는 방안이나 자원을 제시해 준다.

간호제공 환경이 병원, 양로원, 또는 지역사회 내의 가정-어느 곳인지에 관계없이 죽음의 경험은 고통스럽고, 도전적인 사건이다. 죽음의 경험은 나이에 따라 매우 다양한 반응을 나타낸다. 대개 노인은 친구들 그리고 사랑하는 사람들의 죽음을 지켜본 경험이 많기 때문에 늙어 감에 따라 죽음의 위기가 나타날 수 있는 시기가 다가옴을 자연스럽게 받아드리게 된다. 그러나 중년을 포함한 젊은 사람들은 죽음이 가까이 있다거나 죽음이 다가온다는 것을 거의 의식하지 못하며 그와 같은 위기 상황이 그들에게 임박해 있다고 생각하지도 않는다.

노인이 죽음에 대한 개인적 견해와 선호에 대해 이야기를 나눌 기회를 갖는 것이 중요한데 노인에게 임종에 대한 개인적 태도, 믿음과 선택의 기회를 제공하는 것은 임종이 다가올 때 평화롭게 수용할 수 있도록 도와줄 수 있다.

간호 평가

노인간호와 관련된 간호활동과 죽음을 맞이하고 있는 사람에게 수행된 간호활동을 주기적으로 조사하고 검토하여 간호 목표를 성취했는가를 확인해야 한다. 임종 간호 대상자에 대한 간호 경험은 정서적 부담을 주며 평가하기에 상당히 어렵다. 간호사는 임종간호 대상자와 가족에게 만족스러운 결과를 가져온 간호 활동을 확인해 내며 지도자적 역할을 할 수 있어야 한다.

간호의 목적은 인간의 안녕감(wellness) 성취, 건강회복과 건강유지에 있다. 죽음을 맞이하고 있는 간호대상자들을 간호할 때 현실을 토대로 한 간호가 필요하다. 가족과 간호제공자들은 임종 간호 대상자에 대한 간호를 검토하고 질적으로 수준 높은 간호를 제공해야 한다. 임종 간호 대상자에 대한 간호에서 죽음에 대한 인지, 태도와 반응을 고려하고 임종 간호 대상자의 권리를 존중했는가를 평가해야 한다.

3. 상실 및 사별간호

임종 환자 가족의 정서적 반응 단계

Thomas Mann은 "죽어 가는 사람보다 살아있는 사람들의 일거리가 더 많다"라고 말하며 임종 간호 대상자의 가족이나 친구들을 간호 계획에 포함시켜야 한다고 주장하였다. 임종과정 동안에 임종대상자의 가족 및 친구에 대한 간호중재가 필요하며, 임종 과정동안에 임종간호 대상자의 가족 및 친구에 대한 적절한 지지는 임종환자와 함께 있는 사람들의 스트레스를 예방하고 안락감을 제공한다.

임종간호 대상자의 가족은 임종간호 대상자와 거의 동일하게 임종 및 죽음에 대한 정서적 반응을 경험하게 된다. 임종간호 대상자가 살아 있는 상황에서 중요하고 의미있는 가족이 죽어간다는 사실을 수용하기 전 부정, 분노, 타협, 우울의 단계를 보내게 된다. 다음은 가족과 친구들에게 나타나는 임종 및 죽음에 대한 정시적 반응들이다.

부정과 소외(denial and isolation)

이 단계는 임종 간호 대상자의 죽음에 대해 낙담을 하는 시기로 임종 간호 대상자의 방문 횟수가 줄어들고, 임종 간호 대상자의 상태가 좋아져 머지않아 집으로 돌아올 것이라고 말하며, 먹기 시작하며, 말기 환자를 위해 특별한 치료를 한다는 의사나 병원들을 찾아다니는 행동 등이 포함된다.

분노(anger)

임종 간호 대상자에 대한 의사 및 간호사의 치료와 간호 제공에 대해 비난을 한다. 가족들은 의료인들이 임종 간호 대상자에게 관심을 가져 주지 않는다고 비난하며, 다른 사람들은 건강하고 행복하게 잘 살아가는데 왜 우리 가족에게 이런 불행한 사건이 발생하느냐고 분노한다.

흥정과 타협(bargaining)

임종 간호 대상자의 가족들은 만일 환자를 집으로 모시고 가면 상태가 좋아질 수 있느냐고 간호사에게 묻기도 한다. 기도 중 혹은 솔직하게 표현을 하면서 만일 좋은 상황이 주어진다면 임종 간호 대상자에게 보다 잘 해줄 것이라고 말한다. 가족은 임종간호 대상자가 원하는 기간까지 생존할 수 있기를 바라면서 또 임종을 지연시키기 위한 새로운 행위들을 시작한다

(예: 교회를 열심히 간다. 좋은 일에 앞장선다. 술을 먹지 않는다, 금연을 한다).

우울(depression)

가족과 친구들은 의료진에게 보다 의존적으로 되며, 자주 울거나 임종 간호 대상자와의 만남을 적게 한다.

수용(acceptance)

이 단계 동안 가족들은 많은 시간을 임종간호 대상자와 함께 보내기를 원한다. 임종간호 대상자와 함께 지냈던 아름다운 추억을 이야기하면서 환자를 어떻게 떠나 보내야 하는지를 묻는다. 또한 임종 간호 대상자를 위해서 특별한 일을 해주고 싶다고 요청한다.

예를 들면 좋아하는 음식을 가져다주고, 어떤 필요 없는 처치는 빼 버리고, 편안한 방법을 제공한다. 가족들은 임종 간호 대상자의 임종이 언제쯤 될 것인지를 물으면서 환자가 숨을 거두기 전에, 생존해 있을 때 집이나 재산 정리 등의 생활에 대해 정리하기를 원한다.

가족과 친구들의 임종 및 죽음에 대한 정서적 과정이 임종 간호 대상자의 정서적 과정과 일치하지 않을 수도 있다. 예를 들어 임종 간호 대상자는 이미 여러 단계를 거친 뒤 죽음을 준비하고 받아들일 수 있는 수용 단계에서 생존해 있는 동안 자신의 죽음이 가족에게 미치는 영향에 대해 터놓고 이야기하기를 원하지만 가족들과 친구들은 이 수용 전의 다른 단계에 머물러 있는 경우 임종 간호 대상자의 죽음에 대한 수용을 쉽게 받아들이지 못한다. 간호사는 임종 간호 대상자와 가족의 정서적 반응 단계의 불일치를 파악하여 개개인에게 적절한 간호중재를 제공해야 한다.

상실 및 사별에 대한 간호 중재

노인 집단을 대상으로 일하는 간호사는 직업적 실무에 따라 직접적 또는 간접적으로 빈도의 차이는 있지만 죽음을 앞둔 사람들의 임종, 상실 및 사별에 대한 간호 등의 상황을 접하게 된다. 상실 또는 사별이란 배우자, 자녀, 부모 또는 친지의 죽음으로 영원히 헤어지게 되는 것을 의미한다. 노인은 사별을 경험할 가능성이 가장 많은 집단이기 때문에 노인간호를 제공하는 간호사는 상실 및 사별과 같은 주제에 대한 지식과 간호과정을 통해 간호중재를 할 수 있어야 한다. 임종을 맞이하고 있는 간호대상자, 상실 및 사별을 경험한 가족에 대한 간호가 서로 관련되어 있지만 독립적이다.

산다는 것 자체가 상실의 경험이다. 사별로 나타나는 비탄 반응은 인간 삶의 공통적이고 고통스러운 경험이다. 사별은 인간에게 정신적 그리고 신체적인 영향을 미치는데 상실 및 사별기 동안에는 면역체계와 신경 및 내분비기계의 변화가 오게 된다. 사실 늙는다는 것은 상실로 정의되는 다양한 신체적, 정신적 및 사회적 변화의 경험을 의미한다. 노인은 가끔 배우자, 친지 그리고 친구의 죽음으로 단시간 내에 많은 상실과 직면하게 되는데, 이와 같은 상실 및 사별은 대부분의 노인에게 적응력을 요구하며, 일련의 연속적인 상실을 경험한 노인은 장기간에 걸쳐 만성적 비탄 상태에 빠지게 된다.

상실 및 사별의 특성

1968년 이래 상실과 사별분야를 연구해 온 심리학자 Saunders(1989)는 다음과 같은 사별의 특성을 제시하였다.

- 비탄 과정동안의 정신력은 인간의 신체적 평안을 결정하는 생물학적 요소를 포함한다.
- 사별은 소모과정 이라기보다는 적응 반응이다.
- 사별 과정은 과거에 존재해 있던 성격적 특성에 대한 설명이다.
- 사별 결과에 대해 영향을 미치는 내적, 외적 요인들이 존재한다.

- 사별에는 쇽, 상실의 인식, 철회, 회복, 새로이 태어나기 등의 5단계 과정으로 구성된다.
- 사별기 동안 정서적, 생물학적, 사회적 기능 수준이 다양하다.
- 사별 과정의 완료에 소요되는 시간은 개인에 따라 다양하다.

사별의 정서적 단계

쇽(phase 1 : shock)

사별로 인한 상실에 대한 초기 반응은 쇽으로 예측할 수 없었던 갑작스러운 죽음인 경우에는 물론 예측된 죽음인 경우에도 일어난다. 쇽의 기간과 강도를 결정해 주는 많은 요인들이 있으며 이 요인에는 고인과의 애착 수준, 죽음의 상황, 지지해 주는 사람의 존재 여부 등이 포함된다.

간호 제공자에게 나타나는 쇽단계 에서의 일반적 특성으로는 고인의 사망을 믿을 수 없고, 혼동되고, 현실감이 없고 퇴행과 무기력함이 나타나며 놀라있는 상태이다. 이 시기 동안의 특이 증상으로는 입과 목이 마르고, 한숨을 쉬며, 근육의 힘이 없어지고 울며, 부들부들 떨고, 수면장애, 식욕부진, 자기중심적이고, 고인에 대한 생각에 사로잡혀 있고, 정신적으로 꿈꾸고 있는 듯한 태도를 보인다. 쇽단계의 기간은 개인별로 다양하여 몇 분 정도로 짧게 지나는 경우도 있지만 수일에서 수개월, 심지어는 몇 년 동안으로 길어지는 경우도 있다.

상실의 인식(phase 2 : awareness of loss)

일단 쇽단계가 지나면 상실 및 사별에 대한 급성적 쓰라림과 고통을 겪게 된다. 이 시기의 일반적 특성은 격리성 불안, 갈등, 정서적 기대감에 대한 무의식적 행동화와 지속적인 스트레스 등이다. 상실의 인식기의 특이 증상에는 하품, 울부짖음, 분노, 죄책감, 좌절, 수치, 수면장애, 죽음에 대한 공포, 과민반응, 몽상, 불신, 부정, 잃어버린 사람에 대한 존재를 지각하고 찾게 된다. 상실의 인식기에서는 정서적 격함 때문에 신체적으로 심하게 소진되며 에너지 유지 요구를 느끼는데 이러한 에너지 유지 요구가 슬픔으로 가득찬 유족을 제 3단계인 철회기로 밀어 넣게 된다.

여기에서 "찾는다(searching)"라는 것은 유족들이 친숙하고 익숙한 곳에서 고인을 찾는 경향을 있다는 것을 뜻하며 "존재를 지각한다(sensing the presence)"는 의미는 유족이 아직도 고인이 살아 있는 것으로 지각하거나 또는 실제로 고인의 모습을 보았다고 이야기하는 것을 뜻하는데 이러한 경험들은 유족에게 만족과 위로가 되고 있다.

철회(phase 3 : withdrawal)

제 3단계는 철회기로서 임상적으로는 우울과 유사해 보일 수 있으나, 유족에게는 매우 고통스런 시기이며 일반적 특성으로는 철회, 실망감, 사회적 지지의 감소와 무기력함 등이 있다. 이 시기의 특이한 임상 증상에는 피로감을 많이 느끼고, 수면량이 많아지고, 면역 체계가 약해지고, 움직이지 않거나 꼼짝 안하고 있거나, 강박적으로 반성을 하거나, 슬퍼하며 상실의 인식에서 회복으로 이어지는 전환점으로 볼 수 있다.

Saunders(1988)는 제 3단계 말기에 유족은 의식적 또는 무의식적으로 3 가지 방향 중의 어느 한 방향을 선택하는데, 즉 앞으로 전진해 나가던지, 현 상태에 머물러 있던지 또는 죽기를 결심하게 된다고 설명했다. Saunders에 따르면 배우자를 잃은 많은 노인들은 두 번째의 선택, 즉 현 상태에 머물러 있기를 선택하고 변화를 원치 않는데 왜냐하면 변화는 보다 많은 힘과 에너지를 요구하기 때문이다.

회복(phase 4 : healing)

이 시기는 신체적 상처에서 일어나는 치유와 유사하며 제 4단계 동안에 새로운 정체감(identity)을 재구성하고 과거의 역할을 포기하게 된다. 신체적 증상으로는 신체적 기능이 회복되고, 에너지가 증가하며, 수면이 회복되며, 면역체계가 회복된다. 또한 4단계 동안 고인을 용서하고 망각하려고 노력하며, 고인과 관련된 의미를 찾기도 하고, 고인과 관련된 사건을 종결시키고 새로운 희망을 갖게 된다. 사건의 종결("closing circle")은 사별이라는 외상을 종결시킨다는 상징적인 뜻을 갖고 있으며 이에 따라 치유가 일어나게 된다.

새로이 태어나기(phase 5 : renewal)

이 시기에 유족은 새롭고 보다 높은 수준에 도달하게 된다. Saunders는 "새로이 태어나기는 부활과 유사하여 고인이 사망하기 전에 존재해 있던 낡은 부분은 고인의 사망으로 소멸되므로 새로운 생명으로 태어나기 위한 준비를 하는 것과 같다." 주장하고 있다. 제 5 단계 동안 유족은 새로운 자아의식을 확립하고, 새로운 역할을 수용하고, 고인이 없이도 자립하는 것을 배우게 된다. 또한 스스로 홀로 사는 것을 배우고, 새로운 시작을 위한 발돋움을 시작하지만 하나 외로움을 느끼게 된다. 신체적 증상으로는 새로운 활력을 찾고 신체적 기능이 안정되며, 신체적 요구를 관리하게 된다.

Saunders는 상실 및 사별에 영향을 미치는 내적 요인에는 나이, 성별, 성격, 건강 및 고인에 대한 감정 등이 있다. 또한 외적 요인에는 상실 및 사별에 대한 사회적 지지, 죽음의 과정(갑작스러운 죽음 이었는가? 또는 만성적 질환이었는가?) 고인의 가족내 위치(고인이 자녀, 배우자, 친구였는가?) 경제적 상황, 종교, 죽음의 명예 여부, 다른 위기적 사건의 동시 발생 여부 등이다(Sanders, 1988).

노인의 사별 원인 중 배우자의 죽음이 가장 빈번하며 여성이 남성에 비해 오래 살고 여성이 배우자 보다 나이가 적다는 사실이 복합적으로 작용하여 배우자 사별 문제는 여성에게 많은 영향을 미친다. 일반적으로 배우자의 죽음은 삶의 경험 중 스트레스가 가장 많은 것으로 받아들여지고 있다. 사회적 지지, 강한 종교적 믿음, 사별을 극복하겠다는 신념, 사별 전의 양호한 건강 상태 등이 정신 사회적 또는 신체적 기능 부전에 보다 많은 영향을 미치고 있다.

미망인들에게 도움이 되는 것으로 보고된 특수한 대처 전략에는 바쁘게 보내고, 다양한 사회적 모임에 참석하고, 새로운 기술을 배우고, 죽음을 다시 한번 생각해 보고, 종교와 기도 모임에 참여하고, 이미 고인이 된 배우자와 이야기를 하고, 배우자가 실존하는 것으로 지각하고, 행복했던 기억을 회상해 보는 것들이 포함된다. 도움이 되지 않는 전략에는 항우울제, 정온제 및 진정제 투약, 알코올 사용, 자신에 대한 비난, 더 많은 수면을 취하고, 타인에게 화를 내거나 또는 사회적 인간관계를 피하고 환상을 꿈꾸는 것 등이 포함된다(Gass, 1987). 보다 젊은 미망인이 특유의 강력한 방법으로 슬픔을 표현하며, 남성 홀아비가 보다 주변의 사회적지지 및 간호중재를 거부함으로서 고통을 내면화하고 있다.

배우자를 잃고 홀로 된 사람들의 정신 사회적 건강에 대한 연구에서 위협의 인식을 보다 적게 하고, 감정에 초점을 두기보다는 문제 해결에 초점을 둔 대처, 보다 많은 자원 및 젊은 나이가 정신 사회적 건강의 기능 부전을 최소화 시킬 수 있는 긍정적이고 직접적인 효과를 나타내는 것으로 알려졌다.

죽음 후의 가족지지

임종 간호 대상자가 사망한 후 가족에 대한 지지가 필요하다. 어떤 사람들은 몇 분 동안이라도 혼자 앉아 죽은 사람을 보고 만지려 하고, 어떤 사람들은 간호사와 함께 임종한 대상자를 보기를 원하기도 하며 어떤 사람들은 고인을 모셔놓은 방에 들어가지 않으려고 한다.

간호사는 가족이나 친구들의 개인적 태도나 신념을 존중해 주고 신념이나 가치에 근거한 행동에 대해 가치 판단을 하지 않으며, 슬픔을 터놓고 표현할 수 있도록 격려한다. 감정을 조용히 억누르고 있는 것보다는 울거나 소리를 지르는 것이 사별에 대한 바람직한 대처 기전이 될 수 있다.

장례 절차와 하관 절차는 전문가들의 도움이 필요하다. 남아있는 가족들의 삶도 고려해야 하므로 간호사, 성직자, 이웃, 또는 친지 및 의미 있는 사람들이 가족을 도와 현실에 맞는 장례 절차를 치룰 수 있도록 도와준다.

"가족들은 고인에 대한 슬픔과 죄의식, 그 밖의 다른 감정들로 인해 취약한 위치에 있기 때문에 비용을 많이 들인 장례식이 세상을 떠난 임종 간호 대상자를 사랑하는 것으로 생각한다. 어떤 경우에는 많은 돈을 들여서 장례식을 치뤄 남아있는 가족들이 가지고 있는 돈을 다 써버리는 경우도 있다."

장례식이 끝난 뒤 몇 주 후에는 가족들을 점검해 보는 것이 중요하다. 장례 절차의 소란함이 사라지고, 방문객도 모두 돌아가고 나면 비로소 고인의 죽음에 대한 영향을 피부로 느끼고 깨닫기 시작하기 때문이다. 고인의 사망 뒤 첫 며칠 동안의 쇽 기간이 지나면 6-8주까지의 강한 슬픔 단계, 그리고 삶의 의미와 관심을 다시 회복하고 깨닫게 회복기 등의 3단계를 거치게 된다. 언급한 대로 강한 슬픔이 발생되는 시기에는 주위 사람들의 적절한 지지가 필요하다. 여러 연구에서 배우자 사망 1년 후 남아있던 배우자의 사망률이 가장 높은 것으로 나타났다. 슬퍼하고 한탄하는 것은 개인의 안녕에 있어 잠재적인 위협이 될 수 있으므로 적절한 간호 중재가 필요하다.

간호 제공자는 방문 간호사, 교회 단체요원, 사회사업가, 혹은 다른 사람들을 가족과 접촉하게 하여 사망 뒤 몇 주간 가족들이 위기에 노출되지 않도록 도와준다. 비슷한 슬픔의 과정을 경험했던 집단들의 지지와 협조가 필요한 가족들에게 전화번호를 제공하는 것도 유용한 방법이다.

사별 간호와 간호 과정

심각한 상실로 고통을 겪고 있는 사람에게 전인 간호를 토대로 한 사별간호(bereavement care)를 제공하고 상실로 인해 고통을 겪고 있는 사람과 전문적인 돌봄의 관계를 맺는 것은 간호사의 중요한 역할이다. 사별간호 대상자가 특별한 도움을 필요로 하는 상황에 있을 때 간호사는 사별간호 대상자의 상황을 사정하고, 문제를 진단하고, 간호계획을 세우고, 계획을 시행하고, 효과성을 평가해야 한다.

간호사정

유족의 사정은 사별 과정에 대한 지식, 숙련된 의사소통 기술, 열정과 적절한 시간이 필요하며 언어적 표현은 물론 비언어적 표현도 주의깊게 관찰한다. 간호사는 사별 과정기 동안 남아있는 유족이 고인에 대해 가지고 있는 양가감정의 정도나 죽음을 둘러싼 상황은 물론 유족에 대한 신체적 및 정서적 자료수집과 분석을 한 후 간호 진단을 내려야 한다.

간호 진단

사별에 관련된 많은 간호진단은 아래와 같다.

- 기능장애성 애곡
- 비효과적인 거부
- 건강 유지의 변화
- 사회적 상호작용 장애
- 불안
- 공포
- 역할 수행 변화
- 영적 비탄

간호 사정 동안 수집한 자료에 따라 간호사는 각각의 진단에 대해 적절한 원인이나 관련요인을 기록한다. 상실 및 사별과 직접적 관련을 맺고 있는 간호진단은 기능장애성 애곡이다.

간호 계획

간호 계획은 사정 결과로써 규명된 간호 진단에 달려 있는데 사별간호의 목적과 전략은 정상적 슬픔(normal grieving)을 용이하게 해주고 기능 부전성 슬픔(grieving)을 막아 주는 데에 있다. 사별 간호의 장기 목표는 사별간호 대상자가 상실에 순응하며 새로운 생활을 시작하도록 돕는 데에 있다. 사별간호의 단기 목표는 사별간호 대상자가 슬픔에 대한 감정과 느낌을 언어로 표현하며, 사별에 대한 즉각적인 신체적, 정신적 요구에 적절히 대처하며, 언어적 표현을 통해 상실을 인정하며, 이용이 가능한 사회적 지지원의 이용에 동의하도록 돕는 데에 있다.

간호 중재

사별 간호 대상자에 대한 간호 중재는 주변의 모든 환경으로 확대될 수 있다. 사별 간호 대상자에 대한 간호중재는 사별간호 대상자의 신체적, 정신적 지지와 격려 그리고 고인의 상실을 인정할 수 있도록 도와주며 안전감을 줄 수 있어야 한다. 간호사는 사별간호 대상자의 고인에 대한 상실을 이해하고 있음을 보여주고, 사별간호 대상자가 자유롭게 상실감을 표현할 수 있도록 해준다. 영적 고통을 경험하고 있을 때 간호사는 사별간호 대상자의 고통이 존재함을 인지하고 언젠가는 이러한 고통이 사라질 것이라는 기대를 갖도록 격려해 준다.

사별간호 대상자가 상실에 대한 느낌을 언어로 표현하도록 도와주고 지지해 주며 언어화할 수 있도록 도와주기 위해 간호사는 유족이 슬픔(grief)과 관련된 다양한 정서를 표현하고 수용하고 확인할 수 있도록 도와준다. 필요하다면 울거나 많은 이야기를 할 기회를 제공하고 별다른 방해를 받지 않고 관련된 상황을 회상해 볼 수 있도록 도와준다.

간호사는 사별 간호 대상자에게 사별에 대한 실세직 정보를 제공하며 상실로부터 초래한 직접적 문제에 대한 현실적이고 실제적 도움을 통해 슬픔의 과정에 대처해 가도록 도와준다. 간호사는 사별간호 대상자가 자기자신 또는 타인에 대한 좌절을 경험할 수 있으나 인내를 갖도록 격려해 준다. 사별 간호 대상자 스스로가 슬픔으로부터 헤쳐 나와 잠시라도 쉴 수 있도록 해주고 타인의 도움과 위로를 수용하도록 격려해 준다.

사회적 지지망을 최대한 이용하는 것이 사별간호 대상자가 상실에 적응해 가도록 돕는 열쇠가 될 수 있다. 상실에 대한 순응은 대상자가 슬픔을 해소하고, 새로운 정체감(identity)을 발전시키고 새로운 삶의 기술을 배우는 것도 포함된다. 간호사는 사별간호 대상자가 변화된 현실을 토대로 고인과 새로운 관계를 발전시키고 자신을 채워 줄 수 있는 방법을 발견하고 사랑하는 사람의 죽음에서 초래한 2차적 상실을 인식하고 도와줄 수 있어야 한다.

삶을 새로이 시작한다는 것이 어려운 도전이며 변화이기는 하나 간호사는 사별간호 대상자가 도전과 변화를 시도할 수 있도록 돕는 최적의 위치에 있다. 간호사는 사별 간호 대상자에게 새로운 활동과 새로운 관계에 참여한다는 양해를 구하되 재출발 과정을 강요하거나 서두르지 않는다.

간호중재의 평가

간호중재의 평가는 실제적 결과와 예측된 결과를 비교하여 얻을 수 있지만 사별간호의 효과성 평가에는 몇 가지의 어려운 문제가 있다. 왜냐하면 가끔 사별 후 회복에 수년이 소요되는 경우처럼 개인에 따라 시간을 많이 요하며, 개인의 사별에 대한 대처 양상이 독특하다는 점이다. 개개인의 개별성을 고려하지 않고, 사별 각 단계에 일정한 사별간호를 적용하는 것은 적절하지 않다.

References

Baine, E. M.(1991). Perspective Gerontological Nursing. SAGE PUBLICATIONS.

Burke & Walsh(1992). Gerontological Nursing, Mosby.

Burnside, I.(1988). Nursing and the aged, McGrowHill.

Elliopoulos, C.(1993). Gerontological Nursing, Lippincott., Philadelphia.

Hazzard WR, Blass JP, Halter JB, Ouslander JG & Tinetti M(2003). Principles of Geriatric Medicine and Gerontology. McGraw-Hill Professional. 5th edition.

Huss, A.(1977). Touch With Care or Caring Touch? American Journal of Occupational Therapy. 31, 11-18.

Kane RL. Ouslander JG. Abrass IB. ,Kane R, Ouslander J, Abrass I (2003). Essentials of Clinical Geriatrics. McGraw-Hill Professional. 5th edition.

Kubler-Ross, E.(1969). On death and dying. New york, McMillan.

Reuben DB, Herr K, Pacala JT, Potter JF, Semla TP & Small GW(2001). Geriatrics at your fingertips. Reed Elsevier Company.

Saunders, C.M.(1991). Risk factors in bereavement outcome. Jourmal of Social Isues, 44(3), 97-111.

Stanley, M., Beare, P. G.(1995). Gerontological Nursing. F.A. Davis Company · Philadelphia.

Stanley, M., Beare, P. G.(1999). Gerontological Nursing. F.A. Davis Company · Philadelphia.

찾아보기

「ㄱ」

가면양 얼굴 / 223, 227
가사 / 415
가속 보조 / 227
가슴앓이 / 306
가자미근 / 399
가족 관계 / 71
각성 상태 / 344
각성 중추 / 343
각질 세포 / 132
각질층 / 131
간상체 세포 / 114
간상체 / 115
간싱 뇌증 / 431
간질 / 415
간질성 발작 / 324
간호계획 / 76
간호전략 / 225
간호중재 / 76, 225
감각 과부하 / 216
감각 둔화 / 139
감각 저하 / 271
감각장애 / 220, 430
감수 영역 / 125
감염 / 139
감염성 질환 / 415
감정 이입 / 65
갑상선 기능 저하증 / 431
갑상선 기능 항진증 / 139, 431
갑상선 중독증 / 280
갑상선 / 274
갑상선종 / 283
강심성 배당체 / 243
개방실 / 63
개별성 / 80
개인적 공간 / 125
객담 도말 / 200
객담 / 207, 209
갱년기 / 293
거담제 / 204
건강 교육 / 291
건강 상태 파악 / 37
건강 소비자 / 490
건강 영양 식단 / 259
건강검진 / 106
건강교육 / 91, 94
건강교육절차 / 93
건강력 청취 / 37
건강사정 / 33
건강증진 / 88
건강한 노화 / 87
건반사 / 281
건성 각막염 / 44
걸음걸이 장애 / 409
걸음걸이 / 407, 414, 418
걸음보조장애 / 160
게실증 / 312
격리 / 73
격앙 행동 / 439
격앙 / 216
견인 / 154
결장암 / 313
결절성 침윤 / 200
결핵 / 200
경막하 혈종 / 219
경사 체위 / 142
경제력 상실 / 69
경제적 상태 / 51
경직 / 213
경타법 / 124
계약 / 95
고감도 / 92
고관절 골절 / 153
고립 / 506
고밀도 지방 단백질 / 172
고열 / 415
고유 감각 / 220
고유감각 기전 / 406
고응고화 / 178
고지혈증 / 181
고체온증 / 431
고카로틴혈증 / 281
고칼로리 식이 / 201
고칼륨혈증 / 243, 250
고콜레스테롤 약물치료제 / 182
고탄력 스타킹 / 397
고혈당 / 259
고혈압 / 178, 182, 188
골격계 / 145
골관절염 / 148
골다공성 골절 / 147
골다공증 / 22, 146, 148, 155, 363
골밀도 검사 / 148
골반 골절 / 153
골반저 근육 / 459
골연화증 / 160
골절 / 147
골증식체 / 149
곰팡이류 / 258
공격 / 216, 337
공격적 홍분 초조 / 443
공기오염 / 205
공기오염원 / 205
공복 혈당 / 261
공복시 혈당검사 / 260
공통성 / 21
공포 / 488
과도 진정 / 103
과도한 운동 / 370
과면증 / 348
과산화물 / 26
과체중 / 372
관상동맥 질환 / 169, 174, 188
관심 / 488
관절 판누스 / 151
관절 / 146
관절염 / 175
광노화 / 134
광도 / 114
광선성 각화증 / 134
교 배뇨 중추 / 448
교감신경 자극제 / 204
교감신경 차단제 / 119
교배 접합설 / 28
교육 전략 / 92
구 / 213
구각증 / 43
구갈 감각 / 374, 433
구갈증 / 258, 260
구강 투여 / 480
구강 포도당 내성검사 / 260
구강 / 43, 301
구강건조증 / 307
구강위생 / 43
구배 / 197
구연산 칼슘 / 303

구연산 / 303
구와관절 / 399
구음장애 / 220
구조 유전자 / 26
구취증 / 308
구해면체근 / 459
국소적 빈혈 / 140
굴곡성 구축 / 399
궁상속 / 219
귀 / 44
귀지 매복 / 123
귀지 / 406
균형감각 장애 / 414
균형유지 장애 / 418
근경련 / 160, 215
근력 / 145, 162, 362, 395
근소모 / 145
근육 약화 / 160
근육 / 276
근육계 / 145
근육주사 / 480
근진전 / 215
글라이코겐 / 257
글루카곤 / 269
글리코겐 / 267
금단 증상 / 478
급성 신장애 / 248
급성 요실금 / 450
급성 통증 / 469
급성 혼동 / 429
기관지 점막하선 / 202
기관지 확장제 / 204
기능성 요실금 / 464
기능적 기동력 / 395
기능적 요실금 / 454
기능적 폐쇄 / 453
기대 수명 / 10, 18
기대 여명 / 18
기도 장애 / 230
기동력 장애 / 147
기동력 / 366
기동성 / 162, 363, 385, 388
기동장애 / 400
기면 / 246
기억력 감퇴 / 93
기억력 / 430
기억상실 / 323
기저 세포 상피종 / 134
기저막 / 236
기저세포 / 131
기저핵 / 213, 222
기초 대사 / 364
기초대사율 / 302
기침 / 207
기흉 / 201
긴박 요의 / 446
긴박성 요실금 / 453, 461
깊이 인식 / 115

「ㄴ」

나음 / 198
낙상 공포증 / 404, 425
낙상 예방 / 420
낙상 후 증후군 / 404
낙상 / 403, 413
낙상력 청취 / 414
낙상력 / 414
난소암 / 290
난소절제술 / 290
낭내적출술 / 118
낭외적출술 / 118
내괄약근 / 447
내구력 / 363
내번 / 394
내인성 아편 / 472
네프론 / 235
노년 / 10
노년기 / 30
노년학 / 9
노쇠 / 10
노안 / 114
노인 간호 인력의 태도 / 80
노인 우울척도 / 229, 327, 328
노인 재활 / 231
노인 전문 간호인력 / 81
노인 차별 / 11
노인공포증 / 10
노인병학 / 9
노인성 난청 / 44, 92, 120, 123, 217
노인성 신경반 / 214
노인의 스트레스 / 68
노인전문간호사 / 82
노인편견 / 10
노인학대 / 71
노인환 / 44, 217
노폐물 축적 / 28
노화 / 9, 10, 16
노화율 / 10
노화이론 / 21
녹내장 / 118
농축 / 237
뇌간 / 356
뇌부종 / 229
뇌세포 감소 / 365
뇌졸중 / 216, 218, 225, 229
뇌졸증 재활 / 231
눈 / 43
늑막 삼출 / 201
늑연골 / 195

「ㄷ」

다뇨 / 258
다발성 골수종 / 139
다발성 약물 투약 / 100
다식증 / 258
다인실 / 63
다학문적 팀 접근 / 81
단기 근력 / 362
단기성 불면증 / 347
단백질 결합력 / 479
단백질 섭취량 / 251
단백질 / 373
담관 폐쇄 / 139
당뇨 관리 / 225
당뇨 교육 / 265
당뇨 합병증 / 257
당뇨 / 139
당뇨병 합병증 / 266
당뇨병 / 255, 259
당뇨성 신경계 병변 / 482
대뇌 피질 / 471
대변 연화제 / 316
대변 잠혈 검사 / 312
대비색 / 433
대사 지수 / 380
대상포진 / 119
대식세포 / 133
대장균 / 374
대퇴 사두근 고정 운동 / 154
대퇴골 경부 / 153
대퇴골두 탈골 / 164
대흉근 / 206
도파민 차단 수용체 / 213
독감 / 107
돌출 / 147
동맥 중막층 / 170
동맥경화성 프라그 / 41
동맥류 / 176
동맥성 혈류 장애 / 141
동방 결절 / 170
동성 부정맥 / 171
동성 서맥 / 171
동의 영역 / 125
두개외 동맥성 질환 / 218
둔근 세팅 운동 / 394
드레싱 / 143
등장성 근수축 / 398
등장성 근운동 / 163
등척성 근수축 / 397
등척성 근운동 / 163

「ㄹ」

랑거한스 세포 / 132
레닌 / 239
류마티스성 관절염 / 150

「ㅁ」

마비성 장폐색 / 313
마약성 진통제 / 139
마이스너 소체 / 133, 134
만곡 하중 / 145
만성 기관지염 / 202
만성 불면증 / 348
만성 신부전 / 139
만성 신장애 / 250
만성 통증 / 470
만성 폐색성 폐질환 / 175, 202
만성적 요실금 / 452
말기 신장애 / 250
말초 수용기 / 197
말초 시야 / 115, 118
말초 혈관성 질환 / 176
말초시야 / 406
말초혈관 실환 / 190
말하기 / 220
망상 융선 / 131
망상 체계 / 222
망상 / 338
맥박 / 40
맥압 / 282
머리 / 42
머리카락 / 276
메니에르 질환 / 47
멜라닌 세포 / 132
면담 시기 / 35
면담시 감각결손 고려 / 36
면담시 의사소통 방법 / 36
면담환경 / 35
면역기능 / 362
면역력 저하 / 137
면역억제 치료 / 200
면역이론 / 29
면역체계 장애 / 361
면역체계의 기능 감소 / 22
명암 적응력 / 114
모낭 / 133
모노아민 산화 효소 / 213
모세혈관 확장증 / 134
목 / 43
목표 심박수 / 371
무감동성 갑상선 기능항진증 / 275
무기폐 / 198
무기폐 / 396
무산소성 대사 / 366, 367
무염산증 / 302
무증후성 심근 경색증 / 66
무코다당류 / 139
문서화 / 96
물리 치료 / 397
물리적 공간 / 62
물리적 환경 / 62
미각 변화 / 129
미각 / 128
미골통 / 482
미뢰 / 217, 301
미상핵 / 321
미세 골절 / 147
미열 / 200
미지의 세계 / 510

「ㅂ」

바이타민 결핍증 / 431
박테리아성 폐렴 / 197
반동 현상 / 353
반맹증 / 220
반발성 불면증 / 357
반복적 낙상 / 425
반사성 신경인성 방광 / 448
반상출혈 / 41
반신감각마비 / 218
발 지지대 / 162
발기부전 / 378
발달 / 17
발달과업이론 / 30
발작성 야간 호흡곤란증 / 173
발적 / 151
발한 반응 / 364
발한 / 268
방과외구 / 447
방광 / 447
방광원성 원인 / 453
방광훈련 / 461
방사선 동위원소 흡수 / 284
방사선 면역검사 / 283
방사선 요오드 요법 / 279
방사선 조사 이론 / 25
방실 속 / 170
배뇨 문제 / 334
배뇨 생리 / 447
배뇨근 이완 / 453
배뇨근 / 447
배뇨근-외부괄약근 실조증 / 453
배뇨일지 / 458, 461
배변 횟수 / 315
배변력 청취 / 316
배우자 상실 / 70
배회 / 333, 334
백근섬유 / 363
백내장 / 117
백혈구 증가증 / 198
백혈병 / 139
베타 세포 / 257
베타 차단제 / 179
변력성 / 282
변비 예방 / 315
변비 / 47, 315, 479
변시성 / 282
변실금 / 47
병력 청취 / 38
병력 파악 / 140
병력 / 38
병리적 골절 / 278
병원성 감염증 / 40
보속증 / 325
보우만씨 낭 / 236
보조기구 / 154
보조제 / 481
보청기 / 122
보행 능력 / 407
보행 / 439
보행기 / 419
복도 / 63
복막 투석 / 251
복시 / 278
복식 호흡 / 208
복압성 요실금 / 445, 452, 459
복와위 / 142
부감신경 차단제 / 224
부교감 신경 차단제 / 119, 310
부교감 신경 / 448
부교감신경 차단성-항경련성 약물 / 464
부동 변화 / 26
부동 / 158, 385, 390
부요도선 / 289
부정 / 506, 519
부정맥 / 219
부종 관리 / 140
부종 / 184
분노 / 507, 519
불규칙한 근연축 / 324
불면증 / 347
불안 반응 / 108
불안 완화 / 108
불안 / 488
불안감 / 210
불안정 하지증후군 / 348
불용성 골다공증 / 146
불평 / 487
비가역성 / 22
비골 신경 / 399
비독성 결절성 갑상선종 / 274
비마약성 진통제 / 476
비만 / 372
비만세포 / 133
비말성 핵 / 200
비복근 / 399
비사용 증후군 / 385, 386
비스테로이드성 항염제 / 476
비억제성 방광수축 / 448
비이행자 / 79

비정상적 질출혈 / 290
비지방 조직 / 364
비타민 B_2 / 374
비타민 K / 374
비틀기 / 145
비활동 / 390
빈뇨 / 449
빈맥 / 276
빈혈 / 140

「ㅅ」

사과형 비만 / 182
사구체 여과율 / 237
사구체 질환 / 247
사구체 / 236
사두근 세팅 운동 / 394
사망선택유언 / 33
사별 / 520
사별간호 / 518
사생활 / 61
사회적 관계 / 62
사회적 분리 이론 / 31
사회적 역할 / 19
사회적 영역 / 125
사회적 지지망 상실 / 74
사회적 활동 / 75
사회지지 시설 이용 / 76
산소 요법 / 203
산소 포화도 / 434
산소분압 / 196
산소포화도 / 196
삼차 신경통 / 482
삼차신경 / 119
삼투성 설사 / 317
삼투성 이뇨 / 245
삼투성 / 317
삼환식 항우울제 / 224, 475, 481
상기도 감염증 / 431
상실 / 520
상실의 인식 / 521
상아질 / 301
상처 회복 / 142
상피내암 / 290
상피종 / 290
색깔 인식 / 115
색전성 뇌졸증 / 219
생리적 예비율 / 170
생물학적 노화 이론 / 24
생물학적 노화 / 21
생화학적 검사 / 373
생활공간 / 61
생활환경 이전 / 64
서양 배형 비만 / 182
선조체 / 223, 321
설사 / 317
설사제 / 315
설파제 / 374
설폰 요소제 / 263
섬망 / 416, 429, 441, 442
섬유 아세포 / 133
섬유소 / 375
섬유주 성형술 / 119
섭취 열량 / 261
성격 이론 / 30
성공적 노화 / 85
성교성 협심증 / 379
성생활 / 378, 379
성인 자녀 사망 / 71
성장 / 17
세뇨관 / 236
세포 대사 / 26
세포 분화 / 26
세포 수준 이론 / 26
세포 응집성 / 131
세포 증식 / 26
세포 증식력 / 136
세포 증식률 / 132
세포 회복력 / 136
세포층 / 172
소금 / 241
소동맥 / 236
소디움 / 241
소모 이론 / 26
소변검사 / 49
소양증 / 138, 296
소외 / 519
소화기계 / 277, 301
소흉근 / 206
속근섬유 / 363
속효성 인슈린 / 264
손목 골절 / 404
손상 이론 / 27
손톱 / 42
쇽 / 521
수근관 증후군 / 151
수동적인 복종 / 323
수두 / 119
수면 무호흡 / 348
수면 박탈 / 343
수면 유도 환경 / 350
수면 유도 / 209
수면 주기 / 345
수면 중추 / 343
수면 증진 / 108
수면 / 51, 343
수면-각성주기 / 214
수면박탈 / 431
수면방해 / 207
수면성 무호흡 / 349
수면장애 / 335, 343, 346, 350, 356, 357
수명 / 10
수분 섭취 / 203, 410
수분 섭취량 / 242
수분 재흡수 능력 / 238
수분상실 / 241
수분섭취 / 209, 239, 374
수술실 / 67
수액량 계산 방법 / 436
수용 / 509, 519
수용성 비타민 / 374
수용성 실어증 / 219, 220, 222
수의적 운동 / 222
수축기 혈압 / 398
수축기압 / 171, 178
순환 감소 / 271
술통형 / 203
스트레스 / 410
스트레칭 운동 / 158, 394
슬픔 / 510
승모근 / 206
시간적 순서 / 333
시간제 직업 / 69
시력 / 43, 107, 113
시력상실 / 496
시력장애 / 431
시력저하 / 115, 258
시신경 가지 / 119
시신경 유두 / 118
시야결손 / 406
식당 / 63, 333
식도방 탈장 / 309
식도성 역류 / 310
식욕부진 / 258
식이성 섬유질 / 304
식후 혈당 / 261
신경 내분비 이론 / 29
신경 병변성 통증 / 482
신경계 / 213
신경과민 / 277, 279
신경교질 / 471
신경반 / 321
신경섬유 엉킴 / 214
신경섬유 / 213
신경세포 / 213
신경원 색소 / 214
신경학적 결손 / 217, 227
신뢰감 형성하기 / 332
신발류 / 418
신우신장염 / 247
신장 / 41, 106
신장계 / 235
신체 검진 / 39
신체상 변화 / 71
신체적 건강 증진 프로그램 / 80

신체적 기능 사정도구 / 54
신체적 기능 상태 / 53
신체적 기동장애 / 385
신체적 돌연변이 이론 / 25
신체적 억제대 / 422, 439
신체적 운동 / 369
신체적 의존성 / 478
신체적 접촉 / 124
신체적 진력 / 174
신체적 진작 / 380
신체적 활동 강조 / 80
신체적 활동 / 192, 241, 365
신피질 / 321, 322
신혈관 질환 / 247
신호치료 / 330
실신 / 219
실어증 / 216, 219
실인증 / 216, 324
실행 도착증 / 220
실행증 / 216
심근 경색증 / 175, 189, 219
심리적 지지 / 232
심박출량 / 360
심방 세동 / 219
심방 / 169
심부 건반사 / 214
심부 혈전성 정맥염 / 178
심부전 / 173, 187
심상요법 / 209
심실 / 169
심장 / 169
심장의 수축력 / 169
심장재활 프로그램 / 193
심첨 맥박 / 40
심혈관 질환 / 169
심혈관계 병력청취 / 184
심혈관계 부담 / 185
심혈관계 질환 / 183
심혈관계 질환자 / 381
심혈관계 / 276

「ㅇ」

아나피날틱 반응 / 107
아미노산 배당체 / 243, 248
아스피린 / 181
아킬레스건 / 399
악몽 / 357
악설음 / 198
악성 빈혈 / 48
악성 편평상피 세포종 / 134
악성빈혈 / 277
안검 하수증 / 116
안구건조증 / 119
안구돌출증 / 278
안면 / 42
안압 측정 / 118
안전사고 / 411
안전한계 / 371
안정시 심박수 / 262
안정심박수 이용법 / 369
안지오텐신 전환효소 억제제 / 243
알부민 / 304
알츠하이머 치매 / 321, 355
알코올 남용 / 411
알코올 / 51, 188, 351, 379
압각 수용기 / 214
압력 감각 / 134
압박성 궤양 / 135
압박성 피부 궤양 / 134
압수용체 / 171
압통 / 161
앙와위 / 142
애무 영역 / 125
애성 / 307
야간 발한 / 200
야간 저혈당 / 268
야간성 이뇨 / 449
야간시력 / 115
약물 대사 / 102
약물 부작용 / 101
약물 상호작용 / 103
약물 중독 / 478
약물 청소율 / 102
약물 투약 이행도 / 97
약물 투약 / 410
약물 흡수 / 101
어지럼증 / 47
억제대 사용 / 426
억제요법 / 331
에나멜질 / 301
에너지 / 302
에스트라디올 / 293
에스트로겐 대체 요법 / 156, 294
에스트로겐 대체 치료 / 293
에스트로겐 / 287, 326, 450
에피네프린 / 282
엘라스틴 / 132
여가 활동 / 51
역류성 식도염 / 309
역연동 운동 / 309
연골 / 146
연동운동 / 313
연령 계층화 이론 / 31
연속성 / 23, 80
연축 / 163
연하곤란 / 230
연하곤란증 / 308
연하능력 / 307
연하반사 / 307, 308
열공성 탈장 / 175, 309
열량 / 373
염력 / 145
염발음 / 149
엽산 / 433
영양 결핍 / 49
영양 불량 / 184
영양 상태 / 48
영양결핍 / 372
영양불량 / 135, 304, 305
영양상태 평가 / 410
영양실조 / 372
영양장애 / 335
예방접종 / 199
오르가즘 단계 / 380
오르가즘 전 단계 / 380
오르가즘 / 379
오른손잡이 / 122
오심 / 479
오조증 / 314
오차 단폭 이론 / 27
오한 / 364
완하제 / 315
외괄약근 / 447
외로움 / 73, 510
외모관리 / 75
외번 / 394
외음 소양증 / 288
외음부 이영양증 / 288
외인성 에스트로겐 / 290
외피계 / 281
요가 / 394
요검사 / 49
요독증 / 247
요로 폐쇄성 질환 / 248
요로계 감염 / 247
요로계 감염증 / 431
요산 / 26
요실금 상황 측정도구 / 456
요실금 / 258, 445
욕창 / 135
우울 완화 / 109
우울 / 51, 228, 232, 326, 509, 519
우유 / 209
우측 편마비 / 221
운동 결핍 / 225
운동 내력 검사 / 158, 259
운동 서행증 / 213
운동 프로그램 / 368, 393, 406
운동 협조 기능 / 226
운동 / 88, 157, 226, 241, 262, 361, 366, 391
운동강도 / 262
운동내력검사 / 368
운동전 신체적 사정 / 392
울혈성 궤양 / 42
울혈성 심부전 증상 / 173

원시 / 114
월풀 치료 / 143
위식도 역류 / 309
위임배뇨 스케줄 조정요법 / 461
위축성 질염 / 288, 296, 450
유리 인산염 / 366
유리 지방산 / 181
유리기 / 27
유리기설 이론 / 27
유방암 / 291
유산소 운동 / 366, 371
유산소성 대사 / 366, 367
유산소성 운동 / 368
유연성 / 363
유전자적 수준 이론 / 24
유해 수용기 / 470, 471
유효한계 / 371
윤활성 하제 / 316
융선 / 133
은퇴 후 생활 정비 / 74
은퇴 / 68
음식 섭취 / 410
음악치료 / 437
음차 / 120
응급 치료 시설 / 66
응용력 / 323
응전력 / 142
의료 보조 기구 / 414
의사소통 / 232, 487
의식상실 / 47
의원성 건강문제 / 77
의원성 섬망 / 418
의원성 저체온 / 434
의원성 합병증 / 242
의존성 / 73
이뇨제 / 174, 179, 349, 415
이명 / 44
이산화탄소 분압 / 196
이상감각증 / 160
이상성감증 / 296
이완기압 / 178
이차적 노화 / 17
이차적 질병 예방 / 78
이행력 / 97
이형성증 / 290
인 / 278
인간관계 / 488
인간적 정체감 / 511
인슈린 길항제 / 264
인슈린 비의존성 당뇨병 / 257
인슈린 의존성 당뇨병 / 257
인슈린 / 257, 264
인원질 대사 / 367
인지 능력 / 94
인지 상태 / 416
인지 / 232
인지기능 상태 / 52
인지기능 / 326
인지능력 평가 / 434
인지상태 / 228
인지성 무위증 / 324, 325
인지장애 / 320, 327, 334
인지질 / 181
인플루엔자 / 199
일과성 불면증 / 347
일과성 요실금 / 450
일대기 자료 / 61
일몰 증후군 / 344, 356, 441, 442
일반 병실 / 66
일상생활 보조활동 / 53
일상생활 수행 사정도구 / 55
일상생활 활동 / 53, 231
일상생활동작 / 373
일차적 노화 / 17
임종 / 505
임파종 / 139

「ㅈ」

자가 결정 / 61
자가 조절 진통법 / 481
자가배뇨 스케줄 조정요법 / 461
자궁 경부암 / 290
자궁내막성 암 / 290
자궁탈 / 290
자극 파동 / 470
자극성 하제 / 316
자살 사고 / 109
자세 기전 / 214
자아 존중감 / 121
자아조절감 / 511
자원봉사 활동 / 75
자유기 / 26
자율성 / 61
자율신경계 약물 / 349
작화증 / 325
잔기량 / 196
잠복성 수면 / 347
잡음 / 184
장기 요양기관 / 65
장수 결정 유전자 이론 / 26
장수 / 10
장애물 / 411
장액 / 313
장중적증 / 313
재산화 / 28
재활 / 231
저강도 운동 / 368
저나트륨혈증 / 239, 283
저단백혈증 / 431
저밀도 지방 단백질 / 172
저산소증 / 203
저산소혈증 / 431
저색조 / 217
저작장애 / 230
저체온증 / 431
저칼륨혈증 / 243
저콜레스테롤 식이 / 181
저항성 운동 / 394
저혈당 증상 / 268
저혈당 치료 / 269
저혈당 / 267, 431
저혈량증 / 410
저혈압 / 431
적근섬유 / 363
전자 두루말이 / 399
전환요법 / 331
점상출혈 / 41
점액수종 혼수 / 285
점액수종 / 281
점증성 / 23
접촉 감각 / 126, 134
접촉 요구 / 124
접촉 / 127
접촉지각 상실 / 497
정규적 검진 / 292
정규적 신체검진 / 89
정리운동 / 158, 370, 394
정맥내 수액 공급 / 244
정맥류 / 177
정맥성 신우 촬영술 / 245, 246
정맥성 혈류 장애 / 141
정보 요구 / 489
정상 체중 계산법 / 41
정상 체중 / 372
정상균 / 289
정상체온 / 40
정서장애 / 320
정서적 과잉반응 / 332
정서적 우울 / 109
정신 상태 / 434
정신건강 유지 / 90
정신건강 증진 / 109, 110
정신건강 프로그램 / 88
정신상태 변화 / 240
정신상태 / 415
정신적 건강 / 68, 89
정신활동프로그램 / 81
정체감 / 438
젖산대사 / 367
제 1세대 sulfonylurea / 263
제 1형 당뇨병 / 258
제 2세대 sulfonylurea / 263
제 2형 당뇨병 / 257, 258
제산제 / 374

조광기 / 333
조기 검색 / 78
조기 치료 / 78
조기 퇴직 / 69
조로증 / 23
조명 / 419
조영제 / 245
조절감 / 489
조절능력 / 113
족배굴곡 / 162, 394
족저 굴곡 162, 399
좌측 편마비 / 221
주거 이전 / 64
주거 이전 스트레스 / 72
주변시 / 116
주의력 / 434
죽상 혈전성 뇌경색 / 225
죽상경화증 / 172
죽음 / 505
준비운동 / 158, 370, 394
중간형 인슈린 / 264
중금속 킬레이트 시약 / 26
중년기 / 69
중뇌수도 / 472
중독 / 478
중력성 부종 / 143
중성지방 / 181
중심시력 / 115
중추신경 흥분제 / 349
중환자실 / 67
즉시 배뇨 / 334
증상성 서맥 / 186
지구력 운동 / 394
지구력 훈련 / 360
지구력 / 162
지근섬유 / 363
지남력 장애 / 216, 246, 433
지남력 / 434
지방 단백질 / 172
지방 조직 / 364
지방 / 373
지방대사 / 367
지방성 골수 / 362
지속형 인슈린 / 264
지용성 비타민 / 373
지질 단백 / 361
지팡이 / 419
직립성 자세 / 396
직업 / 207
직장내 투여 / 480
진단적 검사 / 245
진성 다혈구혈증 / 139
진전 / 223
진정작용 / 481
진정제 / 209
진탕음 / 198
진피 / 132
진행성 / 23
진화 이론 / 23
질병 예방 / 77
질병 / 10
질병예방 행위 / 88
질회음근 운동 / 459, 460
집중력 / 434
짧은 호흡 / 206

「ㅊ」

척수 시상관 / 471
척추 극돌기 / 161
척추 압박 골절 / 152
천명 / 198, 203
천식 / 202
천정 효과 / 476
철분 결핍성 빈혈 / 139
철야등 / 114, 336
철회 / 121, 522
청력 / 44, 107
청력상실 / 495
청신경 신경종 / 45
체내 수분 보유량 / 101
체모 / 42
체액 침하 / 197
체온 상승 / 436
체온 / 436
체온조절 / 364
체위 변경 / 142
체위 / 226, 399
체위성 비내성 / 396
체위성 저혈압 / 171, 258, 398, 410, 418
체적성 하제 / 316
체중 부하 관절 / 146, 148
체중 증가 / 282
체중 / 41, 106, 373
체중부하 활동 / 363
체지방 / 303
초조 / 337
총 콜레스테롤 / 181
총혈관부 / 236
최대 산소 소비량 / 359
최대 심계동점 / 184
최대심박수 이용법 / 369
최대심박수 / 262
최토 반사 / 302
추상체 / 115
추체외로 증상 / 443
추체외로 / 222
축념증 / 313
축뇨성 요실금 / 453, 463
축동 / 114
축삭 / 214
출혈성 뇌졸증 / 219
취침 공복시 혈당 / 261
측력계 / 395
측와위 / 142
측위 / 400
측흉경 / 197
치골 미골근 / 459
치근막 질환 / 305
치료 지수 / 103
치료관련 불이행 / 97
치륜상 경직 / 223
치매 / 319, 320, 416
치매기 / 324
치밀골 / 145
치아건강 / 107
침상 안정 / 387
침상골 / 145
침상안정 / 418
침실 배정 / 63
침윤성 유관암 / 291
침윤암 / 290

「ㅋ」

칼륨 보유 이뇨제 / 243
칼슘 섭취 / 157, 304
칼슘 섭취량 / 157
칼슘 수산염 / 157
칼슘 채널 차단제 / 176
칼슘 / 148, 240, 278, 375
칼슘채널차단제 / 179
캔디다성 질염 / 289
컴퓨터 단층촬영 / 221
케라틴 / 217
콜라겐 / 132
콜레스테롤 색전 / 248
콜레스테롤 / 107, 181
콜리스 골절 / 152
크레아티닌 청소율 / 237
크레아티닌 / 237
크로이츠 펠드-야콥씨 질환 / 319

「ㅌ」

타이치 / 394
타협 / 519
탄력 스타킹 / 141
탄력섬유 변성증 / 134
탄발음 / 147
탄산과잉증 / 203
탄수화물 대사 / 367
탄수화물 / 269, 373
탈수 / 135, 239, 364, 374, 375, 410
통증 측정도구 / 473
통증 / 46, 469

통증사정 / 473
통풍 / 160
퇴원계획 / 78
퇴직 / 31
투사성 구토 / 314
투석 / 250
투약력 파악 / 104
트리코모나스 질염 / 289
특이 면역 / 200
티눈 / 42

「ㅍ」

파상풍 / 107
파시니 소체 / 133, 134
파킨슨씨 병 / 227
파킨슨씨 질환 / 213, 222
판막성 심장 질환 / 180
패혈증 / 247
편측마비 / 218
평균 수명 / 10
평활근 섬유 / 202
평활근 세포 / 172
폐경 / 183, 287
폐기능 사정 / 207
폐기종 / 202
폐렴 / 197, 199, 201, 396
폐쇄성 동맥 경화증 / 177
폐질환 / 207
폐포 격벽 / 202
폐포 / 195
폐포관 / 195
폐활량 / 196
포도당 내성 / 304
포도당 / 49
포타슘 소실성 이뇨제 / 160
폭주 / 278
표피 / 131
표현성 실어증 / 219, 220, 222
프로그램 이론 / 24
피로 / 171, 207
피부 경결 / 201
피부 긴장도 / 238
피부 부속기 / 133
피부 온도 / 140
피부 윤활제 / 138
피부 일사병 / 134
피부 / 41, 126, 276
피부색 / 140
피하 지방층 / 133
피하주사 / 480
피하지방층 / 136

「ㅎ」

하부 식도 괄약근 / 309
하부 요로계 / 447
하제 / 415
하지 거상 / 141
하지감각마비 / 160
학습목표 / 94
학습요구 / 94
학습제공 / 94
학습환경 / 94
항결핵제 / 201
항경련제 / 160
항고혈압제 / 119, 349
항매개 약물 / 204
항문거근 / 459
항문괄약근 / 459
항부정맥제제 / 187
항우울제 / 224
항응고제 치료 / 190
항응고제 투약 / 191
항응고제 / 191
항정신제 / 160, 349
항혈소판 제제 / 382
항히스타민제 / 119
해독작용 / 26
해마 / 322
행동 수준 / 416
헤베르덴 결절 / 161
현실감 오리엔테이션 / 437
현실감 적응력 / 330
현훈 / 47
혈관 저항 / 360
혈관계 증상 / 293
혈관상 / 236
혈당 자가조절 / 270
혈당 / 256, 260
혈당계 / 270
혈량 팽창제 / 190
혈류 차단 / 229
혈압 조정 / 434
혈압 측정 / 40
혈압 하강 / 415
혈압 / 106, 415
혈압강하 / 406
혈액 수액 관문 / 223
혈액 투석 / 251
혈액검사 / 49
혈장 단백 / 304
혈전성 정맥염 / 396
혈중 포도당 / 256
혈청 지방 / 361
협상 / 508
협심증 / 175, 380
호기말 양압 / 199
호르몬 대체 요법 / 156, 294
호르몬 대체 치료 / 156
호르몬 차이 / 19
호스피스 간호 / 517
호흡 / 40
호흡곤란 / 171, 203, 207, 210
호흡곤란증 / 176
호흡근 / 195
호흡기계 / 277
호흡보조근 / 206
혼동 / 216
혼동기 / 324
혼란 / 489
혼합성 요실금 / 445, 454
홍반 / 396
홍채 절제술 / 119
화상 예방 / 139
화학 수용기 / 197
화학적 억제대 / 439
확장기압 / 171
환각 / 338
환경 / 207
환경이론 / 29
환경적 신호화 / 330
환상통 / 482
환약 제조양 운동 / 223
활동 비내성 / 385, 386, 400
활동성 결핵 / 201
활동이론 / 30
활주성 탈장 / 309
황반 변성 / 115
황색화 / 115
회 / 213
회내운동 / 153
회상요법 / 437
회외운동 / 153
회음부의 감각 사정 / 457
회음횡근 / 459
횡격막 / 206
효도 / 108
후광 / 118
후기 CVA 통증 / 482
훨체어 / 394
휴게실 / 63
흉곽 촉진 / 206
흉곽 / 45
흉선 / 29
흉쇄 유돌근 / 206
흉통 / 46, 191
흑질 / 223
흡수장애 / 310
흡연 / 20, 51, 180, 207
흥정 / 508, 519
희석 기전 / 237

INDEX

「A」

abdominal breathing / 208
ABI / 225
absent arm-swing / 227
acarbose / 263
acceptance / 509, 519
accumulation of wastes theory / 28
acetaminophen / 150, 476
acetylcholine / 213, 329, 430, 471
acetylcholine-esterase / 322
acetylcysteine / 204
achilles tendon / 162, 399
acid-fast bacilli / 201
acoustic neuroma / 45
actinic keratosis / 134
activate partial thromboplastin time / 190
activities of daily living / 53, 231
activity intolerance / 385
activity theory / 30
acute confusion / 429
acute renal failure / 248
acyclovir / 120
A-delta fiber / 470
adenosine diphosphate / 366
adenosine triphosphate / 366
adjuvants / 481
ADLs / 53
ADP / 366
adrenocorticosteroids / 377
adverse drug reaction / 101
aerobic exercise / 366
aerobic metabolism / 366
afferent arteriole / 236
age discrimination / 11
age stratification theory / 31
aged / 11
ageism / 10
aggressive agitation / 443
aging / 9
agitated behavior / 439
agitation / 216
agnosia / 216, 324
agonist-antagonist / 477
alanine aminotransferase / 202
albumin / 50, 184, 479
albuterol / 204
alcohol / 349
aldactone / 349
alkaline phosphatase / 50
alpha1-antitrypsin / 202
ALT / 202
alveolar septum / 202
alzheimer's disease / 355
aminoglycoside / 243, 248
aminophylline / 204
amitriptyline / 451
amphetamine / 160, 349
anaerobic metabolism / 366
anaphylactic reaction / 107
androgen / 19
anger / 507, 519
angina pectoris / 175
angiotensin-converting enzyme inhibitors / 382
angiotensin-converting enzyme / 243
antacids / 377
anticholinergics / 119, 224, 310, 431
anticonvulsants / 377, 431
antidepressants / 224
antidysrhythmia agent / 187
antidysrhythmics / 431
antihistamine diphenhydramine / 355
antihistamine / 224, 353, 431
antiparkinsonian drugs / 431
anxiolytic hydroxyzine / 355
apathetic hyperthyroidism / 275
aphasia / 216, 219
apical pulse / 40
apple shape / 182
apraxia / 216, 220
APTT / 190
aqueduct / 472
arcuate fasciculus / 219
arcus senilis / 44, 217
ARF / 248
aricept / 329
ascorbic acid / 26
ASP / 202
aspartate aminotranferase / 202
aspirin / 150, 280, 377, 476
asthmatic attack / 202
atenolol / 349
atherothrombotic brain infarction / 225
ativan / 349
ATP / 366
atromid / 182
atrophic vaginitis / 288
atropine / 187
autonomy / 61
average life span / 10
awareness of loss / 521
axon / 214

「B」

B_{12} / 374
B_1 / 374
B_6 / 374
ball and socket / 399
barbiturates / 349, 431
bargaining / 508, 519
baroreceptor / 171, 214
barrel chest / 203
basal cell epithelioma / 134
basal cell / 131
basal ganglia / 213, 222
basement membrane / 236
Bathel index / 54, 56, 56
BBB / 223
B-cell / 137, 362
beclomethasone / 204
beclovent / 204
benadryl / 353, 355
bending loads / 145
benzodiazepine temazepam / 353
benzodiazepine triazolam / 353
benzodiazepine / 357
benzodiazepines / 349, 355, 451
benztropine mesylate / 451
betaxolol / 119
bezafibrate / 182
bezalip / 182
biguanide / 263
binswanger's disease / 319
biographical data / 61
bisolvon / 204
bitran / 182
bladder training / 461
blood urea nitrogen / 50, 237
boglibose / 263
bowel history / 316

bowman's capsule / 236
bradykinesia / 213
bradykinin / 470
brain dopamine / 430
brainstem / 356
brightness / 114
broca area / 219
broca's expressive aphasia / 219
bromhexine / 204
bromocriptine / 224
bronchodilators / 431
bruce treadmill test / 380
buck traction / 154
bumetanide / 451
BUN / 237
bundle of his / 170
butophanol / 477

「C」

CAD / 169, 174
caffeeine / 449
caffeine / 160, 349, 418
calcitonin / 148
calcium citrate malate / 303
calcium / 278
candida / 289
cane / 419
Ca-oxalate / 157
capreomycin / 201
captopril / 451
carbamazepine / 482
carbidopa / 224
carboxymethylcysteine / 204
carcinoma in situ / 290
cardiac glycoside / 243
cardiac output / 360
cardiovascular disease / 169
carpal tunnel syndrome / 151
catalase / 28
catecholamines / 171, 186
cathartics / 315
caudate nucleus / 321
causalgia / 482
ceiling effect / 476
celiac disease / 311
cellular cohesion / 131
cellular level theories / 26
cephalosporin / 243
cerebrovascular accident / 218
cerumen impaction / 123
cheilosis / 43
chemoreceptors / 197
chickenpox / 119
chin-tuck swallow / 307
chlamydia / 289
chlorpropamide / 243, 263, 263
cholecystokinin / 302, 303
cholesterol emboli / 248
cholesterol / 50, 361
cholestyramine / 182
choline acetyltransferase / 322
choline magnesium trisalicylate / 476
choline / 329
cholinergic neuron / 213
cholinesterase / 470
chronic obstructive pulmonary disease / 202
chronic renal failure / 250
chronotropic / 282
cimetidine / 243, 477
ciprofibrate / 182
citric acid / 303
CK / 50
clinoril / 475
clofibrate / 182
CO / 205, 360
cobalamine / 374
cochcine / 377
codeine / 475, 477
cognex / 329
cognitive abulia / 324, 325
cogwheel rigidity / 223
coital angina / 379
collagen / 132, 196
colles fracture / 152
colon cancer / 313
complain / 487
compliance / 97
computed tomography / 221
concentration-dilution mechanisms / 237
cone cell / 115
confusion / 216
confusional phase / 324
contract / 95
convergence / 278
cooling-down / 158, 370
coordination / 226
COPD / 202
corneocyte / 131
coronary artery disease / 169, 174
corpus striatum / 223, 321
cortical bone / 145
corticosteroids / 117, 150, 200, 203, 221
corticosteroids / 204
cough syrup / 349
crackle / 198
creatinine clearance / 50, 237
creatinine kinase / 50
creatinine / 50
crede maneuver / 463
creutzfeldt-Jacob disease / 319
CRF / 250
cromoglyc-ate / 204
cromolyn / 204
cross-linking theory / 28
CT scanning / 221
cue theraphy / 330
CVA / 218
CVD / 169
cycloserine / 201

「D」

dalmane / 349
decadron / 482
deep tendon reflex / 214
delirium / 429, 442
demented phase / 324
demerol / 310, 349, 478
denial and isolation / 519
denial / 506
dependent edema / 137, 143
dependent leg / 141
dependent / 184
deprenyl / 329
depression / 509, 519
desiplamines / 451
detrusor / 447
development / 17
dexamethasone / 349, 482
dexterity / 122
dextran / 177, 190
diabenese / 263
diabeta / 263
diabetic ketoacidosis / 280
diazepam / 310, 451
diflunisal / 476
digitalis / 187, 377
digitoxin / 243
digoxin / 187, 243
diioiodotyrosine / 274
dilaudid / 477
dimmer / 333
dinitriphenol / 117
diphenydramine / 308
diplopia / 278
disalcid / 475, 476
disease / 10
disengagement theory / 31
dismutation / 26
disorientation / 216, 433
disuse osteoporosis / 146
disuse syndrome / 385
DIT / 274

「E」

erythropoietin / 235, 282
ESRD / 250

esterone / 294
estradiol / 294
estriol / 294
estrogen replacement therapy / 156, 293, 294
estrogen / 19, 156, 183, 287, 294, 310
ethacrynic acid / 377
ethambutol / 202
etidronate / 148
eversion / 394
exercise stress test / 368
exercise tolerance test / 158, 259
exercise / 157, 226
exertion / 174, 192
extracranial / 218

「F」

face-to-face interaction / 81
fallaphobia / 404
falling / 403
famotidin / 477
far-sightedness / 114
fasting blood sugar / 260
fast-twitch muscle fiber / 363
FBS / 260
fecal occult blood testing / 312
feldene / 475
fentanyl patch / 477
fibroblast / 133
filial piety / 108
finger food / 335
flagyl / 289, 308
flare up / 151
flexibility / 363
fludrocortisone / 418
fluoxetine / 349
flurazepam / 451
folic acid / 433
foot drop / 399
footboard / 162
footdrop / 162, 394
fracture of hip / 153
fracture of pelvis / 153
free fatty acid / 181
free radical / 27
fremitus egophony / 198
functional incontinence / 454, 464
furosemide / 174, 451

「G」

gastrocnemius / 399
gastroesophageal reflux / 309
gating activity / 471
gating mechanism / 471
gemfibrozil / 182
gentamycin / 243
geriatric rehabilitation / 231
geriatrics / 9
gerontology / 9
gerontophobia / 10
glasgow scale / 222
glipizine / 263
glomerular disease / 247
glucagon / 269
glucose tolerance / 50, 304
glucotrol / 263
gluten enteropathy / 311
gluten / 311
glyburide / 242, 263
goiter / 283
gout / 160
growth / 17
gyrus / 213

「H」

H_2-antagoist / 477
hair follicle / 133
halcion / 349, 353, 355
haldol / 349, 430, 439
haloperidol / 430, 439, 451
halos / 118
havighurst / 69
HCT / 50
HDL / 361
HDLs / 172, 183
healthy aging / 87
heartburn / 306
heavy or dull pain / 46
heberden's node / 161
hematocrit / 50
hemianesthesia / 218
hemianopsia / 220
hemiparesis / 218
hemodialysis / 251
hemoglobin / 50
heparin / 177, 190, 243
hepatotoxicity / 476
herpes zoster ophthalmicus / 119
herpes zoster / 482
hesitancy / 454
HGB / 50
hiatal hernia / 309
hiatus hernia / 175
high density lipoprotein / 50, 361
high-pitched sound / 92
hippocampus / 322
histamine / 470
history taking / 140
hit theory / 25
hoarsness / 307
Hodgkin's disease / 139
Homan's sign / 178
Homan's sign / 396
hormonal replacement therapy / 156
hospice care / 517
HRT / 156
humped back / 147
Huntington's disease / 319
hyaluronic acid / 281
hydration / 209
hydrochlorothiazide / 377
hydromorphone / 176, 477
hypercapnia / 203
hypercarotemia / 281
hypercoagulability / 178
hyperkalemia / 243
hyperlipidemia / 181
hyperopia / 114
hyperorality / 325
hypersomnia / 348
hypnotic chloral hydrate / 355
hypokalemia / 243
hyponatremia / 239, 283
hypostasis / 197
hypoxemia / 203

「I」

IADLs / 53
iatrogenic complication / 242
iatrogenic delirium / 418
iatrogenic hypothermia / 434
iatrogenic / 77
IDDM / 257
imagery / 209
immobility / 385
impacted cerumen / 406
impaired physical mobility / 385
impotency / 378
Indocin / 475
indomethacim / 476
influenza / 107
inorganic phosphate / 366
inotropic / 282
insomnia / 347
instrumental activities of daily living / 53
insulance / 235
insulin dependent diabetes mellitus / 257
intal / 204
intensive care unit psychosis / 429
interdisciplinary team approach / 81
intravenous pyelography / 245, 246
intussusception / 313
invasive cancer / 290
inversion / 394
isolation / 506

isometric contraction or static contraction / 397
isometric muscle-strengthening exercise / 163
isoniazid / 201, 202, 377
isophane insulin / 264
isoprei / 204
isoproterenol / 204
isosorbide dinitrate / 175, 176
isotonic muscle-strengthening exercise / 163
isotonic or dynamic muscle contraction / 398
IVP / 245, 246

「J」

Jung / 30

「K」

kanamycin / 243
Karz index / 54, 55
KATZ ADLs / 327
kegel exercise / 459
keratin / 217
keratinocyte / 132
keratitissicca / 44
klebsiella pneumoniae / 198
klebsiella / 198
kyphosis / 197

「L」

lactate dehydrogenase / 50
lamberton / 505
langerhan's cell / 132
lasix / 160, 349
lawton scale / 54, 55
laxative / 315, 415
LDL / 361
LDLs / 172, 183
lean body mass / 364
leg elevation / 141
lemon glycerin / 208
lente insulin / 264
lethargy / 246
leukocytes / 50
levodopa / 223, 377
levodromoran / 477
levorphanol / 477
librium / 349
lidocaine / 176, 308
life expectancy / 10
lipizide / 263
lipofuscin / 28, 214
lipoprotein / 172, 361
lipranol / 182
lisinopril / 451
lithium / 449
living space / 61
loneliness / 510
long lie / 404
longevity determinant genes / 26
lopid / 182
lovastatin / 182
low tone color / 217
low density lipoprotein / 361
lower esophageal sphincter / 309
L-thyroxine / 284
L-tryptophan / 209

「M」

maalox / 308
macrophage / 133
macular degeneration / 115
MAD / 377
malabsorbtive disease / 310
malnutrition / 304
mandatory scheduled voiding / 461
MAO / 51, 213
marplan / 349
masklike face / 223
mast cell / 133
maximal oxygen consumption / 359
medical history / 38
meglitinide / 263
meissner corpuscles / 133
melanocyte / 132
melatonine / 355
mellaril / 349
Meniere's disease / 47
mental activity program / 81
mental status / 415
meperidine / 176, 310, 478
mesenteric ischemia / 311
MET / 380
metabolic unit / 380
metabolism / 364
metformin / 263
methadone / 477
methimazole / 278
methotrexate / 377
methyldopa / 349
methylmercaptoimidazole / 278
methylphenidate / 329
metronidazole / 289, 308
mevacor / 182
mevalotin / 182
microfracture / 147
micronase / 263
mini-mental state exam / 94
mini-mental state examination / 328
MIT / 274
mixed incontinence / 454
MMI / 278
MMSE-K / 328
MMSE / 94, 455
mobility / 162, 363, 385
monoamine oxidase inhibitors / 377
monoamine oxidase / 51, 213, 215
monoiodotyrosine / 274
morning stiffness / 148, 151
morphine / 139, 176, 187, 472, 477
mucopolysaccharides / 139, 209, 281
mucosten / 204
multiple drug use / 100
murmur / 184
muscle cramping / 215
muscle endurance / 162, 363
muscle strength / 162, 363
muscle tremors / 215
muscular twitching / 324
mycobacterium tuberculosis / 200
myocardial infarction / 175, 219
myxedema coma / 285
myxedema / 281

「N」

Na / 239, 241
nabumetone / 476
nalbuphine / 477
naloxone / 329
naphthalene / 117
narcotics / 349
nardel / 349
nasal decongestants / 451
nasalsplay / 349
nascher / 11
navane / 349
nembutal / 349
neocortex / 321, 322
neomycin / 243
nervousness / 277
neuritic plaque / 321
neurofibrillatory tangle / 214, 321
neurological deficit / 217
neuron pigment / 214
neuropathic pain / 482
niacin / 182
nicotine / 205
NIDDM / 257
nifedipine / 186, 349, 449
night light / 114

night sweats / 200
night vision / 115
nightlight / 336
nightmare / 357
nimodipine / 329
nitroglycerin / 175, 176, 191, 382
nitroglycerine / 188
nociceptor / 470, 471
nocturnal diurnal pattern / 449
nodular infiltration / 200
non- insulin-dependent diabetes mellitus / 257
noncompliant / 79
nonopioid analgesics / 476
nonsteroidal antiinflammatory drug / 476
nontoxic modulor goiter / 274
norepinephrine / 109, 186, 213, 213, 215
norepinephrine / 471
normeperidine / 478
nortriptyline / 481
nosocomial infections / 40
NSAIDs / 150, 476
nubain / 477

「O」

OGTT / 260
old / 10, 11
opiates and synthetic narcotics / 431
opiates / 451
opioids / 477
opthalmic branch / 120
oral glucose tolerance test / 260
orgasm / 379
orgasmic stage / 380
orientation cue / 438
orienting cue / 437
orinase / 263
orteriosclerotic plaque / 41
orthostatic intolerance / 396
osmotic diarrhea / 317
osteoarthritis / 148
osteophyte / 149
ouabain / 243
overflow incontinence / 453, 463
oversedation / 103, 480
oxybutynin / 451
oxycodine / 475

「P」

pacemaker cell / 186
pacinian corpuscles / 133
pad-test / 457
pain impulse / 470
pamelor / 475, 481
pannus on arthritis / 151
pannus / 151
papanicolaou smear / 156
para-aminosalicyic acid / 201
parachute reflex / 405
paraesophageal hernia / 309
paraesthesia / 160
paralytic ileus / 313
paraurethral gland / 289
Parkinson's disease / 216, 319
parkinsonism / 213
parnate / 349
paroxysmal nocturnal dyspnea / 173
PAS / 201
patient-controled analgesia / 481
pattison / 505
PC / 368
PCA / 481
PCO_2 / 199
PDE-5 / 382
pear shape / 182
PEEP / 199
pender / 88
pentazocine / 477
pentoxfylline / 177
pepcid / 477
percodan / 477
periodontal disease / 305
peripheral receptor / 197
peripheral vascular disease / 176
peripheral vision / 116
peristalsis / 314
peritoneal dialysis / 251
peroneal nerve / 399
perseverance / 325, 337
perspiration / 268
phantom pain / 482
phenergan / 482
phenobarbital / 221, 349, 377
phenothiazie / 160
phenytoin / 221, 374, 377
phosphatidylcholine / 329
phosphocreatine / 368
phosphorus / 278
photoaging / 134
physical examination / 39
physical exertion / 380
physostigmine / 329
Pick's disorder / 319
pill-rolling / 223
pilocarpine / 119
piroxicam / 476
pitting / 184
plantar flexed / 399
plantar flexion / 394
plantarflexion / 162
platelets / 50
PMI / 184
PO_2 / 196, 199
point of maximal impulse / 184
polydipsia / 258
polyphagia / 258
polypharmacy / 100
polysaccharide / 282
polyuria / 258
pontine micturition center / 448
position / 226
positive end-expiratory pressure / 199
postcerebrovascular accident pain / 482
postfall syndrome / 404
postherpetic neuralgia / 482
postural mechanism / 214
potassium iodine / 280
potassium / 50
PPD / 200
praxis-skill / 323
prazosin / 451
prealbumin / 304
prednisone / 482
pre-exercise assessment / 392
preorgasmic stage / 380
presbycusis / 44, 92, 120, 123, 217
presbyopia / 114
privacy / 61
procainamide / 176, 243
productive cough / 203
progeria / 23
progesterone / 156, 183, 310
program theory / 24
Progressive supranuclear palsy / 319
projectile vomiting / 314
promethazine / 482
prompted voiding / 334
pronation / 153
propantheine / 451
propranolol / 187, 279
propreoceptive mechanism / 406
proprioception / 220
propulsive / 227
propylthiouracial / 278
prostaglandin / 235, 470
prosthetic device / 154
protein / 49
protein-binding / 479

protriptyline / 349
provastatin / 182
proventil / 204
pruritus vulva / 288
pseudomonas / 198
PTU / 278
pulse pressure / 282
pupillary miosis / 114
pure agonist / 477
purgatives / 315
purified protein derivative / 200
pursed-lip / 208
pyelonephritis / 247
pyrazinamide / 201
pyridoxine / 374

「Q」

quadriceps muscle setting exercise / 394
quadriceps setting exercise / 154
quinidine / 176, 186

「R」

radioactive iodine intake / 284
radiographical contrast agent / 245
radioimmune assay / 283
rales / 198
ranitidine / 477
rate of drug clearance / 102
reality orientation / 330, 437
rebound phenomenon / 353
recent memory / 216, 430
registerol / 182
regular insulin / 264
relafen / 476
relocation stress / 64, 72
remote memory / 216
renal vascular disease / 247
renin / 235, 239
reoxidase / 28
repropulsive movement / 227
reserpine / 349
residual volume / 196
resistance exercises / 394
restless leg syndrome / 348
restoril / 349, 353, 355
rete ridge / 131
reticular system / 222
rheumatoid arthritis / 150
rhinathiol / 204
riboflavin / 374
ridging / 133
rifampin / 201, 202
rigidity / 213
rimadyl / 475
rinne test / 44, 120
RNA / 26
rod cell / 115
russel traction / 154

「S」

SA node / 170
salicylates / 431
salsalate / 476
seconal / 349
secondhand / 206
sedation / 479, 481
sedative-hypnotics / 482
sedatives / 209
selegiline / 224
self worth / 121
self-esteem / 121
self-scheduled voiding / 461
semilente insulin / 264
senescence / 10
senile neuritic plaques / 214
senile noctural delirium / 442
septicemia / 247
serax / 349
serotonin / 109, 213, 215, 354, 471
serum creatinine / 237
serum lipids / 361
sharp pain / 46
sherry / 355
shock / 521
short portable mental status / 52
shortness of breath / 206
shuffling gait / 223, 407
sidestream smoke / 206
silent myocardial infarction / 66
silicone / 139
sinequan / 475, 481
sinoatrial node / 170
sinus bradycardia / 171
sinus dysrhythmia / 171
skene's gland / 289
skin patch test / 137
sleep apnea / 348
sleep latency / 347
sleep-awake cycle / 214
sleeping walking / 348
sliding hernia / 309
slow-stroke / 124
slow-twitch muscle fiber / 363
smooth voluntary movement / 222
snapping sound / 147
snellen chart / 116
sodium fluoride / 148
sodium / 239
soleus muscles / 399
solondo / 349
soysterol / 182
spasm / 163
spinothalamic tract / 471
spironolactone / 243
SPMSQ / 52
sputum smear / 200
sputum / 209
squamous cell carcin oma / 134
stadal / 477
Staling's law / 171
staphylococcus / 198
stasis ulcer / 42
statins / 382
sternocleidomastoid musele / 206
steroids / 160, 349
stool softner / 221
stooped body posture / 227
stratum corneum / 131
streptomycin / 201, 243
stress incontinence / 452
stress test / 452, 457
stretching exercise / 158
stroke rehabilitation / 231
stroke volume / 360
stroke / 218
structural genes / 26
submucous glands / 202
substance / 470
substantia gelatinosa / 471
substantia nigra / 223
successful aging / 85
suicidal thinking / 109
sulcus / 213
sulfa / 374
sulfonylureas / 263
sundown syndrome / 356
superoxide dismutase / 26, 28
superoxide / 26
supination / 153
SV / 360
symptomatic bradycardia / 186
syncope / 47, 219, 415

「T」

T_3 / 49, 274
T_4 / 49, 274, 283
tacrine / 329
tagamet / 477
Tai Chi / 417
talwin / 477

T-cell / 137, 362
technique of distraction / 331
technique of restraint / 331
tegretol / 475, 482
telangiectasia / 134
temazepam / 355
tendon reflex / 281
terazosin / 451
tetanus / 107
tetracycline / 242
theophyline / 204
theophylline / 310, 349, 449
thermoregulation / 364
thiamine / 374
thioridazine / 443, 451
thirst sensation / 433
thorazine / 349
thromboplastin time / 189
thymus gland / 29
thyroglobulin / 274
thyroid stimulating hormone / 49, 283
thyroid storm / 280
thyrotoxic crisis / 280
thyrotropin releasing hormone / 280, 284
thyroxine / 49, 274
TIA / 218
tilted position / 142
time-consuming activities / 333
timorol / 119
tinetti balance and gait / 407
tissue plasminogen activator / 221
tobramycin / 243
tolbutamide / 263
tolerance / 478
tolinase / 263
tolizamide / 263
touch / 124
trabecular bone / 145
trabeculoplasty / 119
tranquilizer / 431
transaminase / 329
transferrin / 304
transient incontinence / 450
transient insomnia / 347
transient ischemic attack / 218
trapezius musele / 206
traumatic event / 67
tread-mill test / 381, 393
tremor / 223
TRH / 280, 284
triazolam / 355
trichomonas / 289
tricyclic antidepressant / 431, 481
tricyclics / 481
trigeminal nerve / 119
trigeminal neuralgia / 482
triglyceride / 181, 218
trihexyphenidyl / 451
tri-iodothyronine / 49
triiodotyroxine / 274
trilisate / 475, 476
trochanter roll / 399
tryptophan / 354
TSH / 49, 283
tuning fork / 120
turgor / 238
tylenol / 150, 476
tylox / 477

「U」

ultralente insulin / 264
uninhibited bladder contraction / 448
unknownness / 510
upright position / 396
uremia / 247
urge incontinence / 453
urgency / 446
urinary incontinence / 445
urinary tract infections / 247
UTI / 247

「V」

valium / 310, 349
valsalva maneuver / 463
vanceril / 204
vancomycin / 243
varicellar zoster virus / 119
vascular bed / 236
vasomoter symptom / 293
ventoin / 204
verapamil / 186
vertebral compression fracture / 152
vertigo / 47
vesicogenic causes / 453
vincristine / 451
viomycin / 243
Vistaril / 353, 355
Vit A / 138
Vit B_1 / 374
Vit C / 138
Vit D / 148
vital capacity / 196
vivactil / 349
VO_2 max / 359
volvulus / 313
vulvar dystrophy / 288

「W」

waddling gait / 407
wafarin / 190
walker / 419
wandering / 333
warfarin / 377
warming up / 394
warm-up / 158, 370
wear and tear theory / 26
weber test / 44, 120
weight bearing exercise / 363
weight bearing joint / 146, 148
wernicke's receptive aphasia / 219
wheeze / 198
wheezing / 203
winking exercise / 461
withdrawal symptom / 478
withdrawal / 121, 522

「X」

xerostomia / 307

「Y」

yeast / 258
yellowing / 115

「Z」

zantac / 477

저자 : 윤혜상

서울대학교 간호대학 졸업
서울대학교 간호학 석사
가톨릭대학교 간호학 박사

서울대학교병원 수술부 근무
현재 가천의과학대학교 간호학부 교수

저서 :

간호연구-연구방법, 자료분석 및 연구보고서 작성법(2002), 청구문화사
임상의학개론(2000), 초판, 청구문화사
수술실 환자 간호(2001), 3차 개정판, 청구문화사
의료환경에서의 의사소통 및 인간관계(2005), 2차 개정판, 청구문화사

노인간호학

1999년 3월 20일 초판발행
2006년 3월 10일 개정판발행

지은이 : 윤혜상
펴낸이 : 이상태
펴낸곳 : 청구문화사
주　소 : (120-831) 서울특별시 서대문구 연희 1동 436-1
전　화 : 02) 332-0541(代)　FAX : 02) 337-9577
등　록 : 1990년 11월 2일 제9-247호

정가 22,000원

ISBN 89-5616-169-0 93510